Pflegefachfrau
Pflegefachmann

Pflegias

Prüfungstraining

Autorinnen und Autor:
Stephanie Deutsch, Ellen Drescher, Stefanie Eggert,
Klaus Fischer, Martina Schult, Wiebke Weißbarth

unter Mitarbeit der Verlagsredaktion

Cornelsen

Pflegias

Redaktion:
Maren Abraham

Außenredaktion:
Silja von Rauchhaupt

Rechte und Lizenzen:
Gertha Maly

Layout:
vitaledesign, Berlin; LemmeDesign, Berlin

Produktmarke und Umschlaggestaltung:
Rosendahl Grafikdesign, Berlin

Umschlagfoto:
Werner Krüper, Bielefeld

Technische Umsetzung:
L42 AG, Berlin

www.cornelsen.de
www.pflegias.de

1. Auflage, 2. Druck 2024

Druck und Bindung: Livonia Print, Riga

ISBN 978-3-0645-1232-0

PEFC
PEFC/12-31-006

PEFC zertifiziert
Dieses Produkt stammt aus nachhaltig bewirtschafteten Wäldern und kontrollierten Quellen.
www.pefc.de

Vorwort

Liebe Auszubildende, lieber Auszubildender,

Sie möchten gut vorbereitet in Ihre Abschlussprüfungen zur Pflegefachperson gehen. Mit dem Kauf dieses Buches haben Sie einen entscheidenden Schritt bereits getan! Es wird Ihnen bei der Vorbereitung gute Dienste leisten.

Freuen Sie sich auf ein effektives und praxisnahes Prüfungstraining mit zahlreichen Expertentipps von Fachprüfenden in der Pflegeausbildung.

Los geht es in Kapitel 1 mit einer Zusammenfassung zu allen drei Prüfungsbestandteilen: schriftlich, mündlich, praktisch. Neben einer kleinen Einführung erwartet Sie in Kapitel 2 eine große Auswahl an schriftlichen Prüfungen zum Üben für Ihren ersten, zweiten und dritten Prüfungstag. Ihre Antworten können Sie anschließend direkt mit den Lösungen im Erwartungshorizont vergleichen und sich selbst benoten.

Kapitel 3 stimmt Sie auf die mündliche Prüfung ein. Zahlreiche verschiedene Fallsituationen mit Kompetenzaufgaben und Fragen von Fachprüfenden laden Sie zur Simulation der mündlichen Prüfung ein. Auch hier können Sie Ihre Ausführungen mit den Musterlösungen kontrollieren und sich anhand von klaren Kriterien selbst einschätzen.

Am Ende der Kapitel 2 und 3 finden Sie nützliche Übersichten für Ihr individuelles schriftliches und mündliches Prüfungstraining. Machen Sie sich darin Notizen! So haben Sie im Blick, was Sie bereits geübt haben und wo Sie noch etwas vertiefen oder wiederholen möchten. Das motiviert!

Bei der Prüfungsvorbereitung ist es wichtig, dass Sie gut für sich selbst sorgen und in bestimmten Situationen nicht in Stress geraten. Dazu gibt es in Kapitel 4 wertvolle Informationen und Anregungen.

Wir wünschen Ihnen viel Freude beim Üben mit diesem Buch und viel Erfolg bei Ihrer Abschlussprüfung!

Das Autorenteam und die Verlagsredaktion

Dezember 2023

Das Autorenteam stellt sich vor ...

Stephanie Deutsch — **Kap. 2, 3**

Dipl.-Pflegepädagogin; Gesundheits- und Krankenpflegerin; Lehrerin und Kursleitung an einer Pflegeschule in Berlin im Ausbildungsbereich generalistische Pflege; Praxisbegleiterin; Mitglied der AG Schriftliche Prüfungen im Land Berlin zur Ausgestaltung der kompetenzorientierten Pflege-Abschlussprüfungen; Fachprüferin in den schriftlichen, mündlichen und praktischen Abschlussprüfungen zur Pflegefachfrau und zum Pflegefachmann; Mentorin für Studierende im Masterstudiengang Health Professions Education

Ellen Drescher — **Kap. 2, 3**

M. Sc. Health Professions Education; Gesundheits- und Krankenpflegerin mit nationaler und internationaler Berufserfahrung; Lehrerin und Kursleitung an verschiedenen Pflegeschulen in Berlin und Brandenburg in den Aus- und Weiterbildungsbereichen der generalistischen Pflege; Praxisbegleiterin; Fachprüferin in den schriftlichen, mündlichen und praktischen Abschlussprüfungen zur Pflegefachfrau und zum Pflegefachmann sowie in der Qualifizierung ausländischer Pflegekräfte; Mitglied der AG mündliche und praktische Kenntnisstand-/Eignungsprüfungen in der Pflege in Brandenburg

Stefanie Eggert — **Kap. 1, 2, 3**

M. Sc. Health Professions Education; B. Sc. Gesundheitswissenschaften; Gesundheits- und Krankenpflegerin; stellvertretende Schulleitung an einer Pflegeschule in Potsdam; Lehrerin und Kursleitung; langjährige Prüfungserfahrungen in der Pflegeausbildung; Fachprüferin in den schriftlichen, mündlichen und praktischen Abschlussprüfungen zur Pflegefachfrau und zum Pflegefachmann

Klaus Fischer — **Kap. 2, 3**

M. A. Pflegepädagoge; B. Sc. Pflegewissenschaftler; Fachgesundheits- und Krankenpfleger für Intensivpflege und Anästhesie; Praxisanleiter; Lehrer und Kursleitung an einer Pflegeschule in Düsseldorf; Fachprüfer in den schriftlichen, mündlichen und praktischen Abschlussprüfungen zur Pflegefachfrau und zum Pflegefachmann; Honorardozent an einer Hochschule im Studiengang Pflege und Gesundheit

Martina Schult — **Kap. 2, 3**

Dipl.-Pflegepädagogin; M. A. Schulmanagement; Zusatzqualifikation Palliative Care; langjährige Prüfungserfahrungen in den Bereichen Altenpflege, Gesundheits- und Krankenpflege und Heilerziehungspflege in Berlin; Mitwirkung bei der Erstellung der mündlichen Abschlussprüfungen zur Pflegefachfrau und zum Pflegefachmann

Wiebke Weißbarth — **Kap. 1, 3, 4**

Dipl.-Pflegepädagogin; Lehramt an beruflichen Schulen für die Fächer Gesundheit/Körperpflege; Weiterbildung als Pflegedienstleitung und Pain Nurse; Krankenschwester; langjährige Unterrichtserfahrungen in der Aus- und Fortbildung von Pflegeberufen; Mentorin; Prüferin für die Ärztekammer Berlin in der Ausbildung „Medizinische Fachangestellte“

» Besinnen Sie sich auf das, was Sie schon können! Beim Abprüfen von theoretischen Inhalten versuchen Sie, gedanklich in die Praxis zu gehen. Überlegen Sie: Wie sind Sie in ähnlichen Situationen damit umgegangen? Wie haben Ihre Praxisanleitenden gehandelt? Fangen Sie frühzeitig mit der Prüfungsvorbereitung an. Am besten, wenn noch gar kein Druck da ist. Strukturieren Sie Ihre Lernprozesse und nehmen Sie sich zwischendurch immer wieder auch Zeit für sich selbst und Dinge, die Ihnen gut tun. Glauben Sie an sich! «

Stephanie Deutsch

» Sehen Sie die Prüfungen als einen Meilenstein Ihrer Biografie. Wie in einem Roman verbindet sich jedes Detail und jede Theorie zu einem Ganzen. Lernen Sie nicht nur auswendig, sondern weben Sie die Informationen zu einer Geschichte zusammen. Die Abschlussprüfungen sind nicht nur ein Moment der Bewertung und das Ende Ihrer Ausbildung, sondern auch der Beginn Ihrer Selbstentfaltung. Seien Sie mutig und zeigen Sie sich! «

Ellen Drescher

» Versuchen Sie die Lerninhalte aktiv zu verarbeiten, z. B. mit eigenen Podcasts oder in Form von Bildern. So bleiben sie Ihnen im Gedächtnis. Lernen Sie mit Herz und Verstand, und behalten Sie stets den Menschen im Fokus, den Sie pflegen! Glauben Sie an sich und Ihre Stärken! «

Stefanie Eggert

» Vertrauen Sie auf Ihr pflegerisches Fachwissen und Ihre Fähigkeiten. Bleiben Sie fokussiert und zeigen Sie, was Sie gelernt haben! Atmen Sie vor der Prüfung noch einmal tief durch, bevor Sie beginnen, und nehmen Sie sich einen Moment, um sich zu finden. «

Klaus Fischer

» Sie haben so viel an Wissen und Kompetenzen im Laufe der Ausbildung erworben, dass man schon mal den Überblick verlieren kann und dann das Gefühl bekommt, sich an nichts mehr zu erinnern: Die Wissensschublade klemmt. Gönnen Sie sich in diesen Momenten eine Pause und tun Sie sich etwas Gutes! Hinterher lässt sich die Schublade meist leichter öffnen. «

Martina Schult

» Sich eineinhalb Stunden fokussiert mit den Prüfungsinhalten zu befassen, ist effektiver als einen ganzen Tag lang immer mal wieder in die Unterlagen zu schauen. Stellen Sie sich einen Timer und schalten Sie Störfaktoren aus! «

Wiebke Weißbarth

Inhaltsverzeichnis

3 Die mündliche Prüfung

4 Zu guter Letzt: Was ist, wenn ...?

1 Auf die Prüfungen, fertig, los!

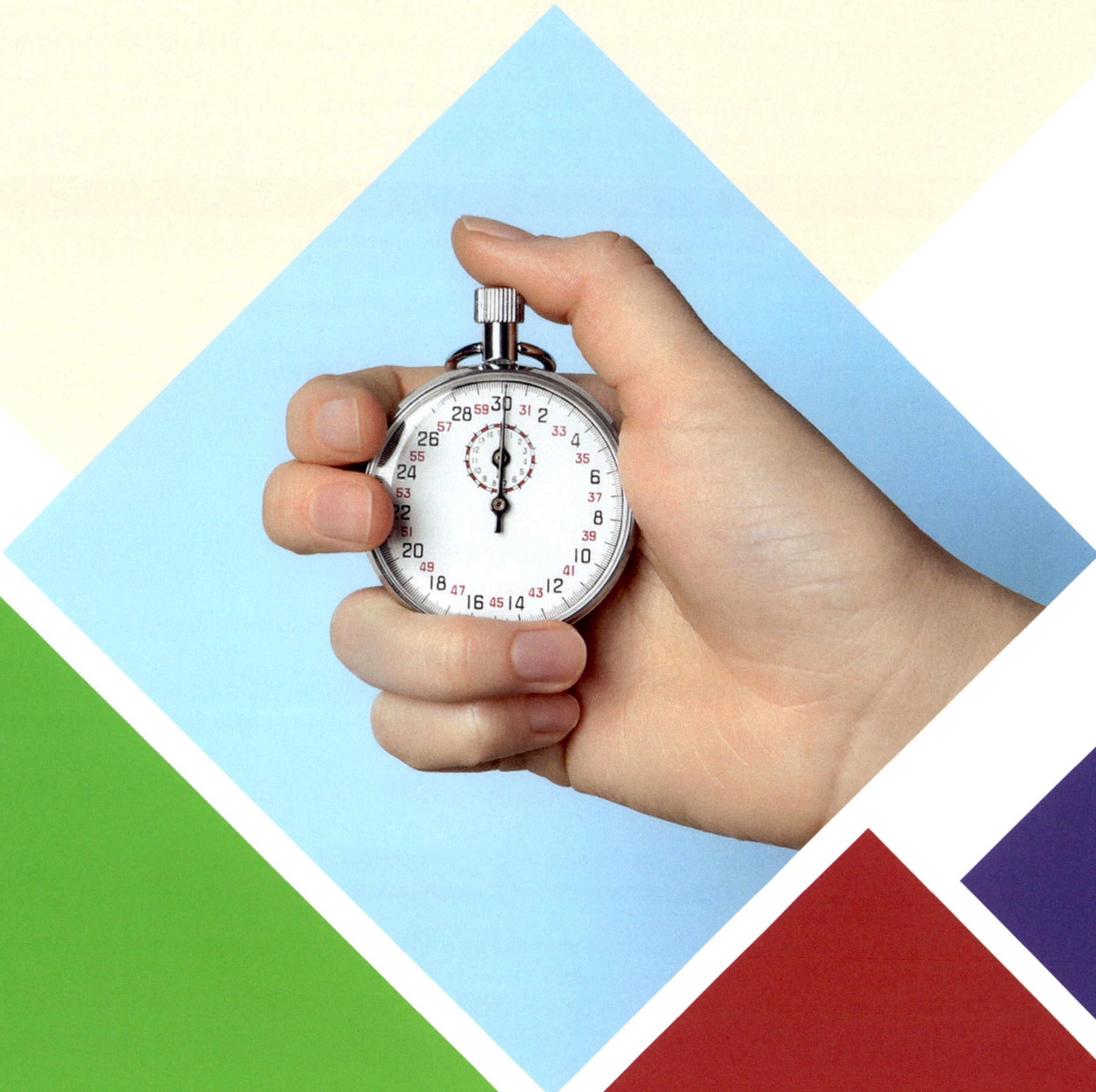

1.1 Ein paar Worte, bevor Sie loslegen

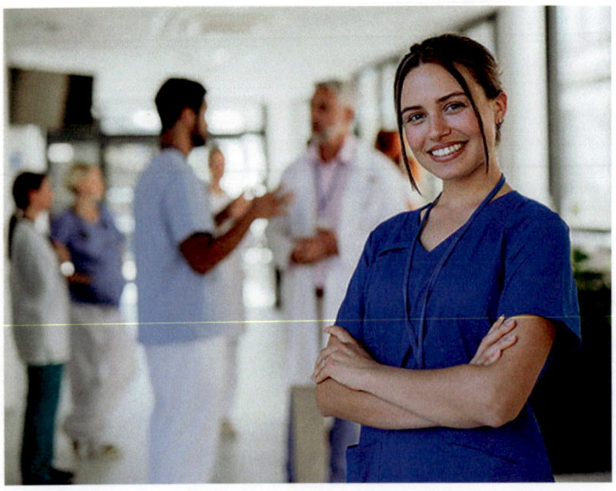

Abb. 1 Drei Jahre Ausbildung: Sie haben viel gelernt und können stolz auf sich sein!

Ihre Ausbildungszeit neigt sich dem Ende zu. Nun befinden Sie sich auf der Zielgeraden. Eine besondere Zeit liegt hinter Ihnen! Eine Zeit voller neuer Impulse, voller Herausforderungen, voller Begegnungen und vielleicht voller widersprüchlicher Gefühle. Sie haben allen Grund, stolz zu sein, dass Sie es bis hierhin geschafft und die vielfältigen Anforderungen bewältigt haben!

Damit Sie gut vorbereitet auf die Prüfung lossteuern können, haben wir im ersten Teil dieses Kapitels die wichtigsten Informationen rund um die Prüfung der generalistischen Pflegeausbildung nach der Pflegeberufe-Ausbildungs- und -Prüfungsverordnung (PflAPrV) zusammengefasst. Zur optimalen Vorbereitung gehört auch, dass Sie sich Ihren Arbeitsplatz einrichten und die Lernphase gut einteilen. Dazu bekommen Sie viele praktische Tipps – für eine effiziente und motivierte Lernphase!

I INFO

Originaltext der PflAPrV, Abschn. 2, unter: www.gesetze-im-internet.de/pflaprv/BJNR157200018.html.

1.2 Kompetenzbegriff und Kompetenzbereiche

Das Ziel der generalistischen Ausbildung ist, dass Sie als Pflegefachfrau und Pflegefachmann in komplexen beruflichen Situationen professionell handeln, um die Bedürfnisse und Anliegen pflegebedürftiger Menschen jeden Alters zu erfüllen. Innerhalb der Ausbildungszeit haben Sie viele verschiedene Kompetenzen erworben, die Sie in unterschiedlichen pflegerischen Versorgungssettings anwenden können. Fünf Kompetenzbereiche sind dabei besonders wichtig. Sie bilden zusammen das Ausbildungsziel. Kompetenzen sind nicht direkt abprüfbar. Es ist aber möglich, sie in einer konkreten Fallsituation zu erkennen, und zwar daran, wie Sie praktisch handeln oder wie Sie handeln würden.

Kompetenzbereiche	
I	Pflegeprozesse und Pflegediagnostik in akuten und dauerhaften Pflegesituationen verantwortlich planen, organisieren, gestalten, durchführen, steuern und evaluieren. ▪ Gesundheitsförderung und Prävention in gesundheitlichen Problemlagen ▪ in hoch belasteten, kritischen Lebenssituationen handeln ▪ in lebensbedrohlichen und Krisen-/Katastrophensituationen pflegen ▪ bei der Lebensgestaltung unterstützen, begleiten, beraten ▪ Entwicklung und Autonomie in der Lebensspanne fördern
II	Kommunikation und Beratung personen- und situationsorientiert gestalten. ▪ kommunizieren, interagieren und angemessen informieren ▪ beraten, anleiten, schulen ▪ ethisch reflektiert handeln
III	Intra- und interprofessionelles Handeln in unterschiedlichen systemischen Kontexten verantwortlich gestalten und mitgestalten. ▪ in qualifikationsheterogenen Pflegeteams verantwortlich handeln ▪ ärztliche Anordnungen eigenständig durchführen ▪ in interdisziplinären Teams mitwirken und Versorgung bei Schnittstellen sichern
IV	Das eigene Handeln auf der Grundlage von Gesetzen, Verordnungen und ethischen Leitlinien reflektieren und begründen. ▪ Pflegequalität sicherstellen und ökologische/ökonomische Prinzipien beachten ▪ Versorgungskontexte und Systemzusammenhänge berücksichtigen
V	Das eigene Handeln aufgrund von wissenschaftlichen Erkenntnissen und berufsethischen Werthaltungen und Einstellungen reflektieren und begründen. ▪ nach aktuellen (pflege-)wissenschaftlichen Erkenntnissen, Forschungsergebnissen, Theorien, Modellen pflegen ▪ persönliche Entwicklung (lebenslanges Lernen) und berufliches Selbstverständnis verantworten

Tab. 1 Übersicht der Kompetenzbereiche I bis V

1.3 Operatoren und Anforderungsbereiche

In den schriftlichen und mündlichen Prüfungsaufgaben gibt es bestimmte Wörter, auf die Sie achten sollten: die **Operatoren**. Sie zeigen Ihnen, worauf es bei der Beantwortung ankommt. In der staatlichen Prüfung sind die Operatoren drei Anforderungsbereichen zugeordnet.

Für alle Aufgaben in der schriftlichen und mündlichen Prüfung gilt: Je höher der **Anforderungsbereich**, desto mehr wird erwartet. Suchen Sie sich deshalb bei der Prüfungsvorbereitung nicht nur Aufgaben aus einem Anforderungsbereich heraus! Denn die Prüfung ist in der Regel so gewichtet, dass sich 30 Prozent der Aufgaben auf AB I und AB III verteilen und 40 Prozent der Aufgaben dem AB II entsprechen. Die folgende Tabelle beschreibt die drei Anforderungsbereiche und nennt einige Beispiele für Operatoren.

HINWEIS

Wenn Sie erkennen, welche Operatoren zu welchem Anforderungsbereich gehören, fällt eine richtige Antwort sehr viel leichter!

Anforderungsbereich (AB)	Erklärung	Beispiele für Operatoren
AB I (einfach)	• Wissen wiedergeben • Fakten nennen/aufzählen • Sachinhalte heraussuchen und mit eigenen Worten beschreiben • Begriffe verstehen und Merkmalen richtig zuordnen • Wichtiges kurz zusammenfassen • Reihenfolgen/Abläufe aufzeigen	• nennen, benennen, aufzählen, skizzieren, wiedergeben, definieren, darstellen, beschreiben, zusammenfassen, zeigen, charakterisieren, einordnen, zuordnen, beschriften, angeben, schildern
AB II (mittel)	• Wissen anwenden/übertragen • Sachverhalte erklären • Zusammenhänge erkennen/ableiten • Daten strukturiert analysieren	• übertragen, erklären, erläutern, ermitteln, bestimmen, erschließen, vergleichen, unterscheiden, einander gegenüberstellen, in Beziehung setzen, analysieren
AB III (schwer)	• komplexe Probleme lösen • Sachverhalte reflektieren • Handeln begründen • Ideen/Lösungen entwickeln • Informationen bewerten	• begründen, bewerten, beurteilen, überprüfen, einschätzen, Stellung nehmen/beziehen, sich positionieren, diskutieren, deuten, erörtern, sich auseinandersetzen, vorschlagen, entwickeln, entwerfen, interpretieren

Tab. 2 Anforderungsbereiche in der Prüfung und dazugehörige Operatoren

1.4 Noten und Bewertung

Im Laufe Ihrer Ausbildung wurden Sie bereits vielfach beurteilt und bewertet, ob in Klausuren, kurzen mündlichen und schriftlichen Leistungskontrollen, Präsentationen und praktischen Übungen innerhalb Ihrer Theorieblöcke in der Pflegeschule oder im Rahmen Ihrer Praxiseinsätze mithilfe von qualifizierten Leistungseinschätzungen durch Ihre Praxisanleitungen. An den Prüfungstagen möchten Sie jetzt Ihr Bestes geben. Aber wann genau ist eine Leistung „sehr gut“ und wann „gut“ oder „befriedigend“? Die folgende Tabelle zeigt die Notendefinitionen, die für die Vornoten und die staatlichen Abschlussprüfungen gelten.

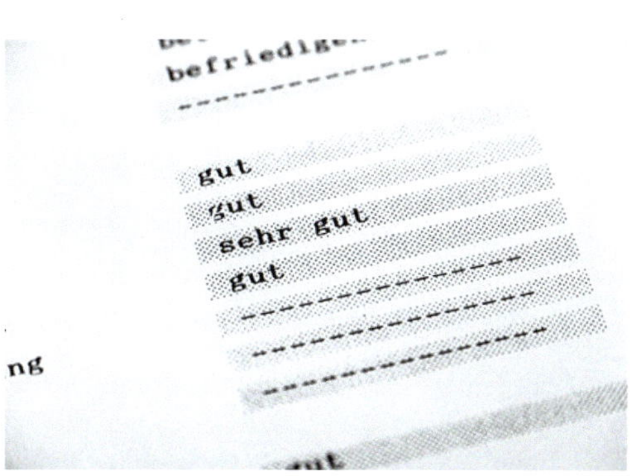

Abb. 2 Die Benotung ist in § 17 PflAPrV festgelegt.

Note	Notendefiniton
▪ unter 1,50 – sehr gut	▪ eine Leistung, die den Anforderungen in besonderem Maß entspricht
▪ 1,50 bis unter 2,5 – gut	▪ eine Leistung, die den Anforderungen voll entspricht
▪ 2,50 bis unter 3,50 – befriedigend	▪ eine Leistung, die im Allgemeinen den Anforderungen entspricht
▪ 3,50 bis unter 4,50 – ausreichend	▪ eine Leistung, die zwar Mängel aufweist, aber im Ganzen den Anforderungen noch entspricht
▪ 4,50 bis unter 5,50 – mangelhaft	▪ eine Leistung, die den Anforderungen nicht entspricht, jedoch erkennen lässt, dass die notwendigen Grundkenntnisse vorhanden sind und die Mängel in absehbarer Zeit behoben werden können
▪ ab 5,50 – ungenügend	▪ eine Leistung, die den Anforderungen nicht entspricht, und selbst die Grundkenntnisse so lückenhaft sind, dass die Mängel in absehbarer Zeit nicht behoben werden können

Tab. 1 Noten, die für die Vornoten und staatlichen Prüfungen gelten (Quelle: PflAPrV § 17)

! HINWEIS

Infos über Nichtbestehen einer Prüfung finden Sie in Kapitel 4.

Bestanden ist die staatliche Prüfung, wenn alle drei Teile (schriftlich, mündlich und praktisch) mit „ausreichend" benotet worden sind. Die Gesamtnote der staatlichen Prüfung wird aus dem arithmetischen Mittel der drei Prüfungsteile gebildet. Bei bestandener staatlicher Prüfung erhalten Sie ein Zeugnis: Glückwunsch!

Für die Abschlussnote kommt es auch auf Ihre Vornoten an. Grundlage für diese Noten ist jeweils der Durchschnitt Ihrer schriftlichen, mündlichen und praktischen Noten in den Jahreszeugnissen. Die Vornoten werden mit einem Anteil von 25 Prozent bei der Bildung der Noten des schriftlichen, mündlichen und praktischen Teils der Prüfung berücksichtigt.

I INFO

In manchen Bundesländern wird lediglich eine Theorienote vergeben, und nicht noch einmal in mündlich und schriftlich unterschieden. Die Vornote für die schriftliche und die mündliche Prüfung entspricht dann jeweils der Theorienote. Sie können sich dazu direkt in Ihrer Pflegeschule informieren.

T TIPPS

BERECHNEN SIE IHRE VORNOTEN UND ABSCHLUSSNOTEN!

Anna hat folgende Noten in ihren **Jahreszeugnissen**.
- erstes Jahreszeugnis: schriftlich 1, mündlich 3, praktisch 2
- zweites Jahreszeugnis: schriftlich 1, mündlich 2, praktisch 4
- drittes Jahreszeugnis: schriftlich 3, mündlich 4, praktisch 1

Sie berechnet ihre **Vornote für die schriftliche Prüfung:**
(1 + 1 + 3) : 3 = 1,6 ~2

In der schriftlichen Prüfung bekommt Anna an Tag 1: Note 1, an Tag 2: Note 2 und an Tag 3: Note 1:

(1 + 2 + 1) : 3 = 1,3 ~1 (Prüfungsnote schriftlich)
(Vornote 2 + Prüfungsnote 1 + Prüfungsnote 1 + Prüfungsnote 1) : 4 = 1,25

→ *Annas schriftliche Abschlussnote: 1 (sehr gut)*

Sie berechnet ihre **Vornote für die mündliche Prüfung:**
(3 + 2 + 4) : 3 = 3

In der mündlichen Prüfung bekommt Anna die Note 1:

(Vornote 3 + Prüfungsnote 1 + Prüfungsnote 1 + Prüfungsnote 1) : 4 = 1,5

→ *Annas mündliche Abschlussnote: 2 (gut)*

! HINWEIS

Auf S. 383 können Sie Ihre Vornoten vermerken.

1.5 Die Abschlussprüfungen im Überblick

1.5.1 Schriftliche Prüfung

Der erste Prüfungsteil ist schriftlich. Das heißt, an drei aufeinanderfolgenden Tagen werden Sie jeweils eine schriftliche, fallbasierte Prüfungsarbeit unter Aufsicht bearbeiten. Diese Aufsichtsarbeiten beziehen sich auf unterschiedliche Altersstufen, auf soziale und kulturelle Umgebungsfaktoren sowie auf die verschiedenen Versorgungsbereiche der zu pflegenden Menschen. Insgesamt werden alle **Kompetenzbereiche von I bis V** abgeprüft, wobei jeder Prüfungstag bestimmte Kompetenzschwerpunkte hat (siehe Übersicht S. 14). Für jede schriftliche Prüfung haben Sie 120 Minuten Bearbeitungszeit. Ihre drei Prüfungsarbeiten werden jeweils von zwei Fachprüfenden benotet.

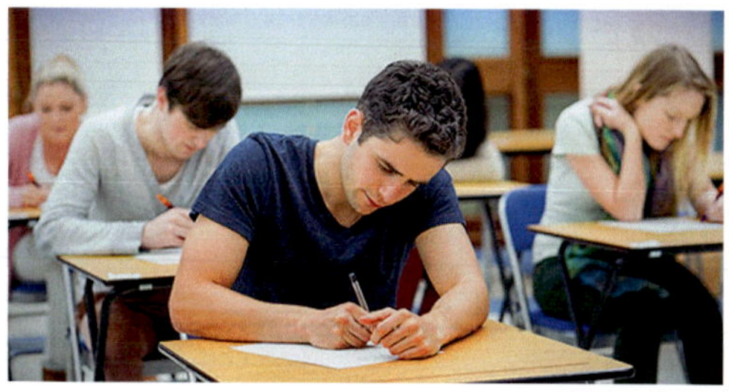

Abb. 1 Schriftliche Prüfung: An drei Tagen stellen Sie Ihre Kompetenzen in verschiedenen Fallsituationen unter Beweis.

1.5.2 Mündliche Prüfung

Die mündliche Prüfung kann unterschiedlich gestaltet sein. Möglich sind Einzel- oder Tandemprüfungen in Form einer Befragung oder eines Fachgespräches. Auch Präsentationen oder Simulationen beruflicher Gespräche können zum Einsatz kommen. Schwerpunkt der mündlichen Prüfung sind die **Kompetenzbereiche III, IV und V** (siehe Übersicht S. 15).
Diese drei Kompetenzbereiche werden anhand einer Fallsituation mit komplexen Aufgabenstellungen geprüft. Die Altersstufe der zu pflegenden Menschen in der Fallsituation und der Versorgungskontext (stationäre Akutpflege, stationäre Langzeitpflege, ambulante Pflege) unterscheiden sich dabei von Ihrer praktischen Prüfung.
Nach einer Vorbereitungszeit von ca. 20–30 Minuten in einem separaten Raum unter Aufsicht haben Sie 30 bis maximal 45 Minuten Zeit, den Fachprüfenden Ihre Ergebnisse zur Fallsituation zu präsentieren oder in einem geführten Prüfungsgespräch kompetenzorientierte Aufgaben zu beantworten. Zum Prüfungsteam gehören mindestens zwei Fachprüfende. Vorsitzende des Prüfungsausschusses können sich ebenfalls an der Prüfung beteiligen und Fragen stellen.

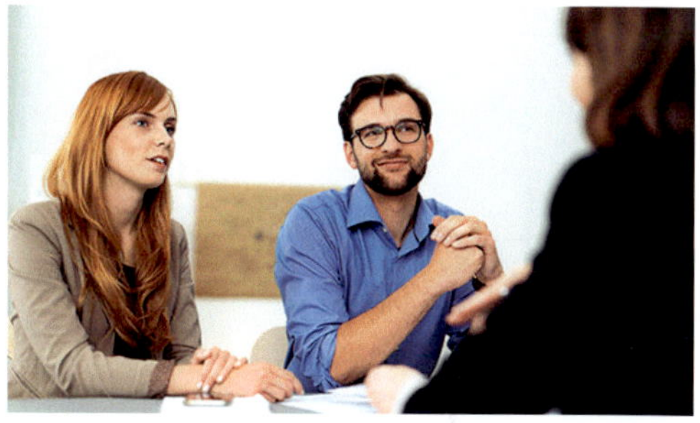

Abb. 2 Mündliche Prüfung: Sie stehen Rede und Antwort zu einer Fallsituation und den Kompetenzbereichen III, IV und V.

1.5.3 Praktische Prüfung

Bei der praktischen Prüfung stehen die **Kompetenzbereiche I bis V** im Zentrum. Die **vorbehaltenen Tätigkeiten** laut Pflegeberufegesetz sind dabei besonders wichtig (Abb. 3). Die praktische Prüfung dauert normalerweise zwei Werktage und findet im Setting Ihres Vertiefungseinsatzes statt. Am ersten Tag werden mindestens zwei zu pflegenden Menschen für Ihre Prüfung ausgewählt und Ihnen mitgeteilt. Eine Person muss dabei einen erhöhten Pflegebedarf haben. Sie bekommen Ihre Prüfungsaufgabe, für die Sie schriftlich unter Aufsicht eine individuelle und bedürfnisorientierte Pflegeplanung erstellen. Zur Pflegeplanung gehört: eine Informationssammlung über die zu pflegenden Menschen, das Ermitteln von Ressourcen und Fähigkeiten, das Identifizieren von Risiken anhand von Assessmentinstrumenten sowie das Festlegen konkreter Pflegeziele und Pflegemaßnahmen. Dazu kann auch eine Beratung, Anleitung oder ein bedarfsorientiertes Informationsgespräch vorbereitet werden.
Am zweiten Prüfungstag wird von Ihnen erwartet, die zu pflegenden Menschen mit ihren Pflegeproblemen vorzustellen und ihre ausgearbeitete Pflegeplanung. Dafür sind ca. 20 Minuten vorgesehen. Die anschließende Durchführung der geplanten und situativ erforderlichen Pflegemaßnahmen und das abschließende Reflexionsgespräch (maximal 20 Minuten) sollen insgesamt 240 Minuten nicht überschreiten. Die Prüfung wird von zwei Fachprüfenden, einer Lehrperson aus der Pflegeschule und der Praxisanleitung, abgenommen und benotet. Auch in diesem Prüfungsteil können sich Vorsitzende des Prüfungsausschusses beteiligen und eigene Fragen stellen.

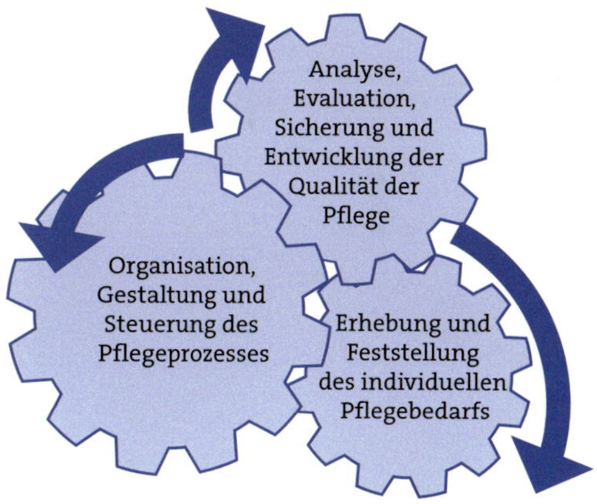
Analyse, Evaluation, Sicherung und Entwicklung der Qualität der Pflege
Organisation, Gestaltung und Steuerung des Pflegeprozesses
Erhebung und Feststellung des individuellen Pflegebedarfs

Abb. 3 Vorbehaltene Tätigkeiten der Pflege lt. § 4 PflBG

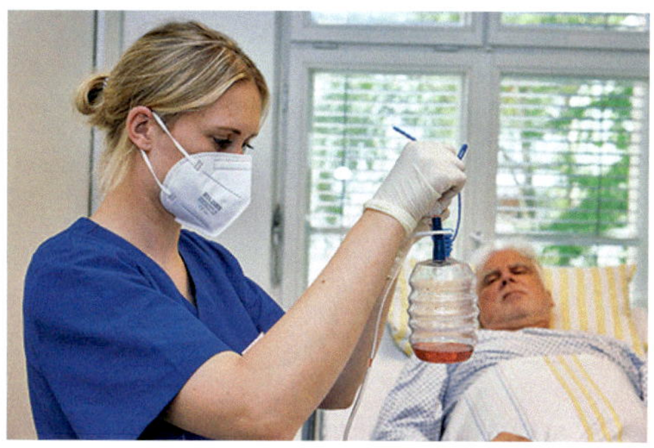

Abb. 4 Praktische Prüfung: Sie zeigen im Vertiefungseinsatz Ihre ganze Kompetenz bei der Versorgung von mindestens zwei pflegebedürftigen Menschen.

1.6 Kompetenzschwerpunkte in den Prüfungen

SCHRIFTLICH

TAG 1

I
- Pflegeprozess in akuten und dauerhaften Pflegesituationen gestalten
- Lebenswelten berücksichtigen
- Entwicklung und Autonomie fördern

II
- Kommunikation, Interaktion und Beziehungen in akuten/dauerhaften Pflegesituationen gestalten

IV
- Pflegehandeln mit Gesetzen, Verordnungen, ethischen Leitlinien reflektieren und begründen
- Pflegequalität sicherstellen
- Ökonomische und ökologische Prinzipien berücksichtigen

TAG 2

I
- Pflegeprozess in gesundheitlichen Problemlagen gestalten

II
- Gesundheitsförderung und Prävention mit Beratung

V
- Handeln pflegewissenschaftlich begründen anhand von Erkenntnissen, Forschungsergebnissen, Theorien und Modellen

TAG 3

I
- Pflegeprozess in kritischen und krisenhaften Pflegesituationen steuern

II
- Ethisch reflektiert handeln und entscheiden

III
- Ärztliche Anordnungen eigenständig durchführen

MÜNDLICH

1 TAG

III
- In Pflegeteams verantwortlich handeln
- Ärztliche Anordnungen eigenständig durchführen
- In interdisziplinären Teams mitwirken und die Versorgung an Schnittstellen sichern

IV
- Pflegehandeln mit Gesetzen, Verordnungen, ethischen Leitlinien reflektieren und begründen
- Pflegequalität sicherstellen
- Ökologische und ökonomische Prinzipien beachten
- Versorgungskontexte und Systemzusammenhänge berücksichtigen

V
- Handeln an (pflege-) wissenschaftlichen Erkenntnissen ausrichten (Forschungsergebnisse, Theorien, Modelle)
- Berufsethische Werte und Einstellungen reflektieren
- Persönliche Entwicklung und berufliches Selbstverständnis verantworten

PRAKTISCH

2 TAGE

I, II, III, IV, V
- Selbstständige, umfassende und prozessbezogene Pflege gemäß den vorbehaltenen Tätigkeiten

Anmerkung:
Die Kompetenzen der Abschlussprüfungen sind hier absichtlich verkürzt dargestellt und dienen dem Überblick bei der Prüfungsvorbereitung. Die ausführlichen zu prüfenden Kompetenzen entnehmen Sie bitte der PflAPrV §§ 14–16 sowie der Anlage 2 für die staatliche Prüfung zur Pflegefachfrau und zum Pflegefachmann.

1.7 Beste Voraussetzungen für stressfreies Lernen

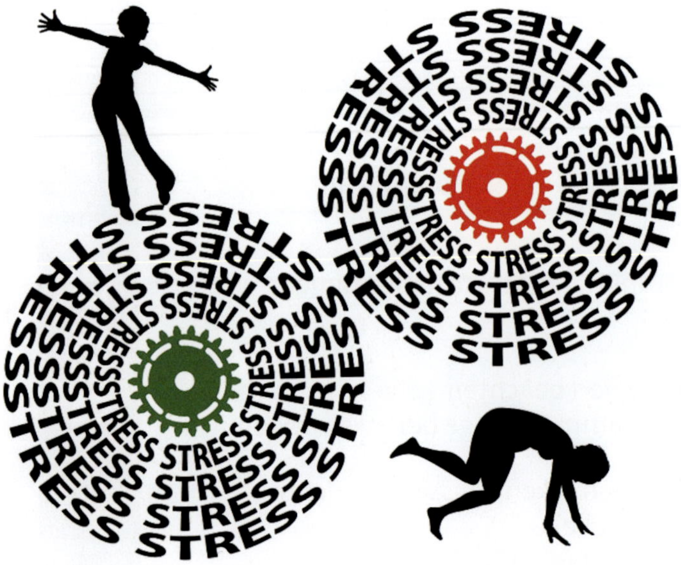

Abb. 1 Positiver und negativer Stress: Positiver Stress hilft bei der Motivation.

Vielleicht sind Sie froh, dass die Ausbildung nun bald vorbei ist und Sie beruflich richtig durchstarten können. Es ist aber auch möglich, dass Sie sich ziemlich gestresst fühlen und allein beim Gedanken an die Prüfung in Angst und Panik verfallen. Körperliche und geistige Anspannung sind während einer Prüfungsphase normal und sogar wichtig. Denn sie wirken sich positiv auf Ihre Aufmerksamkeit und Ihre Konzentration aus, was wiederum Ihre Leistungsfähigkeit steigert. Eine zu geringe Anspannung hingegen, z.B. in Form von Desinteresse, führt zu schlechteren kognitiven Leistungen. Ein zu hohes Angstniveau, beispielsweise in Form von Panik, reduziert ebenfalls das Leistungsvermögen.

Nutzen Sie die Anspannung vor der Prüfung und wandeln Sie negativen Stress in positiven Stress um, weil dieser ein Gefühl von Dynamik und Leistungsfähigkeit erzeugt. Diese zusätzliche Energie können Sie nutzen, um sich entschlossen und effizient auf die Prüfung vorzubereiten. Eine strukturierte Vorbereitung ist ein wichtiger Schlüssel zum Erfolg.
Für eine gelungene Prüfungsvorbereitung ist nicht nur entscheidend, was und wann Sie lernen, sondern auch, unter welchen Bedingungen Sie lernen. Schaffen Sie sich eine Lernumgebung, die Ihre Konzentration und Ihre Motivation unterstützt und Sie keinesfalls ablenkt.

T TIPPS

Diese Fragen können Ihnen helfen, Ihre persönliche Lernumgebung optimal zu gestalten:
- Lerne ich lieber zu Hause oder an einem anderen Ort?
- Was lenkt mich besonders vom Lernen ab, z. B. mein Smartphone, laute Geräusche oder Familienmitglieder?
- Wann kann ich am besten lernen, z.B. morgens oder abends?
- Was hilft mir besonders, mich zu konzentrieren und mich zu motivieren?
- Wie sieht mein Lieblingsarbeitsplatz aus?

Sie sind sich nicht sicher, ob Sie lieber allein oder in der Gruppe lernen sollen? In der folgenden Tabelle finden Sie Vor- und Nachteile beider Lernformen. Was passt besser für Sie?

Das spricht für das Lernen allein	Das spricht für das Lernen in der Gruppe
▪ Sie müssen keinen Termin finden, an dem alle Zeit haben.	▪ Ein gemeinsamer Termin schafft Verbindlichkeit und kann Prokrastination (Aufschieben) verhindern.
▪ Andere Personen können Sie nicht vom Lernen ablenken.	▪ Die Gruppenmitglieder können sich gegenseitig darauf aufmerksam machen, wenn sie abgelenkt sind, und sich gegenseitig motivieren.
▪ Sie können Ort, Uhrzeit und Tempo allein bestimmen.	▪ Sie können sich Themen gegenseitig erklären und sich somit selbst überprüfen, ob Sie ein Thema wirklich verstanden haben.
▪ Sie müssen sich bei der Pausengestaltung nicht nach anderen richten.	▪ Sie können die Lernpausen gemeinsam verbringen und Spaß haben.

Tab. 1 Allein lernen oder in der Gruppe – Vor- und Nachteile

Sinnvoll ist es, das Lernen allein mit dem Lernen in Gruppen zu kombinieren. Dabei müssen Sie keinesfalls nur zu konventionellen Mitteln greifen. Je nachdem, wie die zeitlichen Möglichkeiten der einzelnen Gruppenmitglieder sind und wie weit diese voneinander entfernt wohnen, kommen auch folgende Optionen in Betracht:

- gemeinsames Lernen über Online-Lernplattformen und über spezielle Tools (z. B. Padlet)
- Austausch in Gruppen-Chats und/oder Video-Calls
- Lernen live in Gesellschaft von anderen Menschen über spezielle Webseiten und Apps
- Lernen an anderen Orten, allein oder mit anderen Menschen, z. B. im Café, in der Bibliothek, am See zum gemeinsamen Picknick oder im Park

1.7.1 So bleiben Sie motiviert!

Obwohl Sie mit den Wiederholungsaufgaben für die bevorstehende Prüfung noch nicht einmal angefangen haben, müssen dringend die Fenster geputzt werden? Anstatt Interventionen der Dekubitusprophylaxe zu wiederholen, verlieren Sie sich in den sozialen Netzwerken? Wer anstehende Aufgaben lange vor sich herschiebt, obwohl es weder an Fähigkeiten noch an Gelegenheiten mangelt, der prokrastiniert.

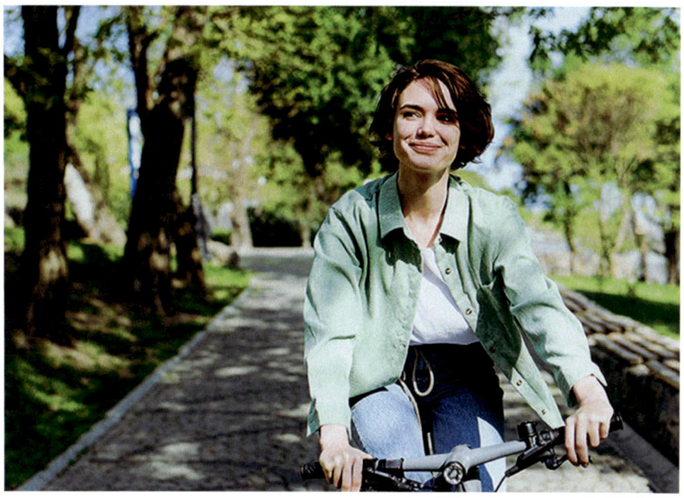

Abb. 2 Das motiviert: Nach einer Radtour lernt es sich besser!

Wer in Prüfungsphasen zum Aufschieben neigt, verliert viel wertvolle Zeit und beginnt viel zu spät mit der notwendigen Vorbereitung, wenn überhaupt. Oft hat dies weniger mit Faulheit zu tun als vielmehr mit Versagensängsten, dem falschen Zeitmanagement und damit, dass Betroffene keine schnellen Erfolge sehen. Dabei empfinden Betroffene die „Aufschieberitis" selbst als belastend. Denn Sie wird von Erschöpfung, Angst und Stress begleitet. Mit den folgenden Tipps können Sie Ihre Unlust vertreiben!

T TIPPS

ÜBERWINDEN VON AUFSCHIEBERITIS (PROKRASTINATION):

- Gestehen Sie sich ein, dass Sie prokrastinieren, und machen Sie sich auf die Ursachensuche.
- Verändern Sie Ihr Mindset. Sehen Sie die Prüfung als Herausforderung, die Sie bewältigen können.
- Erstellen Sie einen Zeitplan. Unterteilen Sie große Aufgaben in viele kleinere. So stellen sich Erfolge beim Lernen ein und diese wiederum motivieren Sie, weiterzumachen. Halten Sie sich konsequent an Ihren Plan.
- Vermeiden Sie in den produktiven Arbeitsphasen Ablenkungen jeder Art. Stellen Sie beispielsweise das Handy aus.
- Machen Sie in den Pausen einen Spaziergang oder fahren Sie Fahrrad. Wichtig ist, zwischendurch Abstand zur Aufgabe zu gewinnen. Nehmen Sie die Arbeitsphase aber planmäßig wieder auf.
- Wenn Sie eine Teilaufgabe abgeschlossen haben, belohnen Sie sich. Treffen Sie sich mit Freunden, sehen Sie sich Ihre Lieblingsserie an oder kochen Sie sich etwas Schönes!

Nur wer ausreichend motiviert ist, bereitet sich erfolgreich auf eine Prüfung vor. Eine Prüfung stellt den Höhepunkt und den Abschluss einer intensiven Arbeitsphase dar. Machen Sie sich bewusst, was Sie persönlich mit einer bestandenen Prüfung verbinden. Stellen Sie sich vor, wie es sein wird, die Prüfung hinter sich zu haben, und führen Sie sich diese Gedanken immer wieder vor Augen. Planen Sie aber auch auf dem Weg zur bestandenen Prüfung immer wieder kleinere Belohnungen ein. Holen Sie sich außerdem Unterstützung durch Freunde und Familie. Aufmunternde und motivierende Gespräche können sehr hilfreich sein, wenn Sie der Mut einmal verlässt.

1.7.2 Den Arbeitsplatz gestalten

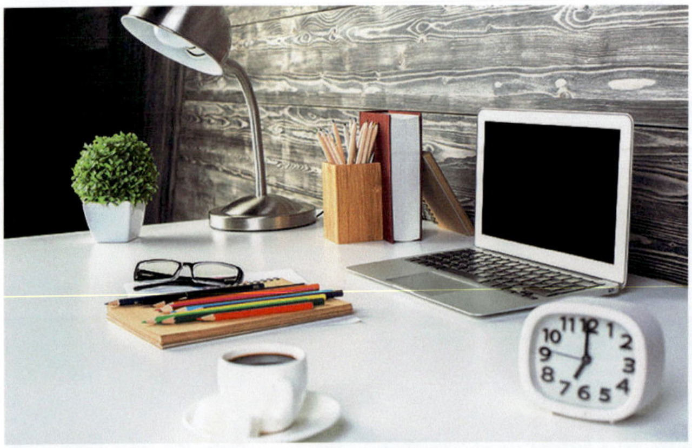

Abb. 1 Mit ein paar wenigen Handgriffen können Sie sich eine angenehme Lernatmosphäre zu Hause schaffen.

So banal es klingen mag: Es macht einen Unterschied, ob Sie am unaufgeräumten Küchentisch lernen, während der Fernseher im Hintergrund läuft, oder ob Sie an einem Platz arbeiten, den Sie sich genau für diesen Zweck eingerichtet haben. Wenn Sie nicht über den Luxus eines Arbeitszimmers verfügen, gestalten Sie sich einen kleinen Bereich der Wohnung als Arbeitsecke. Schließlich werden Sie in den nächsten Wochen dort viel Zeit verbringen.

Darauf sollten Sie achten:

- ausreichende und gute Beleuchtung
- die richtige Arbeitshöhe des Schreibtischs
- ein aufgeräumter Schreibtisch, der frei von Ablenkungen ist
- ein bequemer Schreibtischstuhl, am besten ergonomisch geformt und mit verstellbarer Rückenlehne
- eine gute Auswahl an Schreibutensilien wie Post-its, Karteikarten, Textmarker usw.
- eine ruhige Umgebung und regelmäßig frische Luft
- ein bisschen Gemütlichkeit, z. B. mit schönen Pflanzen, einer Kerze oder leiser Musik
- ausreichend Flüssigkeit in Form von Wasser oder Tee und gesunde Snacks als Fingerfood in Form von Obst und Gemüse, Nüssen und Milchprodukten

1.8 Praktische Lerntipps für Ihren Erfolg

1.8.1 Einen persönlichen Lernplan erstellen

Eine gute Prüfungsvorbereitung hängt ganz entscheidend von Ihrer Planung in den Wochen vor Ihrer Prüfung ab. Es ist wichtig, dass Sie sich konsequent an Ihren Zeitplan halten. So erreichen Sie ohne Stress Ihr Lernziel. Beginnen Sie jeden Tag mit einer To-do-Liste und konzentrieren Sie sich nur darauf, was an diesem Tag zu tun ist.

T TIPPS

FÜR EFFEKTIVES LERNEN

- Es ist effektiver, mehrmals wöchentlich z. B. zweimal 90 Minuten pro Tag zu lernen als an drei Tagen für jeweils sechs Stunden!
- Beachten Sie Ihre eigene Leistungskurve und Ihren Biorhythmus!

Das Wichtigste, bevor Sie mit dem Lernen beginnen: Erstellen Sie mithilfe Ihres Terminkalenders Ihren persönlichen Lernplan. Für eine sinnvolle Planung können folgende Fragen hilfreich sein:

- Wie viel Zeit haben Sie noch bis zur Prüfung?
- Welche Themen haben Sie schon bearbeitet?
- Welche Themen müssen Sie noch bearbeiten?
- Wer oder was hilft Ihnen, um die Themen zu bearbeiten?

T TIPPS

IN VIER SCHRITTEN ZUM ERFOLGREICHEN LERNPLAN

1. **Übersicht schaffen:** Material sammeln, ordnen, Themen und Einzelthemen bestimmen, die wichtigsten Themen identifizieren
2. **Arbeitsschritte festlegen:** Prioritäten setzen, erreichbare Ziele formulieren
3. **Zeit einteilen:** Lernzeiten festsetzen, Pufferzeiten und Erholungsphasen einplanen
4. **Lernfortschritt sichern:** Abhaken von To-dos, Smileys vergeben, sich nach dem Lernen etwas Schönes gönnen. So bleiben Sie motiviert.

1.8.2 Mit der passenden Technik effektiv lernen

Gewusst wie: Die folgenden Techniken können Ihnen helfen, den Lernstoff zu strukturieren und zu bewältigen. Mit welchen dieser Techniken lernen Sie besonders gut? Das ist nämlich individuell sehr unterschiedlich. Stöbern Sie einmal und achten Sie darauf, welche der Lerntechniken Ihnen ganz spontan am meisten zusagen. Wenn Sie sich nicht sicher sind: Einfach mal ausprobieren!

LOCI-METHODE

Bei dieser Methode verbinden Sie bekannte Orte im Geist mit Lerninhalten.
Dabei gehen Sie in Gedanken z. B. Ihre Wohnung durch und verknüpfen jedes Möbelstück mit einem Teilaspekt.
Gut geeignet, um sich z. B. Reihenfolgen zu merken.
In der Prüfung gehen Sie dann gedanklich durch Ihre Wohnung und rufen die Informationen vor Ihrem geistigen Auge als Wegpunkte ab.

STRUKTUR & VISUALISIERUNG

Geben Sie dem Lernstoff Struktur, indem Sie ihn in Form von Mindmaps, Steckbriefen oder Plakaten grafisch darstellen.
Fassen Sie Informationen aus Büchern und Texten übersichtlich und stichpunktartig in eigenen Worten zusammen. Textmarker, Buntstifte, Post-its und Co. schaffen zusätzlich Klarheit.

KARTEIKARTEN

Gut geeignet, um Fachbegriffe und Definitionen zu lernen.
Sie können auch unterwegs im Bus oder im Wartezimmer beim Zahnarzt verwendet werden, um sich selbst zu überprüfen oder durch andere überprüfen zu lassen.

LERNEN DURCH WIEDERHOLUNG

Durch häufiges Wiederholen wird der Lernstoff im Langzeitgedächtnis abgespeichert.
Nutzen Sie dabei verschiedene Kanäle: Lesen Sie Texte, hören Sie Podcasts, sehen Sie sich Videos an oder üben Sie praktisch.

PROBEKLAUSUREN & PRÜFUNGSSIMULATION

Hilfreich, um sich mit dem Prüfungsformat vertraut zu machen und dadurch Ängste abzubauen.
Eine Prüfungssimulation kann z. B. in der Schule als gelenktes Rollenspiel durchgeführt und danach gemeinsam reflektiert werden.

KREATIVE METHODEN

Nachhaltig einprägsam kann es sein, sich Eselsbrücken, Abkürzungen oder Wort-Assoziationen auszudenken.
Inhalte nicht textlich, sondern bildlich im Gehirn abzuspeichern, kann besonders bei komplexen Inhalten die Merkfähigkeit verbessern.

PQ4R-METHODE

P = Preview: Überblick gewinnen, Lernmaterial überfliegen
Q = Questions: Fragen zum Lernstoff formulieren
R = Read: Lesen, Fragen beantworten, markieren
R = Reflect: Nachdenken, Verknüpfen, Beispiele bilden
R = Recite: Inhalt wiedergeben, Fragen erneut beantworten
R = Review: Zusammenfassen, resümieren, die wichtigsten Inhalte erinnern

LERNEN BEIM GEHEN

Wenn Sie sich etwas merken wollen, bewegen Sie sich dabei durch den Raum. Ihr Gedächtnis wird dadurch aktiviert und Wissen besser abgespeichert. Wer mag, kann dabei auch laut sprechen. So können Sie auch ein Gespräch simulieren oder eine Präsentation vorbereiten.

1.8.3 Mein Lernplan

Sie möchten mit dem strukturierten Lernen gleich loslegen? Nutzen Sie die folgenden Beispiele als Inspiration für Ihren individuellen Lernplan.

Datum	Thema	Unterthemen	Wie lange?	Womit?	erledigt
20.08.2023	Wundmanagement	• phasengerechte Wundversorgung • Kompressionstherapie	8.00 – 9.30 14.30 – 17.00	• Unterrichtsskript • Material von der Wundmanagerin • Lerngruppe	☑
22.08.2023	Schmerzen	• akute Schmerzen, Schmerzmessung mit Assessmentinstrumenten	16.30 – 19.00	• Lehrbuch S. 20 – 26 • Mindmap • Lernkarten • Expertenstandard Schmerzmanagement	☑
					☐

Abb. 1 Lernplan mit einer Tabelle

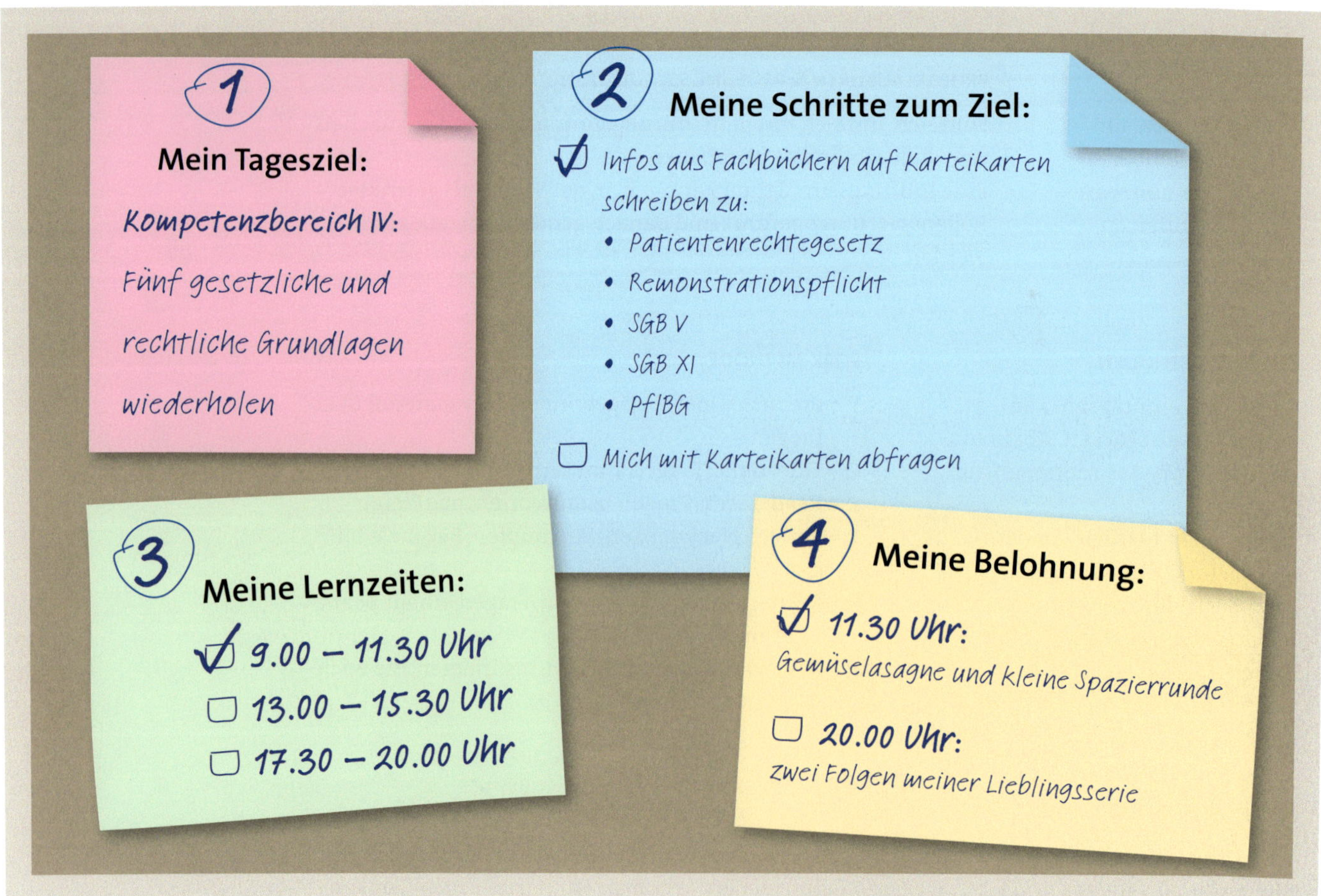

Abb. 2 Lernplan mit Post-its

2 Die schriftliche Prüfung

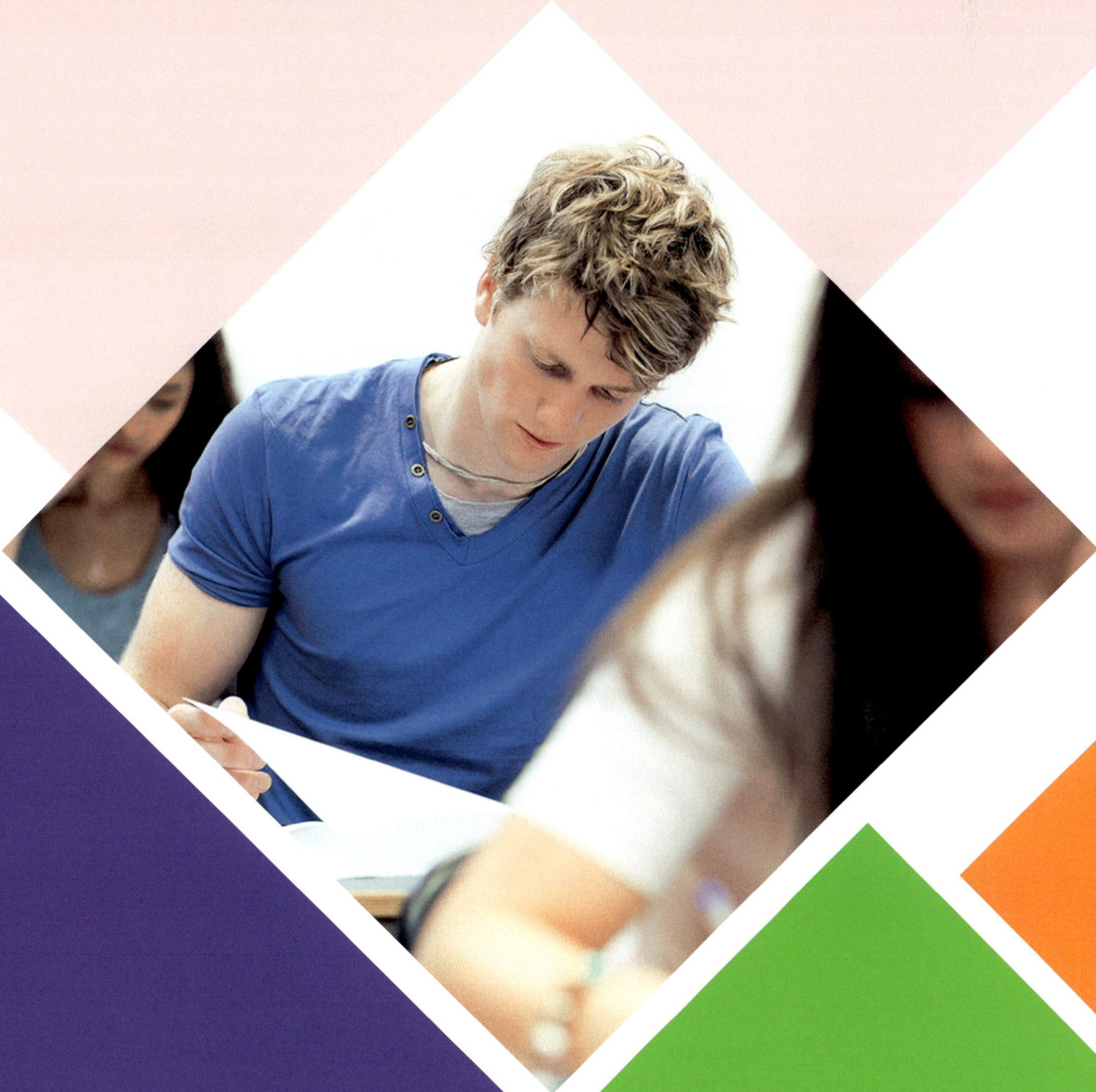

2.1 Einführung

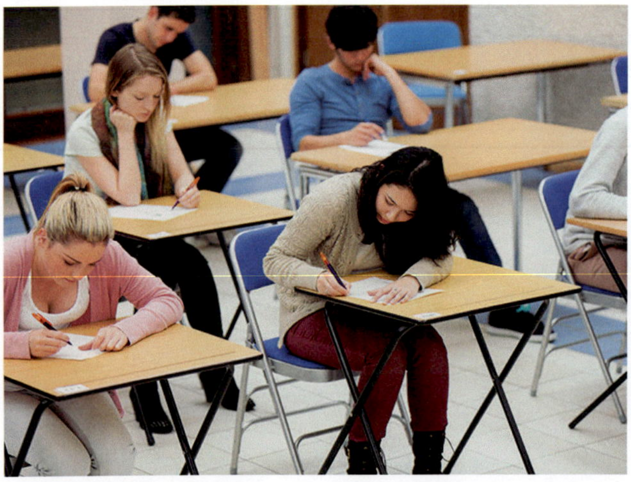

Abb. 1 Wie geht es Ihnen bei dem Gedanken an die schriftliche Prüfung?

In Kapitel 1 konnten Sie sich bereits einen Überblick zu den Abschlussprüfungen verschaffen. In diesem Kapitel geht es nun um Ihre konkrete Vorbereitung auf die drei schriftlichen Prüfungstage.

Seien Sie ehrlich, wie geht es Ihnen bei dem Gedanken an die schriftlichen Prüfungen? Freuen Sie sich darauf, endlich Ihr ganzes Wissen anwenden und niederschreiben zu können? Oder ist eher das Gegenteil der Fall? Vielleicht sind Sie unsicher, was Sie erwartet, und Sie befürchten, die Aufgaben nicht richtig beantworten zu können. Das muss nicht sein! Auf den folgenden Seiten erfahren Sie viele wertvolle Tipps und zahlreiche Möglichkeiten zum Üben. Sie trainieren authentisch die schriftliche Prüfungssituation, wiederholen dabei prüfungsrelevante Themen und bauen Unsicherheiten und eventuelle Ängste ab.

2.1.1 Welche Kompetenzen werden an welchem Tag geprüft?

In der Pflegeberufe-Ausbildungs- und -Prüfungsverordnung sind unter § 14 die abzuprüfenden Kompetenzschwerpunkte für alle drei Tage der schriftlichen Prüfungen festgelegt.

Aufsichtsarbeit an Tag 1
Pflegeprozessgestaltung einschließlich Interaktion und Beziehungsgestaltung in akuten und dauerhaften Pflegesituationen (Kompetenzschwerpunkte I.1, II.1) unter Einbeziehung von lebensweltlichen Aspekten und pflegerischen Aufgaben im Zusammenhang mit der Lebensgestaltung sowie unter Berücksichtigung von Autonomieerhalt und Entwicklungsförderung der zu pflegenden Menschen (Kompetenzschwerpunkte I.5, I.6), wobei darüber hinaus ausgewählte Kontextbedingungen des Kompetenzbereiches IV in die Fallbearbeitung einbezogen werden sollen
Aufsichtsarbeit an Tag 2
Pflegeprozessgestaltung bei Menschen mit gesundheitlichen Problemlagen unter besonderer Berücksichtigung von Gesundheitsförderung und Prävention in Verbindung mit verschiedenen Schwerpunkten und Gesichtspunkten von Beratung (Kompetenzschwerpunkte I.2, II.2), wobei im Rahmen der Fallbearbeitung erforderliche Handlungsentscheidungen anhand von pflegewissenschaftlichem Begründungswissen begründet werden sollen (Kompetenzschwerpunkt V.1)
Aufsichtsarbeit an Tag 3
Pflegeprozesssteuerung in kritischen und krisenhaften Pflegesituationen (Kompetenzschwerpunkte I.3, I.4) in Verbindung mit der eigenständigen Durchführung ärztlicher Anordnungen (Kompetenzschwerpunkt III.2) und ethischen Entscheidungsprozessen (Kompetenzschwerpunkt II.3)

Tab. 1 Schriftlicher Teil der Prüfung laut PflAPrV §14

Pflegeberufe-Ausbildungs- und -Prüfungsverordnung (PflAPrV) online unter: www.gesetze-im-internet.de/pflaprv/BJNR157200018.html

Sicher wurde an Ihrer Pflegeschule im Rahmen der Prüfungsvorbereitung bereits auf diese Texte verwiesen. Doch vielleicht geht es Ihnen so wie vielen Auszubildenden und Sie finden die Prüfungsschwerpunkte nicht so leicht zu verstehen und zu behalten. Auf den Kapitelauftaktseiten zum ersten (Kap. 2.2), zweiten (Kap. 2.3) und dritten Prüfungstag (Kap. 2.4) finden Sie diese daher in vereinfachter und gekürzter Form wieder, und ebenso auf der Übersicht S. 14 f.

2.1.2 Wie sind die schriftlichen Abschlussprüfungen aufgebaut?

Die schriftlichen Abschlussprüfungen zur Pflegefachfrau bzw. zum Pflegefachmann können je nach Bundesland durch länderspezifische Verordnungen variieren. Es gibt einige Bundesländer, in denen zentrale Abschlussprüfungen durch die zuständigen Behörden in Prüfungsgruppen erarbeitet und den Pflegeschulen zur Verfügung gestellt werden. In anderen Bundesländern konzipieren die Lehrenden einzelner Pflegeschulen die Abschlussprüfungen, die dann bei den aufsichtführenden Behörden individuell eingereicht und von ihnen genehmigt werden. Alle Prüfungen, egal ob zentral oder dezentral, zielen jedoch darauf ab, dass Sie in Ihrer Prüfung eine individuelle Pflegesituation analysieren und Ihre erworbenen Kompetenzen sach- und fachgerecht anwenden und damit unter Beweis stellen.

Jede Aufsichtsarbeit muss fallbezogen sein. Das heißt, im Zentrum jeder Aufgabe steht eine möglichst authentische Fallsituation, in der eine oder mehrere pflegebedürftige Personen mit unterschiedlichen Bedürfnissen und Aufwänden vorgestellt und pflegerisch versorgt werden. Die Fallsituationen an den drei Prüfungstagen variieren hinsichtlich des Alters und des sozialen und kulturellen Umfelds der zu pflegenden Menschen sowie des Versorgungsbereichs.

I INFO

Die schriftlichen Abschlussprüfungen werden an drei aufeinanderfolgenden Tagen je nach Bundesland entweder zentral oder dezentral in der Pflegeschule geschrieben.

Versorgungsbereiche in den Fallsituationen	Beispiele
stationäre Akutpflege 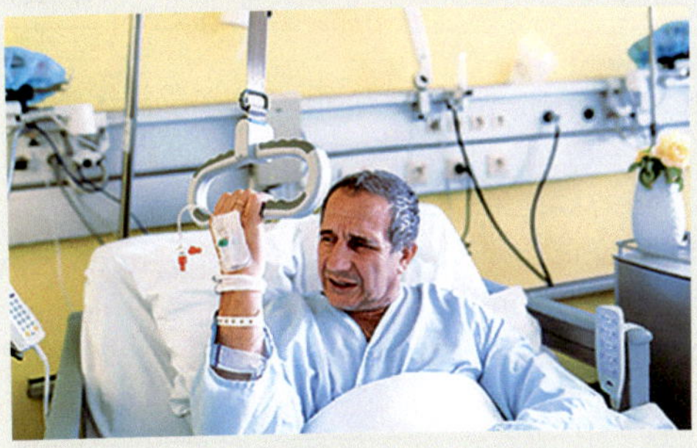	Pädiatrie, Geburtshilfe, Gynäkologie, Kardiologie, Gastroenterologie, Allgemeinchirurgie, Unfallchirurgie, Orthopädie, Gerontologie, Urologie, Onkologie, Psychiatrie, Rettungsstelle/Notaufnahme, Neurologie
ambulante Akut- und Langzeitpflege 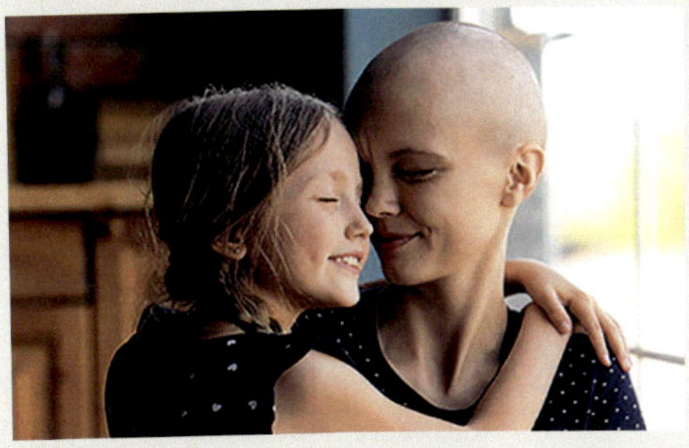	ambulante Kinderpflegedienste, ambulante Palliativpflege, ambulante Pflege oder Intensivpflege, Demenz-Wohngemeinschaften, Tagespflegeeinrichtungen, Betreutes Wohnen
stationäre Langzeitpflege 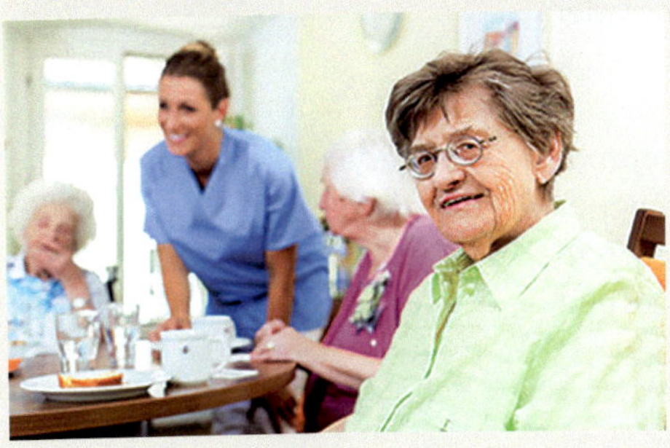	Pflegeheim, Seniorenresidenz, Hospiz

Tab. 2 Die Fallsituationen der schriftlichen Prüfungen bilden diverse Versorgungsbereiche ab.

In der Regel hat die Fallsituation einen Umfang von mindestens einer halben bis maximal ganzen DIN-A4-Seite. Daran schließen sich kompetenzorientierte Aufgaben an, die sich auf die Fallsituation beziehen und Fach- und Bezugswissen zur Fallsituation abprüfen. Beim Erstellen der Prüfungen wird darauf geachtet, dass die Aufgaben weder zu leicht noch zu schwer sind und auch zeitlich bewältigt werden können. Damit dies gelingt, entsprechen ca. 40 Prozent der Aufgaben und Punkteverteilungen dem mittleren Anforderungsbereich II und jeweils ca. 30 Prozent den Anforderungsbereichen I (leicht) und III (schwer). Für die Bearbeitung der Prüfungsaufgaben haben Sie 120 Minuten Zeit, die Lesezeit wird dabei eingerechnet.

Operatoren und Anforderungsbereiche S. 11

INFO

Für die Prüfung erhalten Sie gestempeltes Papier, um Täuschungsversuche zu verhindern.

TIPPS

WAS NEHME ICH ZUR SCHRIFTLICHEN PRÜFUNG MIT?
- dokumentenechte Stifte (z.B. Kugelschreiber oder Füller in Blau/Schwarz)
- farbige Stifte zum Markieren (z.B. Textmarker, Buntstifte, Fineliner)
- Lineal zum Unterstreichen oder Durchstreichen
- kleiner, „leiser" Snack, Getränk in auslaufsicherer Flasche (z.B. Wasser)
- Armbanduhr, um die Zeit im Blick zu behalten

2.1.3 Wie bearbeite ich am besten die schriftlichen Prüfungsaufgaben?

Erfahrene Fachprüfende aus der Pflegeausbildung haben diese **Tipps** für Sie:

IGNORIEREN SIE NICHT DAS DECKBLATT!

Lesen Sie gründlich die erste Seite bzw. das Deckblatt Ihrer Aufsichtsarbeit mit den Hinweisen. Wenn es von Ihnen gefordert ist, schreiben Sie auf alle Bögen Ihren Namen. Nutzen Sie zur Beantwortung der Aufgaben entweder einen Füllfederhalter oder Kugelschreiber in den Farben Blau oder Schwarz. Farbige Stifte oder Bleistifte sind nur für die Markierung von Textpassagen erlaubt.

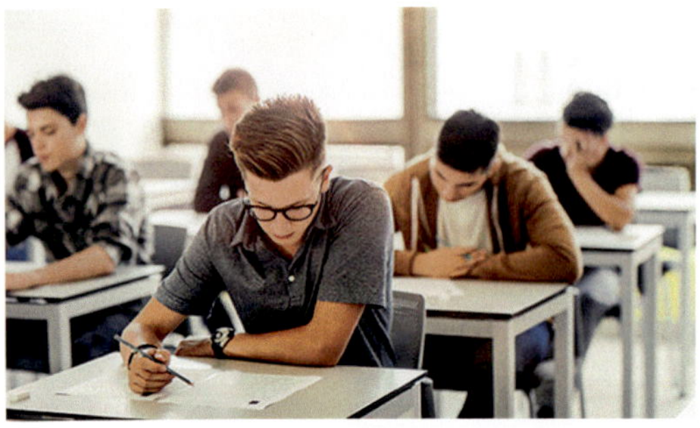

NOTIZEN SIND GOLD WERT

Nutzen Sie das zusätzlich zur Verfügung gestellte Papier während der Prüfung für Ihre Notizen. Gerade bei Aufgaben, in denen es um Erläutern oder Begründen geht, kann es helfen, zuerst seine Gedanken in Stichworten aufzuschreiben und zu sortieren. So beugen Sie auch Denkblockaden vor! Das Notizenblatt müssen Sie am Ende der Prüfung aus formellen Gründen zwar mit abgeben, es hat aber keinen Einfluss auf Ihre Bewertung.

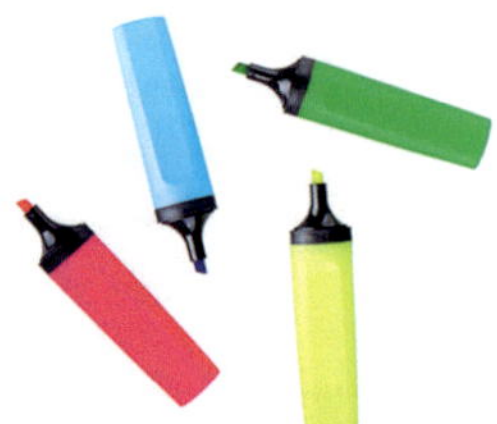

FARBIGE MARKIERUNGEN

Nutzen Sie farbige Markierungen, um sich wichtige Informationen in der Fallsituation oder auch in der Aufgabenstellung hervorzuheben. Ordnen Sie jeder Farbe eine bestimmte Funktion zu, z.B. Grün = Akteure, Gelb = Handlungsanlässe/Pflegeprobleme, Blau = Kontextbedingungen, Rot = Erleben/Deuten/Verarbeiten der Akteure. Das gibt Ihnen Struktur und Klarheit.

VOM LEICHTEN ZUM SCHWEREN

Sie sind sehr aufgeregt und nervös? Verschaffen Sie sich erst einmal einen groben Überblick. Beginnen Sie mit den Aufgaben, die Ihnen leichtfallen und die Sie ohne viel Mühe beantworten können. Dadurch gewinnen Sie Selbstvertrauen und Zeit für die schwierigeren Aufgaben.

SAUBER UND LESERLICH SCHREIBEN

Achten Sie auf Ihre Handschrift! Eine unleserliche Schreibweise kann dazu führen, dass richtige Antworten von den Fachprüfenden nicht erkannt und gewertet werden.

ERST DENKEN, DANN SCHREIBEN

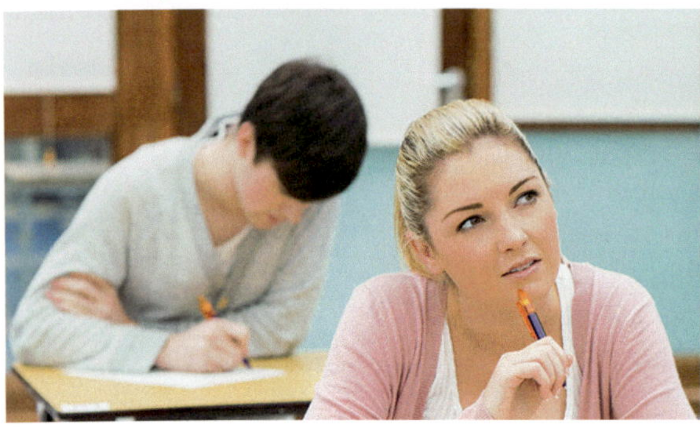

Überlegen Sie, bevor Sie Ihre Antwort notieren, wie Sie diese klar und präzise formulieren können. Verlieren Sie sich nicht in umständlichen, langen Sätzen oder in Details, die für die Aufgabe nicht wichtig sind. Schweifen Sie nicht vom Thema ab.

OPERATOREN ALS SIGNALWÖRTER

Schauen Sie genau auf die Aufforderungsverben in der Aufgabe. Bei „Nennen", „Wiedergeben" oder „Aufzählen" können Sie sich kurz halten, die Fakten auflisten und schnell Punkte sammeln. Geht es um „Begründen", „Argumentieren" oder „Stellung beziehen", schreiben Sie in ganzen Sätzen und achten Sie auf einen logischen Aufbau, um die volle Punktzahl zu bekommen.

GENAU LESEN

Nehmen Sie sich Zeit für das gründliche Lesen und Verstehen der Fallsituation und der Aufgaben. Viele Auszubildende überlesen oder übersehen in der Prüfungsaufregung den zweiten Teil einer Aufgabenstellung und verlieren dadurch wertvolle Punkte, obwohl sie die Antwort gewusst hätten.

SICH DIE ZEIT GUT EINTEILEN

Sie sitzen ewig an einer Aufgabe und kommen nicht weiter? Halten Sie sich damit nicht länger auf. Machen Sie mit den Aufgaben weiter, die Ihnen leichter fallen. Kehren Sie später zurück zu der Aufgabe. Meist kommt dann die Lösung wie von selbst, da das Gehirn im Unterbewusstsein weiter daran arbeitet und Sie mit neuem Blick draufschauen. Sie können sich pro Aufgabe auch ein persönliches Zeitlimit setzen. Vermeiden Sie aber, ständig gestresst auf die Uhr zu schauen.

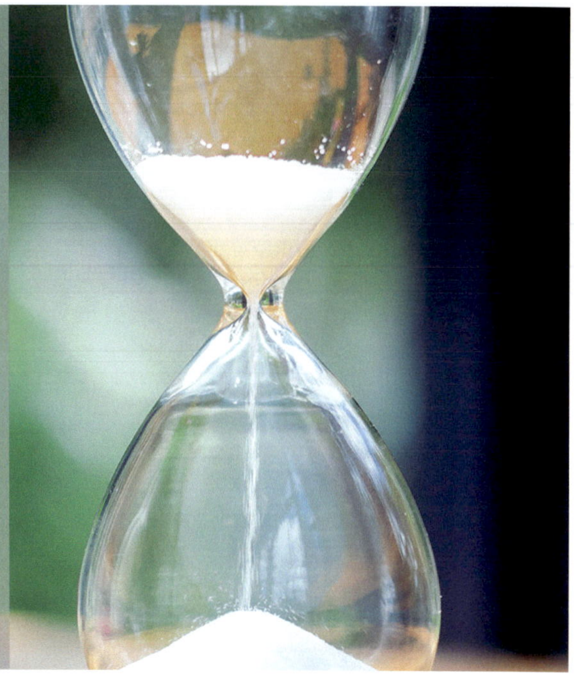

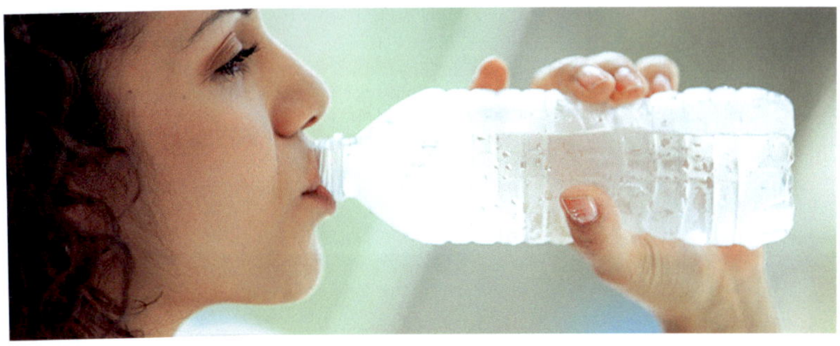

BLEIBEN SIE GELASSEN!

Bleiben Sie während der Prüfung entspannt und ruhig. Stress und Hektik führen nur zu Fehlern oder Blockaden. Atmen Sie durch, am besten mit einer vertrauten Atem- oder Entspannungstechnik. Trinken Sie einen Schluck Wasser und Sie werden merken, dass Sie sich gleich besser konzentrieren können.

KORREKTUREN EINDEUTIG KENNZEICHNEN

Sie haben sich verschrieben oder möchten etwas korrigieren? Kein Problem! Streichen Sie Ihre falsche Antwort eindeutig durch und notieren Sie gut nachvollziehbar die korrekte Antwort daneben. Dadurch vermeiden Sie falsche Deutungen und Punktabzug.

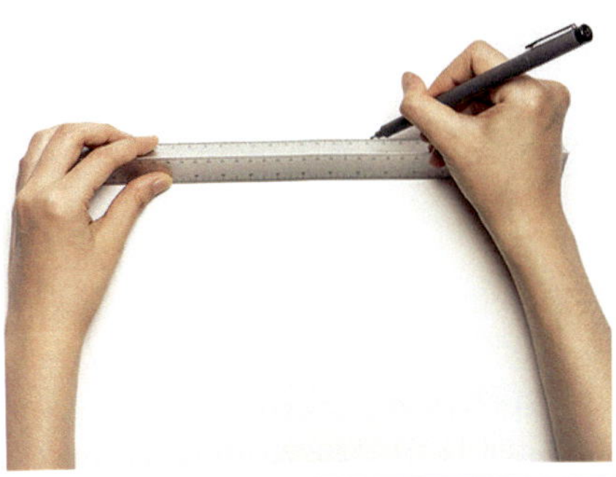

AUF DIE BEGRÜNDUNG KOMMT ES AN!

Sie sollen etwas begründen? Notieren Sie zu Ihrem Standpunkt oder Ihrem Argument ein treffendes Beispiel zur Verdeutlichung. Stellen Sie sich selbst die Warum-Frage und nutzen Sie beim Formulieren der Sätze folgende Wörter: weil, um, dadurch, daher, deshalb, aufgrund dessen.

FACHSPRACHE VERWENDEN

Drücken Sie sich fachlich richtig aus. Bleiben Sie stets sachlich in Ihren Antworten und vermeiden Sie Umgangssprache, saloppe Formulierungen oder Pflegealltagsjargon.

PUNKTE PRÜFEN

Achten Sie auf die Punkte in Klammern hinter den Aufgaben. Zählen Sie Ihre Antworten durch. Manchmal können auch halbe Punkte vergeben werden. Bei Unstimmigkeiten fragen Sie nach, wofür es wie viele Punkte gibt.

DER LETZTE CHECK

Nehmen Sie sich die Zeit, um Ihre Antworten vor der Abgabe noch einmal gründlich durchzulesen und zu kontrollieren. In der Aufregung können einzelne Wörter oder Buchstaben vergessen, Rechtschreibfehler gemacht oder ganze Aufgaben übersehen werden, bei denen Sie sicher waren, diese bereits beantwortet zu haben.

2.1.4 Mit den schriftlichen Prüfungsarbeiten trainieren

Der **Titel** stimmt Sie auf die Fallsituation ein. Die schriftlichen Abschlussprüfungen können auch einen Titel haben, müssen es aber nicht.

Die **Themenschwerpunkte** geben Ihnen einen kurzen Überblick zu allen Inhalten, die in dieser Übungsarbeit abgeprüft werden. Entscheiden Sie selbst, ob Sie gleich loslegen und sich testen wollen oder lieber die Themenschwerpunkte zuvor wiederholen und erst danach die Prüfungsaufgaben bearbeiten. Die Themenschwerpunkte orientieren sich an den abzuprüfenden Kompetenzschwerpunkten des jeweiligen Prüfungstages. In der schriftlichen Prüfung gibt es in der Regel diese Übersicht nicht.

Die **Aufgabe** ist bei allen schriftlichen Übungsprüfungen gleich. In den schriftlichen Abschlussprüfungen finden Sie hier u.a. Angaben zur verfügbaren Zeit (Lese- und Bearbeitungszeit) sowie formelle Hinweise zur Bearbeitung der Aufgaben (z.B. „Schreiben Sie leserlich mit Kugelschreiber oder Füller“ oder „Notieren Sie bei Nutzung eines extra Blattes immer Ihren Namen und die jeweilige Aufgabennummer“).

Am Rand der Fallsituation sind **Zeilenzahlen** notiert, da manche Aufgaben von Ihnen verlangen, bestimmte Inhalte mit Zeilenangabe wiederzugeben oder zu bestimmten Textpassagen Stellung zu beziehen. In der Regel sind auch in den schriftlichen Prüfungen die Fallsituationen mit Zeilenzähler versehen.

Max´ Geheimnis

Themenschwerpunkte:
stationäre Akutpflege – junger Erwachsener – Diabetes mellitus Typ 1 – Bulimie – Pflegeprozessgestaltung – Pflegedokumentation – Autonomie und Entwicklungsförderung – Patientenrechte – Kommunikation in Konfliktsituation – Selbsthilfegruppen

Aufgabe:
Lesen Sie die Fallsituation. Bearbeiten Sie anschließend die Prüfungsaufgaben.
Sie haben 120 Minuten Zeit.

Fallsituation:

Max Obermaier (19 Jahre) erhielt mit 16 Jahren die Diagnose: Diabetes mellitus Typ 1. Das war für ihn und seine Eltern ein Schock. „Du musst lernen damit umzugehen, die Krankheit wird dich ab sofort dein ganzes Leben begleiten“, sagte damals der Kinderarzt. Max fiel das schwer. Oft verspürte er Heißhungerattacken und nahm in kurzer Zeit an Gewicht zu. Über die sozialen Medien suchte er nach „Abnehmtipps“. Im Laufe der Zeit entwickelte sich daraus eine Bulimie, die er gekonnt vor seinen Eltern und auch Freunden geheim hält.

Max Obermaier studiert im zweiten Semester Elektrotechnik. Das Lernpensum ist hoch. Um näher an der Universität zu sein, zog er von zu Hause aus und in eine WG. Dreimal die Woche trainiert er aktiv im Schwimmverein. Sein ehrgeiziger Trainer fiebert jedem Wettbewerb entgegen. An einem üblichen Trainingsabend bricht Max plötzlich in der Schwimmhalle zusammen und ist kurzzeitig bewusstlos. Der Trainer ruft sofort den Rettungsdienst, der ihn ins Krankenhaus bringt. Die Ärzte stellen eine schwere Hypoglykämie mit Stoffwechselentgleisung fest und nehmen Max stationär auf. Seine Eltern werden informiert und sind in großer Sorge.

Drei Tage später geht es Max besser, jedoch hat er weiterhin auffällige Blutzuckerschwankungen. Linus Dahlmann (25 Jahre), Pflegefachmann einer Zeitarbeitsfirma, unterstützt das Team der diabetologischen Station seit Kurzem und betreut Max von Anfang an im Frühdienst. Für eine ausführliche Einweisung, unter anderem in das digitale Dokumentationssystem, war bisher keine Zeit. Linus Dahlhaus sieht es gelassen, denn sein Motto lautet: „Mehr Zeit am Bett als am PC – Pflege heißt Zuwendung, nicht Standardsätze tippen und Häkchen setzen.“ Außerdem ist er nächste Woche wieder woanders im Einsatz.

Linus Dahlmann macht sich auf den Weg zu Max, um den Blutzucker zu kontrollieren und nach ihm zu sehen. Beide verstehen sich sehr gut. Verwundert darüber, dass er nicht im Zimmer ist, entdeckt er ihn schließlich im Bad. Max bemerkt ihn nicht, sondern kniet vor der Toilette. Er steckt immer wieder seinen Finger in den Hals, um zu erbrechen. Als Herr Dahlmann plötzlich neben ihm steht, blickt er erschrocken und beschämt auf. „Max, was ist los? Warum machst du das?“, fragt er. Max zögert, doch dann gesteht er unter Tränen. Er erzählt auch, dass das alles schon eine Weile so geht, niemand aber davon weiß. Linus Dahlmann hört ihm aufmerksam zu, tröstet ihn und informiert danach die Stationsärztin. Gemeinsam besprechen sie das weitere Vorgehen. Eine Psychologin wird hinzugezogen. Max werden Selbsthilfegruppen und mögliche Weiterbehandlungen in Fachkliniken nahegelegt.

Max geht das zu schnell. „Nein, ich will das alles nicht, mir geht es doch wieder gut!“, betont er. Am Nachmittag kommen Max´ Eltern zu Besuch und entdecken auf dem Nachttisch BZgA-Informationsbroschüren zu Essstörungen. Sie stellen ihren Sohn zur Rede und bedrängen ihn, unverzüglich eine Therapie zu beginnen. Aufgebracht wenden sie sich an das Personal: „Das ist eine Frechheit! Warum wurden wir nicht informiert? Wir haben ein Recht darauf zu wissen, wie es unserem Sohn geht und welche Behandlungen geplant sind!“

Lesen Sie die **Fallsituation** stets aufmerksam und versuchen Sie sich in das Geschehen einzudenken und einzufühlen. Markieren Sie mit verschiedenen Farben z.B. die Akteure, das Erleben/Deuten/Verarbeiten der Akteure, die Handlungsanlässe/Pflegeprobleme und Kontextbedingungen. Das lässt Sie in Vorbereitung auf die Aufgaben den Inhalt besser merken und später Textpassagen zum Nachlesen schneller finden.

Manche **Prüfungsaufgaben** haben einen einleitenden Kurztext, auf den sich im Anschluss mehrere Aufgaben (z. B. a, b, c) inhaltlich beziehen. In Klammern ist notiert, wie viele Gesamtpunkte die Aufgabe umfasst. Sie können sich dadurch orientieren und entscheiden, ob Sie zuerst Aufgaben mit den meisten Punkten beantworten möchten oder sich lieber thematisch durcharbeiten wollen.

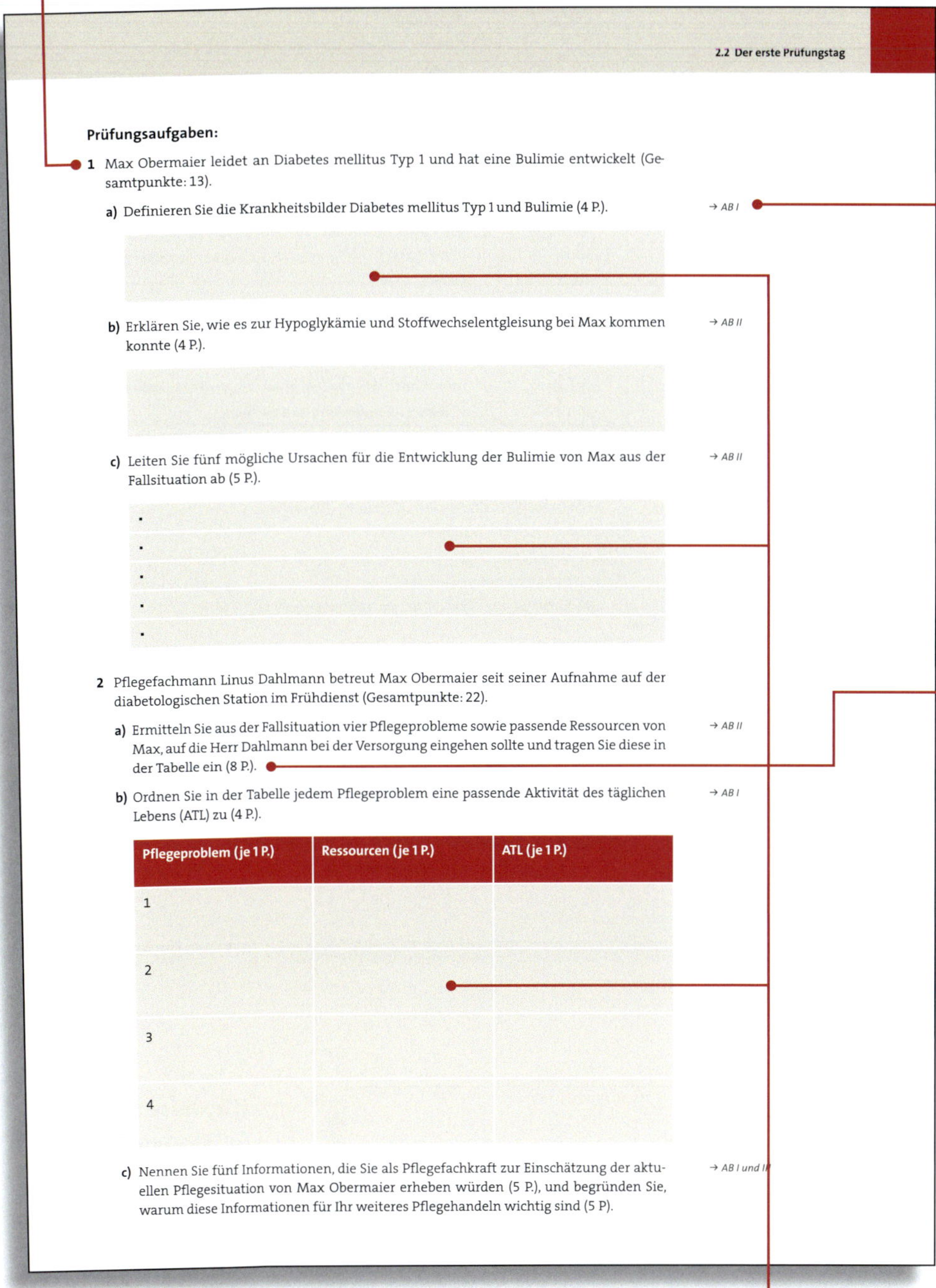
2.2 Der erste Prüfungstag

Prüfungsaufgaben:

1 Max Obermaier leidet an Diabetes mellitus Typ 1 und hat eine Bulimie entwickelt (Gesamtpunkte: 13).

a) Definieren Sie die Krankheitsbilder Diabetes mellitus Typ 1 und Bulimie (4 P.). → AB I

b) Erklären Sie, wie es zur Hypoglykämie und Stoffwechselentgleisung bei Max kommen konnte (4 P.). → AB II

c) Leiten Sie fünf mögliche Ursachen für die Entwicklung der Bulimie von Max aus der Fallsituation ab (5 P.). → AB II

-
-
-
-
-

2 Pflegefachmann Linus Dahlmann betreut Max Obermaier seit seiner Aufnahme auf der diabetologischen Station im Frühdienst (Gesamtpunkte: 22).

a) Ermitteln Sie aus der Fallsituation vier Pflegeprobleme sowie passende Ressourcen von Max, auf die Herr Dahlmann bei der Versorgung eingehen sollte und tragen Sie diese in der Tabelle ein (8 P.). → AB II

b) Ordnen Sie in der Tabelle jedem Pflegeproblem eine passende Aktivität des täglichen Lebens (ATL) zu (4 P.). → AB I

Pflegeproblem (je 1 P.)	Ressourcen (je 1 P.)	ATL (je 1 P.)
1		
2		
3		
4		

c) Nennen Sie fünf Informationen, die Sie als Pflegefachkraft zur Einschätzung der aktuellen Pflegesituation von Max Obermaier erheben würden (5 P.), und begründen Sie, warum diese Informationen für Ihr weiteres Pflegehandeln wichtig sind (5 P). → AB I und II

In den Randspalten finden Sie zu jeder Aufgabe den **Anforderungsbereich (AB)**. Sie können die Aufgaben chronologisch bearbeiten, ohne den AB zu beachten, oder sich gezielt zuerst den leichten (AB I), mittleren (AB II) oder schweren Aufgaben (AB III) widmen.
Die AB orientieren sich an den Operatoren in der Aufgabe und können in den einzelnen Bundesländern anders gewichtet sein.

Achten Sie immer auf die in Klammern hinterlegten **Punkte**. Sie geben Ihnen eine Orientierung zum Umfang Ihrer Antwort.

Sie wissen mehr, als verlangt ist? Beachten Sie, dass in den Prüfungen immer Ihre ersten Antworten gewertet werden und sich die Prüfenden leider nicht „das Richtige und Passende" heraussuchen.

Der Platz in den farbig hinterlegten Antwortbereichen oder in den Tabellen ist meist nicht ausreichend für Ihre Antwort und dient nur als Strukturierungshilfe. Bitte nehmen Sie sich ein **extra Blatt** oder einen Block und notieren Sie Ihre Lösungen dort. So können Sie die Prüfungsarbeiten bei Bedarf auch mehrfach üben.

Nach der Bearbeitung der Aufgaben schlüpfen Sie in die Prüferrolle und vergleichen Sie Ihre Antworten mit **den blauen Lösungen im Erwartungshorizont**. Setzen Sie Häkchen in den Kästchen für alles, was Sie gewusst haben.

Zählen Sie Ihre erreichten **Punkte** zusammen und notieren Sie diese in den Punktekästchen. Beachten Sie bei der Punktevergabe auch die Hinweise neben den Lösungen.

Sie können Ihre Antwort nicht in den Lösungen finden, sie passt aber trotzdem?

So ergeht es manchmal auch den Fachprüfenden, wenn sie die Arbeiten kontrollieren und bewerten. Die im Erwartungshorizont formulierten Lösungen können nicht sämtliche möglichen Antworten abbilden. Daher sind teilweise auch sinngemäß passende Antworten als richtig zu werten.

Erwartungshorizont

9 /9 P.

1

Akteure (je 1 P.)	Erleben, Deuten, Verarbeiten (je 2 P.)
☑ Antje van Dijk (Pflegekraft)	☐ versucht, für Herrn Kovac da zu sein und ihn angemessen zu pflegen/unterstützen. ☑ zeigt Mitgefühl/Verständnis für seine Situation, fragt nach ☐ bemüht sich, eine vertrauensvolle Beziehung aufzubauen
☑ Gerda Kovac (Ehefrau von Herrn Kovac)	☐ starb kurz nach einer Krebsdiagnose zu Hause ☑ Herr Kovac vermisst sie; fühlt sich allein/einsam ☐ hat ihren Tod noch nicht verarbeitet (weint als er von ihr spricht)
☑ Ben Kovac (Sohn von Herrn Kovac)	☐ starb mit 32 Jahren bei einem Autounfall ☐ der Verlust des Sohnes hat einen starken Einfluss auf Herrn Kovacs Leben; er sagt, sein Leben ist ohne ihn sinnlos ☑ verspürt tiefe Trauer und Leere seit seinem Tod
☐ Pflegekräfte/Kollegen auf der Station D1	☐ Je nach Perspektive und Wahrnehmung können sie entweder Verständnis und Empathie für Herrn Kovac zeigen oder ihm gegenüber mit Frustration, Unverständnis oder Vorurteilen begegnen.

! HINWEIS
Drei Akteure mit jeweils einer nachvollziehbaren Erläuterung genügen.

4 /4 P.

2 a) Definition Thrombose (2 P.):

☑ Eine Thrombose ist ein teilweiser oder vollständiger, meist venöser Gefäßverschluss durch ein Blutgerinsel (Thrombus).

Komplikationen einer Thrombose (je 1 P.):

☑ Lungenembolie
☑ postthrombotisches Syndrom
☐ Ischämie-Nekrose /Verlust des betroffenen Gewebes

! HINWEIS
Zwei Komplikationen reichen.

5 /5 P.

2 b) Virchow-Trias:

☑ Die Virchow-Trias sind drei Hauptfaktoren, die das Risiko für die Entwicklung einer Thrombose erhöhen können:
- ✓ Endothelläsionen (Gefäßwandschädigungen durch z. B. Entzündungen)
- ✓ Hypozirkulation (verlangsamte Blutströmungsgeschwindigkeit durch z. B. Immobilität)
- ✓ Hyperkoagulabilität (erhöhte Blutgerinnungsneigung durch z. B. Blutverlust, Einnahme von Kontrazeptiva)

☑ Es ist nicht zwingend erforderlich, dass alle drei Faktoren gleichzeitig vorliegen, damit eine Thrombose auftritt.

---

6 /6 P.

2 e) Beim Kompressionsverband ist zu beachten, dass …

☑ nicht zu straff gewickelt wird und es nicht zu Einschnürungen oder Faltenbildung kommt, um druckbedingten Hautschäden oder Durchblutungsstörungen vorzubeugen.
☑ nicht zu locker gewickelt wird, um auch einen Kompressionseffekt zu erzielen.
☐ gleichmäßig von distal nach proximal gewickelt wird. Für eine effektive Kompression.
☐ die Person aufgeklärt wird, die gewickelten/betreffenden Extremitäten auch zu bewegen, damit die Kompression effektiv ist.
☐ vorher und nachher eine DMS-Kontrolle zur Prävention von Komplikationen (z. B. Minderdurchblutung) erfolgt.
☑ die Haut vorher trocken und sauber ist, um Hautschädigungen vorzubeugen.
☐ zuvor ggf. Hautschutzcreme oder Abpolsterung von Knochenvorsprüngen erfolgen, um Druckgeschwüre/Schmerzen zu verhindern.

! HINWEIS
Für das Nennen/Beschreiben der Maßnahme gibt es 1 P. und für die passende Begründung auch 1 P. Drei begründete Maßnahmen reichen aus.

I INFO
DMS-Kontrolle = Überprüfen von Durchblutung, Motorik, Sensibilität

Hinweise zu den Antworten, weiteren Lösungsmöglichkeiten oder zur Punktevergabe finden Sie hier.

Begriffserklärungen sowie Literaturtipps zum Nachlesen und Vertiefen finden Sie in den **Info-Boxen.**

Auswertung

Aufgabe	Punkte
1a	2
1b	2
1c	3
1d	4
2	6
3a	4
3b	5
4a	6
4b	8
4c	8
4d	4
5a	6
5b	18
5c	15
Gesamt	91/100

Notenschlüssel	
Punkte	Note
100–92	1
91,5–81	2
80,5–67	3
66,5–50	4
49,5–30	5
29,5–0	6

Tragen Sie Ihre **Punkte** in die Tabelle ein und bilden Sie die Gesamtsumme. Mithilfe des **Notenschlüssels** können Sie Ihre erreichte Note ermitteln.

Für viele Fallsituationen lassen sich je nach Prüfungstag und Kompetenzschwerpunkt weitere Aufgaben ableiten. Diese finden Sie hier als zusätzliches Angebot zum Üben.

+ Was die Fallsituation noch bietet ...

Frau Sommer erlitt vor drei Jahren einen Schlaganfall und ist seitdem auf Hilfe und pflegerische Unterstützung angewiesen.

- Erstellen Sie gemäß dem Modell der fördernden Prozesspflege eine Pflegeplanung für Frau Sommer zu drei passenden ABEDL mithilfe der Informationen aus der Fallsituation. Berücksichtigen Sie in Ihrer Antwort das PESR-Format. Formulieren Sie jeweils ein Nah- und Fernziel und nennen Sie vier Maßnahmen (→ AB I und → AB III).

- Die Enkeltochter Lotte (5 Jahre) sagt zu Frau Sommer am Telefon: *„Omi, ohne euch ist es gar nicht mehr schön! Warum kommt ihr nicht mehr zu uns? Ich will, dass Opa mir wieder vorliest!"*
Analysieren Sie die Aussage der Enkeltochter Lotte auf der Basis des Vier-Seiten-Modells von Schulz von Thun (→ AB III).

Nutzen Sie die Seite **„Mein Prüfungstraining im Überblick"** am Ende jedes schriftlichen Prüfungstages von Kap. 2.2, 2.3 und 2.4. Sie können dort auch noch einmal Ihre erreichte Note vermerken. In der Spalte „Das kann ich" tragen Sie ein, was Sie sicher beherrschen. Das motiviert! In der Spalte „Das übe ich nochmal" tragen Sie die Themen ein, die Sie sich noch einmal anschauen wollen. So vergessen Sie nichts und haben alles im Blick.

Mein Prüfungstraining im Überblick

Schriftliche Prüfung	Themenschwerpunkte	Note beim Üben	⊕ Das kann ich ...	⊖ Das übe ich nochmal ...
Aufruhr im Nachtdienst S. 32–41	• stationäre Akutpflege einer 14-Jährigen • Migräne • Pflegeprobleme: Übelkeit/Erbrechen, Dehydration • Dienstübergabe (SBAR-Schema) • Assessmentinstrumente (Schmerz) • Lebensgestaltung von Jugendlichen • Kommunikation und Konfliktmanagement • Nachtarbeit, Arbeitszeitgesetz			
Paul will nach Hause S. 42–53	• stationäre Akutpflege eines 10-Jährigen • akute lymphatische Leukämie (ALL) • Pflegeprozess, NANDA-Pflegediagnosen • Kommunikation und Interaktion mit Kindern • Mangelernährung, Nutritional Risk Screening • EACH-Charta • Pflegedokumentation • onkologische Rehabilitation			
Max´ Geheimnis S. 54–65	• stationäre Akutpflege eines 19-Jährigen • Diabetes mellitus Typ I, Bulimie • Pflegeprozessgestaltung • Pflegedokumentation • Autonomie und Entwicklungsförderung • Patientenrechtegesetz (BGB) • Kommunikation in Konfliktsituation • Selbsthilfegruppen	3	– Kommunikation (4-Ohren-Modell) – Beratung – Dekubitusprophylaxe mit Expertenstandard	– Normwerte von Vitalzeichen, vor allem Blutdruck und Puls – Krankheitsbilder Herz: Links- und Rechtsherzinsuffizienz, Herzinfarkt, Hypertonie mit hypertensiver Krise – Medikamente in der Kardiologie
Emilia mag sich nicht waschen S. 66–75	• stationäre Langzeitpflege einer 8-Jährigen • Schütteltrauma, Vernachlässigung • Neurodermitis, Hautbeobachtung/-pflege • Pflegeanamnese • aktuelle und potenzielle Pflegeprobleme • Pflegedokumentation • Bundeskinderschutzgesetz, UN-Kinderrechtskonvention, ICN-Ethikkodex • Kommunikation und Beziehungsaufbau bei Kindern • Autonomie- und Entwicklungsförderung			
Frau Mazur hat einen Wunsch S. 76–85	• ambulante Langzeitpflege einer 39-Jährigen • Multiple Sklerose • Pflegeprozess nach Fiechter & Meier • Schmerzmanagement bei chronischen Schmerzen • technische Assistenzsysteme • Kurzzeit- und Verhinderungspflege • Grundhaltungen in einer Pflegebeziehung			
Herr Sommer ekelt sich S. 86–97	• stationäre Langzeitpflege eines Senioren-Ehepaars • Morbus Crohn, Transversostoma • Vorbehaltstätigkeiten • Modell der fördernden Prozesspflege nach M. Krohwinkel • kritische Lebenssituation • Kommunikationsmodell nach Schulz von Thun • Beratung/Anleitung zur Stomaversorgung			

2.2 Der erste Prüfungstag

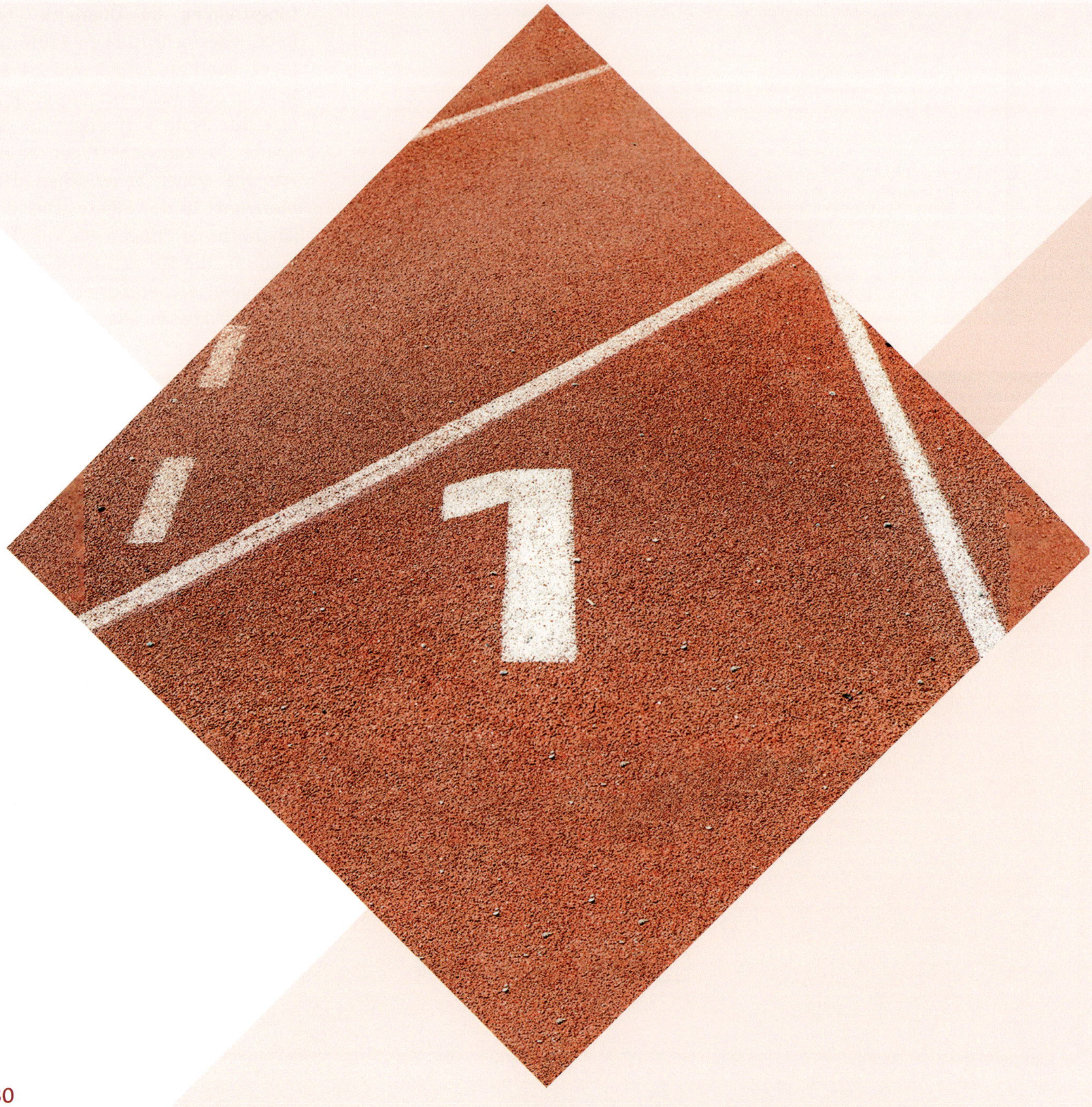

I

Pflegeprozess in akuten und dauerhaften Pflegesituationen gestalten; Lebenswelten berücksichtigen; Entwicklung und Autonomie fördern

II

Kommunikation, Interaktion und Beziehungen gestalten

IV

Pflegehandeln anhand von Gesetzen, Verordnungen und ethischen Leitlinien begründen; Pflegequalität sicherstellen; ökonomische und ökologische Prinzipien berücksichtigen

Aufruhr im Nachtdienst

Themenschwerpunkte:
stationäre Akutpflege – Jugendliche – Migräne – Übelkeit/Erbrechen – Dehydrationsgefahr – Dienstübergabe (SBAR-Schema) – Assessmentinstrumente (Schmerz) – Lebensgestaltung von Jugendlichen – Kommunikation und Konfliktmanagement

Aufgabe:
Lesen Sie die Fallsituation. Bearbeiten Sie anschließend die Prüfungsaufgaben.
Sie haben 120 Minuten Zeit.

Fallsituation:
Der Auszubildende Artur Albrecht (18 Jahre) und sein Praxisanleiter Pflegefachmann Tomasz Kowalski (35 Jahre) kommen zum Frühdienst auf die Station für Neurologie eines Städtischen Krankenhauses. In der Dienstübergabe wird berichtet, dass Sophie Schmidt (14 Jahre) vor zwei Tagen auf die Station im Zweibettzimmer 13 aufgenommen wurde. Die Pflegekraft Ingrid Rust (57 Jahre) vom Nachtdienst sagt: „Eigentlich gehört Sophie auf die Kinderstation, hier neben diesen desolaten* Patienten ist sie falsch aufgehoben. Sophie ist mitten in der Pubertät. Ihr könnt euch ungefähr vorstellen, wie sie so drauf ist." Herr Kowalski erfährt weiter, dass Sophies Vitalparameter stabil sind und sie aufgrund ihrer Symptome Infusionen und Schmerzmittel erhalten hat.

Sophie wurde über die Rettungsstelle aufgenommen. Sie war beim Training mit ihrer Mädchenfußballmannschaft zusammengebrochen und hatte danach Taubheitsgefühle im Gesicht. Herr Kowalski berichtet Artur Albrecht bei der Vorbereitung des Frühdienstes, dass Sophies Mutter, Frau Schmidt, ihm bei der Aufnahme erzählt hat, dass sie in letzter Zeit immer häufiger unter allmählich beginnenden Kopfschmerzen leidet. Die Schmerzen bezeichnet das Mädchen als hämmernd und dröhnend. Aufgrund ihres schlechten Zustandes während ihrer Kopfschmerzen kann sie keine Flüssigkeiten bei sich behalten. Außerdem muss sie immer erbrechen. Auch bei der Einnahme von Schmerztabletten kommt es häufig vor, dass sie sich erbricht. Manchmal dauern die Kopfschmerzen drei bis vier Tage an und Sophie kann nicht in die Schule. Deshalb macht sich die Mutter Sorgen, dass sie das Schuljahr nicht schafft.

Sophie Schmidt liegt in einem Zweibettzimmer zusammen mit Ursula Uhlig (73 Jahre). Als sich Artur Albrecht und Tomasz Kowalski dem Zimmer nähern, läuft ihnen Frau Uhlig entgegen. Sie ist ganz aufgeregt: „Also die Göre treibt mich in den Wahnsinn! Ich habe die ganze Nacht nicht geschlafen, weil das Mädchen lautstark Musik hört. Sie behauptete, es kribbelt überall und redet wirres Zeug. Dann übergibt sich das arme Kind. Ich wollte ihr helfen und als Dank motzt sie mich an." Tomasz Kowalski kann sich ein Grinsen nicht verkneifen. Der Praxisanleiter empfiehlt Frau Uhlig, einen Spaziergang zu machen. Währenddessen würden sie mit Sophie sprechen. Als die beiden an das Bett von Sophie treten, hören sie undeutliches Brabbeln: „Au, mir ist so schlecht und schwindlig. Geht weg! Hilfe, laut – es ist alles so laut!"

Zwei Tage später trifft Artur Sophie auf dem Flur. Er bemerkt, dass sie ziemlich mitgenommen aussieht. Artur fragt, wie es ihr geht. Sie antwortet leise: „Besser, aber ich bin so erschöpft. Die Ärzte haben mir gesagt, dass ich Migräne habe. Ich bin mir sicher, dass sie mir den Fußball verbieten wollen. Jetzt, wo ich in die erste Mannschaft gekommen bin. Was sollen meine Freunde von mir denken?"

* trostlos, traurig, deprimierend

Prüfungsaufgaben:

1 Die Fallsituation beginnt mit einer Dienstübergabe für den Auszubildenden Artur Albrecht und seinen Praxisanleiter Tomasz Kowalski (Gesamtpunkte: 18).

a) Eine Dienstübergabe kann nach dem SBAR-Schema durchgeführt werden. Es hilft, Informationen zu Pflegebedürftigen strukturiert aufzunehmen und sich dabei Notizen zu machen. Notieren Sie in der linken Spalte der Tabelle, wofür die Buchstaben dieses Schemas stehen (2 P.). *→ AB I*

b) Ermitteln Sie jeweils zwei Informationen von Sophie Schmidt aus der Fallsituation für die jeweiligen Items des SBAR-Schemas in der rechten Spalte der Tabelle (8 P.). *→ AB II*

SBAR-Schema (je 0,5 P.)	Informationen über Sophie Schmidt (je 1 P.)
S =	1
	2
B =	3
	4
A =	5
	6
R =	7
	8

c) Entwickeln Sie fünf Strategien für eine effektive Umsetzung des SBAR-Konzepts in einer Dienstübergabe im Pflegealltag (5 P.). *→ AB III*

1
2
3
4
5

d) Bewerten Sie die folgende Aussage der Pflegefachkraft Ingrid Rust bei der Dienstübergabe vom Nachtdienst an Artur Albrecht und Tomasz Kowalski morgens im Frühdienst (3 P.). *→ AB III*

„Eigentlich gehört Sophie auf die Kinderstation, hier neben diesen desolaten, kranken Patienten ist sie falsch aufgehoben. Sophie befindet sich mitten in der Pubertät. Ihr könnt euch ungefähr vorstellen, wie sie so drauf ist."

Bewertung (1 P.):

Begründung (2 P.):

2 Pflegefachmann Tomasz Kowalski hat Sophie Schmidt vor zwei Tagen aufgenommen und gemäß den Schritten des Pflegeprozesses nach Fiechter & Meier eine Pflegeplanung erstellt (Gesamtpunkte: 18).

→ *AB I*

a) Ein Schritt des Pflegeprozesses ist u. a. die Evaluation. Definieren Sie den Begriff Evaluation (2 P.).

→ *AB III*

b) Entwerfen Sie vier Evaluationskriterien des Pflegeprozesses, die Sie überprüfen können. *Formulieren Sie diese in Form von Fragen* (4 P.).

1
2
3
4

→ *AB II*

c) In der Tabelle werden zwei Pflegeprobleme von Sophie aufgeführt. Ermitteln Sie jeweils eine mögliche Ursache dafür und tragen Sie diese in die Tabelle ein (2 P.).

→ *AB II*

d) Leiten Sie zu jedem Pflegeproblem fünf konkrete Pflegemaßnahmen ab, die Artur Albrecht und Tomasz Kowalski bei Sophie Schmidt umsetzen sollten.
Notieren Sie Ihre Antworten in der Tabelle (10 P.).

Pflegeproblem: Übelkeit und Erbrechen
Ursache:
Pflegemaßnahmen:
Pflegeproblem: Flüssigkeitsmangel/Gefahr der Dehydratation
Ursache:
Pflegemaßnahmen:

3 Assessmentinstrumente werden im Pflegealltag häufig eingesetzt. Auch im Fall von Sophie Schmidt könnten diese eine Rolle spielen (Gesamtpunkte: 16).

→ *AB I*

a) Beschreiben Sie die Funktion und die Ziele von Assessmentinstrumenten (4 P.).

Funktion (2 P.):
Ziele (2 P.):

→ *AB I*

b) Sophie Schmidt klagt über anhaltende Kopfschmerzen. Nennen Sie drei Assessmentinstrumente zur Schmerzerfassung (3 P.).

Assessmentinstrumente zur Schmerzerfassung (je 1 P.)	**Merkmale (je 1 P.)**
1	▪ ▪
2	▪ ▪
3	▪ ▪

c) Vergleichen Sie Ihre notierten Schmerz-Assessmentinstrumente anhand ihrer Merkmale in der Tabelle miteinander (6 P.). → *AB II*

d) Entscheiden Sie, welches Schmerz-Assessmentinstrument am besten für Sophie Schmidt geeignet ist, und begründen Sie Ihre Wahl (3 P.). → *AB III*

4 Aktives Zuhören ist eine Methode der Gesprächsführung, die auf den Grundhaltungen von Empathie, Akzeptanz und Echtheit basiert (Gesamtpunkte: 26).

a) Verdeutlichen Sie anhand von drei Verhaltensweisen, wie Sie als Pflegefachkraft diese Grundhaltungen in der Kommunikation mit Sophie Schmidt umsetzen können (6 P.). → *AB II*

-
-
-

b) Nennen Sie fünf Verhaltensweisen in der Gesprächsführung, die eher kommunikationshemmend bei Sophie wirken (5 P.). → *AB I*

▪	▪	▪
▪	▪	

c) Häufig sind Missverständnisse in der Kommunikation eine Ursache von Konflikten. Tragen Sie die fünf Schritte des Konfliktmanagements in die linke Spalte der Tabelle ein (5 P.). → *AB I*

Fünf Schritte des Konfliktmanagements (je 1 P.)	Konfliktmanagement zwischen Frau Uhlig und Sophie (je 2 P.)
1.	
2.	
3.	
4.	
5.	

d) Wenden Sie die Schritte des Konfliktmanagements im Fall von Frau Uhlig und Sophie Schmidt an. Nutzen Sie für Ihre Antworten die rechte Tabellenspalte (10 P.). → *AB III*

5 Sophie Schmidt ist traurig, weil sie denkt, dass sie nicht mehr Fußball spielen und ihr bisher gewohntes Leben weiterführen kann. Die Alltagsbewältigung und die Förderung der vorhandenen Ressourcen sind Hauptaufgaben der Pflege (Gesamtpunkte: 11).

a) Identifizieren Sie körperliche, innerliche, räumliche, soziale und ökonomische Ressourcen von Sophie (5 P.). → *AB II*

b) Nennen Sie sechs Unterstützungsmöglichkeiten für Sophie, die sie im Krankenhaus bzw. im Alltag in ihrer Entwicklung und Autonomie fördern und stärken können (6 P.). → *AB I*

Erwartungshorizont

___/2 P.

1 a) SBAR-Schema (linke Tabellenspalte)

___/8 P.

1 b) Informationen über Sophie Schmidt (rechte Tabellenspalte)

> **! HINWEIS**
> Für 1b gilt: Je Information 1 P. Es sollten zwei Informationen je Kriterium/Buchstabe genannt werden, um 8 P. zu bekommen.

SBAR-Schema (je 0,5 P.)	Informationen über Sophie Schmidt (je 1 P.)
S = ☐ *Situation*	☐ *ist auf der Erwachsenen-Station für Neurologie im Zimmer 13* ☐ *liegt im Zweibettzimmer*
B = ☐ *Background/ Hintergrund*	☐ *wurde vor zwei Tagen auf die Station aufgenommen, weil sie beim Fußballtraining zusammengebrochen war* ☐ *ist 14 Jahre alt, mitten in der Pubertät* ☐ *hat in letzter Zeit immer häufiger neurologische Symptome, wie Taubheitsgefühle im Gesicht, Kribbeln, Sprachstörung* ☐ *klagt über Kopfschmerzen, die hämmernd und dröhnend sind* ☐ *hat schlechten Allgemeinzustand, keine Flüssigkeitsaufnahme während der Migräneanfälle möglich* ☐ *leidet an Übelkeit und Erbrechen*
A = ☐ *Assessment/ Zustand*	☐ *Vitalzeichen sind stabil* ☐ *hat mäßige bis starke Schmerzen in der Nacht* ☐ *nächtliche Übelkeit und Erbrechen*
R = ☐ *Recommendation/Empfehlung*	☐ *Symptomkontrolle* ☐ *Infusionstherapie und Schmerzmittelgabe*

> **! HINWEIS**
> Weitere Möglichkeiten im Bereich „R" im Fall wären z. B. Schulung und Beratung in den akuten Phasen zu Ernährung, Sport, Alltag, Informationen über Selbsthilfegruppen und Unterstützungsangebote.

___/5 P.

1 c) Strategien zur Umsetzung des SBAR-Konzeptes:

☐ *möglichst standardisiert / strukturiert vorgehen*
☐ *patientenzentriert bzw. bewohnerorientiert sprechen*
☐ *Privatgespräche vermeiden*
☐ *sachlich informieren, ohne ständige subjektive Abwertungen*
☐ *während der Übergabe für Ruhe sorgen bzw. Störfaktoren beseitigen/reduzieren (z. B. mit Türschild für Besucher/Patienten: „Wir sind bei der Übergabe und gleich wieder für Sie da!")*
☐ *aktive Mitarbeit aller Beteiligten fördern und gutheißen*
☐ *Zeit für Nachfragen und Notizen ermöglichen*
☐ *kurz, prägnant und gut nachvollziehbar informieren*

> **! HINWEIS**
> Fünf Antworten genügen.

1 d) ___/3 P.

Bewertung (1 P.):

- ☐ Die Dienstübergabe war fachlich nicht korrekt und unprofessionell.

Begründung (2 P.):

- ☐ Informationen werden subjektiv und abwertend wiedergegeben und nicht sachlich, objektiv und strukturiert. Außerdem wird statt Fachsprache Umgangssprache verwendet. Es werden ungenaue Aussagen getroffen: „Ihr könnt euch ja vorstellen, wie sie so drauf ist."

2 a) Definition Evaluation: ___/2 P.

- ☐ Evaluation bedeutet, die Wirksamkeit der Pflege zu beurteilen, Ergebnisse zu bewerten und die Pflegeplanung eventuell neu anzupassen.

2 b) Evaluationskriterien: ___/4 P.

- ☐ Wurden die Pflegeziele im geplanten Zeitrahmen erreicht?
- ☐ Waren die Pflegeinterventionen angemessen/passend ausgewählt?
- ☐ Wie haben sich die Pflegemaßnahmen auf das Befinden des Menschen und seine Bereitschaft zur Zusammenarbeit ausgewirkt?
- ☐ Konnten alle vorhandenen Ressourcen in vollem Umfang genutzt werden?
- ☐ Welche Probleme sind neu aufgetreten?

> **! HINWEIS**
> Je Frage gibt es 1 P.; vier Fragen reichen für die volle Punktzahl.

2 c) Ursache (Tabelle) ___/2 P.

2 d) Pflegemaßnahmen (Tabelle) ___/10 P.

Pflegeproblem: Übelkeit und Erbrechen
Ursache: ☐ Begleitsymptome der Migräne bei Sophie Schmidt
Pflegemaßnahmen: ☐ Sophie trösten, beruhigen und während des Erbrechens nicht allein lassen ☐ Oberkörper erhöht positionieren und vorbeugen lassen (Aspirationsprophylaxe) ☐ Hilfsmittel, wie Nierenschalen, Zellstoff, Spuckbeutel griffbereit halten, aber möglichst außer Sichtweite platzieren ☐ Bedarfsmedikamente nach ärztlicher Anordnung verabreichen (z. B. Antiemetika) ☐ Erbrochenes schnell entsorgen ☐ Mundpflege anbieten und/oder dabei unterstützen ☐ Sophie Hände und Gesicht waschen lassen, evtl. die Stirn kühlen ☐ Entspannungsmethoden wie Atemtherapie, Fantasiereisen oder Aromatherapie anbieten

> **! HINWEIS**
> Weitere Pflegemaßnahmen: Fenster öffnen und lüften; Sophie anbieten, über Kopfhörer Musik zu hören oder fernzusehen; starke Gerüche vermeiden, die Brechreiz auslösen: Essen außer Sichtweite; Parfümduft, Blumengeruch vermeiden

Pflegeproblem: Flüssigkeitsmangel/ Gefahr der Dehydratation
Ursache: ☐ Sophie kann während der häufig andauernden Migräneanfälle keine Flüssigkeiten zu sich nehmen (3–4 Tage), leidet zeitweise an Übelkeit/ Erbrechen
Pflegemaßnahmen: ☐ Lieblingsgetränke von Sophie anreichen ☐ nicht zu heiße Getränke reichen ☐ wasserreiche Speisen anbieten, z. B. Suppe, Melone, Gurke ☐ gut gefüllte Trinkgefäße/Getränkeflaschen immer griffbereit stellen, auch nachts ☐ an das Trinken immer wieder erinnern ☐ Trinkmenge sinnvoll über den Tag verteilen ☐ ggf. Infusionsgabe nach ärztlicher Anordnung

! HINWEIS

Weitere Pflegemaßnahmen: leere Trinkgefäße/Getränkeflasche zügig auffüllen, Trinkprotokoll anlegen

___/ 4 P.

3 a)

Funktion (2 P.):

☐ Assessmentinstrumente ermöglichen Pflegefachkräften, eine genaue Einschätzung der Situation von Pflegebedürftigen vorzunehmen – meist bezogen auf einen bestimmten Faktor.

Ziel (2 P.):

☐ Ziel des Assessments ist, die für die Pflege relevanten Phänomene so zu strukturieren, dass Pflegeprobleme klar erfasst, Ziele geplant und Maßnahmen begründet ausgewählt werden können. Das Ergebnis wird oft als Zahl dargestellt (z. B: 0 oder 10). Die Ergebnisse lassen darauf schließen, was pflegerisch zu tun ist.

___/ 3 P.

3 b) Assessmentinstrumente (linke Tabellenspalte)

___/ 6 P.

3 c) Merkmale (rechte Tabellenspalte)

Assessmentinstrumente zur Erfassung von Schmerzen (je 1 P.)	Merkmale (je 1 P.)
☐ numerische Rangskala (NRS)	☐ Skala von 0 (= kein Schmerz) bis 10 (= maximal stärkster vorstellbarer Schmerz), auf der die subjektiv empfundene Schmerzintensität zugeordnet wird ☐ einfach zu bedienen
☐ visuelle Analogskala (VAS)	☐ 10 cm langes Schiebelineal, auch: Schmerzlineal ☐ Lineal-Anfang = kein Schmerz; Lineal-Ende = stärkster vorstellbarer Schmerz; Schmerzempfinden wird je nach Ausmaß durch Verschieben eines Reglers eingestellt

! HINWEIS

Eine weitere richtige Antwort: Wong-Baker-Gesichtsskala (Smiley-Skala)

☐ verbale Rating-skala (VRS)	☐ Schmerzen werden in Wörtern ausgedrückt (keine Schmerzen, leichte Schmerzen, mäßige Schmerzen, starke Schmerzen, sehr starke Schmerzen) ☐ einfach zu verstehen, aber bietet nur eine grobe Einteilung

3 d) Assessmentinstrument:

___/3 P.

☐ Ich empfehle als Assessmentinstrument für Sophie die FACES-Skala.

Begründung:

☐ Die FACES-Skala ist eine visuelle Darstellung. Sie kann es Sophie erleichtern, den passenden Schmerzausdruck zu wählen. Es ist wichtig, ihre individuellen Fähigkeiten und Präferenzen zu berücksichtigen und gegebenenfalls mit ihr und dem behandelnden Team zu besprechen, welches Instrument am besten geeignet ist.

☐ Aufgrund ihrer Beschreibung der Symptome und ihres Alters kann die FACES-Skala dabei helfen, den Schmerz bei Sophie zu bewerten. Sie berichtet von Migräneanfällen, die mit Übelkeit und Erbrechen einhergehen. Deshalb kann es für sie möglicherweise schwierig sein, eine numerische Bewertung abzugeben.

> **! HINWEIS**
> 1 P. für Assessmentinstrument, 2 P. für Begründung. Bei gut nachvollziehbarer Begründung können auch andere Schmerzassessmentinstrumente als richtig gewertet werden, z. B. VAS.

4 a) kommunikationsfördernde Verhaltensweisen

___/6 P.

☐ offene Fragen stellen: sie laden ein, sich zu öffnen, z. B.: Was bereitet dir Kopfzerbrechen? Worüber denkst du nach? Was ist geschehen? Wie macht sich das bemerkbar? Geschlossene Fragen haben nur ein Ja oder Nein als Antwortmöglichkeit. Dabei kommt der oder die Befragte nicht in einen Gedanken- bzw. Redefluss.

☐ Aufmerksamkeit und Verständnis signalisieren: über Mimik und Gestik, z. B. nicken, kurze Bestätigungen („ja" oder „hmhm")

☐ paraphrasieren: wichtige Gefühle und Gedanken mit eigenen Worten wiedergeben/wiederholen.

☐ verbalisieren: Gefühle des Gegenübers in Worte fassen (spiegeln), z. B.: „Ich habe den Eindruck, du bist enttäuscht und traurig darüber"

☐ Unklares klären: wenn etwas nicht verstanden wurde, die Person um Erklärung bitten oder rückversichern, ob man alles richtig verstanden hat, z. B. „Ich habe dich so verstanden ..., ist das richtig?"

> **! HINWEIS**
> Drei gut erklärte Verhaltensweisen genügen. Je Verhaltensweise gibt es 2 P.

4 b) kommunikationshemmende Verhaltensweisen:

___/5 P.

☐ Sophie unterbrechen, ihr widersprechen

☐ ungefragt und zu Beginn des Gesprächs sofort Lösungen präsentieren, Ratschläge unterbreiten, bevormunden

☐ verschlossene, abwehrende Körperhaltung einnehmen

☐ wegblicken, Sophie nicht anschauen

☐ während Sophie spricht, das Thema wechseln

___/5 P.

4 c) Schritte des Konfliktmanagements (linke Tabellenspalte)

___/10 P.

4 d) Beschreibung des Konfliktmanagements (rechte Tabellenspalte)

Fünf Schritte des Konfliktmanagements (je 1 P.)		Konfliktmanagement zwischen Frau Uhlig und Sophie (je 2 P.)
1	☐ Eingeständnis, einen Konflikt zu haben	☐ Zweibettzimmer, Konflikt zwischen Frau Uhlig und Sophie
2	☐ Beschreibung der Konflikt Situation	☐ Frau Uhlig wird in der Nacht durch Sophie gestört (wegen Symptomen, Musik hören usw.).
3	☐ Konfliktsituation versachlichen	☐ Frau Uhlig und Sophie haben unterschiedliche Bedürfnisse, wann Sie Ruhe brauchen.
4	☐ Lösung aushandeln	☐ Situationen freundlich benennen, Ruhezeiten ausmachen, klar kommunizieren
5	☐ Umsetzen und Beibehalten	☐ Frau Uhlig und Sophie setzen die besprochenen Ruhezeiten und Verhaltensregeln um und respektieren gegenseitig die Bedürfnisse des anderen.

___/5 P.

5 a)

- ☐ körperliche Ressourcen: Sophie kann sich größtenteils selbst versorgen.
- ☐ innere Ressourcen: Sophie versteht Zusammenhänge, möchte wieder Fußball spielen.
- ☐ räumliche Ressourcen: Sophie wohnt bei den Eltern/der Mutter.
- ☐ soziale Ressourcen: Sophie hat viele Freunde.
- ☐ ökonomische Ressourcen: Sophie ist krankenversichert.

___/6 P.

5 b)

- ☐ individuelle Gewohnheiten von Sophie im (Pflege-)Alltag berücksichtigen (Eigenheiten, Vorlieben und Routinen respektieren)
- ☐ Bezugspersonen mit einbeziehen (Freunde, Schulkameraden, Mannschaftsmitglieder, Trainerin, Familie) und über Migräne informieren
- ☐ Möglichkeiten der Unterstützung aufzeigen (Pflegepersonal, Physiotherapeutin, Ergotherapeut, Kinder-/Jugendpsychologin usw.)
- ☐ nach Hobbys fragen, über alltägliche Dinge sprechen und über Möglichkeiten, sich abzugrenzen
- ☐ Eigenverantwortung und Selbstbewusstsein fördern durch Vermitteln von Selbsthilfegruppen, Aufzeigen von individuellen Lebensgestaltungen mit Migräne mithilfe von digitalen Medien, Verhalten beim akutem Migräneanfall
- ☐ positive Einstellung und realistische Ziele vermitteln

Auswertung

Aufgabe	Punkte
1a	
1b	
1c	
1d	
2a	
2b	
2c	
2d	
3a	
3b	
3c	
3d	
4a	
4b	
4c	
4d	
5a	
5b	
Gesamt	___/89

Notenschlüssel	
Punkte	Note
89–81,5	1
81–72	2
71,5–59,5	3
59–45	4
44,5–27	5
26,5–0	6

+ Was die Fallsituation noch bietet ...

Artur Albrecht absolviert auf der Station für Neurologie seine ersten Nachtdienste.

- Nennen Sie die gesetzlichen Voraussetzungen, die erfüllt sein müssen, damit der Auszubildende Artur Albrecht Nachtdienste absolvieren darf (→ AB I).
- Definieren Sie Nachtarbeit laut Arbeitszeitgesetz (→ AB I).
- Schildern Sie fünf pflegerische Aufgaben im Rahmen eines Nachtdienstes (→ AB I).

Paul will nach Hause

Themenschwerpunkte:
stationäre Akutpflege – Kind – akute lymphatische Leukämie (ALL) – Pflegeprozess – Kommunikation und Interaktion mit Kindern – Mangelernährung – EACH-Charta – Pflegedokumentation – onkologische Reha – NANDA-Pflegediagnosen – Nutritional Risk Screening

Aufgabe:
Lesen Sie die Fallsituation. Bearbeiten Sie anschließend die Prüfungsaufgaben.
Sie haben 120 Minuten Zeit.

Fallsituation:
Paul Faber (10 Jahre) liegt seit einigen Wochen auf der onkologischen Station der Kinderklinik. Patricia Zimmermann (19 Jahre) betreut ihn im Rahmen ihres Einsatzes im zweiten Ausbildungsdrittel zur Ausbildung zur Pflegefachfrau. Paul hat die Diagnose akute lymphatische Leukämie (ALL). Anfangs wusste Patricia noch nicht, was genau das ist. Sie hat sich viel mit der Diagnose auseinandergesetzt und ihr Mitgefühl mit der Familie und Paul wuchs stetig.

Paul ist in der 5. Klasse. Er und sein kleiner Bruder Bruno (3 Jahre) sind immer für einen Spaß zu haben. Er liebt die Natur und kein Baum ist zu hoch für ihn. Er ist in einem Schwimmverein und hat schon einige Wettkämpfe gewonnen. Seine Eltern arbeiten beide im Familienbetrieb. Sein Vater Edmund Faber ist Tischler. Seine Mutter Elisabeth Faber ist dort Buchhalterin. Die Familie lebt in einem Haus in einem kleinen Dorf, ganz in der Nähe der Tischlerwerkstatt. Die Großeltern von Paul wohnen im Nachbarhaus. Es ist immer jemand für die Kinder da.

Vor der Diagnose hatte Paul Probleme, seine Leistung im Schwimmverein zu halten. Er sah sehr blass aus und bekam immer wieder blaue Flecken. Auch seine Erkältungen häuften sich. Der Kinderarzt machte ein Blutbild und er stellte eine Verdachtsdiagnose. Paul musste noch einige Untersuchen machen lassen, bis es bestätigt war, dass Paul ALL hat.

Aktuell befindet sich Paul in der zweiten Chemozyklusphase. Nichts ist mehr wie vorher. Paul liegt meist im Bett, hat keine Kraft und die Auswirkungen der Chemotherapie sind sehr heftig. Er ist sehr zurückgezogen, vermisst seine Freunde, seine Großeltern und Bruno. Leider können ihn momentan nur seine Mutter und sein Vater besuchen.

Patricia Zimmermann und ihre Praxisanleiterin Christina Blome sind diese Woche im Frühdienst und für Paul zuständig. Bevor sie ins Zimmer gehen, kleiden sie sich mit Schutzausrüstung an. Seit zwei Tagen erhält Paul die Chemo. Bisher hatte Paul keine Beschwerden. Heute Morgen ist das anders. Paul sagt, dass ihm sehr übel ist. Appetit hat er gar nicht mehr und lehnt auch alles ab. Patricia berichtet: „Ich mache mir Sorgen um ihn. Seine Mundschleimhaut ist sehr gerötet. Am Mittag erbricht er gallig und seine Lippen sind danach blutig und aufgerissen."

Paul weint und seine Mama versucht, ihn zu trösten. Er fragt seine Mama: „Warum ich? Ich will nicht mehr hier sein. Ich will zu meinen Freunden. Ich will in mein eigenes Zimmer. Ich will keine Medikamente mehr haben!" Patricia fällt es sehr schwer, nicht auch zu weinen. Sie überlegt: „Ich frage mich, wie ich Paul etwas aufmuntern kann. Vielleicht können ihn die Clowns auf unserer Station besuchen? Das möchte ich aber erst mit den behandelnden Ärzten absprechen, ob sie in das Zimmer dürfen. Wir müssen schließlich Paul vor Infektionen schützen!" Patricia spricht mit dem Arzt und der sagt ihr, dass Pauls Leukozyten sehr niedrig sind und somit sein Immunsystem sehr geschwächt ist. Auch sind seine Thrombozyten herabgesetzt, was zur Folge hat, dass Paul nicht mehr allein aufstehen darf und strenge Bettruhe einhalten muss. Patricia ist entsetzt: „Auch das noch!"

Prüfungsaufgaben:

1 Für die Planung der pflegerischen Maßnahmen sammelt Patricia Zimmermann Informationen von Paul und seiner Familie (Gesamtpunkte: 12).

a) Nennen Sie aus der Fallsituation Informationen, die sie für die Planung der Pflege nutzen kann. Ordnen Sie diese den Kategorien in der Tabelle zu (5 P.). *→ AB I*

Kategorie	Informationen aus der Fallsituation (je Aspekt pro Kategorie 1 P.)
Mobilität	
kognitive und kommunikative Fähigkeiten	
Verhaltensweisen und psychische Problemlagen	
Selbstversorgung	
Gestaltung des Alltagslebens und sozialer Kontakte	

b) Leiten Sie aus Ihrer Informationssammlung in der Tabelle ein aktuelles Pflegeproblem aus dem Bereich „Selbstversorgung" bei Paul ab und formulieren Sie dieses mithilfe des PESR-Schemas (4 P.). *→ AB II*

Problem (P)	
Einflussfaktoren (E)	
Symptom (S)	
Ressourcen (R)	

c) Leiten Sie aus der Informationssammlung ein potenzielles Pflegeproblem bei Paul ab und formulieren Sie dieses mithilfe des PRR-Schemas (3 P.). *→ AB II*

Problem (P)	
Risikofaktoren (R)	
Ressourcen (R)	

2 In § 4 des Pflegeberufegesetzes ist der Pflegeprozess als sogenannte Vorbehaltstätigkeit verbindlich festgeschrieben.

→ *AB I* Notieren Sie die Schritte des Pflegeprozesses nach Fiechter & Meier (6 P.).

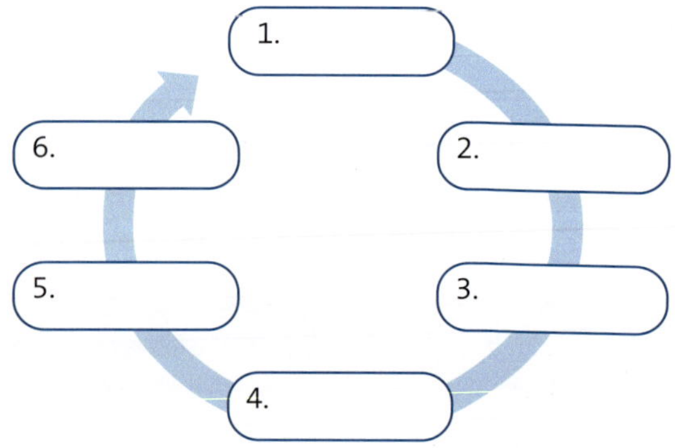

→ *AB III* **3** Für eine positive Gestaltung der Pflegebeziehung sind Prinzipien wie Wertschätzung signalisieren, Vertrauen aufbauen und Interesse zeigen wichtig. Führen Sie die Satzanfänge zu Ende, mit denen die Auszubildende Patricia Zimmermann gegenüber Paul Faber Vertrauen aufbauen kann (6 P.; 2 P. je Satz.).

Patricia zeigt ...	
Patricia ermutigt ...	
Patricia nimmt ...	

4 Paul Faber bekommt aufgrund seiner Diagnose eine Chemotherapie (Gesamtpunkte: 6).

→ *AB I* **a)** Benennen Sie vier Risikofaktoren für eine Mangelernährung bei Paul. *Notieren Sie Ihre Antwort in die erste Tabellenspalte* (2 P.).

→ *AB III* **b)** Begründen Sie, warum es sich um Risikofaktoren für eine Mangelernährung handelt. *Notieren Sie Ihre jeweiligen Begründungen in der zweiten Tabellenspalte* (4 P.).

Risikofaktoren (je 0,5 P.)	Begründung (je 1 P.)

5 Patricia Zimmermann nutzt das Nutritional Risk Screening 2002 bei Paul, obwohl es keine Empfehlung dafür in der Pädiatrie gibt (Gesamtpunkte: 6).

→ *AB III* **a)** Nennen Sie jeweils einen Vorteil und einen Nachteil beim Einsatz des Nutritional Risk Screenings 2002 bei Paul (2 P.).

→ *AB III* **b)** Beziehen Sie Stellung zu Patricia Zimmermanns Wahl des Assessmentinstrumentes (4 P.).

Vorteil (je 1 P.)	Nachteil (je 1 P.)
Stellungnahme (4 P.):	

Screening auf Mangelernährung im Krankenhaus

Nutritional Risk Screening (NRS 2002)

nach Kondrup J et al., Clinical Nutrition 2003; 22: 415-421

Empfohlen von der Europäischen Gesellschaft für Klinische Ernährung und Stoffwechsel (ESPEN)

Vorscreening:

- Ist der Body Mass Index < 20,5 kg/m² ? ☐ ja ☐ nein
- Hat der Patient in den vergangenen 3 Monaten an Gewicht verloren? ☐ ja ☐ nein
- War die Nahrungszufuhr in der vergangenen Woche vermindert? ☐ ja ☐ nein
- Ist der Patient schwer erkrankt? (z.B. Intensivtherapie) ☐ ja ☐ nein

⇒ Wird eine dieser Fragen mit **„Ja“** beantwortet, wird mit dem Hauptscreening fortgefahren

⇒ Werden alle Fragen mit **„Nein“** beantwortet, wird der Patient wöchentlich neu gescreent.

⇒ Wenn für den Patienten z.B. eine große Operation geplant ist, sollte ein präventiver Ernährungsplan verfolgt werden, um dem assoziierte Risiko vorzubeugen.

Hauptscreening:

Störung des Ernährungszustands	Punkte
Keine	**0**
Mild Gewichtsverlust > 5%/ 3 Mo. oder Nahrungszufuhr < 50-75% des Bedarfes in der vergangenen Woche	**1**
Mäßig Gewichtsverlust > 5%/ 2 Mo. oder BMI 18,5-20,5 kg/m² und reduzierter Allgemeinzustand (AZ) oder Nahrungszufuhr 25-50% des Bedarfes in der vergangenen Woche	**2**
Schwer Gewichtsverlust> 5% /1 Mo. (>15% / 3 Mo.) oder BMI <18,5 kg/m² und reduzierter Allgemeinzustand oder Nahrungszufuhr 0-25% des Bedarfes in der vergangenen Woche	**3**

+

Krankheitsschwere	Punkte
Keine	**0**
Mild z.B. Schenkelhalsfraktur, chronische Erkrankungen besonders mit Komplikationen: Leberzirrhose, chronisch obstruktive Lungenerkrankung, chronische Hämodialyse, Diabetes, Krebsleiden	**1**
Mäßig z.B. große Bauchchirurgie, Schlaganfall, schwere Pneumonie, hämatologische Krebserkrankung	**2**
Schwer z.B. Kopfverletzung, Knochenmarktransplantation, intensivpflichtige Patienten (APACHE-II >10)	**3**

+ 1 Punkt, wenn Alter ≥ 70 Jahre

≥ 3 Punkte	Ernährungsrisiko liegt vor, Erstellung eines Ernährungsplanes
< 3 Punkte	wöchentlich wiederholtes Screening. Wenn für den Patienten z.B. eine große Operation geplant ist, sollte ein präventiver Ernährungsplan verfolgt werden, um das assoziierte Risiko zu vermeiden

Abb. 1 Nutritional Risk Screening, Quelle: Nutritional Risk Screening (NRS 2002). Online unter: www.dgem.de/sites/default/files/PDFs/Screening/Nutritional%20Risk%20Screening.pdf (Zugriff: 09.11.2023).

6 Pflegefachfrau Christina Blome hat mit Patricia Zimmermann die NANDA-II-Pflegediagnosen „Angst“ (Diagnosencode 00146) und „Selbstversorgungsdefizit Nahrungsaufnahme“ (Diagnosencode 00102) gewählt (Gesamtpunkte: 8).

a) Ermitteln Sie jeweils ein Pflegeziel für diese Pflegediagnosen (4 P.). *→ AB II*

Pflegediagnose	Pflegeziel für Paul (je 2 P.)
Angst	
Selbstversorgungsdefizit Nahrungsaufnahme	

→ AB I

b) Beschreiben Sie jeweils zwei Maßnahmen, mit denen die beiden Pflegefachkräfte die Pflegeziele erreichen können (4 P.).

Pflegediagnose		Pflegemaßnahmen (je 1 P.)
Angst	1	
	2	
Selbstversorgungs-defizit Nahrungs-aufnahme	1	
	2	

7 Bei der Planung der Pflege von Paul beschäftigt sich Patricia Zimmermann auch mit der EACH-Charta (Gesamtpunkte: 12,5).

→ AB I

a) Richtig oder falsch? Kreuzen Sie jeweils eine Antwort an (1,5 P.).

Die EACH-Charta ist ...	richtig	falsch
... die Charta der Rechte hilfe- und pflegebedürftiger Menschen. Sie beinhaltet 8 Artikel.	☐	☐
... die Charta, die die Rechte des Kindes im Krankenhaus anerkennt und unterstützt.	☐	☐
... der Ethikkodex für professionell Pflegende.	☐	☐

→ AB III

b) Beziehen Sie die ausgewählten Artikel der EACH-Charta auf Paul Fabers Situation. *Formulieren Sie jeweils einen Satz* (8 P.).

Artikel EACH-Charta	Bezug zu Pauls Situation (je 2 P.)
Artikel 2: „Kinder im Krankenhaus haben das Recht, ihre Eltern oder eine andere Bezugsperson jederzeit bei sich zu haben.“	
Artikel 4: „Kinder haben wie ihre Eltern das Recht, ihrem Alter und ihrem Verständnis entsprechend informiert zu werden.“	
Artikel 6: „Kinder sollen gemeinsam mit anderen Kindern betreut werden, die von ihrer Entwicklung her ähnliche Bedürfnisse haben.“	
Artikel 7: „Kinder haben das Recht auf eine Umgebung, die ihrem Alter und ihrem Zustand entspricht und die ihnen umfangreiche Möglichkeiten zum Spielen, zur Erholung und Schulbildung gibt. Die Umgebung soll nach den Bedürfnissen der Kinder geplant und eingerichtet sein und über entsprechend geschultes Personal verfügen.“	

I INFO

Quelle: EACH-Charta. Online unter: https://each-for-sick-children.org/wp-content/uploads/2022/03/EACH-Charter-German.pdf (Zugriff: 09.11.2023).

c) Nach der Information des behandelnden Arztes soll Paul vor Infektionen geschützt werden. Patrica Zimmermann überlegt daher, ob es nicht besser wäre, wenn die Eltern zu Hause bleiben, um das Infektionsrisiko für Paul zu reduzieren. → *AB III*

Beziehen Sie Stellung zu diesem Gedanken. Berücksichtigen Sie die EACH-Charta (3 P.).

8 Die Dokumentation hat im Krankenhaus eine große Bedeutung. Viele Formulare unterscheiden sich je nach Einrichtung oder Dienst und werden ständig aktualisiert (Gesamtpunkte: 8,5).

a) Nennen Sie drei Formulare, die zur Dokumentation im Krankenhaus genutzt werden (1,5 P.). → *AB I*

-
-
-

b) Begründen Sie in drei Aspekten, wozu eine Dokumentation in der Pflege dient (3 P.). → *AB III*

1.
2.
3.

c) Patrica Zimmermann möchte den Pflegebericht über den heutigen Zustand von Paul schreiben. Wählen Sie vier Informationen aus der Situationsbeschreibung aus, die Patricia notieren sollte (4 P.). → *AB II*

-
-
-
-

9 Paul Fabers Eltern machen sich Sorgen um die Nachsorge und wie es nach dem Krankenhausaufenthalt weitergeht. Pflegefachfrau Christina Blome bringt am nächsten Tag Infobroschüren für eine onkologische Kinder-Reha mit. Sie erläutert, dass die ganze Familie mit zu einer solchen Reha kommen kann.

Begründen Sie mit zwei Argumenten, inwieweit diese Maßnahme zielführend für alle Mitglieder der Familie sein kann. *Tragen Sie Ihre Antworten in die Tabelle ein* (8 P.). → *AB III*

Familienmitglied	Begründung, jeweils mit 2 Argumenten (je 2 P.)
Paul	▪ ▪
Frau Faber (Mutter)	▪ ▪
Herr Faber (Vater)	▪ ▪
Bruno (Bruder)	▪ ▪

Erwartungshorizont

___/5 P.

1 a)

> **! HINWEIS**
> Ein Aspekt je Zeile genügt.

Kategorie	Informationen aus der Fallsituation (je Aspekt pro Kategorie 1 P.)
Mobilität	☐ Bettruhe, Umkehrisolation (protektive Isolation)
kognitive und kommunikative Fähigkeiten	☐ Paul ist schüchtern, spricht wenig, kennt seine aktuelle Situation und spricht seinen Frust aus.
Verhaltensweisen und psychische Problemlagen	☐ Paul hat Ängste, diese zeigt er durch Weinen und er äußert, dass er nicht mehr weitermachen will.
Selbstversorgung	☐ Paul braucht Unterstützung bei der Körperpflege/ Mundpflege und Ausscheidung, da er nicht selbstständig das Bett verlassen darf, müde und kraftlos ist.
Gestaltung des Alltagslebens und sozialer Kontakte	☐ Paul ist Schwimmer, klettert gern auf Bäume, spielt mit seinem Bruder, hat Eltern und Großeltern, will zu seinen Freunden.

___/4 P.

1 b)

> **! HINWEIS**
> Andere mögliche Beispiele sind: Paul hat ein Selbstpflegedefizit bei der Körperpflege aufgrund der Bettruhe; Paul hat ein Selbstpflegedefizit bei der Ausscheidung aufgrund der Bettruhe.

Problem (P)	☐ Paul hat ein Selbstversorgungsdefizit bei der Nahrungsaufnahme.
Ätiologie/ Einflussfaktoren (E)	☐ Aufgrund der Chemotherapie ist seine Mundschleimhaut angegriffen.
Symptom (S)	☐ Er hat eine gerötete Mundschleimhaut, möchte nichts essen, hat blutige Lippen.
Ressourcen (R)	☐ Er kann Schmerzen und Einschränkungen äußern, hat kognitive Fähigkeiten, pflegerische Maßnahmen zu verstehen, kann selbstständig seinen Mund ausspülen.

___/3 P.

1 c)

Problem (P)	☐ Paul hat eine erhöhte Blutungsgefahr.
Risikofaktoren (R)	☐ aufgrund seiner niedrigen Thrombozytenzahl durch die Leukämie ☐ aufgrund seiner körperlichen Schwäche erhöhtes Risiko, zu stürzen und sich eine Verletzung zuzuziehen
Ressourcen (R)	☐ Die Eltern sind bei Paul und können bei der Mobilisation im Bett unterstützen. ☐ Paul hat die kognitiven Fähigkeiten, prophylaktische Maßnahmen zu verstehen.

weitere mögliche Pflegeprobleme bei Paul wären auch:

- ☐ Infektionsgefahr
- ☐ erhöhtes Sturzrisiko
- ☐ Dehydrationsgefahr
- ☐ Gefahr einer Mangelernährung

2 ___/6 P.

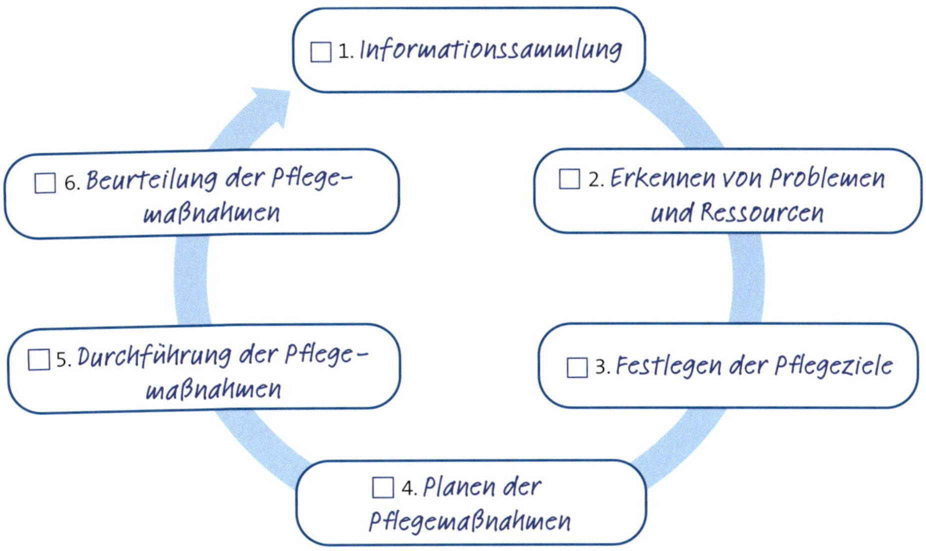

3 ___/6 P.

Patricia zeigt ...	☐ Verständnis, dass Paul nach Hause und seine Freunde wiedersehen möchte.
Patricia ermutigt ...	☐ Paul, über seine Ängste zu sprechen.
Patricia nimmt ...	☐ Pauls Interessen wahr, indem sie mit ihm über seine Hobbys spricht.

HINWEIS

Je Antwort bzw. Satzergänzung 2 P.

4 a) Risikofaktoren (linke Tabellenspalte) ___/2 P.

4 b) Begründung (rechte Tabellenspalte) ___/4 P.

Risikofaktoren (je 0,5 P.)	Begründung (je 1 P.)
☐ Übelkeit und Erbrechen	☐ aufgrund der Nebenwirkungen der Zytostatika
☐ erhöhter Energieverbrauch	☐ aufgrund der Erkrankung Leukämie
☐ entzündete Mundschleimhaut (Mukositis)	☐ dadurch Schmerzen beim Essen, führt zu reduzierter Nahrungsaufnahme
☐ psychische Belastung von Paul	☐ führt zu reduziertem Appetit

___/2 P.

5 a) Vor- und Nachteil (Tabelle)

___/4 P.

5 b) Stellungnahme (Tabelle)

> **! HINWEIS**
> Es muss jeweils nur ein Vor- und Nachteil benannt werden.

Vorteil (je 1 P.)	Nachteil (je 1 P.)
☐ *ist für das Setting Akutpflege empfohlen* ☐ *Vorscreening gibt erste Hinweise auf Auffälligkeiten zum Ernährungszustand* ☐ *Hauptscreening enthält Parameter, die für eine Erfassung der Mangelernährung wichtig sind* ☐ *Teil B enthält die Schwere der Erkrankung, bei dem Paul 2 Punkte aufgrund der ALL erhält.*	☐ *Bei Kindern ist es wichtig die Perzentile (Gewicht/Größe) zu bestimmen und in zeitlichen Abständen zu kontrollieren. Der BMI ist hier ungenau. In der NRS 2002 ist lediglich der BMI beschrieben.*

Stellungnahme:

☐ *Ich würde Patricia in ihrer Auswahl des Instrumentes bekräftigen (1 P.).*

☐ *Als Ergänzung zum BMI benötigt sie die alters- und geschlechtsspezifische Perzentilkurve. Bei einem Wert < 3. Perzentile hat Paul Untergewicht (1,5 P.).*

☐ *Ich würde ihr empfehlen, bei Paul das äußere Erscheinungsbild, u. a. Haut, Mund und Zähne, sowie den Allgemeinzustand zu beobachten und in die Beurteilung zu integrieren (1,5 P.).*

___/4 P.

6 a)

> **! HINWEIS**
> Es können Nah- und Fernziele formuliert werden, die alle während des Krankenhausaufenthalts erreichbar sein sollten. Ein Pflegeziel genügt.

Pflegediagnose	Pflegeziel für Paul (je 2 P.)
Angst	☐ *Paul findet vertraute Ansprechpersonen und kann seine Ängste äußern.* ☐ *Paul ist kindgerecht aufgeklärt und fühlt sich ernst genommen.*
Selbstversorgungsdefizit Nahrungsaufnahme	☐ *Paul kann oral Nahrung aufnehmen und ist angemessen ernährt.* ☐ *Paul hält sein aktuelles Gewicht (Angabe des Gewichtes).*

6 b)

___/4 P.

Pflegediagnose		Pflegemaßnahme (je 1 P.)
Angst	1	☐ Pflegefachfrau bietet Paul täglich ein Gespräch in seinem Zimmer an, um über seine Sorgen und Ängste zu sprechen, hört aufmerksam zu
	2	☐ Pflegefachfrau signalisiert Gesprächsbereitschaft Paul gegenüber und führt aufklärende Gespräche, um die Angst zu nehmen
Selbstversorgungsdefizit Nahrungsaufnahme	1	☐ Pflegefachfrau achtet darauf, dass die Mahlzeiten appetitlich angerichtet sind
	2	☐ Pflegefachfrau fragt Paul nach seinem Wunschessen und richtet dieses in kleinen Portionen an

7 a)

___/1,5 P.

Die EACH-Charta ist …	richtig	falsch
… die Charta der Rechte hilfe- und pflegebedürftiger Menschen. Sie beinhaltet 8 Artikel.	☐	☒
… die Charta, die die Rechte des Kindes im Krankenhaus anerkennt und unterstützt.	☒	☐
… ist der Ethikkodex für professionell Pflegende.	☐	☒

7 b)

___/8 P.

Artikel EACH-Charta	Bezug zu Pauls Situation (je 2 P.)
Artikel 2	☐ Paul hat das Recht, seine Eltern bei ihm im Krankenhaus zu haben, rund um die Uhr.
Artikel 4	☐ Paul hat das Recht, über die Behandlung, die Therapie und alle Maßnahmen betreffend der ALL kindgerecht informiert zu werden. Er ist 10 Jahre alt und kann schon vieles verstehen.
Artikel 6	☐ Paul ist auf der Kinderonkologie aufgenommen. Dort ist er unter anderen Kindern, die dort behandelt werden.
Artikel 7	☐ Es gibt Spiele, Clownvisite usw. auf der Kinderstation. Er hat momentan zwar eine Umkehrisolation, sobald diese aber nicht mehr nötig ist, kann er mit anderen Kindern spielen. Auch Erzieherinnen/Lehrer können eingebunden werden.

INFO

Die EACH-Charta mit Erläuterungen ist als PDF verfügbar unter: https://each-for-sick-children.org/wp-content/uploads/2022/03/EACH-Charter-German.pdf

___/3 P.

7 c) Stellungnahme zum Infektionsrisiko von Paul:

- ☐ Die Eltern von Paul sind für die Genesung genauso wichtig wie Medikamente oder andere Therapiemaßnahmen. Sie bieten ihm Halt und stärken seine Psyche, die Erkrankung zu bewältigen.
- ☐ Das Infektionsrisiko ist erhöht durch die geminderte reife Leukozytenzahl in seinem Blut (Leukozytopenie). Anstatt den Eltern das Besuchen ihres Sohnes zu verbieten, sollten diese über Infektionsprävention aufgeklärt werden.
- ☐ Auch hat Paul auf der Grundlage der EACH-Charta das Recht, seine Eltern rund um die Uhr bei sich zu haben. Sie entscheiden mit, was das Beste für Paul ist, und dürfen ihn bei jeder Behandlung begleiten, wenn das Paul braucht und möchte.

___/1,5 P.

! HINWEIS

Drei Formulare genügen, je 0,5 P.

8 a) Beispiele für Formulare im Krankenhaus:

- ☐ Stammblatt
- ☐ Pflegeanamnese
- ☐ Pflege-/Maßnahmenplanung
- ☐ Mobilisierungs- und Positionierungsplan
- ☐ ärztliches Anordnungsblatt
- ☐ medizinische Verlaufskurve
- ☐ Überwachungsblatt
- ☐ Trink- oder Ernährungsprotokoll

___/3 P.

! HINWEIS

Nur drei Aspekte sind gefordert.

8 b) Begründung der Dokumentation in der Pflege:

- ☐ zur Sicherheit des Patienten, um schnell an pflegerelevante bzw. patientennahe Informationen zu kommen
- ☐ Abwendung bzw. Minimierung von Schäden am Patienten
- ☐ als Arbeitsinstrument: wichtige Informationen des Patienten sind niedergeschrieben, können später nachvollzogen werden
- ☐ zur Koordination und Organisation der Pflege

___/4 P.

! HINWEIS

Nur vier der hier notierten und zugeordneten Informationen aus der Fallsituation müssen benannt sein.

8 c) Informationen, die Patricia Zimmermann notieren sollte

- ☐ aktuelle Situation:
  - ○ Paul gibt Übelkeit an, er hat am Mittag gallig erbrochen.
  - ○ Paul hat keinen Appetit, er lehnt orale Nahrung ab.
  - ○ Pauls Mundschleimhaut ist sehr gerötet, die Lippen sind blutig und aufgerissen.
  - ○ Paul weint und will nicht mehr im Krankenhaus sein.
- ☐ Entwicklung von Problemen, die eine Änderung nach sich ziehen:
  - ○ Paul hat eine Thrombozytopenie. Zur Prophylaxe vor Blutungen soll Paul strenge Bettruhe einhalten.
- ☐ Patricia müsste im Bericht auf eingeleitete Maßnahmen, die nicht in der Pflegeplanung vermerkt sind, eingehen.

9 ___/ 8 P.

Familienmitglied	Begründung, jeweils mit 2 Argumenten (je 2 P.)
Paul Faber	☐ zur Krankheitsbewältigung ☐ zur Wiederherstellung seiner Selbstständigkeit
Frau Faber (Mutter)	☐ zur Normalisierung des Tagesablaufs ☐ um mehr Zeit miteinander zu verbringen
Herr Faber (Vater)	☐ zur Normalisierung des Tagesablaufs ☐ um mehr Zeit miteinander zu verbringen
Bruno (Bruder)	☐ um wieder mehr Zuwendung/Aufmerksamkeit zu bekommen, denn er musste in der letzten Zeit oft ohne seine Eltern zurechtkommen, obwohl er sie noch sehr braucht ☐ dadurch kann er wieder mehr Zeit mit seinem Bruder verbringen

Auswertung

Aufgabe	Punkte
1a	
1b	
1c	
2	
3	
4a	
4b	
5a	
5b	
6a	
6b	
7a	
7b	
7c	
8a	
8b	
8c	
9	
Gesamt	___/ 73

Notenschlüssel	
Punkte	**Note**
73–67	1
66–59	2
58–49	3
48–37	4
36–22	5
21–0	6

Max´ Geheimnis

Themenschwerpunkte:
stationäre Akutpflege – junger Erwachsener – Diabetes mellitus Typ 1 – Bulimie – Pflegeprozessgestaltung – Pflegedokumentation – Autonomie und Entwicklungsförderung – Patientenrechte – Kommunikation in Konfliktsituation – Selbsthilfegruppen

Aufgabe:
Lesen Sie die Fallsituation. Bearbeiten Sie anschließend die Prüfungsaufgaben.
Sie haben 120 Minuten Zeit.

Fallsituation:
Max Obermaier (19 Jahre) erhielt mit 16 Jahren die Diagnose: Diabetes mellitus Typ 1. Das war für ihn und seine Eltern ein Schock. „Du musst lernen, damit umzugehen, die Krankheit wird dich ab sofort dein ganzes Leben begleiten“, sagte damals der Kinderarzt. Max fiel das schwer. Oft verspürte er Heißhungerattacken und nahm in kurzer Zeit an Gewicht zu. Über die sozialen Medien suchte er nach „Abnehmtipps“. Im Laufe der Zeit entwickelte sich daraus eine Bulimie, die er gekonnt vor seinen Eltern und auch Freunden geheim hält.

Max Obermaier studiert im zweiten Semester Elektrotechnik. Das Lernpensum ist hoch. Um näher an der Universität zu sein, zog er von zu Hause aus und in eine WG. Dreimal die Woche trainiert er aktiv im Schwimmverein. Sein ehrgeiziger Trainer fiebert jedem Wettbewerb entgegen. An einem üblichen Trainingsabend bricht Max plötzlich in der Schwimmhalle zusammen und ist kurzzeitig bewusstlos. Der Trainer ruft sofort den Rettungsdienst, der ihn ins Krankenhaus bringt. Die Ärzte stellen eine schwere Hypoglykämie mit Stoffwechselentgleisung fest und nehmen Max stationär auf. Seine Eltern werden informiert und sind in großer Sorge.

Drei Tage später geht es Max besser, jedoch hat er weiterhin auffällige Blutzuckerschwankungen. Linus Dahlmann (25 Jahre), Pflegefachmann einer Zeitarbeitsfirma, unterstützt das Team der diabetologischen Station seit Kurzem und betreut Max von Anfang an im Frühdienst. Für eine ausführliche Einweisung, unter anderem in das digitale Dokumentationssystem, war bisher keine Zeit. Linus Dahlmann sieht es gelassen, denn sein Motto lautet: „Mehr Zeit am Bett als am PC – Pflege heißt Zuwendung, nicht Standardsätze tippen und Häkchen setzen.“ Außerdem ist er nächste Woche wieder woanders im Einsatz.

Linus Dahlmann macht sich auf den Weg zu Max, um den Blutzucker zu kontrollieren und nach ihm zu sehen. Beide verstehen sich sehr gut. Verwundert darüber, dass er nicht im Zimmer ist, entdeckt er ihn schließlich im Bad. Max bemerkt ihn nicht, sondern kniet vor der Toilette. Er steckt immer wieder seinen Finger in den Hals, um zu erbrechen. Als Herr Dahlmann plötzlich neben ihm steht, blickt er erschrocken und beschämt auf. „Max, was ist los? Warum machst du das?“, fragt er. Max zögert, doch dann gesteht er unter Tränen. Er erzählt auch, dass das alles schon eine Weile so geht, niemand aber davon weiß. Linus Dahlmann hört ihm aufmerksam zu, tröstet ihn und informiert danach die Stationsärztin. Gemeinsam besprechen sie das weitere Vorgehen. Eine Psychologin wird hinzugezogen. Max werden Selbsthilfegruppen und mögliche Weiterbehandlungen in Fachkliniken nahegelegt.

Max geht das zu schnell. „Nein, ich will das alles nicht, mir geht es doch wieder gut!“, betont er. Am Nachmittag kommen Max´ Eltern zu Besuch und entdecken auf dem Nachttisch BZgA-Informationsbroschüren zu Essstörungen. Sie stellen ihren Sohn zur Rede und bedrängen ihn, unverzüglich eine Therapie zu beginnen. Aufgebracht wenden sie sich an das Personal: „Das ist eine Frechheit! Warum wurden wir nicht informiert? Wir haben ein Recht darauf, zu wissen, wie es unserem Sohn geht und welche Behandlungen geplant sind!“

Prüfungsaufgaben:

1 Max Obermaier leidet an Diabetes mellitus Typ 1 und hat eine Bulimie entwickelt (Gesamtpunkte: 13).

a) Definieren Sie die Krankheitsbilder Diabetes mellitus Typ 1 und Bulimie (4 P.). → *AB I*

b) Erklären Sie, wie es zur Hypoglykämie und Stoffwechselentgleisung bei Max kommen konnte (4 P.). → *AB II*

c) Leiten Sie fünf mögliche Ursachen für die Entwicklung der Bulimie von Max aus der Fallsituation ab (5 P.). → *AB II*

-
-
-
-
-

2 Pflegefachmann Linus Dahlmann betreut Max Obermaier seit seiner Aufnahme auf der diabetologischen Station im Frühdienst (Gesamtpunkte: 22).

a) Ermitteln Sie aus der Fallsituation vier Pflegeprobleme sowie passende Ressourcen von Max, auf die Herr Dahlmann bei der Versorgung eingehen sollte, und tragen Sie diese in der Tabelle ein (8 P.). → *AB II*

b) Ordnen Sie in der Tabelle jedem Pflegeproblem eine passende Aktivität des täglichen Lebens (ATL) zu (4 P.). → *AB I*

Pflegeproblem (je 1 P.)	Ressourcen (je 1 P.)	ATL (je 1 P.)
1		
2		
3		
4		

→ AB I und → AB III

c) Nennen Sie fünf Informationen, die Sie als Pflegefachkraft zur Einschätzung der aktuellen Pflegesituation von Max Obermaier erheben würden (5 P.), und begründen Sie, warum diese Informationen für Ihr weiteres Pflegehandeln wichtig sind (5 P.).

Information (je 1 P.)	Begründung (je 1 P.)
▪	
▪	
▪	
▪	
▪	

3 Das Motto von Pflegefachmann Linus Dahlmann lautet: ***„Mehr Zeit am Bett als am PC – Pflege heißt Zuwendung, nicht Standardsätze tippen und Häkchen setzen"*** (Gesamtpunkte: 8).

→ AB III

a) Nehmen Sie Stellung zu dieser Aussage in Bezug auf die zu leistende Pflegedokumentation im Rahmen der Pflegequalitätssicherung (3 P.).

→ AB II

b) Erläutern Sie, inwiefern die Pflegedokumentation im Pflegeprozess von Bedeutung ist, und geben Sie zwei Beispiele dafür aus der Fallsituation (5 P.).

4 Max´ Eltern beschweren sich darüber, dass sie nicht über den aktuellen Zustand ihres Sohnes informiert wurden, sondern zufällig davon erfahren müssen (Gesamtpunkte: 13).

→ AB III

a) Bewerten Sie die Aussage von Max´ Eltern: *„Wir haben ein Recht darauf, zu wissen, wie es unserem Sohn geht und welche Behandlungen geplant sind!"* Stimmen Sie den Eltern zu (ja/nein)? Begründen Sie Ihre Einschätzung (3 P.).

→ AB III

b) Max´ Eltern sind sehr aufgebracht. Empfehlen Sie sechs Maßnahmen, wie das Pflegepersonal reagieren und damit die Konfliktsituation entspannen kann (6 P.).

1

2

3

4

5

6

c) Nennen Sie vier Rechte, die Max laut Patientenrechtegesetz (BGB) hat (4 P.). → *AB I*

1

2

3

4

5 In der Fallsituation kommunizieren verschiedene Personen mit Max Obermaier bzw. werden aus seinem Lebensumfeld erwähnt (Gesamtpunkte: 16).

a) Nennen Sie drei Akteure aus der Fallsituation, die Einfluss auf Max´ Autonomieerhalt und Entwicklungsförderung haben. Begründen Sie Ihre Auswahl (6 P.). → *AB I und → AB III*

Akteure (je 1 P.)	Begründung (je 1 P.)
▪	
▪	
▪	

b) In der Beratung von Max kommen Informationsbroschüren der BZgA zum Einsatz. Schätzen Sie ein, ob dies geeignete Materialien dafür sind (2 P.). → *AB III*

c) Zählen Sie zwei weitere Methoden oder Materialien auf, die bei einer Beratung von Max zum Einsatz kommen könnten (2 P.). → *AB I*

d) Max werden unter anderem Selbsthilfegruppen empfohlen. Erläutern Sie drei Vorteile, die Selbsthilfegruppen für Max bieten (6 P.). → *AB II*

1

2

3

Erwartungshorizont

___/4 P.

> **! HINWEIS**
> Je Definition 2 P.

1 a) Diabetes mellitus Typ 1 ist …

- ☐ eine chronische Stoffwechselerkrankung, bei der der Blutzucker aufgrund mangelnder Insulinproduktion in der Bauchspeicheldrüse erhöht ist. Betroffene müssen regelmäßig den Blutzucker kontrollieren und sich Insulin spritzen.

Bulimie ist …

- ☐ eine psychische Erkrankung/Essstörung (auch: Ess-Brech-Sucht). Betroffene leiden unter Essanfällen und führen danach u. a. Erbrechen absichtlich zur Gewichtsreduktion herbei (z. B. durch Auslösen des Würgereizes, Einnahme von abführenden Medikamenten).

___/4 P.

1 b) Ursachen der Hypoglykämie und Stoffwechselentgleisung in der Fallsituation

- ☐ Überdosierung von Insulin: Max hat evtl. zu viel Insulin gespritzt und nicht durch eine angemessene Zufuhr an Kohlenhydraten ausgeglichen.
- ☐ körperliche Anstrengungen: Das Schwimmtraining erhöht den Glukosebedarf der Muskulatur. Wenn dieser Bedarf nicht durch die Aufnahme von Kohlenhydraten gedeckt wird, kann es zur Hypoglykämie kommen.
- ☐ Durch die Essstörung (Bulimie) können die Kohlenhydrate aus der Nahrung nicht vollständig aufgenommen werden. Das zuvor gespritzte Insulin wirkt jedoch weiter, was zu einer Hypoglykämie führen kann.
- ☐ Unregelmäßige Nahrungsaufnahmen können dazu führen, dass das Insulin im Körper nicht optimal wirken kann. Wenn Max nicht ausreichend oder zu unregelmäßigen Zeiten isst, steht das Insulin im Ungleichgewicht zur vorhandenen Glukose, was zur Hypoglykämie führen kann.

___/5 P.

> **! HINWEIS**
> Weitere mögliche Antworten: Angst vor Ablehnung/fehlender Anerkennung/Zugehörigkeit oder mangelndes Selbstwertgefühl, evtl. Scham (Max scheint nicht über seine Probleme zu sprechen, er hält die Bulimie vor seinen Eltern und auch vor Freunden geheim).

1 c) mögliche Ursachen der Bulimie von Max Obermaier sind:

- ☐ Unzufriedenheit mit dem eigenen Körper aufgrund der Gewichtszunahme/Heißhungerattacken (vermutlich durch Insulingaben nach Diagnosestellung als häufiges Phänomen bei Diabetes mellitus Typ 1)
- ☐ Körperbildstörung, Veränderung der Körperwahrnehmung und des Körperbewusstseins im Rahmen der Pubertät (Max war 16 Jahre, als Diabetes durch seinen Kinderarzt bei ihm diagnostiziert wurde)
- ☐ Vertrauen in falsche Informationen/Vorbilder/Schönheitsideale in sozialen Medien (Max suchte nach „Abnehmtipps" in sozialen Medien)
- ☐ Stress und hoher eigener bzw. fremder Leistungsdruck (hohes Lernpensum an der Uni, zog für sein Studium extra in WG; Schwimmtraining mit Erfolgsdruck durch ehrgeizigen Trainer und anstehende Wettkämpfe)
- ☐ Überforderung und fehlende Copingstrategien (Bewältigung) im Umgang mit seinem Diabetes mellitus Typ 1 (Annahme der Krankheit als lebenslangen Begleiter fiel Max schwer)

2 a) Pflegeprobleme und Ressourcen (linke und mittige Tabellenspalte) ___ / 8 P.

2 b) ATL (rechte Tabellenspalte) ___ / 4 P.

Pflegeprobleme (je 1 P.)	Ressourcen (je 1 P.)	ATL (je 1 P.)
☐ Max ist gefährdet für eine erneute Hypoglykämie/Stoffwechselentgleisung aufgrund der Blutzuckerschwankungen/Bulimie.	☐ Max zeigt sich gesprächsbereit. ☐ Max hat Vertrauen zu Pflegefachmann Linus Dahlmann.	☐ Essen und trinken ☐ Für Sicherheit sorgen
☐ Max ist gefährdet für eine Mangelernährung aufgrund der Bulimie.	☐ Max zeigt sich gesprächsbereit. ☐ Max vertraut Pflegefachmann Linus Dahlmann.	☐ Essen und trinken
☐ Max hat eine Körperbildstörung aufgrund seines Diabetes mellitus Typ 1 entwickelt.	☐ Max zeigt sich gesprächsbereit. ☐ Max vertraut Pflegefachmann Linus Dahlmann.	☐ Sich als Mann fühlen
☐ Max fühlt sich überfordert und kann sich möglicherweise nicht entspannen aufgrund von Leistungsdruck an der Uni / beim Schwimmsport bzw. durch Therapiedruck der Eltern.	☐ Max zeigt sich gesprächsbereit. ☐ Max hat Vertrauen zu Pflegefachmann Linus Dahlmann.	☐ Sinn finden ☐ Sich beschäftigen
☐ Max zeigt eine fehlende Krankheitseinsicht, er lehnt die Therapie seiner Bulimie ab („Mir geht es doch wieder gut!").	☐ Max zeigt sich gesprächsbereit (mit Psychologin, Stationsärztin, Pflegefachmann Linus Dahlmann). ☐ Max liest ggf. BZgA-Informationsbroschüren (liegen auf seinem Nachttisch). ☐ Max hat unterstützendes soziales Netzwerk (Eltern, Freunde, Schwimmverein). ☐ Max möchte schnell wieder seinem Schwimmen oder Studium nachgehen.	☐ Sinn finden

! HINWEIS

Vier Pflegeprobleme mit Ressourcen und ATL-Zuordnung sind ausreichend.

___/10 P.

2 c) Informationen, die zur Einschätzung von Max´ Pflegebedarf/-situation wichtig sind:

Informationen (je 1 P.)	Begründung (je 1 P.)
☐ aktueller Ernährungszustand (u. a. Körpergröße, Körpergewicht, BMI)	☐ um das Risiko einer Mangelernährung einzuschätzen
☐ vergangene und aktuelle Ernährungsgewohnheiten: Was isst er wann und wie viel? Wie regelmäßig nimmt er Mahlzeiten ein? Wie häufig hat er Heißhungerattacken/Essanfälle?	☐ Dadurch kann das Risiko für eine Mangelernährung und erneute Stoffwechselentgleisung eingeschätzt und Ernährungsformen, Insulingaben können angepasst werden.
☐ Umgang mit absichtlichem Erbrechen: Wie häufig übergibt sich Max (z. B. mehrmals oder einmal täglich, wöchentlich)? Wann übergibt er sich (z. B. direkt nach dem Essen)?	☐ Dies hat Einfluss auf seinen Blutzuckerspiegel, die Insulingaben und ebenso auf seine Mund-/Zahngesundheit (Reflux der Magensäure).
☐ Umgang mit Diabetes mellitus Typ 1 / BZ-Kontrollen und Insulingaben: Kontrolliert er regelmäßig seinen Blutzucker? Passt er sein Insulin den Mahlzeiten oder seinem Sport an? Spritzt er nach einem festen Insulinschema?	☐ Dadurch kann eingeschätzt werden, wie gut Max' Diabetes eingestellt ist und welche Risiken bestehen.
☐ psychisches Befinden: Wie ging es Max vor dem Zusammenbruch in der Schwimmhalle? Wie geht es ihm jetzt? Hat sich Max ggf. absichtlich zu viel Insulin gespritzt (möglicher Suizidversuch)?	☐ Max´ psychisches Befinden hat großen Einfluss auf den Therapieerfolg und seine Compliance.

! HINWEIS

Eine weitere mögliche Antwort betrifft das Unterstützungsnetzwerk bzw. das Verhältnis zu Freunden und Familie: Welche Rolle spielen diese Menschen für ihn? Das kann helfen, positive und negative Einflüsse auf ihn und seine Pflege/Therapie einzuschätzen und den psychologischen Bedarf zu ermitteln.

___/3 P.

3 a) Stellungnahme zum Motto von Pflegefachmann Linus Dahlmann:

☐ Ich stimme dem Motto nur bedingt zu, denn Pflegequalität bedeutet nicht nur physische und psychische/emotionale Zuwendung zum zu pflegenden Menschen, sondern auch eine kontinuierliche, sichere und dokumentierte Versorgung.

☐ Es ist richtig, dass Pflegefachpersonen ausreichend Zeit mit dem zu pflegenden Menschen verbringen sollen. Die Versorgung, emotionale Unterstützung und das Aufbauen einer Pflegebeziehung sind zentrale Bestandteile des Pflegeberufs. Ein direkter Kontakt mit dem zu pflegenden Menschen kann oft mehr Informationen liefern als jeder geschriebene Pflegebericht.

☐ Auf der anderen Seite ist die Pflegedokumentation unerlässlich für die Qualitätssicherung und die rechtliche Absicherung. Das „Häkchensetzen" kann sicherstellen, dass wichtige Pflegemaßnahmen durchgeführt und keine Details übersehen werden.

3 b) Bedeutung der Pflegedokumentation im Pflegeprozess (je 1 P.):

___/5 P.

☐ Die Pflegedokumentation ist ein wichtiger und unverzichtbarer Teil in allen sechs Schritten des Pflegeprozesses, da sie zur Sicherung der Pflegequalität der zu pflegenden Menschen beiträgt.

☐ Sie speichert/beinhaltet wichtige Informationen für alle am Pflegeprozess beteiligten Akteure, um Pflegebedarf und -maßnahmen sowie Verläufe, Bedürfnisse, besondere Ereignisse und Beobachtungen transparent zu machen, nachzuvollziehen, durchzuführen und zu evaluieren.

☐ Die Pflegedokumentation ist wichtig für eine haftungsrechtliche Absicherung und Beweislage im Fall eines Rechtsstreites.

Beispiele aus der Fallsituation für die Bedeutung der Pflegedokumentation:

☐ Pflegefachmann Linus Dahlmann (angestellt bei Zeitarbeitsfirma) unterstützt nur kurzfristig auf der diabetologischen Station. Um die Weiterversorgung von Max sicherzustellen, muss das Pflegestammteam seine bisherigen Pflegemaßnahmen (BZ-Kontrollen, Gespräche) und Beobachtungen (Erbrechen im Bad) sowie Absprachen mit Max, der Stationsärztin, der Psychologin nachvollziehen können.

☐ Im Fall einer erneuten Zustandsverschlechterung von Max (Hypoglykämie mit Bewusstlosigkeit) müssen Max' Eltern informiert werden, deren Kontaktdaten sind Teil der Pflegedokumentation.

☐ Max hat seine Bulimie bisher geheim gehalten und ist volljährig, er kann über eine Auskunftssperre zu seinem Gesundheitszustand gegenüber seinen Eltern entscheiden. Dieser Wunsch muss für alle transparent dokumentiert sein, um Fehlverhalten vorzubeugen.

☐ Im Fall einer berechtigten Beschwerde von Max' Eltern könnte ggf. Einsicht in die Pflegedokumentation genommen werden. Max kann selbst auch Einsicht nehmen.

> **! HINWEIS**
>
> Es müssen nur zwei Beispiele benannt werden. Je Beispiel 1 P. Weitere mögliche Beispiele: Dokumentation der Blutzuckerwerte und ein Pflegeüberleitungsbogen, falls Max in einer Fachklinik weiterbehandelt wird.

4 a)

___/3 P.

☐ Nein, ich stimme den Eltern nicht zu. Max ist volljährig und aktuell nicht in seinem Bewusstsein eingeschränkt oder in einem kritischen Zustand, in dem er nicht über sich selbst entscheiden kann. Er hat die Bulimie bisher geheim gehalten. Die Ärzte und auch das Pflegepersonal haben nicht das Recht, seine Eltern darüber zu informieren, wenn er dies nicht möchte (Verletzung der Schweigepflicht lt. § 203 StGB).

☐ Ja, ich stimme den Eltern zu. Ich kann verstehen, dass sich Max' Eltern Sorgen machen. Doch es gibt rechtliche Vorgaben. Ein Recht darauf, informiert zu werden, haben die Eltern im Fall einer akuten Zustandsver-

> **! HINWEIS**
>
> Hier sind zwei mögliche Antworten angegeben für zwei verschiedene Standpunkte. Eine richtig begründete Antwort genügt.

schlechterung mit Bewusstlosigkeit (vgl. Max' Zusammenbruch in der Schwimmhalle) oder wenn Max dies ausdrücklich erlaubt/wünscht.

___/6 P.

4 b) Empfehlungen im Umgang mit Max' Eltern in der Konfliktsituation

> **! HINWEIS**
> Es reichen insgesamt sechs begründete Empfehlungen aus. Zu den einzelnen Punkten müssen nicht alle hier benannten Beispiele aufgezählt sein, ein sinngemäßes Wiedergeben genügt.

- ☐ Sensibilität und Einfühlungsvermögen: Zeigen Sie Verständnis für die Besorgnis von Max' Eltern. Bieten Sie ein Gespräch in einem Raum/Rahmen an, in dem sie ungestört und in Ruhe sprechen können.
- ☐ offene Kommunikation: Klären Sie Max' Eltern darüber auf, dass aufgrund der ärztlichen Schweigepflicht (§ 203 StGB) bestimmte Informationen über Max' Gesundheitszustand nicht ohne seine Einwilligung weitergegeben werden können. Erklären Sie, dass Sie den Datenschutz und die Wahrung der Privatsphäre von Max respektieren müssen.
- ☐ Einbeziehung von Max: Bitten Sie die Eltern um Verständnis, dass Sie vorab erst mit Max besprechen müssen, in welchem Umfang und unter welchen Bedingungen er Informationen über seinen Gesundheitszustand an seine Eltern weitergegeben haben möchte.
- ☐ Bereitstellung von allgemeinen Informationen: Bieten Sie Max' Eltern allgemeine Informationen, z. B. von der BZgA, über die Erkrankung ihres Sohnes und die damit verbundene Therapie an. Geben Sie ihnen die Möglichkeit, Fragen zu stellen, und erklären Sie ihnen die Bedeutung der Privatsphäre, Selbstständigkeit und Autonomie von Max.
- ☐ Gespräche anbieten: Bieten Sie die Möglichkeit an, die behandelnde Ärztin/Psychologin für ein Beratungsgespräch/Familiengespräch zu fragen.
- ☐ paraverbale Kommunikation: Achten Sie darauf, wie Sie mit den Eltern sprechen. Bleiben Sie ruhig, verständnisvoll und sachlich. Sprechen Sie in einer angenehmen Tonlage und Lautstärke.
- ☐ nonverbale Kommunikation: Achten Sie auf die Körperhaltung, Mimik, Gestik, während Sie sprechen. Bleiben Sie darin offen, freundlich, zugewandt und auf Augenhöhe.
- ☐ Kommunikationsförderer nutzen: Hören Sie aktiv zu, paraphrasieren/spiegeln Sie, sprechen Sie deutlich und adressatengerecht, stellen Sie Rückfragen, verwenden Sie Ich-Botschaften, schenken Sie Aufmerksamkeit und nehmen Sie die Sorgen ernst.
- ☐ Kommunikationshemmer vermeiden: Vermeiden Sie vorschnelles Be-/Abwerten der Eltern sowie Vorurteile, Missverständnisse, Du/Sie-Botschaften, ablehnende Körperhaltungen.

___/4 P.

4 c) Patientenrechte gemäß BGB

- ☐ fachgerechte Behandlung (§ 630a): Max hat mit Abschluss des Behandlungsvertrages das Recht auf eine fachgerechte Behandlung und Pflege nach dem aktuell geltenden Stand.

- ☐ Information und Aufklärung (§ 630c–e): Max hat das Recht ärztlich aufgeklärt und informiert zu werden und sich eine Zweitmeinung einzuholen.
- ☐ Einwilligung: Vor der Durchführung einer Behandlung/medizinischen Maßnahme, v. a. bei Eingriff in den Körper (z. B. Injektionen) muss Max' Erlaubnis/Zustimmung eingeholt werden.
- ☐ Dokumentation der Aufklärung (§ 630h Abs. 2): Max hat das Recht, dass die Aufklärung dokumentiert wird (ist auf Pflege übertragbar).
- ☐ Einsichtnahme in die Akte (§ 630g): Max darf auf Verlangen Einsicht in seine Patientenakte nehmen und Abschriften (Kopien) machen (zu seinen Kosten).

HINWEIS

Weitere richtige Antworten siehe unter: www.patienten-rechte-gesetz.de/bgb-sgbv/
Das Nennen von vier Rechten ohne Paragrafen ist ausreichend für die Bepunktung.

5 a)

___/6 P.

Akteure (je 1 P.)	Begründung (je 1 P.)
☐ Linus Dahlmann (Pflegefachmann)	☐ Max versteht sich gut mit ihm, hat Vertrauen und gesteht ihm Bulimie. ☐ Linus Dahlmann könnte ggf. durch sein Vertrauensverhältnis (tröstet ihn, hört ihm aufmerksam zu, bespricht weiteres Vorgehen) und durch Gespräche Max beeinflussen/bestärken, sich für eine Therapie zu entscheiden oder lernen, besser mit den Erkrankungen (D.m., Bulimie) umzugehen.
☐ Psychologin	☐ spricht mit Max und legt ihm Weiterbehandlung nahe ☐ Max kann mit ihr über seine Situation sprechen und sich Rat holen.
☐ Stationsärztin	☐ behandelt Max und weiß um seinen Zustand ☐ Max kann sich von ihr beraten lassen.

HINWEIS

Weitere richtige Antworten mit entsprechender Begründung sind: Eltern, Freunde, Trainer.

5 b) Einschätzung der BZgA-Informationsbroschüren:

___/2 P.

- ☐ Ja, diese Materialien sind sehr gut geeignet, weil sie von der Bundeszentrale für gesundheitliche Aufklärung (BZgA) stammen, die dafür steht, wissenschaftlich fundierte und zielgruppenorientierte Informationsmaterialien zu erstellen.
- ☐ Die BZgA legt großen Wert darauf, dass ihre Inhalte aktuell, verständlich und für die jeweilige Zielgruppe relevant sind. Für Max, der von einer Essstörung betroffen ist, bieten diese Broschüren zuverlässige und leicht zugängliche Informationen, die ihm helfen können, seinen Zustand besser zu verstehen und die notwendigen Schritte zur Genesung zu ergreifen.
- ☐ Die Aufklärungsmaterialien sind in einer Sprache verfasst, die komplexe medizinische und psychologische Themen für Laien verständlich macht. Die

HINWEIS

Es gibt 2 P. für eine dieser hier begründeten positiven Einschätzungen.

Materialien bieten somit ein Werkzeug in der Beratung von zu pflegenden Menschen.

- ☐ Das ausgehändigte Material kann auch für die Angehörigen, wie in diesem Fall Max' Eltern, eine wichtige Ressource sein. Es bietet Orientierung und Unterstützung, um die Situation und die Herausforderungen besser zu verstehen und Max angemessen zu unterstützen.

___/2 P.

5 c) weitere geeignete Materialien/Methoden für eine Beratung von Max sind:

- ☐ seriöse, fachlich gut aufbereitete Internetseiten/Aufklärungsvideos (Max nutzt digitale und soziale Medien)
- ☐ Broschüren/Flyer zu den Krankheitsbildern, möglichen Therapien, Fachkliniken in Zusammenhang mit einem Gespräch, um ihn nicht zu überfordern (Max war evtl. mit der Fülle an Informationen im Erstgespräch mit der Psychologin überfordert, siehe Fall „Max geht das zu schnell …")
- ☐ Fachartikel/Fachbuchausschnitte zu seinen Erkrankungen und möglichen Komplikationen (Max studiert und ist evtl. sehr interessiert an dieser Art von Informationsmaterial)
- ☐ kreative Materialien (Notizblock, bunte Karten, Stifte), die dazu dienen, dass Max aufschreiben kann, was er für Fragen/Sorgen/Ängste hat
- ☐ digitale Diabetes-Apps zur Blutzuckerverwaltung (als Student der Elektrotechnik könnte er von digitalen Hilfsmitteln profitieren)
- ☐ regelmäßig Tagebuch führen, damit Max mögliche Verhaltensmuster erkennt und sein eigenes Erleben, Verarbeiten und Deuten von Gefühlen und Reaktionen besser versteht
- ☐ Entspannungs- und Stressbewältigungstechniken: Stress kann den Blutzuckerspiegel beeinflussen und Auslöser für das bulimische Verhalten sein, Max kann evtl. in der Beratung mehr über Meditationstechniken, Yoga oder Atemübungen erfahren.

! HINWEIS

Nur zwei Materialien/Methoden müssen benannt werden.

___/6 P.

5 d) Vorteile von Selbsthilfegruppen für Max

- ☐ Erfahrungsaustausch: Ähnlich Betroffene teilen ihre Erfahrungen. Max könnte getröstet und bestärkt werden. Der Erfahrungsaustausch kann dazu beitragen, dass er sich nicht allein fühlt. Neue soziale Netzwerke/Freundschaften können entstehen und somit sein Wohlbefinden steigern.
- ☐ emotionale Unterstützung: Durch den Kontakt zu anderen Betroffenen kann Max seine Sorgen und Ängste teilen und von anderen lernen, besser mit Herausforderungen der Erkrankung umzugehen.
- ☐ praktische Tipps: Selbsthilfegruppen können praktische Tipps bieten, z. B. bei der Beantragung von zusätzlichen Leistungen im Gesundheitssystem oder Gestaltung von Sport- und Freizeitaktivitäten. Max könnte konkrete Ansätze und Strategien angeboten bekommen, um mit den täglichen Herausforderungen und Stressfaktoren umzugehen, die zur Entwicklung seiner Bulimie beigetragen haben.

! HINWEIS

Eine weitere richtige Antwort: Wissen vermitteln: Selbsthilfegruppen können u. a. Zugang zu Informationen über die neuesten Forschungsergebnisse und Behandlungsmöglichkeiten bieten.

Auswertung

Aufgabe	Punkte
1a	
1b	
1c	
2a	
2b	
2c	
3a	
3b	
4a	
4b	
4c	
5a	
5b	
5c	
5d	
Gesamt	___/72

Notenschlüssel	
Punkte	Note
72–66,5	1
66–58,5	2
58–48,5	3
48–36	4
35,5–22	5
21,5–0	6

+ Was die Fallsituation noch bietet …

- Betrachten Sie den Einfluss der sozialen Medien auf Max' Gesundheitszustand. Nennen Sie positive und negative Auswirkungen auf Max' Umgang mit seinem Diabetes und seiner Bulimie-Erkrankung (→ AB I).

- Erörtern Sie, inwiefern Max' Universität die Bedürfnisse von Studierenden mit chronischen Erkrankungen und psychischen Gesundheitsproblemen besser berücksichtigen kann (→ AB II).

Emilia mag sich nicht waschen

Themenschwerpunkte:
stationäre Langzeitpflege – Kind – Schütteltrauma – Vernachlässigung – Neurodermitis – Pflegeanamnese – aktuelle und potenzielle Pflegeprobleme – Pflegedokumentation – exemplarische Gesetze, Verordnungen, ethische Leitlinien – Hautbeobachtung/-pflege – Kommunikation/Beziehungsaufbau bei Kindern – Autonomie- und Entwicklungsförderung

Aufgabe:
Lesen Sie die Fallsituation. Bearbeiten Sie anschließend die Prüfungsaufgaben.
Sie haben 120 Minuten Zeit.

Fallsituation:
Laura Sommerfeldt (19 Jahre) ist Pflegeauszubildende im zweiten Ausbildungsdrittel. Sie absolviert gerade ihren Pädiatrieeinsatz in der Kinder- und Jugendwohngemeinschaft „Löwenzahn“. Es ist Sonntag, gleich beginnt für die Auszubildende der Spätdienst. Sie ist heute besonders pünktlich und hat noch Zeit, in den Akten und Berichten im Besprechungsraum zu blättern. Da hört sie, wie der Erzieher Ronald Hippe auf dem Flur mit seiner Kollegin Katja Lorenz spricht: „Ich musste schon wieder die Bettwäsche von Emilia wechseln. Sie hat eingenässt und heute erneut nicht das Zimmer oder das Bett verlassen, das geht jetzt seit dem Einzug so.“ Emilia Gerstenkorn (8 Jahre) wohnt seit fünf Tagen in einer Wohngruppe mit vier weiteren Kindern auf dem Wohnbereich A. Laura Sommerfeldt schlägt ihre Unterlagen auf. Dort liest sie, dass Emilia im Alter von zwei Monaten ein Schädelhirntrauma erlitt. Leon Kumpf, Emilias Vater, hatte sie viel zu stark gerüttelt, weil er dachte, sie würde nicht mehr atmen. Bei diesem tragischen Unfall erlitt sie eine Hirnverletzung, bei der es zu Einblutungen im Nervengewebe kam. Seitdem ist Emilia in der Entwicklung und dem Denken verlangsamt.

Leon Kumpf trennte sich vor sechs Jahren von der Mutter und hat seitdem keinen Kontakt mehr zu Emilia oder ihrer Mutter. Emilias Mutter Lena Gerstenkorn (45 Jahre) fühlte sich seit dem Vorfall und der Trennung zunehmend abgeschlagen, müde und überfordert. Sie war nicht mehr in der Lage, zur Arbeit zu gehen, und vernachlässigte Emilia zunehmend. Die Nachbarn informierten das städtische Jugendamt, weil Emilia immer häufiger weinend auf der Treppe vor verschlossener Tür saß. Das kleine Mädchen wurde vorübergehend in der Kinder- und Jugendwohngemeinschaft „Löwenzahn“ untergebracht, ihre Mutter ist seitdem in einer psychiatrischen Einrichtung. Das Jugendamt ist in Kontakt mit den Großeltern und weiteren Verwandten. Doch wie es mit Emilia auf Dauer weitergeht, ist noch unklar.

In der Dienstübergabe schildert die Pflegekraft Katja Lorenz, dass Emilia sich weiter isoliert und sich ihr Hautzustand bei bekannter Neurodermitis atopica verschlechtert hat: „Ich wollte heute Morgen mit Emilia ins Bad gehen und versuchen, ihre Kleidung zu wechseln, doch sie wehrte sich massiv. Ich habe ihr gesagt, dass wir ihre Kratzwunden am Ellenbogen, Hals und an den Kniekehlen versorgen müssen. Sie schrie nur lautstark und strampelte mit Händen und Füßen. Das Frühstück und das Mittagessen hat sie nicht angerührt. Sie hat lediglich den Orangensaft getrunken.“

Laura Sommerfeldt betritt nach der Übergabe das Zimmer von Emilia und nimmt vor ihrem Bett auf einem Hocker Platz. „Hey, ich bin Laura. Ich war gestern schon hier. Erinnerst du dich?“ Emilia antwortet nicht, sondern versteckt ihr Gesicht in ihrem Kuscheltier. „Hast du Lust, mit mir zu spielen?“ In diesem Moment erscheint Ronald Hippe im Zimmer und sagt energisch: „So, jetzt steht Emilia auf. Das kann doch keiner aushalten, du riechst wie ein Stinktier! Wir werden dich jetzt duschen und dir frische Sachen anziehen.“ Laura erschrickt, starrt entsetzt ihren Kollegen an und weiß nicht, was sie sagen soll. Laura denkt noch lange über diese Situation nach, als sie mit dem Zug nach Hause fährt.

Prüfungsaufgaben:

1 Die Erhebung einer Pflegeanamnese ist eine Methode zur Informationssammlung im Pflegeprozess (Gesamtpunkte: 18).

a) Nennen Sie drei wesentliche Inhalte der Pflegeanamnese, die für eine optimale Versorgung von Emilia wichtig sind (3 P.). Begründen Sie Ihre Auswahl anhand konkreter Beispiele aus dem Fall (6 P.). → *AB I und* → *AB III*

1
2
3

b) Zählen Sie drei weitere Methoden zur Informationssammlung auf (3 P.) und begründen Sie, warum Sie diese als Pflegefachkraft bei Emilia anwenden würden (6 P.). → *AB I und* → *AB III*

1
2
3

2 In der Fallsituation werden verschiedene Pflegeprobleme von Emilia deutlich, die sich in Kategorien einteilen lassen (Gesamtpunkte: 14).

a) Definieren Sie aktuelle, potenzielle und verdeckte Pflegeprobleme (6 P.). → *AB I*

aktuelle Pflegeprobleme (2 P.)	
potenzielle Pflegeprobleme (2 P.)	
verdeckte Pflegeprobleme (2 P.)	

b) Identifizieren Sie vier aktuelle und vier potenzielle Pflegeprobleme von Emilia und erklären Sie, wie sie sich auf ihre Gesundheit und ihr Wohlbefinden auswirken können (8 P.). → *AB II*

aktuelle Pflegeprobleme von Emilia (je 1 P.)	potenzielle Pflegeprobleme von Emilia (je 1 P.)
1	1
2	2
3	3
4	4

3 Emilia leidet an Neurodermitis atopica (Gesamtpunkte: 22). → *AB II*

a) Erläutern Sie die Bedeutung einer regelmäßigen Hautinspektion bei Emilia (4 P.).

→ AB I

b) Nennen Sie drei Kriterien der Hautbeobachtung und geben Sie jeweils ein Beispiel (6 P.).

Kriterien (je 1 P.)	Beispiel (je 1 P.)
1	
2	
3	

→ AB I

c) Beschreiben Sie vier Maßnahmen, mit denen Sie Emilia in den Prozess der Hautinspektion einbeziehen und dabei ihre Autonomie unterstützen können (4 P.).

-
-
-
-

→ AB I und → AB II

d) Schildern Sie drei Symptome der Neurodermitis atopica bei Emilia und erklären Sie vier Pflegemaßnahmen, um ihren aktuellen Istzustand und ihr Wohlbefinden zu verbessern (11 P.).

Symptome (3 P.):

Pflegemaßnahmen (8 P.):

4 Laura Sommerfeldt blättert vor Dienstbeginn unter anderem in den Akten und Berichten von Emilia Gerstenkorn (Gesamtpunkte: 28).

→ AB I und → AB II

a) Nennen Sie drei zentrale Aufgaben der pflegerischen Dokumentation und erläutern Sie die Bedeutung für die Versorgungsqualität von Emilia (9 P.).

Aufgaben der Pflegedokumentation (je 1 P.)	Bedeutung für die Versorgungsqualität von Emilia Gerstenkorn (je 2 P.)
1	
2	
3	

→ AB III

b) Begründen Sie, warum es sinnvoll ist, vor Beginn einer pflegerischen Tätigkeit in die Unterlagen der zu pflegenden Personen zu schauen bzw. sich zu informieren (2 P.).

c) Erläutern Sie die in der Tabelle aufgeführten Kriterien für einen qualitativen Pflegebericht in Bezug auf die Pflege von Emilia in der Wohngruppe (9 P.). → *AB II*

Kriterien	Erläuterung (je 3 P.)
Objektivität der Angaben	
Dokumentation von Besonderheiten	
Datum, Uhrzeit, Handzeichen	

d) Begründen Sie vier weitere wichtige Informationsquellen (Gesetze, Verordnungen, ethische Leitlinien), die Laura als zukünftige Pflegefachfrau für die optimale Versorgung von Emilia kennen sollte (8 P.). → *AB III*

-
-
-
-

5 In der Wohngruppe kommunizieren verschiedene Personen mit Emilia (Gesamtpunkte: 10). → *AB III*

a) Bewerten Sie jeweils die Kommunikation von Ronald Hippe und Laura Sommerfeldt mit ihren möglichen Auswirkungen auf das Selbstwertgefühl, die Autonomie und Entwicklung von Emilia (6 P.).

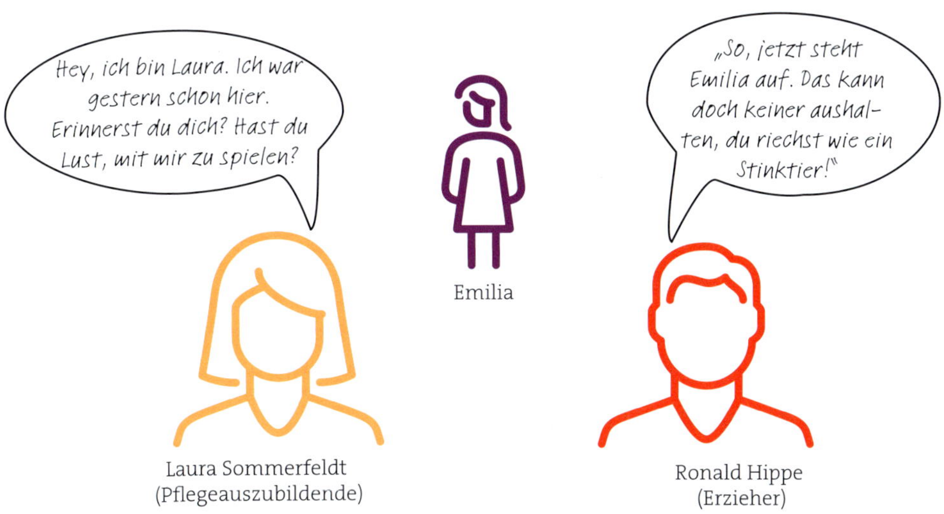
Hey, ich bin Laura. Ich war gestern schon hier. Erinnerst du dich? Hast du Lust, mit mir zu spielen?
Emilia
„So, jetzt steht Emilia auf. Das kann doch keiner aushalten, du riechst wie ein Stinktier!"
Laura Sommerfeldt (Pflegeauszubildende)
Ronald Hippe (Erzieher)

b) Erklären Sie anhand von zwei konkreten Maßnahmen, wie es gelingen kann, eine positive Beziehung zu Emilia aufzubauen (4 P.). → *AB II*

1

2

Erwartungshorizont

___/9 P.

HINWEIS
Je begründeter Kästchen-Antwort 3 P.

1 a)

☐ medizinische Anamnese/Epikrise:
Hier werden Informationen über Emilias Vorerkrankungen erfasst, insbesondere das Schädelhirntrauma und die daraus resultierenden Beeinträchtigungen. Auch zusätzliche Erkrankungen werden notiert, wie die Neurodermitis und alle Informationen über eventuelle Komplikationen, Behandlungen und Medikationen.

☐ psychosoziale Aspekte:
Es ist wichtig, Emilia in ihrem sozialen Umfeld zu betrachten, einschließlich der familiären Situation (Verlust von Vater und Mutter und neue Wohnsituation). Die seelische Verfassung von Emilia sowie mögliche psychosoziale Belastungen haben Einfluss auf ihre physische und psychische Gesundheit.

☐ aktuelle körperliche Symptome und Beeinträchtigungen:
Hier werden Emilias aktuelle Beschwerden erfasst, wie ihre Kratzwunden und ihr ablehnendes Essverhalten. Auch ihre sensorische Wahrnehmung und eventuelle Schmerzen sollten berücksichtigt werden.

___/9 P.

HINWEIS
Drei Methoden genügen. Je Nennung und Begründung der Methode 3 P.

1 b)

☐ Beobachtung:
Durch genaue Beobachtung des Verhaltens und der Reaktionen von Emilia können wertvolle Informationen gewonnen werden, z. B. ihr Verhalten während der Pflegemaßnahmen, ihr Essverhalten und die Interaktion mit anderen Kindern in der Wohngruppe.

☐ Befragung:
Je nach den Fähigkeiten von Emilia können bestimmte Fragen gestellt werden, um ihre Wahrnehmung und Bedürfnisse besser zu verstehen. Hier sind jedoch Sensibilität und Einfühlungsvermögen gefragt, um Emilia nicht zu überfordern.

☐ Dokumentenanalyse:
Durch die Einsicht in vorhandene medizinische Berichte oder Berichte aus der Wohngruppe können weitere relevante Informationen über Emilia gesammelt werden. Dies kann z. B. helfen, therapeutische Maßnahmen nachzuvollziehen.

☐ interdisziplinäre Zusammenarbeit:
Durch den Austausch mit anderen Fachkräften (z. B. Fachärzten, Psychologen, Therapeuten) können ebenso wertvolle Informationen über Emilia gewonnen werden.

2 a) ___/6 P.

aktuelle Pflegeprobleme (2 P.)	☐ Diese Probleme sind bereits vorhanden und erfordern unmittelbare pflegerische Interventionen. Sie beeinflussen den aktuellen Gesundheitszustand und das Wohlbefinden des Pflegebedürftigen.
potenzielle Pflegeprobleme (2 P.)	☐ Diese Probleme können sich in Zukunft entwickeln, wenn keine präventiven Maßnahmen ergriffen werden. Sie basieren auf Risikofaktoren oder vorherigen Erfahrungen. Es braucht Überwachung und geeignete Interventionen, um sie zu verhindern.
verdeckte Pflegeprobleme (2 P.)	☐ Diese Probleme sind nicht offensichtlich oder werden möglicherweise nicht vom Pflegebedürftigen selbst erwähnt. Es braucht eine genaue Beobachtung, um diese zu erkennen. Sie können auf psychosozialen, kulturellen oder spirituellen Aspekten basieren.

2 b) ___/8 P.

aktuelle Pflegeprobleme von Emilia (je 1 P.)	potenzielle Pflegeprobleme von Emilia (je 1 P.)
☐ Kratzwunden an Ellenbogen, Hals und Kniekehlen, die evtl. auch sehr schmerzhaft sind.	☐ Verschlechterung der psychischen Gesundheit aufgrund der Trennung von den Eltern und mögliche emotionale Belastungen
☐ Unregelmäßiges Essverhalten, bei dem Emilia das Frühstück und Mittagessen verweigert und nur Orangensaft trinkt, was zu möglicher Mangelernährung führen kann.	☐ Verlust der Selbstständigkeit und Abhängigkeit von pflegerischen Maßnahmen aufgrund der Entwicklungseinschränkungen
☐ Entwicklung und Denken sind verlangsamt, was zu Lernschwierigkeiten und möglichen Beeinträchtigungen in der Schule führen kann.	☐ unzureichende Schmerzbewältigung und -kontrolle aufgrund der eingeschränkten Kommunikationsfähigkeiten von Emilia
☐ Emotionaler Stress und Trauma: Aufgrund ihrer Vorgeschichte und der aktuellen Situation erlebt Emilia emotionalen Stress und möglicherweise traumatische Reaktionen.	☐ Infektionsrisiko durch offene Wunden. Emilia hat Kratzwunden an Ellenbogen, Hals und Kniekehlen, die ein erhöhtes Infektionsrisiko darstellen. Es ist wichtig, die Wunden angemessen zu versorgen, sie zu reinigen, zu desinfizieren und regelmäßig zu überwachen, um Infektionen vorzubeugen.

! HINWEIS

Ein weiteres aktuelles oder potenzielles Problem je nach Begründung: soziale Isolation (Emilia zieht sich zurück, ihr fällt es schwer, sich in der Wohngruppe zu integrieren)

___/4 P.

3 a) die regelmäßige Hautinspektion bei Emilia ist wichtig, da sie Folgendes ermöglicht:

- ☐ frühzeitige Erkennung von Hautveränderungen und Symptomen
- ☐ Optimierung der Behandlung und Anpassung der Pflegemaßnahmen
- ☐ Prävention von Hautinfektionen
- ☐ Schulung und Aufklärung über Neurodermitis und Hautpflege

___/6 P.

3 b) Kriterien der Hautbeobachtung:

Kriterien (je 1 P.)	Beispiel (je 1 P.)
☐ Hautfarbe	☐ Rötung, Blässe, livide Verfärbung
☐ Hautspannung (Turgor)	☐ stehende Hautfalten, Pergamenthaut, Ödeme
☐ Schweiß (Sudor)	☐ übermäßige Schweißproduktion, Hauttrockenheit
☐ Juckreiz (Pruritus)	☐ juckende Hautstellen, Kratzspuren
☐ Effloreszenzen	☐ Quaddeln, Flecken (Macula), Bläschen (Vesicula)

! HINWEIS

Drei Kriterien und je eines der Beispiele reichen.

___/4 P.

3 c) Einbeziehen von Emilia in die Hautpflege:

- ☐ Emilia über den Zweck der Hautinspektion in altersgemäßer Sprache aufklären und ihre Zustimmung einholen
- ☐ Emilia die Möglichkeit geben, ihre eigenen Beobachtungen und Beschwerden bezüglich ihrer Haut zu äußern/zeigen
- ☐ Emilia ermutigen, bei der Inspektion ihrer Haut mitzuwirken und aktiv teilzunehmen
- ☐ Emilia bei der Auswahl von Pflegeprodukten mitentscheiden lassen
- ☐ Emilia für ihre Kooperation loben/belohnen und die Bedeutung der Hautpflege betonen
- ☐ Emilia Schritt für Schritt anleiten und ihre Fragen beantworten
- ☐ Diese Maßnahmen fördern Emilias Teilhabe an ihrer eigenen Pflege und stärken ihr Gefühl der Kontrolle und Autonomie.

! HINWEIS

Vier dieser Antworten genügen, je 1 P.

___/11 P.

3 d) Symptome der Neurodermitis atopica bei Emilia (3 P., je 1 P.):

- ☐ Juckreiz (Pruritus): Emilia hat stark juckende Ekzeme und Kratzwunden, vor allem in den Ellenbeugen, Kniekehlen und am Hals.
- ☐ Rötungen und Entzündungen: Emilia hat gerötete Hautstellen und entzündete Ekzeme.
- ☐ Trockenheit: Emilias Haut ist trocken und schuppig.
- ☐ Ekzeme und Blasenbildung: Emilia hat Ekzeme an manchen Körperstellen.

Pflegemaßnahmen zur Verbesserung des Istzustandes und Wohlbefindens (8 P., je 2 P.):

- ☐ Im akuten Schub wird die Haut durch Berührung schmerzempfindlich. Aus diesem Grund müssen Pflegetätigkeiten sehr vorsichtig ausgeführt werden, z. B. nach dem Duschen/Baden mit dem Handtuch abtupfen, nicht abreiben.

! HINWEIS

Drei Symptome sind ausreichend, dafür je 1 P. Für jede erklärte Pflegemaßnahme 2 P., Es müssen nur vier, der hier aufgeführten Pflegemaßnahmen notiert sein.

- ☐ Um das Risiko einer Superinfektion zu minimieren, sollten die Fingernägel kurz gehalten werden, um eine Verletzung der Haut zu vermeiden.
- ☐ Um ein nächtliches Kratzen zu vermeiden, können Kinder nachts einen Overall mit integrierten Fäustlingen tragen.
- ☐ Pruritus kann durch Wärme verschlimmert werden. Emilia sollte in einem ungeheizten Zimmer unter einer dünnen Bettdecke schlafen.
- ☐ Die Kleidung für Emilia sollte aus natürlichen Fasern (z. B. Baumwolle, Viskose, Seide, Leinen) oder atmungsaktiven Stoffen bestehen, um Hitze und Feuchtigkeit zu vermeiden. Sie sollte nicht zu eng sitzen, um mechanische Reizung zu vermeiden.
- ☐ Feuchtigkeitsspendende Lotionen anwenden. Diese helfen, die trockene und schuppige Haut zu pflegen und Feuchtigkeit einzuschließen.
- ☐ Milde Reinigungsmittel nutzen. Diese minimieren Reizungen und tragen dazu bei, die natürliche Barrierefunktion der Haut zu erhalten.
- ☐ Kühlung der Hautstellen, um Juckreiz zu reduzieren. Hinweis: Kühlung nicht direkt auf die Haut, damit keine Kapillarschädigung eintritt!

HINWEIS

Weitere mögliche Antworten betreffen die Anwendung von Umschlägen, z. B. mit schwarzem Tee, oder auch die Möglichkeit, Juckreiz auf einen Gegenstand umzuleiten oder durch Ablenkung weiteres Kratzen zu verhindern.

4 a)

___/9 P.

Aufgaben der Pflegedokumentation (je 1 P.)	Bedeutung für die Versorgungsqualität von Emilia Gerstenkorn (je 2 P.)
☐ Erfassung von Emilias Gesundheitszustand und Vitalparametern	☐ Veränderungen können rechtzeitig erkannt werden, macht angemessenes Handeln möglich
☐ Erfassung von Pflegeinterventionen und -maßnahmen	☐ macht den Verlauf der Pflege und den Erfolg der angewendeten Maßnahmen nachvollziehbar, z. B. die Anwendung einer Salbe
☐ Dokumentation von Kommunikation und Zusammenarbeit mit anderen Fachkräften	☐ ermöglicht interdisziplinären Austausch und stellt die kontinuierliche Versorgung von Emilia sicher

HINWEIS

Weitere richtige Antwort: Dokumentation von Medikamentengaben und -wirkungen, um eine korrekte und sichere Medikamentenverabreichung zu gewährleisten

4 b) Bedeutung des Sich-Informierens:

___/2 P.

- ☐ Der Einblick in die Unterlagen ermöglicht einen Überblick über Emilias Vorgeschichte, medizinische Diagnosen und Therapien. So kann die Pflege entsprechend angepasst und individuell auf Emilia abgestimmt werden.
- ☐ Die Unterlagen enthalten wichtige Informationen zu Allergien, Einschränkungen, Vorlieben und Abneigungen von Emilia, um ihre Bedürfnisse besser zu verstehen und eine angemessene Pflege zu gewährleisten.

___/9 P.

4 c)

Kriterien	Erläuterung (je 3 P.)
Objektivität der Angaben	☐ basieren auf beobachtbaren Fakten und nicht auf subjektiven Interpretationen – für eine sachliche Darstellung von Emilias Zustand
Dokumentation von Besonderheiten	☐ ermöglichen ein frühzeitiges Erkennen von Problemen und eine gezielte Intervention, z. B. von Verhaltensveränderungen oder Schmerzen
Datum, Uhrzeit, Handzeichen	☐ dienen der eindeutigen Zuordnung und Nachverfolgung von Pflegemaßnahmen und gewährleisten eine lückenlose Dokumentation des Pflegeverlaufs und der Ansprechpersonen, um mehr zu erfahren

___/8 P.

4 d) wichtige Informationsquellen in der Versorgung von Emilia:

- ☐ Bundeskinderschutzgesetz (BKiSchG):
  - ○ Regelt die Rechte und den Schutz von Kindern und Jugendlichen in Deutschland. Laura sollte sich mit den Bestimmungen dieses Gesetzes vertraut machen, insbesondere in Bezug auf die Meldepflicht von Kindeswohlgefährdung und die Zusammenarbeit mit dem Jugendamt, da Emilia aus einer schwierigen familiären Situation stammt.
- ☐ UN-Kinderrechtskonvention:
  - ○ Enthält grundlegende Rechte, die für alle Kinder weltweit gelten. Laura sollte verstehen, wie diese Rechte Emilia schützen und welche Verpflichtungen sich daraus für die Pflegeeinrichtung und das Personal ergeben.
- ☐ ICN-Ethikkodex für Pflegefachpersonen:
  - ○ Dieser definiert ethische Werte, Verantwortlichkeiten und berufliche Rechenschaftspflichten von Pflegefachpersonen. Laura sollte diesen kennen, um verantwortungsvoll und professionell zu pflegen.
- ☐ Pflegekonzept und -richtlinien der Einrichtung:
  - ○ Jede Pflegeeinrichtung hat ihre eigenen Konzepte, Leitbilder und Richtlinien zur Pflegepraxis. Laura sollte diese sorgfältig studieren, um zu verstehen, wie die Pflege in der Einrichtung organisiert ist, welche Verfahren und Protokolle zu befolgen sind und wie die individuellen Bedürfnisse von pflegebedürftigen Kindern, wie Emilia, berücksichtigt werden.

___/6 P.

5 a) Bewertung der Kommunikation von Laura Sommerfeldt und Ronald Hippe:

- ☐ Die Bemerkungen von Herrn Hippe und sein energisches Vorgehen sind abwertend und respektlos. Sie können Emilia das Gefühl geben, dass sie minderwertig ist und keine Kontrolle über ihre eigenen Bedürfnisse und Entscheidungen hat. Diese Art der Kommunikation beeinträchtigt negativ ihr Selbstwertgefühl und ihre selbstständige Entwicklung.

- ☐ *Laura Sommerfeldt kommuniziert einfühlsam und respektvoll mit Emilia. Sie stellt sich vor und schlägt spielerisch vor, Zeit miteinander zu verbringen. Dieser Ansatz kann Emilia das Gefühl von Sicherheit, Vertrauen und Wertschätzung geben. Das ist gut für ihr Selbstwertgefühl, ihre Autonomie und ihre Entwicklung.*
- ☐ *Die Kommunikation hat einen erheblichen Einfluss auf die psychische und emotionale Entwicklung von Kindern. Ist sie einfühlsam, respektvoll und unterstützend, kann sie das Selbstwertgefühl stärken, die Autonomie und die gesunde Entwicklung fördern.*

5 b) Maßnahmen für einen positiven Beziehungsaufbau zu Emilia (je 2 P.): ___/4 P.

- ☐ *spielen: Eine Möglichkeit, eine Beziehung zu Emilia aufzubauen, besteht darin, gemeinsam zu spielen. Laura kann Emilia fragen, ob sie Lust hat, mit ihr ein bestimmtes Spiel zu spielen oder eine Aktivität zu unternehmen, die Emilia interessiert. Indem sie Emilia auffordert, die Aktivität auszuwählen und aktiv daran teilzunehmen, kann eine positive und interaktive Beziehung aufgebaut werden.*
- ☐ *kreative Ausdrucksformen: Emilia kann Schwierigkeiten haben, ihre Gedanken und Gefühle sprachlich auszudrücken. Malen, Zeichnen oder Basteln können in solchen Fällen helfen. Laura kann Emilia Materialien geben und sie dazu ermutigen, ihre Emotionen kreativ auszudrücken. Durch diese gemeinsame Aktivität lässt sich eine Verbindung und Vertrauen aufbauen.*

! HINWEIS

Auch andere nachvollziehbare Maßnahmen können hier als richtig gewertet werden.

Auswertung

Aufgabe	Punkte
1a	
1b	
2a	
2b	
3a	
3b	
3c	
3d	
4a	
4b	
4c	
4d	
5a	
5b	
Gesamt	___/95

Notenschlüssel	
Punkte	**Note**
95–87	1
86,5–77	2
76–63,5	3
63–48	4
47–29	5
28–0	6

Frau Mazur hat einen Wunsch

Themenschwerpunkte:
ambulante Langzeitpflege – Erwachsene – Multiple Sklerose – Pflegeprozess nach Fiechter & Meier – Schmerzmanagement – technische Assistenzsysteme – Kurzzeit- und Verhinderungspflege

Aufgabe:
Lesen Sie die Fallsituation. Bearbeiten Sie anschließend die Prüfungsaufgaben.
Sie haben 120 Minuten Zeit.

Fallsituation:
Christine Mazur (39 Jahre) ist an Multipler Sklerose (MS) mit einem primär progredienten (fortschreitenden) Verlauf erkrankt. Sie lebt mit ihrem Ehemann Pavel (42 Jahre) und der gemeinsamen Tochter Nina (10 Jahre) in einem kleinen Haus am Rande einer Kleinstadt. Erste Symptome traten nach der Geburt der Tochter auf, die Diagnose folgte fünf Monate später. Aktuell hat Frau Mazur eine Spastik in allen vier Extremitäten. Dadurch ist eine selbstständige Mobilisation und Fortbewegung unmöglich, denn der Bewegungsradius ihrer Arme ist stark eingeschränkt. Ebenso hat sie aufgrund einer Daumen-in-Hand-Stellung der Hände Schwierigkeiten beim Greifen. Beim Positionswechsel im Bett braucht Frau Mazur Unterstützung, um eine schmerzfreie Lage einzunehmen. Sie freut sich auf die Lieferung eines Elektrorollstuhls. Von ihm erhofft sie sich mehr Bewegungsfreiheit.

Frau Mazur hat den Pflegegrad 4. Die Pflege übernahm bislang ausschließlich Ehemann Pavel Mazur. Er arbeitet dauerhaft im Homeoffice als IT-Betreuer, damit er rund um die Uhr für seine Frau da sein kann. Das Paar hat sich jetzt dazu entschlossen, die Hilfe eines ambulanten Pflegedienstes in Anspruch zu nehmen. So wird Herr Mazur etwas entlastet. Seit einer Woche kommt deshalb jeden Morgen eine Pflegefachfrau des ambulanten Pflegedienstes. Sie stellt und verabreicht die Medikamente und assistiert Frau Mazur bei der Körperpflege: Das Gesicht und den vorderen Oberkörper kann Frau Mazur alleine waschen. Die Pflegefachfrau übernimmt die übrigen Körperregionen. Sie unterstützt auch bei der Nahrungsaufnahme, wenn die Schmerzen in den Armen aufgrund der Spastik zu stark sind.

Pflegefachfrau Anna Oblaski war gestern das erste Mal bei Familie Mazur. Sie hatte den Eindruck, dass die Schmerzen bei der Pflege im Vordergrund standen. Deshalb führte sie eine ausführliche Schmerzeinschätzung gemeinsam mit Frau Mazur durch. Als Einstieg nutzte sie die numerische Ratingskala als Assessmentinstrument. Anschließend sprach sie mit Frau Mazur über schmerzlindernde Maßnahmen.

Heute ist Frau Oblaski das zweite Mal bei Frau Mazur. Ihre Schmerzen sind heute weniger stark. Im Gespräch erzählt sie: „Ich hoffe sehr, dass ich mit dem Elektrorollstuhl endlich mal wieder alleine auf die Straße kann. Dann kann ich Nina selbst vom Fußballtraining abholen und meinen Mann ein wenig entlasten. Die beiden tun mir so leid, weil sie wegen meiner Krankheit so viele Einschränkungen haben. Meine Tochter würde so gerne mal wieder verreisen. Aber ich traue mir eine Reise nicht mehr zu, schon allein wegen meiner Spastik. Ich habe mir überlegt, ob die beiden einmal ohne mich nach Mallorca fliegen. Das ginge aber nur, wenn meine Pflege geregelt ist. In der Selbsthilfegruppe haben mir die anderen Frauen schon Mut gemacht.“

Frau Oblaski hört Frau Mazur aufmerksam zu. Nachdem sie ihr das Frühstück an den Tisch gebracht hat, setzt sie sich zu ihr und sagt: „Das finde ich gut, dass Ihnen in der Selbsthilfegruppe schon Mut gemacht wurde. Es gibt viele Möglichkeiten, wie die Unterstützung für Sie in der Zeit gewährleistet werden kann. Wenn Sie möchten, können wir Sie und Ihren Mann in den nächsten Tagen darüber informieren. Dafür könnten wir einen Termin machen.“

Prüfungsaufgaben:

1 Als Pflegefachfrau Anna Oblaski zum ersten Mal bei Frau Mazur war, stand das Phänomen Schmerz im Vordergrund der professionellen pflegerischen Versorgung. Im Rahmen der Informationssammlung führte sie zunächst gemeinsam mit Frau Mazur eine Schmerzeinschätzung durch (Gesamtpunkte: 33).

a) Geben Sie die sechs Schritte des Pflegeprozesses nach Fiechter & Meier an und notieren Sie in der rechten Spalte der Tabelle, was jeder Schritt bezogen auf das Phänomen des Schmerzes von Frau Mazur bedeutet. *Schreiben Sie in ganzen Sätzen* (18 P.).

→ *AB I und* → *AB II*

Schritte im Pflegeprozess nach Fiechter & Meier (je 1 P.)	Bedeutung, bezogen auf das Phänomen Schmerz von Frau Mazur (je 2 P.).
1.	
2.	
3.	
4.	
5.	
6.	

b) Die Pflegefachfrau Anna Oblaski nutzte als Assessmentinstrument zur Schmerzeinschätzung die numerische Ratingskala (NRS). Im „Expertenstandard Schmerzmanagement in der Pflege" wird die NRS als ein eindimensionales Instrument zur Selbsteinschätzung beschrieben. Geben Sie an, was mit der NRS gemessen wird (Ziel), und erklären Sie die Bedeutung der Begriffe „eindimensional" und „Selbsteinschätzung" im Zusammenhang mit der NRS (3 P.).

→ *AB I und* → *AB II*

Ziel des Einsatzes der NRS (1 P.):

Bedeutung des Begriffs „eindimensional", bezogen auf die NRS (1 P.):

Bedeutung des Begriffs „Selbsteinschätzung", bezogen auf die NRS (1 P.):

c) Nennen Sie sechs Fragen, die die Pflegefachfrau im Rahmen des Schmerzassessments stellen sollte, um das Phänomen Schmerz bei Frau Mazur umfassend einzuschätzen (6 P.).

→ *AB I*

1.
2.
3.
4.
5.
6.

→ *AB II*

d) Leiten Sie drei mögliche Folgen der chronischen Schmerzsituation für Frau Mazur ab (6 P.).

1.
2.
3.

→ *AB I und* → *AB II*

2 Wegen der Bewegungseinschränkungen gibt es für Frau Mazur und ihre Familie zahlreiche Herausforderungen im Alltag (Gesamtpunkte: 33).

a) Stellen Sie aufgrund der Falldarstellung eine Pflegediagnose für Frau Mazur für den Bereich „Körperpflege" nach dem Ihnen bekannten PESR-Schema und erklären Sie die Bedeutung der Buchstaben P, E, S, R für die Pflegediagnostik (12 P.).

Bedeutung der Buchstaben (je 1 P.)	Pflegediagnose aus dem Bereich Körperpflege für Frau Mazur (je 2 P.)
P:	
E:	
S:	
R:	

→ *AB III*

b) Setzen Sie sich mit der Frage auseinander, welche Herausforderungen sich für den Ehemann und die Tochter aus der Pflegesituation von Frau Mazur ergeben, und stellen Sie anhand von sechs Aspekten dar, wie die beiden Angehörigen die Situation möglicherweise erleben. *Schreiben Sie in ganzen Sätzen* (12 P.).

▪
▪
▪
▪
▪
▪

→ *AB II*

c) Der bestellte Elektrorollstuhl sowie technische Assistenzsysteme können die Selbstständigkeit von Frau Mazur im Alltag erhöhen. Geben Sie drei Beispiele für technische Assistenzsysteme und erklären Sie, auf welche Weise diese Frau Mazur bei der Alltagsgestaltung helfen könnten (9 P.).

Assistenzsystem (je 1 P.)	Erklärung des Nutzens für die Alltagsgestaltung von Frau Mazur (je 2 P.)
1.	
2.	
3.	

3 Frau Mazur hat der Pflegefachfrau Anna Oblaski von ihrem Wunsch erzählt, dass ihr Mann und ihre Tochter gemeinsam eine Reise ohne sie antreten. Vorausgesetzt, die Pflege für sie ist in dieser Zeit organisiert. Sie hat auch erzählt, dass sie in ihrer Selbsthilfegruppe dazu ermutigt wurde, ihre Idee umzusetzen (Gesamtpunkte: 14).

a) Stellen Sie anhand von vier Aspekten dar, inwieweit der Austausch innerhalb einer Selbsthilfegruppe eine Ressource für Frau Mazur im Umgang mit ihrer Erkrankung sein kann. *Schreiben Sie in ganzen Sätzen* (8 P.). → *AB II*

b) Frau Oblaski hat Frau Mazur angeboten, die Familie zu den grundsätzlichen Möglichkeiten zu beraten, wie die Pflege von Frau Mazur während des Urlaubs von ihrem Mann und ihrer Tochter gewährleistet werden kann. Geben Sie zwei Möglichkeiten an und erklären Sie diese (6 P.). → *AB I und* → *AB II*

Möglichkeit, die Pflege zu gewährleisten (je 1 P.)	Erklärung (je 2 P.)
1.	
2.	

4 Die Pflegefachfrau Anna Oblaski ist heute erst zum zweiten Mal bei Familie Mazur. Um eine professionelle und positive Pflegebeziehung zu Frau Mazur aufzubauen, sollte sie ihr mit Empathie, Wertschätzung, Achtsamkeit und Kongruenz begegnen. → *AB III*

Erörtern Sie, weshalb die oben genannten Grundhaltungen zum Aufbau einer positiven Pflegebeziehung zwischen Frau Oblaski und Frau Mazur beitragen können. *Schreiben Sie in ganzen Sätzen* (12 P.).

Erwartungshorizont

___/18 P.

1 a)

Schritte im Pflegeprozess nach Fiechter & Meier (je 1 P.)	Bedeutung, bezogen auf das Phänomen Schmerz von Frau Mazur (je 2 P.)
☐ 1. Informationssammlung	☐ In diesem Schritt werden alle wichtigen Informationen rund um das Thema Schmerz (und weitere Aspekte) gesammelt, z. B. durch Screening, Assessment, Gespräch mit Frau Mazur oder Arztberichte.
☐ 2. Erkennen von Problemen und Ressourcen	☐ Hier wird das Problem Schmerz benannt und ggf. konkretisiert, z. B. in Form einer Pflegediagnose. Zusätzlich werden Ressourcen benannt, die Frau Mazur bei der Bewältigung der Schmerzsituation helfen können.
☐ 3. Festlegen der Pflegeziele	☐ Gemeinsam mit Frau Mazur werden Pflegeziele (u. a. die Schmerzreduktion) benannt, die Frau Mazur im Rahmen der Pflege erreichen möchte.
☐ 4. Planen der Pflegemaßnahmen	☐ Es werden Maßnahmen (z. B. der nichtmedikamentösen Schmerztherapie) geplant, die dazu beitragen können, die Pflegeziele von Frau Mazur zu erreichen.
☐ 5. Durchführung der Pflegemaßnahmen	☐ In diesem Schritt werden die geplanten Pflegemaßnahmen umgesetzt, z. B. werden schmerzlindernde Interventionen durchgeführt oder Frau Mazur wird angeleitet, diese durchzuführen.
☐ 6. Beurteilung der Pflegemaßnahmen (Evaluation)	☐ Im Rahmen der Evaluation wird beurteilt, inwieweit die Pflegeziele erreicht werden konnten. Bei Frau Mazur wäre zu prüfen, ob eine Schmerzlinderung eingetreten ist.

! HINWEIS

Individuelle Antworten sind möglich, sofern der Bezug zum Phänomen Schmerz erhalten bleibt.

I INFO

Siehe dazu SMART-Schema:
S = spezifisch
M = messbar
A = attraktiv
R = realistisch
T = terminiert

1 b) ___/3 P.

Ziel des Einsatzes der NRS:

- ☐ Einschätzung der Schmerzintensität

Bedeutung des Begriffs „eindimensional", bezogen auf die NRS:

- ☐ Es wird nur eine Dimension/ein Kriterium des Schmerzerlebens, hier die Intensität, erhoben. Weitere Aspekte werden nicht berücksichtigt.

Bedeutung des Begriffs „Selbsteinschätzung", bezogen auf die NRS:

- ☐ Nur Frau Mazur selbst schätzt ihre Schmerzintensität ein. Die Beobachtung der Pflegenden wird nicht berücksichtigt.

1 c) ___/6 P.

Fragen zur Schmerzeinschätzung:

- ☐ 1. Wo haben Sie Schmerzen? (Schmerzlokalisation)
- ☐ 2. Seit wann haben Sie Schmerzen? (Schmerzbeginn, zeitliche Dimension)
- ☐ 3. Wie fühlt sich der Schmerz an? (Schmerzqualität)
- ☐ 4. Gibt es Dinge oder Situationen, die den Schmerz lindern oder verstärken? (lindernde oder verstärkende Faktoren)
- ☐ 5. Wie wurde Ihr Schmerz bisher behandelt bzw. was haben Sie unternommen, um den Schmerz zu lindern? (bisherige Behandlung)
- ☐ 6. Wie wirkt sich Ihr Schmerz auf Ihren Alltag aus? (Auswirkung des Schmerzes auf körperliche und geistige Funktionsfähigkeit)
- ☐ 7. Gibt es neben der Spastik weitere Symptome, die begleitend zu Ihrem Schmerz auftreten? (z. B. Taubheit, veränderte Sensitivität, Übelkeit)
- ☐ 8. Wie wirkt sich der Schmerz auf Ihre Stimmungslage aus?

> **! HINWEIS**
>
> Sechs Fragen genügen. Diese Aufgabe könnte für den AB III auch so lauten: „Stellen Sie begründet dar, weshalb der Einsatz der numerischen Ratingskala alleine für eine umfassende Schmerzeinschätzung nicht hinreichend ist."

1 d) ___/6 P.

Folgen des chronischen Schmerzes für Frau Mazur:

- ☐ 1. Verstärkung der Spastik
- ☐ 2. Schonhaltung und weitere Verringerung der Eigenaktivität/Mobilität
- ☐ 3. Beeinträchtigung der Lebensqualität
- ☐ 4. Zunahme des Hilfe-/Unterstützungsbedarfs
- ☐ 5. Gefahr von Schlafstörungen
- ☐ 6. negative Auswirkungen auf die individuelle Stimmungslage (z. B. Gereiztheit) bis hin zur depressiven Verstimmung

> **! HINWEIS**
>
> Drei Folgen genügen. Weitere nachvollziehbare Antworten sind möglich.

___/12 P.

2 a)

Bedeutung der Buchstaben (je 1 P.)	Pflegediagnose aus dem Bereich Körperpflege für Frau Mazur (je 2 P.)
☐ P: Problem	☐ Selbstfürsorgedefizit bei der Körperwaschung
☐ E: Einflussfaktoren/Ursache	☐ Spastik in allen Extremitäten mit stark eingeschränktem Bewegungsradius der Arme und einer Daumen-in-Hand-Stellung der Hände, Schmerzen
☐ S: Symptome	☐ kann sich die Arme, den Rücken, den Intimbereich und die Beine nicht selbstständig waschen
☐ R: Ressourcen	☐ kann sich das Gesicht und den vorderen Oberkörper selbstständig waschen

___/12 P.

HINWEIS

Nur sechs dieser Aspekte/Herausforderungen müssen begründet aufgeführt werden, dafür je 2 P.

2 b)

☐ Pavel Mazur übernahm die Pflege seiner Frau bis vor einer Woche alleine. Christine Mazur hat den Pflegegrad 4, sodass eine erhebliche Pflegebedürftigkeit besteht. Herr Mazur verfügt über keine Pflegeexpertise. Daher ist die Pflege seiner Frau für ihn vermutlich eine große Herausforderung.

☐ Die tägliche Pflege ist sicherlich körperlich anstrengend. Denn im Fall ist beschrieben, dass Frau Mazur in sehr vielen Bereichen Hilfe benötigt, z. B. bei der Mobilität, der Körperpflege, teils bei der Nahrungsaufnahme und nachts beim Positionswechsel im Bett.

☐ Psychisch herausfordernd ist die Situation, da Herr Mazur hautnah miterlebt, dass seine Frau Schmerzen hat und die Symptomatik aufgrund des primär progredienten Verlaufs stetig zunimmt.

☐ Außerdem ist er rund um die Uhr für seine Frau da, er arbeitet im Homeoffice, um für sie verfügbar zu sein. Deshalb könnte er die Situation als belastend und traurig erleben.

☐ Hinzu kommt, dass er viele organisatorische Dinge alleine meistern muss (z. B. das Abholen der Tochter vom Fußballtraining) und dass er eigene Wünsche (z. B. Freizeitinteressen oder Urlaub) wahrscheinlich oft zurückstellt.

☐ Nina Mazur ist erst 10 Jahre alt. Doch für sie ist es normal, dass ihre Mutter chronisch krank ist. Sie weiß, dass ihre Mutter nicht alles machen kann, was sie möchte.

☐ Trotzdem nimmt sie wahr, dass die Mütter ihrer Freundinnen ganz andere Dinge mit ihren Kindern unternehmen können. Vielleicht entsteht bei ihr manchmal ein Gefühl von Neid oder Wehmut.

- ☐ Sie muss wahrscheinlich früh Verantwortung übernehmen, teils für sich selbst, teils aber auch, um ihre Mutter zu unterstützen und ihr im Alltag zu helfen. Das ist für ein Kind eine schwierige Situation.
- ☐ Auch mit dem Vater kann sie viele Dinge außer Haus (z. B. Ausflüge) nicht oft oder nicht so lange unternehmen, da er sich um seine Frau kümmern muss. Vielleicht entsteht das Gefühl, zu kurz zu kommen und immer zurückstecken zu müssen.
- ☐ Zudem wird sie evtl. mitbekommen, dass ihre Eltern oft traurig und bedrückt sind, was sie möglicherweise belastet.

2 c)

___/9 P.

Assistenzsystem (je 1 P.)	Erklärung des Nutzens für die Alltagsgestaltung von Frau Mazur (je 2 P.)
☐ 1. Sprachsteuerung für Lichtschalter, Türöffner, E-Geräte (Smarthome)	☐ Frau Mazur könnte Alltagstätigkeiten wie das Anschalten des Lichtes wieder selbst durchführen, was ihr aktuell aufgrund der Bewegungseinschränkung kaum möglich ist.
☐ 2. Service-Roboter	☐ können Reinigungsarbeiten übernehmen oder z. B. Gegenstände/Getränke transportieren und Frau Mazur so unterstützen
☐ 3. PC/Tablet mit Sprachsteuerung	☐ Aufgrund der Spastik in den Armen/Händen hat Frau Mazur vermutlich Schwierigkeiten, Befehle/Texte in ihren PC über eine Tastatur einzugeben. Eine Sprachsteuerung erlaubt ihr z. B. das Surfen im Internet, Verfassen von E-Mails oder den Austausch in Foren.

! HINWEIS

Gut begründete alternative Antworten sind möglich.

___/8 P.

! HINWEIS

Vier Aspekte werden erwartet, weitere Inhalte sind jedoch möglich.

3 a) Austausch in einer Selbsthilfegruppe als Ressource:

- ☐ Der Austausch in einer Selbsthilfegruppe kann für Frau Mazur eine wertvolle Ressource sein, weil sie dort auf Menschen trifft, die alle gemeinsam haben, dass sie von MS betroffen sind.
- ☐ Sie macht die Erfahrung, dass sie mit ihren Sorgen/Problemen nicht alleine ist. Sie stößt dort zum einen auf Verständnis für ihre Situation und ihre Probleme und kann zum anderen Rat, Unterstützung und Motivation erfahren.
- ☐ Menschen mit chronischen Erkrankungen werden im Laufe der Jahre häufig zu Experten für den eigenen Krankheitsverlauf und können diese Expertise in einer Selbsthilfegruppe an andere Menschen weitergeben. Diese Erfahrung steigert das Selbstwirksamkeitserleben.
- ☐ Es fällt Frau Mazur evtl. leichter, mit Menschen, die Ähnliches erleben wie sie, offen über ihre Erfahrungen/Ängste zu sprechen als mit Angehörigen, Ärztinnen und Ärzten oder Pflegefachpersonen.

___/6 P.

! HINWEIS

Es müssen nur zwei Möglichkeiten mit Erklärung aufgeführt werden.

3 b)

Möglichkeit, die Pflege zu gewährleisten (je 1 P.)	Erklärung (je 2 P.)
☐ 1. Verhinderungspflege	☐ Der Ehemann übernimmt den Großteil der Pflege von Frau Mazur. Ist er verhindert (hier aufgrund von Urlaub), übernimmt die Pflegekasse die Kosten für eine Verhinderungspflege. Professionell Pflegende (oder informell Pflegende, z.B. die Mutter) übernehmen dann die Pflege im häuslichen Umfeld. Möglich wäre aber auch ein Pflegehotel.
☐ 2. Kurzzeitpflege	☐ Auch hier wird bei Abwesenheit von pflegenden Angehörigen die Pflege durch professionell Pflegende sichergestellt und erfolgt in stationären Pflegeeinrichtungen.
☐ 3. Rehaklinik	☐ Es wäre zu prüfen, ob Frau Mazur eine stationäre Rehabilitationsmaßnahme in Anspruch nehmen könnte. Hier wäre sie in einer Rehaklinik betreut und würde zudem gesundheitlich selbst von dem Aufenthalt profitieren.

4 Grundhaltungen in einer Pflegebeziehung: ___/12 P.

- ☐ Die vier genannten Grundhaltungen führen dazu, das Vertrauen von Frau Mazur in Frau Oblaski aufzubauen. Vertrauen ist eine Grundvoraussetzung für eine positive Pflegebeziehung (4 P.).
- ☐ Wenn Frau Oblaski empathisch ist, versucht sie, sich in die Situation von Frau Mazur hineinzuversetzen und wird die Bedürfnisse der Klientin eher verstehen (2 P.).
- ☐ Wertschätzung führt dazu, dass sich Frau Mazur ernst genommen und respektiert fühlt (2 P.).
- ☐ Wenn Frau Oblaski achtsam ist, dann bleibt sie voll und ganz in der Pflegesituation und lässt sich nicht durch andere Dinge ablenken. Dies gibt Frau Mazur das Gefühl, dass sie als Mensch mit ihren Bedürfnissen im Mittelpunkt steht (2 P.).
- ☐ Kongruenz bedeutet, dass Frau Oblaski in der Kommunikation authentisch ist und sich nicht verstellt. Frau Mazur wird sich vermutlich nur jemandem gegenüber öffnen, von dem sie das Gefühl hat, dass er ihr authentisch begegnet und ihr nichts vorspielt (2 P.).

! HINWEIS

Für die übergeordnete Begründung gibt es 4 P., für jeden weiteren Aspekt je 2 P. Gut begründete alternative Antworten sind möglich.

Auswertung

Aufgabe	Punkte
1a	
1b	
1c	
1d	
2a	
2b	
2c	
3a	
3b	
4	
Gesamt	___/92

Notenschlüssel	
Punkte	**Note**
92–85	1
84–75	2
74–62	3
61–46	4
45–28	5
27–0	6

Herr Sommer ekelt sich

Themenschwerpunkte:
stationäre Langzeitpflege – Senioren-Ehepaar – Morbus Crohn – Transversostoma – Vorbehaltstätigkeiten – Modell der fördernden Prozesspflege nach Monika Krohwinkel – kritische Lebenssituation – Kommunikation und Interaktion – Kommunikationsmodell nach Schulz von Thun – Beratung/Anleitung Stomaversorgung

Aufgabe:
Lesen Sie die Fallsituation. Bearbeiten Sie anschließend die Prüfungsaufgaben.
Sie haben 120 Minuten Zeit.

Fallsituation:
Das Ehepaar Paul (73 Jahre) und Heidi Sommer (72 Jahre) lebt seit sechs Monaten in der Seniorenresidenz „Am Wald". Vor dem Einzug in die Seniorenresidenz genoss das Ehepaar gemeinsam die Rente. Sie waren viel auf Reisen, gingen zum Wandern in die Berge und verbrachten viel Zeit mit ihren Kindern und Enkelkindern.

Vor drei Jahren hatte Heidi Sommer einen Schlaganfall. Sie erholte sich gut, behielt aber auf der linken Körperseite eine leichte Hemiparese zurück. Im linken Arm hatte sie dadurch weniger Kraft. Deshalb konnte sie keine schweren Sachen mehr tragen und keine Konserven oder Flaschen öffnen. Auch das An- und Auskleiden war alleine nicht mehr möglich. Spazieren ging Frau Sommer nur noch zusammen mit ihrem Mann, da sie Angst vor einem Sturz hatte. Sie war auf die tägliche Unterstützung durch ihren Mann angewiesen. Paul Sommer kümmerte sich gerne um seine Frau. Das Ehepaar gestaltete seinen Alltag neu. So war es möglich, weiterhin zu zweit in ihrem Haus zu leben.

Dieses gut eingespielte Leben änderte sich für beide, als bei Paul Sommer bei einer Routineuntersuchung Morbus Crohn festgestellt wurde. Im Krankenhaus wurde eine Teilamputation seines Dickdarms vorgenommen und er bekam ein endständiges Transversostoma. Heidi und Paul Sommer erkannten, dass sie jetzt beide auf Unterstützung angewiesen waren. Deshalb trafen sie die Entscheidung, in die Seniorenresidenz zu ziehen.

Die Versorgung mit einem Stoma lehnte Paul Sommer anfangs komplett ab. Er ekelte sich davor, den mit Stuhlgang gefüllten Beutel anfassen zu müssen. Nach einiger Zeit überwand er sich und half beim Wechsel seines Stomasystems mit. Nach der Reinigung der Stomaöffnung durch eine Pflegefachkraft bringt er seitdem das neue Beutelsystem selbst an. Doch er kann sich immer noch nicht mit der neuen Situation anfreunden. Deshalb kommt es im Alltag immer wieder zu unangenehmen Situationen. Zum Beispiel, als sich der Stomabeutel löste und Paul Sommer sich mit Stuhlgang beschmierte.

Seine Familie mag Herr Sommer gar nicht mehr treffen. Auch an gemeinsamen Aktivitäten in der Seniorenresidenz nimmt er nicht mehr teil. Heidi Sommer fühlt sich alleingelassen und macht sich große Sorgen um ihren Mann und ihre weitere Zukunft. Am Telefon sagt Enkeltochter Lotte (5 Jahre) zu Frau Sommer: „Omi, ohne euch ist es gar nicht mehr schön! Warum kommt ihr nicht mehr zu uns? Ich will, dass Opa mir wieder vorliest!" Daraufhin beschließt Heidi Sommer, dass es so nicht weitergehen kann. In einer ruhigen Minute spricht sie ihren Mann darauf an. Doch Herr Sommer wird wütend und sagt: „Lass mich doch in Ruhe! Dieser verdammte Beutel! Alles riecht nach Stuhlgang. Das ist doch peinlich. Ich bin zu nichts mehr zu gebrauchen. Ohne mich bist du besser dran!"

Prüfungsaufgaben:

1 In der Fallsituation haben Sie erfahren, dass bei Herrn Sommer Morbus Crohn diagnostiziert wurde. Er hat deshalb ein Transversostoma erhalten (Gesamtpunkte: 11).

a) Definieren Sie den Begriff „Morbus Crohn“ (2 P.). → *AB I*

b) Definieren Sie den Begriff „Stoma“ (2 P.). → *AB I*

c) Beschreiben Sie die Besonderheit der Stomaanlage von Herrn Sommer (3 P.). → *AB I*

d) Erläutern Sie, welche Stomaversorgungssysteme für Herrn Sommer gewählt werden sollten (4 P.). → *AB II*

2 Im Rahmen der Versorgung von Herrn Sommer sind den Pflegefachkräften sogenannte Vorbehaltstätigkeiten zugeordnet. Definieren Sie den Begriff „Vorbehaltstätigkeiten“ (6 P.). → *AB I*

3 In der Seniorenresidenz „Am Wald“ wird die Pflege nach dem Modell der fördernden Prozesspflege nach Monika Krohwinkel umgesetzt. Dieses Modell stützt sich auf das Metaparadigma der Pflege und dessen vier Schlüsselkonzepte (Gesamtpunkte: 18).

a) Benennen und erläutern Sie diese vier Schlüsselkonzepte (8 P.). → *AB I und* → *AB II*

Schlüsselkonzept (je 1 P.)	Erläuterung (je 1 P.)

→ AB I und → AB II

b) Erstellen Sie gemäß dem Modell der fördernden Prozesspflege eine Pflegeplanung für Herrn Sommer zu der ABEDL „Ausscheiden können“. Berücksichtigen Sie in Ihrer Antwort das PESR-Format. Formulieren Sie ein Nah- und Fernziel und nennen Sie vier Maßnahmen (10 P.).

	ABEDL „Ausscheiden können“ (je 1 P.)
P	
E	
S	
R	
Nahziel	
Fernziel	
Maßnahmen	

4 Das Gespräch zwischen den Eheleuten Sommer endete für beide Seiten unbefriedigend. Das Vier-Seiten-Modell nach Schulz von Thun kann bei der Analyse des Dialogs helfen (Gesamtpunkte: 26).

→ AB I

a) Beschreiben Sie das Vier-Seiten-Modell nach Schulz von Thun (6 P.).

Vier Seiten nach Schulz von Thun (je 0,5 P.)	Beschreibung (je 1 P.)
1	
2	
3	
4	

→ AB II

b) Analysieren Sie die folgende Aussage von Herrn Sommer auf der Basis des Vier-Seiten-Modells (8 P.).

1.	2.
3.	4.

„Lass mich doch in Ruhe! Dieser verdammte Beutel! Alles riecht nach Stuhlgang. Das ist doch peinlich. Ich bin zu nichts mehr zu gebrauchen. Ohne mich bist du besser dran!“

→ AB II

c) Stellen Sie auf der Basis des Vier-Seiten-Modells die verschiedenen Möglichkeiten dar, wie Frau Sommer die Äußerungen ihres Mannes aufnehmen könnte (8 P.).

▪	▪
▪	▪

d) Das Gespräch zwischen Frau und Herrn Sommer endete in einem Wutanfall von Herrn Sommer. Begründen Sie, wie das Vier-Seiten-Modell eine konstruktive Kommunikation fördern kann (4 P.). → *AB III*

▪	▪
▪	▪

5 Im Rahmen der pflegerischen Versorgung von Herrn Sommer ist auch ein Beratungsgespräch zu seiner Stomaversorgung geplant (Gesamtpunkte: 39).

a) Benennen Sie die einzelnen Schritte des Stufenschemas zur selbstständigen Stomaversorgung (6 P.). → *AB I*

1.	4.
2.	5.
3.	6.

b) Skizzieren Sie einen Leitfaden für ein Beratungsgespräch zum Thema „Versorgungsmaterialien des Stomas“ mit Herrn Sommer. Nutzen Sie dafür die vorgegebenen sechs Schritte des Beratungsgesprächs in der Tabelle (18 P.). → *AB III*

1. Phase: Kontakt aufnehmen	
2. Phase: Beratungsbedarf erfassen	
3. Phase: Ziele festlegen	
4. Phase: Lösungen entwickeln	
5. Phase: Lösungen festlegen bzw. Beratung reflektieren	
6. Phase: Abschluss und weitere Vereinbarungen treffen	

c) Ermitteln und begründen Sie fünf weitere mögliche Themenschwerpunkte der pflegerischen Betreuung für ein Beratungsgespräch mit Herrn Sommer (15 P.). → *AB II* und → *AB III*

Themenschwerpunkt (je 1 P.)	Begründung (je 2 P.)
▪	
▪	
▪	
▪	
▪	

Erwartungshorizont

___/2 P.

1 a) Definition Morbus Crohn:

☐ Morbus Crohn ist eine chronisch entzündliche Darmerkrankung (CED), die in Schüben verläuft.

☐ Alle Abschnitte des Verdauungstrakts und auch alle Schichten der Darmwand können betroffen sein.

___/2 P.

1 b) Definition Stoma:

☐ Ein Stoma ist eine operativ geschaffene Öffnung eines Hohlorgans zur Körperoberfläche. Es ist das griechische Wort für „Mund" oder „Öffnung".

☐ Meist soll dadurch Blasen-, Darm- oder Mageninhalt abgeleitet werden. Stoma wird im medizinischen Bereich oft mit „künstlichem Darmausgang" übersetzt.

___/3 P.

1 c) Bedeutung der Stomaanlage bei Herrn Sommer:

☐ Endständiges Transversostoma bedeutet, dass die Stuhlausscheidung bei Herrn Sommer nur noch unwillkürlich über die künstlich geschaffene Öffnung (Stoma) erfolgt.

☐ Es wird dickbreiiger bis geformter Kot ausgeschieden.

☐ Der Vorgang der Eindickung der Stuhlmasse ist verkürzt, da der Anteil des Dickdarms fehlt und weniger Wasser aus dem Kot resorbiert wird (Häufigkeit des Stuhlgangs: 3- bis 4-mal pro Tag).

___/4 P.

1 d) Stomaversorgungssysteme für Herrn Sommer:

☐ Ein zweiteiliges System mit Halteplatte und geschlossenem oder offenem Stomabeutel ist hier geeignet. Es hat den Vorteil, dass nur der Stomabeutel gewechselt und dadurch die Haut weniger gereizt wird.

☐ Ein geschlossener Stomabeutel wird nur einmal gebraucht und es ist weniger Kontakt mit dem Stuhlgang nötig. Für Herrn Sommer wäre das gut, weil er sich vor dem Stuhlgang ekelt.

☐ Ein Stomabeutel mit Ablassventil kommt auch infrage. Er muss aber täglich mehrfach geleert werden.

☐ Möglich ist ebenso ein einteiliges System mit Ausstreifbeutel, das verbraucht weniger Material.

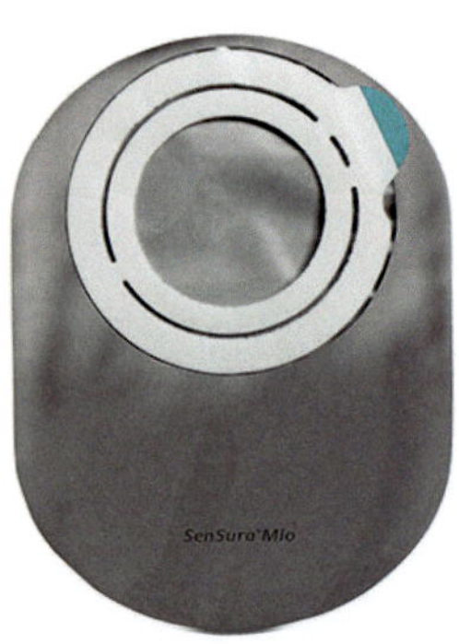

Abb. 1 Zweiteiliges Stomaset mit geschlossenem Stomabeutel

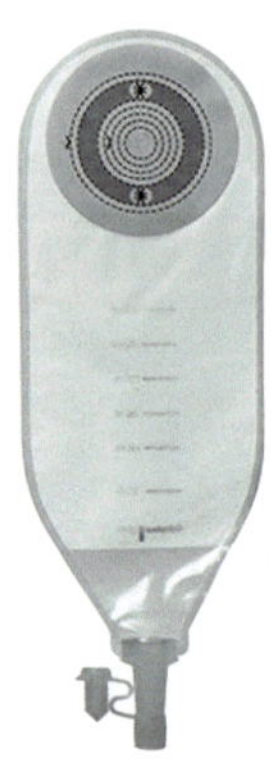

Abb. 2 Einteiliges Stomaset mit Ablassventil am Stomabeutel

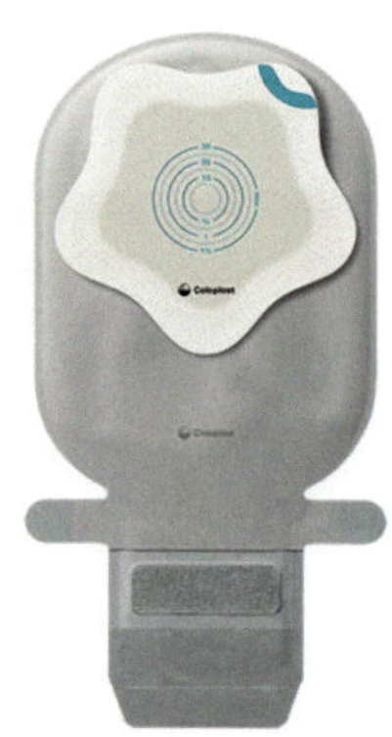

Abb. 3 Einteiliges Stomaset mit Ausstreifbeutel

2 Definition Vorbehaltstätigkeiten in der Pflege:

___/6 P.

- ☐ Dies sind Tätigkeiten, welche nur von Pflegefachfrauen und -männern ausgeführt werden dürfen.
- ☐ Die Pflegemaßnahmen und deren Dokumentation können von entsprechend qualifiziertem Personal vorgenommen werden.
- ☐ Sie sind im Pflegeberufegesetz § 4 geregelt und umfassen:
  - ○ Erhebung und Feststellung des individuellen Pflegebedarfs
  - ○ Organisation, Gestaltung und Steuerung des Pflegeprozesses
  - ○ Analyse, Evaluation, Sicherung und Entwicklung der Qualität der Pflege

3 a)

___/8 P.

Schlüsselkonzept (je 1 P.)	Erläuterung (je 1 P.)
☐ 1. der Mensch	☐ Menschen sind komplex. Der Mensch ist in der Lage, zu wachsen und neue Erfahrungen zu machen. Dies bezieht sich sowohl auf die Pflegefachkraft, den Patienten/Pflegebedürftigen als auch den Angehörigen.
☐ 2. die Umgebung	☐ Der Mensch und sein Umfeld stehen in wechselseitigem Austausch. Das Leben, die Gesundheit und das Wohlbefinden jedes Menschen werden durch seine Umgebung beeinflusst. Der Mensch beeinflusst mit seinem Verhalten wiederum die Umgebung.
☐ 3. die Pflege	☐ Die Pflege ist verantwortlich dafür, ressourcenorientiert die Fähigkeiten des Menschen zu erhalten oder diese wiederzuerlangen. Eine wichtige Ressource sind auch die Angehörigen.
☐ 4. Gesundheit und Krankheit	☐ Beide sind ein immerwährender Prozess. Jede Person definiert den Zustand von Gesundheit und Krankheit aus der eigenen Perspektive und damit subjektiv. Mitbestimmend sind die gegebenen Ressourcen und Einschränkungen.

HINWEIS

Bei unvollständigen Erläuterungen werden nur 0,5 P. vergeben.

___/10 P.

3 b)

ABEDL „Ausscheiden können“ (je 1 P.)	
P (Problem)	☐ Herr Sommer hat ein Selbstversorgungsdefizit bezüglich seines Transversostomas.
E (Einflussfaktoren/Ursache)	☐ Herr Sommer lehnt die eigenständige Versorgung aus Ekel ab.
S (Symptom)	☐ Herr Sommer wechselt den Stomabeutel nicht eigenständig und benötigt pflegefachliche Unterstützung. Herr Sommer äußert Ekel bezüglich der Stuhlausscheidung und den damit verbundenen Gerüchen.
R (Ressource)	☐ Herr Sommer toleriert die pflegerische Versorgung des Transversostomas durch die Fachkraft und unterstützt die Maßnahme durch das Anbringen des frischen Stomabeutels.
Nahziel	☐ Die tägliche Stomaversorgung ist durch die Pflegefachkraft und Herrn Sommer gewährleistet.
Fernziel	☐ Herr Sommer wechselt täglich und bei Bedarf das Beutelsystem seines Transversostomas eigenständig ohne Unterstützung.
Maßnahmen	☐ Herr Sommer wird von der Pflegefachkraft zu jeder Stomaversorgung einbezogen, indem er sich das Entfernen des Beutelsystems und die Reinigung des Transversostomas mit ansieht. Gleichzeitig wird er im Umgang mit den Versorgungsmaterialien geschult.
	☐ Herr Sommer wird von der Pflegefachkraft nach dem Stufenschema schrittweise zur selbstständigen Versorgung seines Transversostomas angeleitet.
	☐ Herr Sommer erhält einmal im Monat und bei Bedarf eine Beratung durch die Stoma-Fachkraft zur aktuellen Versorgungssituation und den verschiedenen Produkten, welche die Stomaversorgung erleichtern, z. B. den Gebrauch eines Geruchsbanners gegen die Ekel auslösenden Gerüche.
	☐ Herr Sommer bekommt bei Bedarf durch die Pflegefachkraft eine psychoemotionale Begleitung, um sich mit seiner Gesundheitssituation und dem notwendigen Transversostoma auseinanderzusetzen, belastende Aspekte anzusprechen und zu klären. Dazu bekommt er die Kontaktdaten einer Selbsthilfegruppe.

4 a)

___/6 P.

Vier Seiten nach Schulz von Thun (je 0,5 P.)	Beschreibung (je 1 P.)
☐ Sachebene	☐ Hier werden Sachinformationen übermittelt.
☐ Beziehungsebene	☐ Sie verdeutlicht, wie die Personen zueinander stehen und was der Sender vom Empfänger hält. Anzeichen dafür finden sich in der Mimik, der Gestik, im Tonfall und der Art der Formulierung.
☐ Selbstoffenbarungsebene	☐ Diese Ebene betrachtet Informationen, welche der Redner über sich preisgibt.
☐ Appellebene	☐ Diese Ebene verdeutlicht, was der Sender beim Empfänger erreichen möchte.

4 b) Analyse von Herrn Sommers Aussage anhand des Kommunikationsmodells nach Schulz von Thun:

___/8 P.

1.
☐ Sachebene:
Herr Sommer findet das Stoma ekelig, es ist ihm peinlich, alles riecht nach Stuhl, er kann nicht mehr am alltäglichen Leben teilnehmen.

2.
☐ Selbstoffenbarungsebene:
Herr Sommer fühlt sich überfordert, er ekelt sich vor sich selbst und schämt sich. Das macht ihn wütend.

„Lass mich doch in Ruhe!
Dieser verdammte Beutel!
Alles riecht nach Stuhlgang.
Das ist doch peinlich.
Ich bin zu nichts mehr zu gebrauchen.
Ohne mich bist du besser dran!“

3.
☐ Beziehungsebene:
Herr Sommer möchte nicht mit seiner Frau über sein Problem sprechen. Er fühlt sich nicht mehr als vollwertiger Partner und denkt, sie hat es besser ohne ihn.

4.
☐ Appellebene:
Herr Sommer möchte in Ruhe gelassen werden.

! HINWEIS

Je erklärter Ebene 2 P. Für die Beziehungsebene wäre auch richtig: Herr Sommer möchte seiner Frau nicht zur Last fallen und empfindet Schuldgefühle, da er und seine Situation schuld daran sind, dass sie jetzt in der Seniorenresidenz leben müssen und nicht zu Hause.

___/8 P.

4 c) Perspektive von Frau Sommer

- ☐ Sachebene:
  Frau Sommer bekommt die Informationen, dass ihrem Mann das Stoma peinlich ist, da alles nach Stuhlgang riecht. Sie hört, dass er seine Ruhe haben und nicht mit ihr über das Thema sprechen will.
- ☐ Beziehungsebene:
  Sie merkt, dass er sich emotional von ihr distanziert und sich nicht helfen lassen will. Die gemeinsame Zeit mit Ausflügen und Familienbesuchen ist genauso vorbei wie die Zeit seiner liebevollen Fürsorge.
- ☐ Selbstoffenbarungsebene:
  Frau Sommer spürt die Wut ihres Mannes. Die Wut zeigt ihr, wie verzweifelt ihr Mann ist.
- ☐ Appellebene:
  Herr Sommer zeigt seiner Frau, dass er nicht mit ihr sprechen will und dass sie jetzt alleine zurechtkommen muss.

HINWEIS

Je Antwort mit Fallbezug und zugeordneter Ebene nach Schulz von Thun 2 P.

___/4 P.

4 d) Bedeutung des Vier-Seiten-Modells für eine konstruktive Kommunikation:

- ☐ mit verschiedenen „Ohren" zuhören und aufpassen, auf welcher Ebene gesprochen wird
- ☐ Die Antwort erfolgt auf der gleichen Ebene, auf der die Nachricht gesendet wurde.
- ☐ Rückfragen stellen, um Missverständnissen vorzubeugen und sicherzustellen, dass alles richtig verstanden wurde
- ☐ Ich-Botschaften senden, so werden Abwertungen und Verallgemeinerungen vermieden

___/6 P.

5 a) Schritte gemäß Stufenschema zur selbstständigen Stomaversorgung:

Die zu pflegende Person …

- ☐ 1. … schaut bei der Versorgung durch die Pflegefachkraft zu.
- ☐ 2. … wechselt Beutel bei gereinigtem Stoma.
- ☐ 3. … reinigt Stoma und wechselt den Beutel.
- ☐ 4. … entfernt den gefüllten Beutel, reinigt das Stoma und legt einen frischen Beutel an.
- ☐ 5. … versorgt Stoma selbstständig, während die Pflegefachkraft dabei zusieht.
- ☐ 6. … versorgt Stoma selbstständig und ohne Kontrolle.

5 b)

___/18 P.

1. Phase: Kontakt aufnehmen	☐ Herrn Sommer begrüßen ☐ sich als Pflegefachkraft bei ihm vorstellen ☐ Vertrauen zu ihm aufbauen, aktiv zuhören
2. Phase: Beratungsbedarf erfassen	☐ sich einen Überblick zur Situation verschaffen, Situation ernst nehmen ☐ Kenntnisstand zu den unterschiedlichen Materialien zur Stomaversorgung erfassen ☐ Beratungsbedarf gezielt erfragen bzw. aus Äußerungen ableiten
3. Phase: Ziele festlegen	☐ Informationen zu den Versorgungsmaterialien im Hinblick auf das Stoma von Herrn Sommer geben ☐ festlegen, wie und wann Herr Sommer die Materialien selbstständig wechseln wird ☐ gemeinsam besprechen, was erreicht werden soll und kann
4. Phase: Lösungen entwickeln	☐ Hilfs- und Entlastungsmöglichkeiten aufzeigen: Schulungen für das Ehepaar Sommer, Unterstützung durch das Vermitteln einer Stomatherapeutin/Stomaschwester ☐ Herrn Sommer und seiner Frau Angebote für Selbsthilfegruppen vorschlagen/aufzeigen ☐ sich gemeinsam über mögliche Lösungen/Vorgehensweisen austauschen
5. Phase: Lösungen festlegen bzw. Beratung reflektieren	☐ sich auf ein bestimmtes Vorgehen einigen (z. B. schrittweise Stomaversorgung, Besuch von Selbsthilfegruppen) ☐ Befinden erfragen ☐ klären, ob nach Fragen offen sind bzw. aktiv nachfragen
6. Phase: Abschluss und weitere Vereinbarungen treffen	☐ positiven Abschluss finden ☐ weiteren Termin vereinbaren ☐ Gesprächsbereitschaft signalisieren bei noch offenen Fragen oder Unsicherheiten

! HINWEIS

Je Konkretisierung der einzelnen Phasen 3 P. Auch andere Formulierungen bzw. gut nachvollziehbare Antworten mit richtiger Einordnung zu den Phasen sind möglich.

___/15 P.

5 c)

Themenschwerpunkt (1 P.)	Begründung (je 2 P.)
☐ Umgang mit dem Stomaversorgungssystem	☐ Da Herr Sommer noch nicht selbstständig in der Versorgung seines Transversostomas ist, benötigt er in regelmäßigen Abständen Beratung. Auch bei einer selbstständigen Versorgung ist es für Herr Sommer wichtig, einen Ansprechpartner bei Sorgen und Problemen rund um sein Stoma zu haben.
☐ Ernährung	☐ Herr Sommer sollte sein Ernährungsverhalten auf seine Erkrankung abstimmen. Verdauungsbeschwerden (z. B. Obstipation, Diarrhö) können zu Komplikationen am Stoma führen. Durch die richtige Ernährung können sie gemindert werden. So löst sich dann z. B. das Versorgungssystem nicht ungewollt vom Stoma.
☐ mögliche Komplikationen des Stomas und wie damit umzugehen ist	☐ Ist Herr Sommer über eventuelle Komplikationen an seinem Stoma informiert, fällt es ihm leichter, diese zu erkennen und entsprechende Maßnahmen zu ergreifen oder einen Arzt/eine Stomaberatung aufzusuchen.
☐ Selbsthilfegruppen für Stomaträger und/oder Angehörige	☐ In Selbsthilfegruppen hat Herr Sommer oder auch Frau Sommer die Möglichkeit, mit Betroffenen und deren Angehörigen zu sprechen, sich zu unterschiedlichen Themen (z. B. Versorgungssysteme, Urlaub mit Stoma, Ernährung, Sexualität) auszutauschen und Erfahrungen zu teilen. Dies wäre für beide eine Möglichkeit, die aktuelle Situation zu bewältigen.
☐ Freizeitgestaltung trotz Stomaanlage	☐ Für Herrn Sommer ist es wichtig, zu wissen, worauf er bei der Freizeitgestaltung achten muss, um sein Stoma nicht zu schädigen. Trotz Stoma ist es möglich, mit den entsprechenden Hilfsmitteln Sport zu treiben (z. B. eine Stomakappe, ein Stomagurt, spezielle Schwimmkleidung).

! HINWEIS

Auch andere Themenschwerpunkte mit nachvollziehbarer Begründung sind möglich.

Auswertung

Aufgabe	Punkte
1a	
1b	
1c	
1d	
2	
3a	
3b	
4a	
4b	
4c	
4d	
5a	
5b	
5c	
Gesamt	___/100

Notenschlüssel	
Punkte	**Note**
100–92	1
91,5–81	2
80,5–67	3
66,5–50	4
49,5–30	5
29,5–0	6

+ Was die Fallsituation noch bietet ...

Frau Sommer erlitt vor drei Jahren einen Schlaganfall und ist seitdem auf Hilfe und pflegerische Unterstützung angewiesen.

- Erstellen Sie gemäß dem Modell der fördernden Prozesspflege eine Pflegeplanung für Frau Sommer zu drei passenden ABEDL mithilfe der Informationen aus der Fallsituation. Berücksichtigen Sie in Ihrer Antwort das PESR-Format. Formulieren Sie jeweils ein Nah- und Fernziel und nennen Sie vier Maßnahmen (→ AB I und → AB III).

- Die Enkeltochter Lotte (5 Jahre) sagt zu Frau Sommer am Telefon: *„Omi, ohne euch ist es gar nicht mehr schön! Warum kommt ihr nicht mehr zu uns? Ich will, dass Opa mir wieder vorliest!“*
  Analysieren Sie die Aussage der Enkeltochter Lotte auf der Basis des Vier-Seiten-Modells von Schulz von Thun (→ AB III).

Mein Prüfungstraining im Überblick

Schriftliche Prüfung	Themenschwerpunkte	Note beim Üben
Aufruhr im Nachtdienst S. 32–41	▪ stationäre Akutpflege einer 14-Jährigen ▪ Migräne ▪ Pflegeprobleme: Übelkeit/Erbrechen, Dehydration ▪ Dienstübergabe (SBAR-Schema) ▪ Assessmentinstrumente (Schmerz) ▪ Lebensgestaltung von Jugendlichen ▪ Kommunikation und Konfliktmanagement ▪ Nachtarbeit, Arbeitszeitgesetz	
Paul will nach Hause S. 42–53	▪ stationäre Akutpflege eines 10-Jährigen ▪ akute lymphatische Leukämie (ALL) ▪ Pflegeprozess, NANDA-Pflegediagnosen ▪ Kommunikation und Interaktion mit Kindern ▪ Mangelernährung, Nutritional Risk Screening ▪ EACH-Charta ▪ Pflegedokumentation ▪ onkologische Rehabilitation	
Max´ Geheimnis S. 54–65	▪ stationäre Akutpflege eines 19-Jährigen ▪ Diabetes mellitus Typ 1, Bulimie ▪ Pflegeprozessgestaltung ▪ Pflegedokumentation ▪ Autonomie und Entwicklungsförderung ▪ Patientenrechtegesetz (BGB) ▪ Kommunikation in Konfliktsituation ▪ Selbsthilfegruppen	
Emilia mag sich nicht waschen S. 66–75	▪ stationäre Langzeitpflege einer 8-Jährigen ▪ Schütteltrauma, Vernachlässigung ▪ Neurodermitis, Hautbeobachtung/-pflege ▪ Pflegeanamnese ▪ aktuelle und potenzielle Pflegeprobleme ▪ Pflegedokumentation ▪ Bundeskinderschutzgesetz, UN-Kinderrechtskonvention, ICN-Ethikkodex ▪ Kommunikation und Beziehungsaufbau bei Kindern ▪ Autonomie- und Entwicklungsförderung	
Frau Mazur hat einen Wunsch S. 76–85	▪ ambulante Langzeitpflege einer 39-Jährigen ▪ Multiple Sklerose ▪ Pflegeprozess nach Fiechter & Meier ▪ Schmerzmanagement bei chronischen Schmerzen ▪ technische Assistenzsysteme ▪ Kurzzeit- und Verhinderungspflege ▪ Grundhaltungen in einer Pflegebeziehung	
Herr Sommer ekelt sich S. 86–97	▪ stationäre Langzeitpflege eines Senioren-Ehepaars ▪ Morbus Crohn, Transversostoma ▪ Vorbehaltstätigkeiten ▪ Modell der fördernden Prozesspflege nach M. Krohwinkel ▪ kritische Lebenssituation ▪ Kommunikationsmodell nach Schulz von Thun ▪ Beratung/Anleitung zur Stomaversorgung	

Das kann ich ...	Das übe ich nochmal ...

2.3 Der zweite Prüfungstag

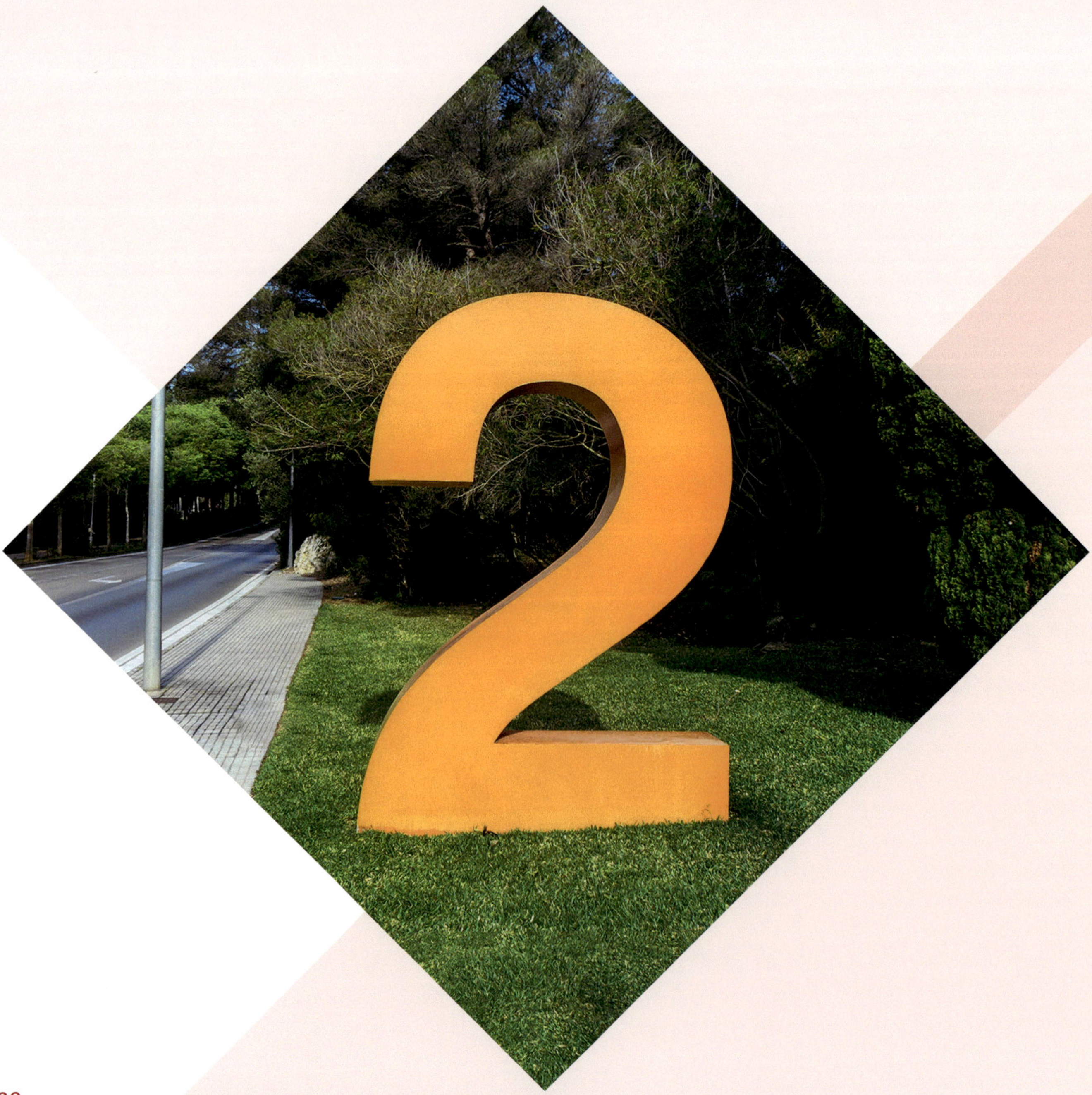

I

Pflegeprozess in gesundheitlichen Problemlagen gestalten

II

Gesundheitsförderung und Prävention mit Beratung

V

Handeln pflegewissenschaftlich begründen durch Forschungsergebnisse, Theorien und Modelle

Aslan und sein bester Freund

Themenschwerpunkte:
stationäre Akutversorgung – Kind – Asthma bronchiale – Allergien – Eltern- und Familienberatung – Transitional Care (Übergangspflege) – Gesundheitsförderung und Prävention bei Asthma – Transaktionales Stressmodell nach Lazarus & Folkman – EBN

Aufgabe:
Lesen Sie die Fallsituation. Bearbeiten Sie anschließend die Prüfungsaufgaben.
Sie haben 120 Minuten Zeit.

Fallsituation:
Nora Steinert, Gesundheits- und Kinderkrankenpflegerin der Kinderpneumologie im städtischen Krankenhaus, begrüßt den achtjährigen Aslan Mammadov mit seiner Mutter Leila (35 Jahre), als der Krankentransport beide auf die Station bringt. Aslan liegt auf einer Trage und wirkt müde. Am Fußende auf seiner Decke liegen die Papiere der Notaufnahme. Eine Infusionsflasche hängt über ihm.

Aslans Mutter freut sich, als sie Nora Steinert sieht. Beide kennen sich bereits vom letzten Stationsaufenthalt. Damals wurde bei Aslan die Diagnose Asthma bronchiale gestellt. „Ach, wie gut, dass Sie wieder da sind!", sagt Frau Mammadov erleichtert. Hektisch erzählt sie: „Aslan hat heute früh schlecht Luft bekommen, da bin ich mit ihm hierher. Ewig hat das alles in der Notaufnahme gedauert. Jetzt habe ich keine Zeit mehr. Ich muss zur Arbeit. Meine Mutter kommt aber gleich."

Nora Steinert erinnert sich an Aslan und seine Familie. Vor ein paar Monaten wurde der Junge zusammen mit seiner Oma Günel Ismailov (65 Jahre) aufgenommen, weil die Eltern in Vollzeit arbeiten, wenig Zeit haben und sich um Aslans jüngere Geschwister kümmern. Sie weiß noch, dass sie sich oft mithilfe von Übersetzungs-Apps auf dem Handy unterhielten, weil Frau Ismailov nicht so gut Deutsch sprach. Liebevoll kümmerte sie sich um ihren Enkel und zeigte sich auch interessiert an den stationsinternen Eltern- und Familienberatungsangeboten über Asthma.

Nora Steinert nimmt die Papiere und bringt Aslan und seine Mutter in ein freies Behandlungszimmer. Sie überprüft Aslans Vitalzeichen. Aslan ist blass und keucht leicht. In den Unterlagen liest sie, dass ein akuter Asthmaanfall vermutet wird und er bereits mit Salbutamol inhaliert hat. Aslans Mutter tippt aufgeregt auf ihrem Handy. Eine Zigarettenschachtel fällt auf den Boden. Schnell steckt Frau Mammadov diese wieder in ihre Jackentasche. „Aslan, wie geht es dir denn? Was ist passiert?", fragt Nora Steinert. Aslan erzählt, dass er nachts immer husten musste. Morgens war es dann so schlimm, dass er kaum noch atmen konnte. Sein Hund hat dabei richtig Radau gemacht. Stolz und freudig erklärt Aslan: „Es ist ein Corgi Hundewelpe. Er heißt Tobi. Ich habe ihn zum Geburtstag bekommen. Er ist mein bester Freund und er schläft auch bei mir im Bett." Plötzlich klopft es an der Tür, Frau Ismailov kommt herein. Sie begrüßt Nora Steinert freundlich und küsst ihre Tochter und ihren Enkel auf die Stirn. Aslans Mutter macht sich auf den Weg zur Arbeit. „Es wird alles gut, bald bist du wieder zu Hause!", ruft sie zum Abschied Aslan zu.

Aslan wird mit seiner Oma im Rooming-in aufgenommen und medikamentös weiterbehandelt. Es finden Lungenfunktionsprüfungen statt, auch ein Allergietest ist geplant. Nora Steinert ist beim Allergietest dabei. Auf Aslans Unterarm werden Testlösungen aufgetragen und intrakutan geprickt (eingeritzt). Nach kurzer Zeit entwickeln sich kleine Quaddeln. Aslan ist tapfer und schaut neugierig zu. Der Arzt erklärt, dass Aslan neben Haselnüssen und Äpfeln auch auf Tierhaare reagiert und sie Auslöser für seine Atembeschwerden sein können. Dann alarmiert sein Pieper und ruft ihn zu einem Notfall. Aslan schaut Nora mit Tränen in den Augen an: „Heißt das, ich darf nicht mehr mit Tobi spielen?" Nora vertröstet ihn mit einer Antwort und überlegt, ob ihr hier nicht die EBN weiterhelfen kann.

Prüfungsaufgaben:

1 Aslan Mammadov (8 Jahre) wird auf der Station für Kinderpneumologie aufgenommen (Gesamtpunkte: 15).

a) Benennen Sie drei Akteure, die in der Fallsituation eine Bedeutung für Aslan haben (3 P.). Beschreiben Sie, wie die Akteure die Situation erleben, deuten und verarbeiten könnten (6 P.).

→ *AB I*

Akteure (je 1 P.)	Erleben, Deuten, Verarbeiten (je 2 P.)
▪	
▪	
▪	

b) Ermitteln Sie zwei Handlungsanlässe für Nora Steinert aus der Fallsituation (2 P.). Beziehen Sie dabei auch Ihre Überlegungen zum Erleben, Deuten und Verarbeiten der Akteure ein. Begründen Sie, warum Sie diese Pflegeanlässe als bedeutsam einschätzen (4 P.).

→ *AB II und AB III*

Handlungsanlässe (je 1 P.)	Begründung (je 2 P.)
▪	
▪	

2 Aslan hatte wahrscheinlich einen allergisch bedingten Asthmaanfall (Gesamtpunkte: 12).

a) Erklären Sie drei Maßnahmen der Gesundheitsförderung, die bei Kindern mit Asthma bronchiale eingesetzt werden können (6 P.).

→ *AB II*

1
2
3

b) Entwickeln Sie einen langfristigen Gesundheitsförderungsplan für Aslan, in dem Sie für die Kriterien in der Tabelle jeweils eine passende Maßnahme vorschlagen und begründen (6 P.).

→ *AB III*

Gesundheitsförderungsplan	Maßnahmen (je 2 P.)
körperliche Gesundheit	
emotionale Unterstützung	
soziale Teilhabe	

3 Aslan und seine Familie sind mit stressigen Lebensumständen konfrontiert (Gesamtpunkte: 12).

a) Fassen Sie die zentrale Aussage des Transaktionalen Stressmodells von Lazarus & Folkman kurz zusammen (2 P.).

→ *AB I*

→ AB II

b) Unterscheiden Sie zwischen primärer und sekundärer Bewertung im Stressmodell von Lazarus & Folkman und wie diese den Stressprozess beeinflussen (5 P.).

Transaktionales Stressmodell (Lazarus & Folkman)	
primäre Bewertung (je 2 P.)	**sekundäre Bewertung (je 2 P.)**
Fazit zum Einfluss auf den Stressprozess (1 P.)	

→ AB II

c) Erklären Sie, wie die primäre und sekundäre Bewertung von Stressoren Aslan und seine Familie im Umgang mit der Erkrankung Asthma und den Allergien beeinflussen kann (5 P.).

4 Die Station für Kinderpneumologie bietet Eltern- und Familienberatung zum Thema Asthma bronchiale an. Aslans Oma zeigte sich daran interessiert (Gesamtpunkte: 22).

→ AB III

a) Begründen Sie, warum die Bereitstellung von Eltern- und Familienberatung in der Pflege von Kindern mit gesundheitlichen Herausforderungen wichtig ist (3 P.).

→ AB I und → AB II

b) Nennen und erklären Sie fünf Kommunikations- und Beratungsfähigkeiten, um eine Eltern- und Familienberatung in der Pflege effektiv umsetzen zu können (10 P.).

1.
2.
3.
4.
5.

→ AB II und → AB III

c) Ermitteln Sie drei zentrale Beratungsschwerpunkte, die Nora Steinert mit Aslan besprechen sollte, um ihn im Umgang mit seiner Erkrankung zu unterstützen (3 P.). Begründen Sie Ihre Auswahl (6 P.).

Beratungsschwerpunkte (je 1 P.)	Begründung (je 1 P.)
1	
2	
3	

5 Aslan hat kürzlich einen Hundewelpen bekommen, auf dessen Tierhaare er vermutlich mit einem Asthmaanfall reagiert hat. Vielleicht muss er ihn jetzt weggeben (Gesamtpunkte: 6).

a) Schätzen Sie Nora Steinerts Verhalten ein, Aslan mit einer Antwort zu vertrösten, als er nach dem Allergietest fragt: *„Heißt das, ich darf nicht mehr mit Tobi spielen?"* (2 P.). → *AB III*

b) Entwerfen Sie eine mögliche Antwort (2 P.), mit der Nora in der Situation direkt auf Aslans Frage reagieren könnte. Begründen Sie Ihren Vorschlag (2 P.). → *AB III*

Vorschlag für eine Antwort (2 P.):	Begründung (2 P.):

6 Aslans Mutter verabschiedet ihren Sohn mit den Worten: *„Es wird alles gut, bald bist du wieder zu Hause."* Das Konzept Transitional Care (Übergangspflege) gemäß der Transition Theory nach Meleis (2010) kann hierbei eine zentrale Rolle spielen (Gesamtpunkte: 9).

a) Nennen Sie drei Ziele des Konzeptes der „Transitional Care" (3 P.). → *AB I*

-
-
-

b) Erläutern Sie anhand von drei Aspekten, wie dieses Konzept eine reibungslose Überleitung von der stationären Krankenhausumgebung zur häuslichen/ambulanten Pflege bei Kindern gewährleisten kann (6 P.). → *AB II*

-
-
-

7 Nora Steinert überlegt, ob ihr die EBN zum Fall von Aslan Antworten geben kann (Gesamtpunkte: 5).

a) Geben Sie eine Definition des Begriffes EBN (2 P.). → *AB I*

b) Nennen Sie drei Vorteile, die EBN für die Pflegepraxis bietet (3 P.). → *AB I*

-
-
-

Erwartungshorizont

___/9 P.

1 a)

Akteure (je 1 P.)	Erleben, Deuten und Verarbeiten (je 2 P.)
☐ Nora Steinert (Gesundheits- und Kinder-kranken-pflegerin)	☐ ist eine verantwortungsvolle Pflegekraft ☐ kennt Aslan und seine Familie ☐ bemüht sich um das Wohl von Aslan ☐ schafft vertraute Atmosphäre ☐ unterstützt Aslan, seine Mutter, Oma
☐ Leila Mammadov (Aslans Mutter):	☐ ist gestresst, hat wenig Zeit, arbeitet viel, raucht ☐ vertraut auf Nora Steinerts Betreuung ☐ ist besorgt um Aslans Gesundheit ☐ bemüht sich um Balance zwischen Arbeit und Fürsorge für Aslan
☐ Günel Ismailov (Aslans Oma)	☐ zeigt Liebe, Unterstützung, Zuwendung für Aslan und Leila Mammadov ☐ ist bereit, Verantwortung zu übernehmen ☐ ist interessiert an Informationen ☐ unterstützt langfristige Behandlung von Aslan

> **! HINWEIS**
> Ein weiterer möglicher Akteur wäre der Arzt, der die Ergebnisse des Allergietests mitteilt und bei der Verarbeitung der Erkenntnisse beraten und unterstützen kann.

___/6 P.

1 b)

Handlungsanlässe (je 1 P.)	Begründung (je 2 P.)
☐ kontinuierliche Überwachung von Aslans Symptomen/ Vitalzeichen (Atmung, Sauerstoffsättigung, RR, Puls, Temp.)	☐ um frühzeitig Verschlechterungen von Aslans Gesundheitszustand zu erkennen, rechtzeitig Therapieanpassungen zu ermöglichen, den Verlauf zu dokumentieren und Komplikationen zu vermeiden
☐ Gabe der angeordneten Medikamente (ggf. weitere Inhalationen mit Salbutamol, Infusionen)	☐ um die asthmatischen Symptome zu behandeln und die Lebensqualität von Aslan zu verbessern

> **! HINWEIS**
> Weitere mögliche Handlungsanlässe: emotionale Unterstützung (um bei der Verarbeitung der Allergiediagnose zu unterstützen), Eltern-/Familienberatung (zur Allergenvermeidung, Krankheitsbewältigung)

___/6 P.

2 a) Maßnahmen der Gesundheitsförderung bei Kindern mit Asthma bronchiale:

☐ Aufklärung und Schulung:
Die Wissensvermittlung über Asthma bronchiale (u. a. Symptomerkennung, Medikamentenverabreichung, Auslösefaktoren) ermöglicht den Kindern und ihren Familien ein besseres Verständnis. Zudem unterstützt es bei der Bewältigung und Kontrolle von Notfällen oder Krisen (Selbstmanagement).

> **! HINWEIS**
> Je erklärter Maßnahme hier 2 P.

- ☐ Rauchvermeidung:
  Passivrauchen bzw. der Aufenthalt in rauchigen Umgebungen verschlimmern die Symptome von Asthma bronchiale. Eltern und Bezugspersonen sollten über die negativen Auswirkungen des Rauchens informiert und bei der Raucherentwöhnung unterstützt werden.
- ☐ Allergenvermeidung:
  Kinder mit allergischem Asthma bronchiale sollten vor bekannten Allergenen geschützt werden, wie z. B. Tierhaaren, Pollen, bestimmten Lebensmitteln. Eine gute Raumhygiene, der Einsatz von Allergie-sicheren Bezügen und das Vermeiden von Haustieren in der Nähe des Kindes können dazu beitragen, Exazerbationen zu reduzieren.

! HINWEIS

Weitere Maßnahmen: z. B. Förderung einer guten Händehygiene zur Infektionsvermeidung oder Vermeiden von psychischen/körperlichen Belastungen zur Prävention von Exazerbationen/Symptomverschlimmerungen

2 b)

___/6 P.

Gesundheitsförderungsplan	Maßnahmen (je 2 P.)
körperliche Gesundheit	☐ regelmäßige Arztbesuche (Follow-up-Termine), um den Verlauf seiner Erkrankung zu überwachen und ggf. Therapien anzupassen ☐ Entwicklung eines individuellen Asthma-Aktionsplans, der Aslan und seiner Familie hilft, die Symptome zu erkennen und angemessen darauf zu reagieren ☐ Empfehlung einer ausgewogenen Ernährung, die Aslans Allergien berücksichtigt und seine körperliche Gesundheit unterstützt ☐ Motivation zu Sport bzw. körperlichen Aktivitäten, die gut für Aslans Gesundheitszustand geeignet sind
emotionale Unterstützung	☐ kinderfreundliches Umfeld schaffen, das Aslan ein Gefühl von Sicherheit und Vertrautheit vermittelt ☐ Einbindung von Psychologen/Kindertherapeuten, um Aslan und seiner Familie emotionalen Beistand zu bieten und die psychische Gesundheit zu stärken ☐ Förderung der sozialen Interaktion mit anderen Kindern, um soziale Isolation zu vermeiden
soziale Teilhabe	☐ Empfehlung zur Sensibilisierung der Lehrkräfte und Mitschüler für Aslans Gesundheitsbedürfnisse und Allergien ☐ Motivation zur Organisation von Aktivitäten und Spielen, die die soziale Integration von Aslan in die Gemeinschaft fördern

! HINWEIS

Es muss jeweils nur eine sinnvoll passende Maßnahme begründet werden.

___/2 P.

3 a) zentrale Aussage des Transaktionalen Stressmodells von Lazarus & Folkman:

- ☐ *Lazarus und Folkman betonen in ihrem Modell die Bedeutung der subjektiven Wahrnehmung und Bewertung von Stressoren durch die Person.*
- ☐ *Stress ist nicht nur von äußeren Faktoren abhängig, sondern auch von der individuellen Bewertung der äußeren Faktoren.*

___/5 P.

3 b)

Transaktionales Stressmodell (Lazarus & Folkman)	
primäre Bewertung (je 2 P.)	**sekundäre Bewertung (je 2 P.)**
☐ *Eine Situation wird als bedeutsam oder irrelevant für das eigene Wohlbefinden bewertet.* ☐ *Eine negative primäre Bewertung kann Stress auslösen.*	☐ *Die eigenen Bewältigungsfähigkeiten und Ressourcen werden zu der Situation eingeschätzt.* ☐ *Eine positive sekundäre Bewertung kann den Stress mindern, während eine negative Bewertung den Stress verstärken kann.*
Fazit zum Einfluss auf den Stressprozess (1 P.)	
☐ *Die primäre und sekundäre Bewertung beeinflusst positiv oder negativ den gesamten Stressprozess und die individuelle Stressreaktion.*	

I INFO

Mehr zum Transaktionalen Stressmodell und weiteren Stressmodellen unter: https://leitbegriffe.bzga.de/alphabetisches-verzeichnis/stress-und-stressbewaeltigung/

___/5 P.

3 c)

primäre Bewertung von Stressoren in der Fallsituation:

- ☐ *Aktuelle Lebensumstände (Vollzeitjob beider Eltern, Versorgung ihrer Kinder, chronische Erkrankung von Aslan), akute Atembeschwerden/Gesundheitsprobleme von Aslan und sprachliche Barrieren könnten als bedrohlich und belastend wahrgenommen werden.*
- ☐ *Die primäre Bewertung könnte Stressreaktionen auslösen, da die Familie die Situationen als herausfordernd und negativ bewertet.*

sekundäre Bewertung von Stressoren in der Fallsituation:

- ☐ *Die Familie von Aslan wägt ihre Ressourcen und Bewältigungsstrategien ab (u. a. Unterstützung von der Oma, Kommunikation mit dem Pflegepersonal).*
- ☐ *Wenn die Familie merkt, dass sie es nicht schafft, angemessen mit den Herausforderungen umzugehen, könnte dies die Stressreaktion verstärken.*

Fazit:

- ☐ *Je nachdem, wie die aktuellen Stressoren von der Familie wahrgenommen und bewertet werden, beeinflusst dies entweder positiv oder negativ den Umgang mit Aslans Asthma und seinen Allergien.*

4 a) Eltern- und Familienberatung in der Pflege von Kindern mit gesundheitlichen Herausforderungen ist aus folgenden Gründen wichtig (je 1 P.):

___/3 P.

- ☐ Die Beratung ermöglicht den Familien, Informationen über die Erkrankung ihres Kindes zu erhalten und ein besseres Verständnis für die Behandlungsmöglichkeiten zu entwickeln.
- ☐ Durch die Beratung erhalten Eltern Unterstützung bei der Bewältigung von emotionalen Belastungen und Ängsten, die mit der Krankheit ihres Kindes einhergehen können.
- ☐ Die Eltern- und Familienberatung bietet eine Plattform für den Austausch von Erfahrungen und die Vernetzung mit anderen Familien, die ähnliche Herausforderungen bewältigen müssen.

4 b) Kommunikations- und Beratungsfähigkeiten:

___/10 P.

- ☐ Empathie: Die Fähigkeit, sich in die Gefühle und Erfahrungen der Eltern hineinzuversetzen und diese zu verstehen, ist wichtig für eine vertrauensvolle Beziehung und um eine unterstützende Atmosphäre zu schaffen.
- ☐ Aktives Zuhören: Durch aktives Zuhören können Beratende die Bedürfnisse und Anliegen der Eltern erfassen und angemessen darauf reagieren.
- ☐ Wiederholen, Zusammenfassen, Paraphrasieren, Spiegeln: Mit diesen Techniken kann das Verstehen der Informationen verbessert werden.
- ☐ Kommunikationsklarheit: Eine klare und verständliche Kommunikation ist wichtig, um Informationen über die Erkrankung des Kindes, Behandlungsoptionen und andere relevante Aspekte zu vermitteln. Komplexe medizinische Begriffe sollen in einfache und leicht verständliche Sprache umgewandelt werden.
- ☐ Sensibilität für kulturelle Unterschiede: Es ist wichtig, die kulturellen Hintergründe und Werte der Eltern zu respektieren und ihre individuellen Bedürfnisse und Vorlieben in die Beratung einzubeziehen. Dies fördert eine kultursensible und angemessene Kommunikation.
- ☐ Wertschätzung und partnerschaftliches Agieren: Die Eltern- und Familienberatung ist als partnerschaftlicher Prozess zwischen den Beratenden und den Eltern gedacht. Eltern werden als Experten für ihr Kind anerkannt, um gemeinsam Lösungen/Entscheidungen zu erarbeiten.
- ☐ Fachwissen/Fachkompetenz: Beratende sollten in der Lage sein, detailliert über die Erkrankung des Kindes, den Behandlungsplan und andere relevante Aspekte zu informieren. Sie sollten die Eltern dabei unterstützen, fundierte Entscheidungen für die Pflege ihres Kindes zu treffen.
- ☐ Ethische Sensibilität/Reflexionsfähigkeit: Beratende sollten sich der ethischen Grundsätze und Verantwortlichkeiten bewusst sein und sicherstellen, dass die Beratung auf Prinzipien wie Vertraulichkeit, Autonomie, Gerechtigkeit, Schadensvermeidung und Fürsorge/Kindeswohl basiert.

! HINWEIS

Je Nennung der unterstrichenen Begriffe 1 P., je dazugehöriger Erklärung 1 P. Es müssen nur fünf Aspekte genannt und erklärt werden. Weitere Antworten sowie andere Formulierungen sind möglich.

___/9 P.

4 c)

> **HINWEIS**
>
> Es müssen nur drei Beratungsschwerpunkte mit jeweils einer Begründung benannt werden. Beratungsschwerpunkte, die vorwiegend an Aslans Eltern gerichtet sind (z. B. Rauchverzicht von Aslans Mutter, Empfehlung/Beantragung von Mutter/Vater-Kind-Kuren in Orten mit sehr guter Luftqualität) können hier nur bedingt als richtig gewertet werden, da sich die Beratung laut Aufgabenstellung direkt an Aslan richten soll.

	Beratungsschwerpunkte (je 1 P.)	Begründung (je 2 P.)
1	☐ medikamentöse Therapie (Anwendung von Asthmasprays, Peak-Flow u. a.)	☐ um die Bedeutung der regelmäßigen Einnahme der verschriebenen Medikamente zur Asthmakontrolle zu erklären ☐ um die richtige Anwendung der Medikamente, insbesondere des schnell wirksamen Beta-2-Sympathomimetikums (z. B. Salbutamol), zu verstehen
2	☐ Notfallplan bzw. Umgang mit Asthmaanfällen	☐ um mit Aslan zu besprechen und gemeinsam mit ihm zu erarbeiten, wie er sich bei einem Asthmaanfall verhalten soll, und ihm dadurch Sicherheit vermitteln
3	☐ Allergenmanagement	☐ um über potenzielle Allergene, auf die er allergisch reagieren könnte, wie z. B. Tierhaare, Haselnüsse, Äpfel, zu informieren und um die Exposition gegenüber diesen Allergenen zu minimieren ☐ um mögliche Triggerfaktoren zu identifizieren und damit Asthmaanfälle zu reduzieren bzw. zu vermeiden
4	☐ Atemtechniken	☐ um Aslan zu zeigen, wie er Atemtechniken (z. B. Lippenbremse, Einsatz von Atemhilfsmuskeln) anwenden kann und dadurch seine Atemnot während eines Asthmaanfalls minimiert
5	☐ körperliche Aktivität	☐ um Aslan zu erklären, dass regelmäßige körperliche Aktivität an der frischen Luft sein Lungenvolumen und seine Ausdauer verbessert und dies dazu beiträgt, sein Asthma besser zu kontrollieren

5 a) Einschätzung von Nora Steinerts Verhalten: ___/2 P.

- ☐ Ich finde, Nora Steinert hat sich richtig verhalten, Aslan mit einer Antwort erst einmal zu vertrösten.
- ☐ Aslan weint und ist in dieser Situation gestresst. Was nun aufgrund der Allergenauswertung die beste Lösung ist, sollte gemeinsam und in Ruhe mit dem Arzt und seinen Eltern zu einem späteren Zeitpunkt besprochen werden.

5 b) ___/4 P.

Vorschlag für eine Antwort (2 P.):	Begründung (2 P.):
☐ „Du spielst gern mit deinem Hund, stimmt's? – Wie alt ist denn dein Hund?" ODER „Hat dein Hund bestimmte Lieblingsspielzeuge?" ODER „Geht ihr gemeinsam immer spazieren? Wo geht ihr am liebsten hin?" ODER „Mag dein Hund andere Tiere oder hat er Lieblingsfreunde im Park?" ODER „Was macht dein Hund, wenn er glücklich oder aufgeregt ist?"	☐ Mit den Fragen signalisiert Nora Interesse und Verständnis für Aslans Sorgen.
☐ „Lass uns alles zusammen mit dem Arzt und deinen Eltern besprechen, wenn er wiederkommt."	☐ Sie gibt keine Ja/Nein-Antwort, gewinnt dadurch Zeit und lässt alle Optionen offen, solange noch nichts eindeutig feststeht und auch die Eltern noch nichts wissen.

> **! HINWEIS**
> Auch andere Antworten mit schlüssiger Begründung sind möglich.

6 a) Ziele des Konzeptes Transitional Care (Übergangspflege): ___/3 P.

- ☐ Sicherstellen einer kontinuierlichen und qualitativ hochwertige Pflege
- ☐ Vermeiden von erneuten/ständigen Krankenhausaufenthalten bzw. von Versorgungslücken
- ☐ Förderung des Wohlbefindens des Kindes und dessen Versorgung in der häuslichen, vertrauten Umgebung durch Familienbeteiligung

Auch richtige Ziele, die genannt werden können:

- ☐ Verbesserung der Lebensqualität
- ☐ Förderung der medizinischen Compliance und Adherence
- ☐ Optimierung der Gesundheitsergebnisse und Monitoring

> **I INFO**
> Mehr dazu unter: Bernhard-Kessler, C. (2023): Übergangspflege – Transitional Care. Pflegetheoretische Begründungen und pflegepraktische Umsetzungen. Göttingen: Hogrefe AG.

___/6 P.

! HINWEIS

Drei der hier erläuterten Aspekte genügen, je 2 P.

I INFO

Mehr dazu unter: www.hogrefe.com/de/thema/transitional-care-die-pflegerische-begleitung-von-uebergaengen

6 b) Gewährleistung einer reibungslosen Überleitung von der stationären Krankenhausumgebung zur häuslichen/ambulanten Pflege bei Kindern durch

- ☐ Pflegeüberleitung:
  Planung, Koordination und Organisation der Überleitung von der Klinik zur häuslichen oder ambulanten Pflege
- ☐ Informationsaustausch:
  Austausch medizinischer Informationen und Pflegepläne zwischen Klinik und ambulanten Pflegeanbietern
- ☐ Schulung und Beratung:
  Anweisungen für die Familie zur Pflege und zum Krankheitsmanagement zu Hause
- ☐ Unterstützung bei der Organisation:
  Hilfe bei der Planung von Terminen und Therapien
- ☐ kontinuierliche Überwachung:
  fortlaufende Beobachtung des Kindes und Anpassungen der Pflege bei Bedarf
- ☐ frühzeitige Identifizierung möglicher Probleme:
  Erkennen von Herausforderungen und rechtzeitige Lösungsfindung

___/2 P.

7 a) Definition:

- ☐ EBN = Evidence-based Nursing
- ☐ Die evidenzbasierte Pflege ist ein Ansatz, bei dem Pflegeentscheidungen auf aktuellen und relevanten wissenschaftlichen Erkenntnissen, Forschungsergebnissen und klinischen Studien basieren.

___/3 P.

! HINWEIS

Drei Vorteile genügen, je Vorteil 1 P.

7 b) Vorteile von EBN:

- ☐ Verbesserung der Pflegequalität in der Pflegepraxis
- ☐ Erhöhung der Patientensicherheit durch Minimierung von Risiken und Komplikationen
- ☐ Effizienz und Ressourceneinsparung durch gezielten Einsatz von Materialien und Zeit
- ☐ Stärkung der beruflichen Kompetenz und Wissensbasis der Pflegekräfte
- ☐ Fokus auf individuelle, bedürfniszentrierte Versorgung
- ☐ Beitrag zur Weiterentwicklung der Pflegewissenschaft

Auswertung

Aufgabe	Punkte
1a	
1b	
2a	
2b	
3a	
3b	
3c	
4a	
4b	
4c	
5a	
5b	
6a	
6b	
7a	
7b	
Gesamt	___/ 81

Notenschlüssel	
Punkte	Note
81–74,5	1
74–66	2
65,5–54,5	3
54–40,5	4
40–24	5
23,5–0	6

+ Was die Fallsituation noch bietet ...

- Diskutieren Sie den Einfluss von Umweltfaktoren auf die Entwicklung und den Verlauf von Asthma bronchiale (→ AB III).

- Untersuchen Sie die potenziellen Hindernisse, mit denen Aslan Mammadov konfrontiert sein könnte, wenn es um die Umsetzung eines gesunden Lebensstils und die Bewältigung seiner chronischen Erkrankung geht (→ AB II).

Frau Krüger bekommt Besuch

Themenschwerpunkte:
stationäre Akutpflege – junge Mutter mit Neugeborenem – Wochenbett – Gesundheitsförderung – Präventionsarten – Patientenedukation – lebenslanges Lernen – professionelle Pflege – Expertenstandard Entlassungsmanagement – Beratung, Anleitung und Schulung nach der Geburt

Aufgabe:
Lesen Sie die Fallsituation. Bearbeiten Sie anschließend die Prüfungsaufgaben.
Sie haben 120 Minuten Zeit.

Fallsituation:
Hannah Krüger (26 Jahre) hat vor zwei Tagen ihr erstes Kind zur Welt gebracht. Der kleine Max kam in der 40+3 SSW mit 3200 g und 50 cm zur Welt (APGAR 9/9/10). Die Geburt dauerte über 48 Stunden und Frau Krüger fühlt sich immer noch sehr erschöpft. Trotz Ibuprofen (ärztliche Anordnung: 3-mal 1 Tbl. 400 mg p. o.) kann sie vor Schmerzen nicht richtig sitzen, da sie während der Geburt einen Dammriss erlitten hat.

An Schlafen war in den letzten zwei Nächten auch kaum zu denken. Max meldete sich jede Stunde und wollte gestillt werden. Das Anlegen an die Brust klappt noch nicht so richtig und Frau Krüger klagt über Brustschmerzen beim Stillen. Beim letzten Wiegen hat Max außerdem 60 g abgenommen. Irgendwie hatte sie sich das anders vorgestellt, als die Hebamme fragte, ob sie Max stillen möchte.

Am Nachmittag kam ihr Mann Timo Krüger zu Besuch auf die Wochenstation und hat auch gleich seine Mutter mitgebracht. Freudestrahlend stürmte diese sofort in das Zimmer. Frau Krüger war sehr überrascht von dem unerwarteten Besuch. Denn sie hatte mit ihrem Mann abgesprochen, dass die ersten Tage kein Besuch kommen sollte, damit sie sich ganz in Ruhe mit der neuen Situation vertraut machen können. Die frisch gebackene Oma wollte offensichtlich nicht so lange warten. Während der ganzen Besuchszeit überschüttete sie Frau Krüger mit Ratschlägen. Sie zeigte ihr, wie sie Max am besten an die Brust anlegen soll, worauf sie bei der Pflege achten muss, dass sie ihn vorsichtiger tragen soll und wie wichtig es doch ist, dass Max Muttermilch bekommt. Flaschennahrung kommt für sie überhaupt nicht infrage. Herr Krüger widersprach seiner Mutter nicht.

Als die Mutter von Herrn Krüger nach zwei Stunden endlich nach Hause fährt, ist Frau Krüger vollkommen erschöpft. Sie möchte von ihrem Mann wissen, warum er seine Mutter gegen die Absprache mit ins Krankenhaus gebracht hat. Sie erklärt ihm, dass sie die ganzen Belehrungen durch seine Mutter als sehr aufdringlich empfunden habe. Herr Krüger versteht ihre Einwände nicht: „Meine Mutter hat es doch nur gut gemeint – und immerhin hat sie ja schon mich und meine Geschwister großgezogen.“

Bei der Abendrunde fragt die Pflegefachfrau Monika Mehring Frau Krüger, wie es ihr denn geht und ob sie schon Stuhlgang hatte. Plötzlich fängt Frau Krüger zu weinen an.

Prüfungsaufgaben:

1 Frau Krüger bekommt nach der Geburt viele Ratschläge von ihrer Schwiegermutter zum Thema Pflege und Versorgung ihres Sohns Max. Sie selbst befindet sich im Wochenbett und muss neben Max auch auf sich selbst achten (Gesamtpunkte: 15).

a) Definieren Sie den Begriff der Gesundheitsförderung (3 P.). → *AB I*

b) Bewerten Sie das Verhalten der Schwiegermutter gegenüber Frau Krüger und Max unter dem Aspekt der Gesundheitsförderung. Begründen Sie Ihre Aussage (6 P.). → *AB III*

c) Nehmen Sie Stellung zum Verhalten des Ehemannes Herrn Krüger gegenüber seiner Frau (6 P.). → *AB III*

2 Monika Mehring muss sich in der pflegefachlichen Versorgung von Frau Krüger und Max nicht nur auf die Aspekte der Gesundheitsförderung beziehen, sondern auch auf notwendige präventive Maßnahmen (Gesamtpunkte: 18). → *AB I und II*

a) Benennen und erläutern Sie die drei Arten der Prävention und geben Sie je ein Beispiel, bezogen auf die Fallsituation (12 P.).

Präventionsart (je 1 P.)	Erläuterung (je 2 P.)	Beispiel (je 1 P.)
1.		
2.		
3.		

b) Erläutern Sie den Unterschied zwischen der Verhaltensprävention und der Verhältnisprävention und geben Sie je ein Beispiel, bezogen auf Frau Krüger (6 P.). → *AB II*

	Erläuterung (je 2 P.)	Beispiel (je 1 P.)
Verhaltensprävention		
Verhältnisprävention		

3 Frau Krüger soll sich nach der Entlassung auch zu Hause gut um Max und auch sich selbst kümmern. Deshalb ist es notwendig, dass sie durch Pflegefachfrau Monika Mehring und das interprofessionelle Team umfassende Informationen zu allen wichtigen Themen erhält.

→ *AB I und AB II*

Benennen und erläutern Sie die drei Formen der Patientenedukation am Beispiel von Frau Krüger (12 P.).

Formen der Patientenedukation (je 1 P.)	Erläuterung zum Fall Frau Krüger mit Beispiel (je 3 P.)
1.	
2.	
3.	

4 Frau Krüger soll in zwei Tagen mit Max nach Hause entlassen werden. Im Rahmen des Entlassungsmanagements ist es notwendig, ein abschließendes Beratungsgespräch mit Frau Krüger zu führen, um die wichtigen Themen der Gesundheitsvorsorge für sich und ihren Sohn Max zu besprechen (Gesamtpunkte: 29).

→ *AB I*

a) Benennen Sie die sechs Phasen des pflegerischen Beratungsgesprächs in der richtigen Reihenfolge (6 P.).

1.
2.
3.
4.
5.
6.

→ *AB III*

b) Begründen Sie sechs Themen, zu denen Sie Frau Krüger im Rahmen des Entlassungsmanagements beraten würden (18 P.).

Thema (je 1 P.)	Begründung (je 2 P.)
▪	
▪	
▪	
▪	
▪	
▪	

→ *AB III*

c) Frau Krüger macht sich Sorgen über den Gewichtsverlust von Max. Beurteilen Sie, ob diese Sorgen berechtigt sind (5 P.).

5 Die pflegerische Versorgung von Frau Krüger und Max zielt darauf ab, das größtmögliche Maß an Pflegequalität zu erreichen. Dabei sollen sich die Pflegefachkräfte an den neuesten pflegewissenschaftlichen Erkenntnissen orientieren (Gesamtpunkte: 26).

a) Nennen Sie die fünf Ziele der professionellen Pflege (5 P.). → *AB I*

1.
2.
3.
4.
5.

b) Benennen Sie fünf Quellen, aus denen sich Pflegefachfrau Monika Mehring im Rahmen des lebenslangen Lernens pflegerisches Fachwissen generieren kann (5 P.). → *AB I*

-
-
-
-
-

c) Ermitteln Sie aus der Fallsituation fünf Themen, über die Monika Mehring pflegefachliches Wissen besitzen muss, um Frau Krüger und ihren Sohn Max professionell versorgen zu können (10 P.). → *AB II*

fallbezogene Themen (je 2 P.) *Monika Mehring benötigt pflegefachliches Wissen zu den Themen …*
1.
2.
3.
4.
5.

d) Verdeutlichen Sie den Unterschied zwischen einer kompetenten Pflegefachkraft und einem Pflegeexperten (6 P.). → *AB II*

kompetente Pflegfachkraft:

Pflegeexperte:

Erwartungshorizont

___/ 3 P.

1 a) Definition Gesundheitsförderung:

- ☐ *Die Gesundheitsförderung beruht auf einer salutogenetischen Betrachtungsweise der individuellen Situation.*
- ☐ *Der Fokus liegt auf den personellen/settingbezogenen Gesundheitsressourcen und wie man diese stärken kann (Empowerment).*
- ☐ *Der Mensch soll befähigt werden, maximal selbstbestimmt seine Gesundheit zu stärken (Partizipation), z. B. durch Gesundheitsaufklärung, Gesundheitsberatung.*

___/ 6 P.

HINWEIS

Je bewerteter Aussage/ Antwort 2 P.

1 b) Bewertung des Verhaltens der Schwiegermutter in Bezug auf die Gesundheitsförderung:

- ☐ *Die Schwiegermutter äußert Frau Krüger gegenüber ihre Meinung zu der pflegerischen Versorgung von Max. Sie sorgt sich wahrscheinlich um das Wohl ihres Enkels.*
- ☐ *Sie geht von ihren eigenen Erfahrungen aus und dem, was sie als das Beste empfindet. Sie vergisst dabei, dass Max nicht ihr Sohn ist. Die Entscheidungen und die Erziehung von Max liegen in der Verantwortung von Frau und Herrn Krüger.*
- ☐ *Durch die Erwartungshaltung erzeugt die Schwiegermutter Druck bei Frau Krüger. Deshalb empfindet sie dieses Verhalten als anstrengend und aufdringlich.*

___/ 6 P.

HINWEIS

Je begründeter Aussage/Stellungnahme 2 P. Drei dieser hier notierten Antworten genügen und können auch sinngemäß wiedergegeben sein.

1 c) Stellungnahme zum Verhalten von Herrn Krüger gegenüber seiner Frau:

- ☐ *Herr Krüger hat gegen die gemeinsame Absprache gehandelt, dass in den ersten Tagen kein Besuch kommen soll. Er sollte den Wunsch seiner Frau ernst nehmen und seiner Mutter verdeutlichen, dass aktuell noch kein Besuch in der Klinik möglich ist.*
- ☐ *Herr Krüger versteht nicht, warum seine Frau die Ratschläge seiner Mutter als aufdringlich empfindet. Er selbst bewertet das Wissen seiner Mutter als kompetent in der Kindererziehung, da sie bereits eigene Kinder aufgezogen und dadurch Erfahrung hat.*
- ☐ *Herr Krüger hat nicht erkannt, dass das Bedürfnis nach Privatsphäre für seine Frau im Moment sehr wichtig ist.*
- ☐ *Die Äußerung von Herrn Krüger könnte auch darauf hindeuten, dass er selbst unsicher ist bezüglich der Versorgung seines neugeborenen Sohnes Max und sich durch seine Mutter Unterstützung erhofft.*

2 a)

___/12 P.

Präventionsart (je 1 P.)	Erläuterung (je 2 P.)	Beispiel (je 1 P.)
☐ Primär-prävention	☐ Krankheitsvermeidung ☐ Gesundheit erhalten und Neuerkrankungen verringern	☐ Zahnprophylaxe/ Schutzimpfung/ Sportangebote
☐ Sekundär-prävention	☐ Krankheitsfrüherkennung ☐ Risiken erkennen, um Erkrankungen zu verhindern	☐ Neugeborenen-Screening/Vorsorge-untersuchungen/ Gesundheits-Check-ups
☐ Tertiär-prävention	☐ Krankheitsverlauf positiv beeinflussen und Rückfall verhüten ☐ Wiederherstellung der Leistungsfähigkeit und Linderung/Verhinderung von bleibenden Einschränkungen	☐ Mutter-Kind-Kur/ Rehabilitations-Sport/Anschluss-Heilbehandlungen (AHB)

! HINWEIS

Weitere Beispiele sind denkbar. Es muss nur ein Beispiel benannt sein. Werden mehrere Beispiele genannt, darf nur das erste Beispiel bewertet werden.

2 b)

___/6 P.

	Erläuterung (je 2 P.)	Beispiel (je 1 P.)
Verhaltens-prävention	☐ Weiterentwicklung der individuellen persönlichen Kompetenzen ☐ aktives Einbringen in die Planung und Umsetzung der Strategien zur Gesundheitsförderung (Partizipation) für Förderung von Autonomie und Selbstbestimmung	☐ Kurs zur Rückbildungsgymnastik besuchen
Verhältnis-prävention	☐ gesundheitsförderliche Gesamtpolitik auf der gesellschaftlichen Ebene ☐ Gesundheitsdienste entwickeln Versorgungssysteme, die stärker die Gesundheit fördern ☐ ganzheitliche Gesundheitsförderung bedeutet: Lebens-, Arbeits- und Freizeitbedingungen, Umweltschutz	☐ Stillcafé unter Leitung einer Hebamme einrichten

___/ 12 P.

3

Form der Patientenedukation (je 1 P.)	Erläuterung zum Fall Frau Krüger (2 P.) mit Beispiel (1 P.)
☐ Anleitung	☐ Frau Krüger erlernt während der Anleitung neue Fähigkeiten zur Versorgung ihres Sohnes Max. Sie erfährt dabei einen Kompetenzzuwachs und wird selbstsicherer. ☐ Beispiel: Stillen/Körperpflege/Halten von Max
☐ Beratung	☐ Ziel ist, Frau Krüger zu unterstützen, damit sie selbstbestimmt die aktuelle Situation bewältigen kann. Dies geschieht durch Unterstützung beim Finden von Entscheidungen, Entdecken und Erhalten von Ressourcen, Erlernen von Selbstmanagementstrategien und der Auseinandersetzung mit ihren Emotionen, bedingt durch die neue Situation. ☐ Beispiel: Alltagsbewältigung mit einem Neugeborenen/Unterstützung beim Stillen/beim Umsetzen eigener Vorstellungen zur Versorgung von Max in Abgrenzung zu Wünschen der Schwiegermutter
☐ Schulung	☐ Frau Krüger erlernt relevantes Wissen, welches ihr in der neuen Situation helfen kann, Probleme zu bewältigen. Sie kann sich in einer Gruppe mit anderen Müttern zu gemeinsamen Themen austauschen. ☐ Beispiel: Stillgruppe/Rückbildungskurs für Frau Krüger

! HINWEIS

Bei den Beispielen wurden mehrere Lösungsmöglichkeiten aufgeführt, es muss aber jeweils nur ein Beispiel benannt werden.

___/ 6 P.

4 a) Phasen eines Beratungsgesprächs:

☐ 1. Beziehung herstellen
☐ 2. Beratungsbedarf und -bedürfnisse erfassen
☐ 3. Beratungsziele aushandeln
☐ 4. Lösungen entwickeln
☐ 5. Beratung reflektieren
☐ 6. Beratung beenden

! HINWEIS

Nur bei richtiger Reihenfolge gibt es 6 P. Bei fehlerhafter Reihenfolge oder falschen Begriffen wird jeweils 1 P. abgezogen.

4 b)

___/ 18 P.

Thema (je 1 P.)	Begründung (je 2 P.)
☐ Rückbildungsgymnastik	☐ Damit sich der Uterus optimal zurückbilden kann und der Beckenboden seine Elastizität zurückgewinnt, sollte Frau Krüger einen Rückbildungskurs machen. Sie beugt so einer Inkontinenz vor.
☐ gynäkologische Nachuntersuchung und Verhütung	☐ Frau Krüger sollte einen Termin bei ihrer Gynäkologin vereinbaren. Diese überwacht die Uterus-Rückbildung. Sie berät auch zu Verhütungsmethoden während der Stillzeit, sollte kein erneuter Schwangerschaftswunsch bestehen.
☐ Körperpflege und Hygiene	☐ Da sich Frau Krüger noch im Wochenbett befindet, fließen bei ihr die Lochien. Diese sind potenziell infektiös und können bei Kontakt mit der Brust eine Entzündung verursachen. Als Folge der Geburt hat Frau Krüger einen Dammriss erlitten. Hier ist eine entsprechende Beratung zur Körper- und Intimpflege wichtig, um eine Wundinfektion zu verhindern.
☐ Stillen	☐ Da das Stillen von Max für Frau Krüger noch schwierig ist, sollte sie zu Hilfsangeboten beraten werden, z. B. Stillberatung oder Besuch einer Stillgruppe in ihrem Umfeld, damit sie sich austauschen kann. Sie erfährt dadurch Unterstützung und lernt andere Mütter kennen, denen es ähnlich geht. Umfassendes Wissen zum Stillen und zu möglichen Stillhindernissen beugt ebenso einer Mastitis vor.
☐ Vorsorgeuntersuchungen für Max	☐ Frau Krüger erhält für Max das gelbe U-Heft, in dem alle Kinder-Vorsorgeuntersuchungen dokumentiert werden. Sie sollte dazu beraten werden, zeitnah Termine mit der Kinderärztin zu vereinbaren (nächster Termin für die U3 ist in der 4.–6. Lebenswoche von Max). Die Kinderärztin kontrolliert die altersgerechte Entwicklung von Max und leitet evtl. notwendige Diagnostik und Therapien ein.
☐ plötzlicher Kindstod	☐ Frau Krüger wird zu Maßnahmen beraten, die einem plötzlichen Kindstod vorbeugen, da das Risiko dafür in den ersten Lebensmonaten am höchsten ist (z. B. rauchfreie Umgebung, Stillen).

! HINWEIS

Weitere Themen sind denkbar, z. B. Infant Handling, Wickeln, Baden, Körper- und Nabelpflege, Erstausstattung für ein Baby.

___/5 P.

4 c) Beurteilung der Sorge von Frau Krüger:

- ☐ Diese Sorge von Frau Krüger ist nicht berechtigt.
- ☐ Es ist normal, dass Max in den ersten Tagen nach der Geburt an Gewicht verliert.
- ☐ Neugeborene scheiden mehr aus, als sie durch Nahrung an Gewicht zunehmen.
- ☐ Der Gewichtsverlust sollte 7 % des Ausgangsgewichts nicht überschreiten.
- ☐ Das Geburtsgewicht sollte nach spätestens 14 Tagen wieder erreicht sein.

___/5 P.

5 a) Ziele der professionellen Pflege:

- ☐ Gesundheit erhalten
- ☐ Gesundheit fördern
- ☐ Gesundheitsschäden vorbeugen
- ☐ ressourcen- und beziehungsorientiert anleiten, beraten und begleiten
- ☐ Lebensqualität fördern/erhalten

___/5 P.

5 b) Quellen zur Generierung pflegerischen Fachwissens:

- ☐ Fachbücher
- ☐ Fachzeitschriften
- ☐ Expertenstandards
- ☐ Berichte aus der Pflegeforschung
- ☐ valide Internetquellen, z. B. Robert Koch-Institut, Bundesministerium für Gesundheit, Bundeszentrale für gesundheitliche Aufklärung

___/10 P.

5 c)

fallbezogene Themen (je 2 P.) *Monika Mehring benötigt pflegefachliches Wissen zu den Themen …*
☐ Neugeborenenpflege und Versorgung des Nabels: Frau Krüger braucht in der Pflege von Max Unterstützung und Anleitung, damit sie die korrekten Handlungen lernt.
☐ Ablauf einer Anleitung, Beratung oder Schulung: Damit kann sich die Pflegefachfrau den Bedürfnissen von Frau Krüger anpassen und sie optimal begleiten.
☐ physiologisches Wochenbett und eventuelle Komplikationen: Das ist bei Frau Krüger sehr wichtig. Denn es können psychische Probleme auftreten, z. B. Babyblues, Wochenbettdepression.
☐ physiologisches Stillen und potenzielle Stillhindernisse: Denn das Stillen bei Frau Krüger funktioniert nicht optimal und sie benötigt fachliche Unterstützung.
☐ physiologische Wundheilung und eventuelle Wundheilungsstörungen: Denn Frau Krüger hatte einen Dammriss und dieser soll komplikationslos abheilen.

5 d) ___/6 P.

kompetente Pflegefachkraft:

☐ *Eine kompetente Pflegefachkraft handelt planvoll. Sie kann Situationen jedoch noch nicht intuitiv erfassen. Dazu fehlt ihr die Erfahrung in der Pflegepraxis.*

Pflegeexperte:

☐ *Ein Pflegeexperte erfasst Pflegesituationen intuitiv und bewältigt sie flexibel, ohne vorherige Lösungssuche. Voraussetzung ist viel Praxiserfahrung. Er verfügt ggf. zusätzlich über eine fundierte Ausbildung, z. B. ein Studium oder eine Fachweiterbildung.*

Auswertung

Aufgabe	Punkte
1a	
1b	
1c	
2a	
2b	
3	
4a	
4b	
4c	
5a	
5b	
5c	
5d	
Gesamt	___/100

Notenschlüssel	
Punkte	Note
100–92	1
91,5–81	2
80,5–67	3
66,5–50	4
49,5–30	5
29,5–0	6

+ Was die Fallsituation noch bietet …

Die Beratung zum plötzlichen Kindstod und den notwendigen präventiven Maßnahmen ist ein wichtiger Bestandteil im Rahmen der Entlassung von Frau Krüger und ihren Sohn Max.

- Skizzieren Sie ein solches Beratungsgespräch und zeigen Sie dabei die wichtigsten präventiven Maßnahmen gegen den plötzlichen Kindstod auf (→ AB III).

- Grenzen Sie die Begriffe Gesundheitskompetenz, Prävention und Gesundheitsförderung voneinander ab (→ AB II).

Mein Leben ändern? Das schaffe ich doch nie!

Themenschwerpunkte:
stationäre Akutpflege – ältere pflegebedürftige Person – arterielle Hypertonie – Herzinsuffizienz – Dekubitusprophylaxe – Assessmentinstrumente – Modell des Bettlägerigwerdens nach Abt-Zegelin – Kommunikationsmodell nach Friedemann Schulz von Thun – gesundheitsförderliche Beratung

Aufgabe:
Lesen Sie die Fallsituation. Bearbeiten Sie anschließend die Prüfungsaufgaben.
Sie haben 120 Minuten Zeit.

Fallsituation:
Klaus-Dieter Beck (60 Jahre) leidet seit mehreren Jahren an arterieller Hypertonie und einer Herzinsuffizienz. Nachdem er jahrzehntelang als Bauarbeiter bei Wind und Wetter schwer körperlich gearbeitet hat, ist er nun seit fast vier Jahren arbeitslos.
Herr Beck hatte immer viele gute Kumpels und Kollegen. Mit ihnen verbrachte er gern lange Dartabende in einem völlig verrauchten Partykeller. Dazu gehörten reichlich fettiges Essen und viel Alkohol.

Herr Beck ist alleinstehend, die Trennung von seiner langjährigen Bekannten hat ihm sehr zugesetzt. Sie gab ihm Halt und eine Tagesstruktur. Nun lässt er sich hängen und vergisst auch oft, seine verordneten Betablocker einzunehmen oder rechtzeitig eine neue Packung vom Internisten zu holen. Dass mit ihm etwas nicht stimmt, haben auch seine Nachbarn bemerkt. Im Hausflur haben sie ihm manchmal hinterhergerufen: „Klaus-Dieter, was ist los? Warum hast du so einen roten Kopf?"

Herr Beck fühlte sich schlechter und schlechter. Jetzt liegt er mühsam atmend mit geschwollenen Beinen auf dem Sofa. Er ist kraftlos und hat Angst, wieder in seiner Wohnung zu stürzen. So wie vor wenigen Wochen. Den Weg zur Toilette spart er sich daher. Er benutzt eine Blumenvase als Urinflasche, die neben seinem Sofa steht. Damals hatte seine Freundin ihn immer motiviert, sich zu bewegen.

In der letzten Zeit isst Herr Beck sehr wenig und bewegt sich kaum. Er will alles etwas langsamer angehen, weil er denkt, dass dann die Beschwerden von selbst weggehen. Stattdessen musste er nachts den Rettungsdienst rufen, weil er kaum noch Luft bekam. Mit Blaulicht wurde er ins Krankenhaus gefahren.

Pflegefachmann Yoshi Hung (30 Jahre) übernimmt ihn drei Stunden später sauerstoffpflichtig vom Personal der Notaufnahme auf die kardiologische Station. Er kontrolliert erneut seine Vitalzeichen und notiert: Herzfrequenz 124/Minute, Blutdruck 188/95 mmHg, Atemfrequenz 23/Minute, Temperatur 36,8 °C, kaltschweißig. Dem Überleitungsbogen und Arztbrief entnimmt er: Körpergröße 1,82 m, Gewicht: 118 kg, Beine beidseits ödematös, NYHA-Klasse 4. Die Waterlow-Skala ist noch leer. Yoshi Hung füllt sie aus, um das Dekubitusrisiko zu ermitteln.

In den nächsten Tagen geht es Herrn Beck dank intravenös verabreichter Diuretika besser. Der kurze Weg ins Bad und zur Toilette ist anstrengend, aber er schafft ihn mit Unterstützung. Zu Pflegefachmann Yoshi Hung hat sich ein vertrauensvolles Verhältnis entwickelt. In einem ruhigen Moment im Spätdienst nutzt Herr Beck die Gelegenheit und berichtet dem Pflegefachmann von den morgendlichen Ansagen der Ärzte in der Visite. Sie hätten ihm aufgezählt, was er alles unbedingt und sofort ändern muss. „Wissen Sie, was die da alles erzählen, das schaffe ich doch niemals!", sagt er. Yoshi Hung schaut Herrn Beck an. Er weiß nicht, was er sagen soll. Die Ärzte haben schließlich nicht Unrecht.

Prüfungsaufgaben:

1 Herr Beck leidet seit Jahren an einer arteriellen Hypertonie und einer Herzinsuffizienz (Gesamtpunkte: 27).

a) Definieren Sie den Begriff Herzinsuffizienz (1 P.) und erklären Sie, wie die Herzinsuffizienz mit Herrn Becks Symptomen zusammenhängt (4 P.). → *AB I und* → *AB II*

b) Bewerten Sie den Eintrag „NYHA-Klasse 4" im Arztbrief von Herrn Beck in Bezug auf seinen Gesundheitszustand. Gehen Sie dabei auch auf die anderen Stadien im Rahmen dieser Klassifizierung ein (8 P.). → *AB III*

c) Definieren Sie eine arterielle Hypertonie (2 P.) und nennen Sie vier Risikofaktoren aus der Fallsituation für Herrn Beck (4 P.). → *AB I*

d) Herr Beck hat von seinem Internisten Betablocker verschrieben bekommen und im Krankenhaus werden ihm Diuretika verabreicht. Erklären Sie die Wirkungen dieser beiden Medikamente (4 P.) und ordnen Sie ihnen jeweils zwei Präparate zu (4 P.). → *AB II und* → *AB I*

Medikamentengruppe	Wirkungsweise (je 2 P.)	Präparat/Beispiel (je 1 P.)
Betablocker	-	- -
Diuretika	-	- -

2 Herr Beck wird akut auf der kardiologischen Station aufgenommen. Pflegefachmann Yoshi Hung kontrolliert seine Vitalparameter (Gesamtpunkte: 14).

a) Beurteilen Sie Herrn Becks gemessene Werte in der Tabelle (8 P.). → *AB III*

Werte	Beurteilung (je 2 P.)
RR: 188/95 mmHg	
HF: 124/Min.	
T: 36,8 °C, kaltschweißig	
AF: 23/Min.	

→ *AB I* **b)** Bei der Blutdruckmessung gilt es Fehlerquellen zu vermeiden, um korrekte Werte zu ermitteln. Beschreiben Sie sechs Maßnahmen, die Yoshi Hung beim Blutdruckmessen beachten sollte (6 P.).

▪	▪	▪
▪	▪	▪

3 Yoshi Hung ist für die Pflege von Herrn Beck verantwortlich und bestimmt sein Dekubitusrisiko anhand der Waterlow-Skala (Gesamtpunkte: 15).

→ *AB I* **a)** Geben Sie jeweils zwei Gründe an, die für (pro) und gegen (kontra) die Anwendung eines Assessmentinstruments sprechen, um das Dekubitusrisiko einzuschätzen (4 P.).

Anwendung eines Assessmentinstrumentes	
pro (1 P. je Grund)	**kontra (1 P. je Grund)**
▪	▪
▪	▪

→ *AB II* **b)** Identifizieren Sie aus der Fallsituation drei Informationen/Zusammenhänge, die auf ein erhöhtes Dekubitusrisiko bei Herrn Beck hindeuten (3 P.).

→ *AB I* **c)** Beschreiben Sie drei prophylaktische Maßnahmen, um das Dekubitusrisiko bei Herrn Beck zu reduzieren (3 P.)

→ *AB II* **d)** Leiten Sie neben dem Dekubitusrisiko fünf weitere potenzielle Pflegeprobleme von Herrn Beck aus der Fallsituation ab (5 P.).

4 Die Pflegewissenschaftlerin Prof. Dr. Angelika Abt-Zegelin beschreibt in ihrer Forschungsarbeit (2005) den Prozess des Bettlägerigwerdens in fünf Phasen (Gesamtpunkte. 9):

1 **Instabilität**
- Bewegung erfolgt nur langsam und mit Hilfsmitteln

2 **Ereignis**
- z. B. Sturz, Heimeinzug, längere Krankheit

3 **Immobilität im Raum**
- vorwiegendes Sitzen im Rollstuhl/Sessel, evtl. sind wenige Schritte möglich

4 **Ortsfixierung**
- langsam fortschreitende Beschränkung auf einen Ort, z. B. das Bett, ohne eigene Ortsveränderung

5 **Bettlägerigkeit**
- kein Aufstehen aus dem Bett mehr möglich

Quelle: Abt-Zegelin, A. (2005): „Festgenagelt sein". Der Prozess des Bettlägerigwerdens. Bern: Huber Verlag.

a) Schätzen Sie anhand der Fallinformationen ein, in welcher Phase sich Herr Beck aktuell befindet (1 P.). Begründen Sie Ihre Entscheidung (2 P.). → *AB III*

Einschätzung von Herrn Beck:

Begründung:

b) Entwerfen Sie drei konkrete Maßnahmen, die Pflegende ergreifen können, um den Prozess des Bettlägerigwerdens bei Herrn Beck aufzuhalten bzw. zu verlangsamen (6 P.). → *AB III*

5 Herr Beck berichtet dem Pflegefachmann Yoshi Hung von den Ansagen der Ärzte in der Morgenvisite. Er soll vieles sofort ändern (Gesamtpunkte: 34).

a) Ermitteln Sie drei Themen, auf die Yoshi Hung als Pflegefachperson in einem Beratungsgespräch mit Herrn Beck zur Förderung seiner Herzgesundheit eingehen sollte. Begründen Sie Ihre Auswahl (6 P.). → *AB II und AB III*

Themen (3 P.)	Begründung (3 P.)

b) Nennen Sie die sechs typischen Phasen eines Beratungsgesprächs (6 P.) und wenden Sie diese jeweils im Fall von Herrn Beck an (12 P.). → *AB I und AB II*

Beratungsphase (je 1 P.)	Anwendung auf den Fall (je 2 P.)
1.	
2.	
3.	
4.	
5.	
6.	

c) Herr Beck glaubt nicht, dass er die Arztempfehlungen umsetzen kann. Erklären Sie mithilfe des Vier-Seiten/Ohren-Modells von Friedemann Schulz von Thun, wie diese Aussage zu verstehen ist (8 P.). → *AB II*

Sachebene (2 P.)	Selbstoffenbarungsebene (2 P.)
„Was die da alles erzählen, das schaffe ich doch niemals!“	
Beziehungsebene (2 P.)	Appellebene (2 P.)

d) Yoshi Hung wusste nicht, wie er auf Herrn Becks Äußerungen reagieren sollte. Entwickeln Sie eine mögliche Handlungsstrategie für ihn in dieser Situation (2 P.). → *AB III*

Erwartungshorizont

___/5 P.

1 a) Definition Herzinsuffizienz (1 P.):

☐ Herzschwäche aufgrund eingeschränkter Pumpfunktion

Erklärung von Herrn Becks Symptome aufgrund der Herzinsuffizienz (je 2 P.):

☐ Beim Vorwärtsversagen kann das Herz nicht genügend sauerstoffreiches Blut im Körper weiterleiten, was Dyspnoe und eine verringerte Leistungsfähigkeit zur Folge hat.

☐ Aufgrund des Rückwärtsversagens kommt es zu einem Blutrückstau aus dem Lungen- und dem Körperkreislauf. Dies erhöht den Druck in den jeweiligen Blutgefäßen, wodurch vermehrt Flüssigkeit in das umgebende Gewebe gedrückt wird. Dies führt zu Ödembildung.

___/8 P.

1 b) Bewertung des Arztbriefeintrags „NYHA-Klasse 4“:

☐ Die NYHA-Klassifikation ist eine Schweregrad-Einteilung der Herzinsuffizienz in insgesamt vier Stadien.

- ○ NYHA-I: keine Beschwerden bei diagnostizierter Herzinsuffizienz
- ○ NYHA-II: leichte Beschwerden bei schwerer Belastung
- ○ NYHA-III: starke Beschwerden bei leichter Belastung
- ○ NYHA-IV: Beschwerden bereits im Ruhezustand

INFO

NYHA = New York Heart Association

☐ Herr Beck wurde von den Ärzten in der Notaufnahme entsprechend seinen akuten Beschwerden in das letzte Stadium eingeteilt.

☐ Das bedeutet, sein Gesundheitszustand ist sehr ernst, da er nicht belastbar ist und selbst in Ruhe Beschwerden hat.

☐ Die Einteilung in NYHA-IV entspricht einer deutlich verminderten Pumpfunktion/Herzleistung mit einem erhöhten Risiko für Komplikationen.

___/6 P.

1 c) Definition arterielle Hypertonie (2 P.):

☐ Bluthochdruck = chronisch erhöhter Blutdruck im arteriellen Gefäßsystem

☐ Blutdruckwerte in Ruhe: systolisch über 140 mmHg, diastolisch über 90 mmHg.

Risikofaktoren mit Fallbezug (je 1 P., insgesamt 4 P.):

☐ Übergewicht (Herr Beck wiegt 118 kg bei 1,82 m)

☐ Rauchen/Passivrauchen (lange Aufenthalte im verrauchten Partykeller)

☐ Alkoholkonsum (Alkoholtrinken mit Freunden bei Dartabenden)

☐ Bewegungsmangel

☐ fettreiche Ernährung

☐ Stress (Trennung von langjähriger Bekannten, Arbeitslosigkeit)

HINWEIS

Vier fallbezogene Risikofaktoren reichen. Werden mehr benannt, gibt es keine Zusatzpunkte.

1 d) ___/8 P.

Medikamentengruppe	Wirkungsweise (je 2 P.)	Präparat / Beispiel (je 1 P.)
Betablocker	☐ Indem die Betarezeptoren blockiert werden, wird die Reaktion des Herzens auf Adrenalin gedämpft. Dies führt zu einer Reduzierung der Herzfrequenz und Herzkraft, was wiederum das Herzzeitvolumen und den Blutdruck senkt.	☐ Metoprolol (z. B. Beloc®) ☐ Bisoprolol (z. B. Concor®)
Diuretika	☐ Diuretika sind Arzneimittel, die die Urinproduktion und die Ausscheidung von Elektrolyten fördern. Dadurch reduziert sich das zirkulierende Volumen, was zu einer Senkung des Blutdrucks führt. Es gibt verschiedene Wirkstoffklassen.	☐ Xipamid (z. B. Xipagamma®) ☐ Furosemid (z. B. Lasix®)

> **! HINWEIS**
> Auch andere Medikamentenbeispiele (Handelsname oder Wirkstoff) können hier als richtig gewertet werden.

2 a) ___/8 P.

Werte	Beurteilung (je 2 P.)
RR: 188/95 mmHg	☐ Der Blutdruck ist deutlich erhöht, Herr Beck ist hyperton. Ein physiologischer Blutdruck für Erwachsene liegt bei 120/80 mmHg.
HF: 124/Min.	☐ Herr Beck ist tachykard. Eine normale Herzfrequenz im Ruhezustand liegt bei Erwachsenen zwischen 60 und 100 Schlägen pro Minute.
T: 36,8 °C, kaltschweißig	☐ 36,8 °C ist eine physiologische Körpertemperatur, allerdings könnte „kaltschweißig" auf Schock, Angst oder Hypoglykämie hinweisen.
AF: 23/Min.	☐ Herrn Becks Atemfrequenz ist leicht erhöht und weist auf Dyspnoe, Angst/Stress hin. Die physiologische Atemfrequenz für Erwachsene liegt zwischen 12 und 20 Atemzügen pro Minute.

2 b) Maßnahmen beim Blutdruckmessen zur Fehlerreduktion (je 1 P.): ___/6 P.

- ☐ richtige Manschettengröße gemäß Oberarmumfang auswählen
- ☐ Manschette nicht zu fest bzw. zu locker anlegen
- ☐ beidseitiges Messen, v. a. bei Vorerkrankungen des Herzens
- ☐ einschnürende/enge Kleidung am Messarm vorher entfernen
- ☐ im Liegen oder Sitzen bzw. im Ruhezustand messen, nicht im Stehen
- ☐ während der Messung nicht sprechen/bewegen, Arm ruhig halten und Umgebungslärm vermeiden
- ☐ Manschettendruck nicht zu schnell ablassen

> **! HINWEIS**
> Weitere richtige Maßnahmen: Blutdruckmessgerät auf Funktionalität prüfen, Pulskontrolle während des Aufpumpvorgangs

___/4 P.

3 a)

Anwendung eines Assessmentinstrumentes	
pro (1 P. je Grund)	**kontra (1 P. je Grund)**
☐ *Es kann helfen, das individuelle Dekubitusrisiko systematisch zu erfassen.*	☐ *Es gibt keine einheitliche Empfehlung für ein Assessmentinstrument, das zuverlässig und valide das Dekubitusrisiko erfasst.*
☐ *Durch standardisiertes Erfassen von Risikofaktoren können Pflegende potenzielle Gefahren erkennen und reagieren.*	☐ *Bloßes Ausfüllen eines Fragebogens ersetzt nicht den Blick einer Pflegefachkraft.*
☐ *Es kann dazu beitragen, dass alle Pflegefachpersonen in einer Einrichtung einheitlich vorgehen.*	☐ *Es besteht die Gefahr eines rein instrumentellen Vorgehens, bei dem individuelle Bedürfnisse/Ressourcen der Pflegebedürftigen vernachlässigt werden.*

! HINWEIS

Jeweils zwei Gründe für Pro und Kontra genügen.

___/3 P.

3 b) Informationen/Zusammenhänge aus dem Fall für ein erhöhtes Dekubitusrisiko (je 1 P.):

☐ *Herr Beck hat sich kaum bewegt in den letzten Tagen vor der Krankenhauseinweisung. Dies führt zur Druckerhöhung auf das Gewebe, das Dekubitusrisiko steigt.*

☐ *Die ödematös geschwollenen Beine erhöhen die Wahrscheinlichkeit, dass sich ein Dekubitus entwickelt.*

☐ *Herr Beck wiegt 118 kg bei einer Körpergröße von 1,82 m. Übergewicht/Adipositas erhöht das Risiko für die Dekubitusentstehung.*

! HINWEIS

Die unterstrichenen Aussagen sind für eine Bepunktung ausreichend.

___/3 P.

3 c) Maßnahmen zur Dekubitusprävention (je 1 P.):

☐ *Beratungsgespräch über die Risikofaktoren (Ursachen, Entstehung eines Dekubitus, Tipps für Bewegungsübungen), aktive Einbeziehung in den Pflegeprozess*

☐ *regelmäßige Hautinspektion auf pathologische Veränderungen, v. a. an den Prädilektionsstellen (z. B. Knochenvorsprüngen)*

☐ *Freilagern anfälliger Körperstellen und achtsames Positionieren von Infusionsleitungen/Überwachungskabeln/Sauerstoffschlauch usw., sodass Herr Beck nicht darauf liegt*

☐ *Integrieren vieler kleiner Bewegungsübungen in den Tagesablauf/Pflegealltag*

☐ *individuell festgelegte und regelmäßige Positionswechsel bei längerem Liegen im Bett*

! HINWEIS

Die Maßnahmen müssen nachvollziehbar beschrieben sein. Nur ein Nennen eines Wortes, z. B. Wechseldruckmatratze, ist nicht ausreichend.

3 d) weitere potenzielle Pflegeprobleme (je 1 P.):

___/5 P.

- ☐ Herr Beck ist sturzgefährdet.
- ☐ Herr Beck hat ein erhöhtes Pneumonierisiko.
- ☐ Herr Beck hat ein Risko für eine Mangelernährung.
- ☐ Herr Beck ist gefährdet für eine Intertrigo.
- ☐ Herr Beck hat ein erhöhtes Thromboserisiko.

HINWEIS

Für aktuelle Pflegeprobleme (z. B. Atemnot, Ödeme) gibt es keine Punkte.

4 a)

Einschätzung von Herrn Beck (1 P.):

___/3 P.

- ☐ Herr Beck ist vermutlich in der Phase „Immobilität im Raum".

Begründung (2 P.):

- ☐ Aktuell ist Herr Beck auf der Station noch in der Lage, mit Unterstützung kurze Wege, wie zum Bad oder zur Toilette, zurückzulegen. Das passt zur Beschreibung dieser Phase.
- ☐ Auch zu Hause hielt sich Herr Beck vorrangig auf dem Sofa auf, konnte aber noch wenige Schritte gehen. Das erschwerte Atmen und die geschwollenen Beine beeinträchtigen seine Mobilität deutlich.

4 b) Maßnahmen gegen den Prozess des Bettlägerigwerdens (je 2 P.):

___/6 P.

- ☐ Für Herrn Beck kann ein individuell angepasster Bewegungsplan erstellt werden, z. B. Gehübungen mit Unterstützung, um seine Mobilität zu erhalten und seine Inaktivität/Immobilität zu durchbrechen.
- ☐ Die Verwendung von Hilfsmitteln, wie z. B. ein Rollator, kann ihm Sicherheit vermitteln und dazu motivieren, mehr Schritte zu laufen.
- ☐ Das tägliche Einführen von Balance- und Krafttraining in den Pflegealltag (z. B. bei der Grundpflege oder in Zusammenarbeit mit Physio-/Ergotherapie) kann helfen, Herr Becks Muskelkraft zu erhalten/stärken.

5 a) Themen für ein Beratungsgespräch zur Förderung der Herzgesundheit von Herrn Beck

___/6 P.

- ☐ regelmäßige/korrekte Einnahme der Betablocker/Herzmedikamente: stabilisiert seinen Herz-Kreislauf-Zustand und beugt Komplikationen wie einer hypertensiven Krise vor
- ☐ Ernährungsumstellung: u. a. auf salzarme, vitaminreiche, fett- und kalorienreduzierte Kost sowie Trinkmengenbeschränkung zur Verbesserung/ Entlastung des Herzens, Minderung der Ödeme
- ☐ Gewichtsreduktion: Übergewicht belastet das Herz zusätzlich und schränkt Herrn Becks Bewegungsfreiheit/Lebensqualität ein.
- ☐ Motivation zur Nikotinentwöhnung bzw. Vermeiden von Passivrauchen: Nikotinkonsum verengt die Gefäße und mindert seine ohnehin schon eingeschränkte Durchblutung/Sauerstoffversorgung.
- ☐ Empfehlung zur körperlichen Aktivität in Herzsportgruppen: zur Förderung sozialer Kontakte und des Austausches bei gleichzeitiger herzgesunder Bewegung und Überwachung durch Experten

HINWEIS

Je Nennung des unterstrichenen Themas 1 P. und je passender Begründung 1 P. Drei dieser Themen hier sind ausreichend.

___/18 P.

5 b)

Beratungsphase (je 1 P.)	Anwendung auf den Fall (je 2 P.)
1 ☐ Beziehung herstellen	☐ Herr Hung begrüßt Herrn Beck und erklärt den Zweck des Beratungsgesprächs.
2 ☐ Beratungs-bedarf erfassen / Probleme thematisieren	☐ Durch aktives Zuhören von Herrn Hung hat Herr Beck die Möglichkeit, seine Sichtweise und Gefühle zu äußern. Herr Hung sollte Verständnis zeigen und die Grundprinzipien einer personen-zentrierten Gesprächsführung nach Carl Rogers anwenden.
3 ☐ Beratungs-ziele aushan-deln	☐ Herr Hung definiert gemeinsam mit Herrn Beck konkrete Ziele für die Prävention eines Rück-falls und somit eine Risikominimierung. Er klärt mit Herrn Beck, was die Beratung bewirken kann und soll.
4 ☐ Lösungen entwickeln	☐ Herr Hung entwickelt gemeinsam mit Herrn Beck Strategien, damit er seine Beratungsziele erreicht.
5 ☐ Beratungs-prozess reflektieren	☐ Herr Hung reflektiert mit Herrn Beck den Beratungsverlauf. Die Lösungen müssen für Herrn Beck klar sein. Herr Hung signalisiert Offenheit. Für weitere Fragen, bezogen auf die chronische Erkrankung, sollte Herr Hung die Ergebnisse zusammenfassen.
6 ☐ Beratung beenden	☐ Herr Hung kann Herrn Beck weitere Beratung zum Umgang mit seiner Herzinsuffizienz in Aussicht stellen. Die Beratungsergebnisse werden dokumentiert. Herr Hung verabschiedet sich von Herrn Beck.

INFO

Stiftung ZQP – Qualitätsrahmen für Beratung in der Pflege: www.zqp.de/produkt/qualitaetsrahmen-beratung/

___/8 P.

5 c)

„Was die da alles erzählen, das schaffe ich doch niemals!"

Sachebene (2 P.)	Selbstoffenbarungsebene (2 P.)
☐ Die Aussage beschreibt eine Überforderung mit der Krisensituation, die Herr Beck fühlt. Es geht darum, dass er sich nicht in der Lage sieht, die Anforderungen zu erfüllen.	☐ Die Aussage kann als Hinweis auf mangelnde Selbstdisziplin und Selbstwirksamkeit interpretiert werden. Herr Beck drückt damit aus, dass man von ihm nicht verlangen kann, Gewohnheiten sofort umzustellen. Er ist überfordert.
Beziehungsebene (2 P.)	**Appellebene (2 P.)**
☐ Die Aussage kann als Ausdruck von Verunsicherung und Unzufriedenheit gegenüber den Ärzten interpretiert werden. Herr Beck fühlt sich evtl. unterlegen oder bevormundet und zeigt damit seinen Unmut. Er möchte vielleicht auch von Yoshi Hung wissen, was er davon hält.	☐ Die Aussage kann als Aufforderung an die Pflegefachkraft gesehen werden, ihm Unterstützung oder Hilfe zu geben. Herr Beck möchte vielleicht, dass Yoshi Hung ihm zeigt, dass die Anforderungen erfüllbar sind oder er ihm bei der Bewältigung hilft.

5 d) Handlungsstrategie für Yoshi Hung in der Gesprächssituation

___ / 2 P.

☐ Nachfragen: Yoshi Hung könnte nachfragen, was genau die Ärzte gesagt und ihm vorgeschlagen haben. So zeigt er Interesse und bekommt einen besseren Eindruck, was mitgeteilt bzw. von Herrn Beck verstanden wurde.

☐ Selbstreflexion anregen: Yoshi Hung kann verschiedenen Fragen stellen, die Herrn Beck zum Nachdenken anregen und gleichzeitig seine Autonomie wahren, ohne ihn zu bevormunden. Beispiele: Warum glauben Sie, dass Sie das nicht schaffen, was die Ärzte vorschlagen? Möchten Sie lieber so weitermachen wie bisher? Was meinen Sie, könnten Sie schaffen zu verändern? Was könnte Ihnen helfen?

☐ Motivieren bzw. Teilerfolge aufzeigen: Yoshi Hung könnte sagen, dass er daran glaubt, dass Herr Beck es schafft, seinen Lebensstil zu verändern. Er könnte aufzeigen, was er in den letzten Tagen für Fortschritte gemacht hat (z. B. Gang ins Bad, keine fettigen Speisen gegessen, Medikamente regelmäßig eingenommen).

! HINWEIS

Es muss nur eine sinnvolle Strategie beschrieben werden. Auch andere als diese hier können genannt und als richtig bewertet werden.

Auswertung

Aufgabe	Punkte
1a	
1b	
1c	
1d	
2a	
2b	
3a	
3b	
3c	
3d	
4a	
4b	
5a	
5b	
5c	
5d	
Gesamt	___ / 99

Notenschlüssel	
Punkte	Note
99–91	1
90,5–80	2
79,5–66	3
65,5–49,5	4
49–30	5
29,5–0	6

Zu Hause bei Tom und seinen Pflegeeltern

Themenschwerpunkte:
ambulanter Kinderpflegedienst – Säugling – Entwicklung eines Kindes – Grenzsteine der Entwicklung – Beratung von Pflegeeltern – Ernährung – NANDA-Pflegediagnosen – Expertenstandard Dekubitusprophylaxe

Aufgabe:
Lesen Sie die Fallsituation. Bearbeiten Sie anschließend die Prüfungsaufgaben.
Sie haben 120 Minuten Zeit.

Fallsituation:
Carolin Neubert (20 Jahre) ist im dritten Ausbildungsdrittel ihrer Pflegeausbildung und absolviert gerade ihren Praxiseinsatz im ambulanten Kinderpflegedienst „Pusteblume". Zusammen mit ihrer Praxisanleiterin Claudia Thalberg (35 Jahre) betreut sie Tom Barth (9 Monate). Er lebt seit zwei Wochen bei der Pflegefamilie Würtz. Tom und seine Zwillingsschwester sind zu früh geboren. Aufgrund von Komplikationen während der Geburt kam es bei ihm zur Schädigung des Gehirns. Die Auswirkungen waren damals nicht vorhersehbar. Doch eines war schon bei der Geburt klar: Tom wird Unterstützung brauchen. Carolin Neubert berichtet:

„Der kleine Tom musste bereits mehrfach stationär behandelt werden. Bei dem letzten Krankenhausaufenthalt wurde die Aspirationspneumonie behandelt. Dabei ist seine Vernachlässigung aufgefallen. Die Kinderschutzgruppe des Krankenhauses wurde hinzugezogen sowie das Jugendamt informiert. In den Gesprächen mit der Familie Barth wurde deutlich, dass die Unterstützungssysteme nicht ausreichend waren und Toms Mutter die Bedürfnisse von Tom nicht wahrgenommen und die elterliche Fürsorge vernachlässigt hat. Sie willigte ein, Tom in eine Pflegefamilie zu geben. Jetzt lebt Tom seit zwei Wochen bei Herrn und Frau Würtz. Unser Pflegedienst unterstützt sie bei der Versorgung der Wunden, der Körperpflege, der Umsetzung der Prophylaxen und bei der Förderung der oralen Ernährung.

Claudia und ich haben Tom als einen fröhlichen Jungen kennengelernt. Er lächelt über beide Ohren, sobald er unsere Stimmen hört. Tom hat immer noch einen stark geröteten Windelbereich, die Hautfalten im Gesäß- und Leistenbereich sind von Pilz befallen und ich habe Rötungen an einigen Stellen an der Körperrückseite entdeckt. Herr und Frau Würtz sind sehr umsichtig und kümmern sich liebevoll um Tom. Aber die Wunden brauchen trotzdem noch einige Zeit, um zu heilen.

Aus den Krankenhausberichten und vom Kinderarzt wissen wir, dass Tom Schluckprobleme hat, wenn er etwas anderes als Flaschennahrung bekommt. Zusammen mit der Logopädin wollen wir Tom beim Schlucken helfen, damit er bald Beikost essen kann. Er wiegt zurzeit 7570 g und ist 71 cm groß. Herr und Frau Würtz machen sich große Sorgen, dass er unterernährt ist, da er bis jetzt nur Flaschennahrung erhalten hat. Claudia hat sie vorerst beruhigt und gesagt, dass sich das interprofessionelle Team um Tom kümmern wird.

Mir ist aufgefallen, dass Tom einen ‚platten' Hinterkopf hat. Ich schließe daraus, dass er bei seiner Mutter, Frau Barth, viel auf dem Rücken gelegen hat. Auch heute liegt er die meiste Zeit auf dem Rücken. Manchmal versucht er, sich etwas zur Seite zu drehen. Dann winkelt er die Beine zum Oberkörper an, kommt aber nicht weiter und fällt zurück. Zur Beschäftigung habe ich ihm die Rassel gereicht. Er bewegt die Hände zwar zur Rassel, kann sie aber nicht greifen. Das frustriert ihn sehr. Dann wird er mit seinen Bewegungen schneller und sein ‚Brabbeln' wird lauter. Claudia zeigt mir, wie ich ihn bewegen und gleichzeitig fördern kann. In einigen Tagen soll zusätzlich zu unserer Bewegungsunterstützung eine Physiotherapeutin kommen."

Prüfungsaufgaben:

1 Benennen Sie drei Akteure aus der Fallsituation. Beschreiben Sie anhand von zwei Aspekten, wie die Akteure vermutlich die Situation erleben, deuten und verarbeiten (9 P.). → *AB I*

Akteur (je 1 P.)	Erleben, Deuten und Verarbeiten (je 2 P.)
•	
•	
•	

2 Tom zeigt Entwicklungsverzögerungen. Um diese zu erkennen, sind Kenntnisse zur altersgerechten Entwicklung notwendig (Gesamtpunkte: 25).

a) Ordnen Sie die aufgeführten Entwicklungsschritte (A–F) der Kommunikation und Interaktion sowie der Beweglichkeit und Körpermotorik dem Alter zu. *Tragen Sie die Buchstaben in die Tabelle ein* (3 P., je Buchstabe 0,5 P.). → *AB I*

A	dreht Kopf zur Schallquelle, beginnt Lautfolgen zu bilden, übt den Stimmapparat	D	beobachtet eigene Hände und betastet sie
B	zeigt soziales Lächeln	E	hat zunehmende Rumpfkontrolle und greift nach Gegenständen in der Nähe, hält Gegenstände in den Händen, beobachtet eigene Hände
C	nutzt zunächst den Scherengriff, dann den sog. Pinzettengriff, sitzt auf, zieht sich zunehmend an Gegenständen hoch, teils erste Stehversuche	F	ahmt Merkmale der elterlichen Sprache nach, wie Melodien und Tonfolgen, passiver Wortschatz nimmt deutlich zu

Alter	Kommunikation und Interaktion	Beweglichkeit und Körpermotorik
6 Wochen		
4–5 Monate		
9–10 Monate		

b) Mit den „Grenzsteinen der Entwicklung“ können Bildungsverläufe von Kindern verfolgt werden. Identifizieren Sie aus der Fallsituation die Textpassagen mit Zeilennummern, die Auskunft über Tom Barths Entwicklung im jeweiligen Bereich geben. *Notieren Sie diese in der Tabelle* (12 P.). → *AB II*

Bereich Grenzsteine der Entwicklung	Textpassage und Zeilennummer (2 P. pro Zeile)
Körpermotorik	
Hand-Finger-Motorik	
Sprachentwicklung	
kognitive Kompetenz	
soziale Kompetenz	
emotionale Kompetenz	

→ AB III

c) Carolin Neubert nutzt das Instrument „Grenzsteine der Entwicklung“. Im Folgenden sehen Sie ihre Einschätzung für Tom Barth:

Alter des Kindes	Wenn das Kind **9 Monate** alt ist	
Grenzsteine der Körpermotorik	Kind sitzt sicher, zeitlich nicht beschränkt, frei mit geradem Rücken und guter Kopfkontrolle; ein ausschließlicher Langsitz ist noch nicht zu fordern	☐ ja ☒ nein
Grenzsteine der Hand-Finger-Motorik	Kind hält Gegenstände in einer oder in beiden Händen und exploriert intensiv durch Tasten	☒ ja ☐ nein
Grenzsteine der Sprachentwicklung	Kind vokalisiert spontan mit längeren Silbenreihungen mit dem Vokal »A« (wa-wa-wawa; ra-ra-ra-ra)	☐ ja ☒ nein
Grenzsteine der kognitiven Entwicklung	Kind exploriert intensiv taktil, visuell, oral Struktur und Textur von Objekten	☐ ja ☒ nein
Grenzsteine der sozialen Kompetenz	Kind unterscheidet sicher bekannte und fremde Personen, was sich jedoch nicht nur als »Fremdelreaktion« äußern muss	☐ ja ☒ nein
Grenzsteine der emotionalen Kompetenz	entfällt	☐ ja ☐ nein

Abb. 1 Instrument Grenzsteine der Entwicklung mit fallbezogener Einschätzung; Quelle: Laewen, H-J.: Grenzsteine der Entwicklung. Ein Frühwarnsystem für Risikolagen. Online unter: https://sb50fb0a5d158a9f0.jimcontent.com/download/version/1540633843/module/13725145022/name/Grenzsteine_der_Entwicklung.pdf (Zugriff: 09.11.2023).

Nehmen Sie Stellung zu der Einschätzung von Carolin Neubert. In welchen Punkten stimmen Sie der Einschätzung zu und in welchen sind Sie anderer Meinung (6 P.)?

→ AB III

d) Ermitteln Sie für das Instrument „Grenzsteine der Entwicklung“ jeweils einen Vorteil und einen Nachteil (4 P.).

Vorteil:

Nachteil:

3 Pflegefachfrau Claudia Thalberg stellt anhand der gewonnenen Informationen unter anderem drei NANDA-I-Pflegediagnosen (siehe Tabelle) auf (Gesamtpunkte: 11).

→ AB II

a) Suchen Sie Textstellen aus der Fallsituation, die diese Pflegediagnosen begründen, und tragen Sie diese in die Tabelle ein (6 P.).

NANDA-I-Pflegediagnosen:	Begründungen mit Textstellen (je 2 P.) *Claudia Thalberg hat die Pflegediagnose gestellt, weil …*
beeinträchtigte Integrität der Haut	
Risiko einer Rollenüberlastung der pflegenden Person	
ineffektive Ernährungsweise von Säuglingen	

b) Bei Tom liegt als Pflegediagnose „ineffektive Ernährungsweise von Säuglingen" vor. Formulieren Sie zu dem Pflegeziel, das Claudia Thalberg notiert hat, eine geeignete Pflegemaßnahme. Berücksichtigen Sie dabei die W-Fragen (1 P. je beantwortete W-Frage; 5 P.) → *AB II*

NANDA-I-Pflegediagnose: „ineffektive Ernährungsweise von Säuglingen"	**Pflegeziel: „Tom nimmt einmal pro Tag einen Brei anstatt einer Milchmahlzeit zu sich."**
Pflegemaßnahme:	
Was?	
Wie?	
Wann?	
Wo?	
Wie oft?	

4 Die Pflegeeltern Herr und Frau Würtz möchten im Umgang mit Tom sicherer werden. Pflegefachpersonen haben je nach Bedarf die Aufgabe, zu informieren, zu schulen, anzuleiten und eine psycho-emotionale Beratung durchzuführen. Anhand von Fragen lassen sich die notwendigen Maßnahmen erschließen. Formulieren Sie für jede Maßnahme eine Frage aus Sichtweise der Pflegeeltern (4 P.). → *AB II*

Maßnahme	**Fragen der Pflegeeltern an Frau Thalberg (je 1 P.)**
Information	
Schulung	
Anleitung	
psycho-emotionale Beratung	

5 Im Zusammenhang mit der gesunden Ernährung eines Säuglings bis zum Kleinkindalter braucht es Wissen über den Kostaufbau. Vervollständigen Sie den Lückentext mit folgenden Begriffen (5 P., je Begriff 0,5 P.). → *AB I*

Milch-Getreide-Brei – 7. Monat – 5. Monats – Pre- oder 1er-Nahrungen – Milch oder anderen Rohstoffen – frisch abgekochtes Leitungswasser – 2er-Nahrung – 5. Monats – erste Lebensjahr – Brei mit Gemüse, Kartoffeln

Im ersten Lebensjahr wird empfohlen, Säuglinge zu stillen, mindestens bis zum Beginn des ______ ausschließlich. Säuglingsanfangsnahrungen (______) sind von Geburt an und für das gesamte ______ geeignet. Folgenahrung (______) wird frühestens mit Beginn der Beikost-Fütterung gegeben. Flaschennahrung für Säuglinge soll nicht aus ______ selbst hergestellt werden. Für die Zubereitung der Säuglingsmilchnahrung ist ______ zu verwenden. Die Mahlzeit wird immer frisch zubereitet. Nicht getrunkene Säuglingsmilchnahrung soll entsorgt und nicht für die nächste Mahlzeit aufbewahrt und aufgewärmt werden. Beikost wird frühestens mit Beginn des ______, spätestens im ______ Monat eingeführt. Als Erstes wird ein ______ und Fleisch oder Fisch gegeben. Jeweils etwa einen Monat später wird zusätzlich ein ______ und ein Getreide-Obst-Brei empfohlen.

6 Zu der Pflegediagnose „Risiko einer Rollenüberlastung der pflegenden Person" planen Sie als Maßnahme mit Frau und Herrn Würtz ein Beratungsgespräch (Gesamtpunkte: 8).

→ AB I

a) Bringen Sie die Schritte einer Beratung in die richtige Reihenfolge. Nutzen Sie die Zahlen von 1 bis 5 (0,5 P. je Zuordnung; 2,5 P.)

☐	Beratungsthema erkennen
☐	Lösungen suchen
☐	Beziehung aufbauen
☐	Gespräch verbindlich beenden
☐	Problemumfeld erkennen und ermitteln

→ AB I

b) Aron Antonovsky spricht in seinem Modell der Salutogenese von Kohärenzsinn. Kreuzen Sie die drei Bereiche an, aus dem er sich zusammensetzt (1,5 P., 0,5 P. je Bereich).

☐	Denken – Gefühl der Verstehbarkeit
☐	Fühlen – Gefühl der Bedeutsamkeit und Sinnhaftigkeit
☐	Schmecken – Gefühl des Wahrnehmens
☐	Handeln – Gefühl der Handhabbarkeit
☐	Sehen – Gefühl des Überblicks

→ AB II

c) Die Pflegediagnose lautet „Risiko einer Rollenüberlastung der pflegenden Person". Leiten Sie ab, auf welche zwei Beratungsbedarfe Sie im Gespräch mit den Pflegeeltern eingehen würden (4 P.).

Ich würde im Beratungsgespräch eingehen auf ...
▪
▪

7 Carolin Neubert hat auf Toms Körperrückseite gerötete Stellen entdeckt, die auf ein längeres Liegen auf dem Rücken hindeuten (Gesamtpunkte: 27).

→ AB II

a) An welchen Bereichen der folgenden Grafik (Rückenansicht) vermuten Sie die geröteten Stellen? Zeichnen Sie diese ein (0,5 P. je Körperstelle; 2 P.).

→ AB I

b) Definieren Sie, was man unter einem Dekubitus versteht (2 P.).

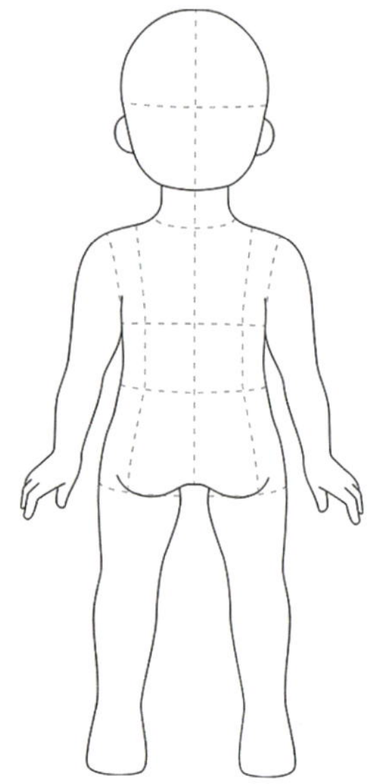

c) Zur Ermittlung des Dekubitusrisikos können Assessmentinstrumente hilfreich sein. Kreuzen Sie eines der folgenden Assessmentinstrumente an, das Sie zur Erfassung von Toms Dekubitusrisikos nutzen würden (1 P.). → *AB I*

☐	Neonatal Skin Risk Assessment Scale (NSARS)	☐	Norton-Skala
☐	modifizierte Braden Q Scale	☐	Waterlow-Skala
☐	Braden-Skala	☐	Medley-Skala

d) Begründen Sie Ihre Auswahl (2 P.). → *AB III*

e) Beschreiben Sie die Kategorien/Stadien I–IV, in die ein Dekubitus eingeteilt werden kann (4 P.). → *AB I*

Kategorie/ Stadium	Beschreibung (je 1 P.)
I	
II	
III	
IV	

f) Begründen Sie anhand von zwei Argumenten, warum Tom ein besonderes Risiko für einen Dekubitus hat (4 P.). → *AB III*

-
-

g) Claudia Thalberg und Carolin Neubert möchten Tom vor einem Dekubitus schützen. Entscheiden Sie, ob die aufgeführten Maßnahmen für den neun Monate alten Tom geeignet sind oder nicht. Begründen Sie Ihre Einschätzungen (12 P.). → *AB III*

Pflegemaßnahmen	geeignet (je 1 P.)	Begründung (je 2 P.)
Positionierung im Kinderbett, z. B. 30-Grad-Seitenlage	☐ ja ☐ nein	
häufiger Windelwechsel	☐ ja ☐ nein	
Hautpflege mit antibiotischer Salbe	☐ ja ☐ nein	
anlehnende Sitzposition auf dem Schoß der Pflegeeltern	☐ ja ☐ nein	

Erwartungshorizont

___/9 P.

1

Akteur (je 1 P.)	Erleben, Deuten und Verarbeiten (je 2 P.)
☐ Tom (9 Monate alter Säugling)	☐ lebt seit zwei Wochen bei Pflegeeltern; braucht Förderung/Unterstützung aufgrund der Entwicklungsverzögerung/Frühgeburtlichkeit; freut sich, wenn sich jemand um ihn kümmert
☐ Carolin (Auszubildende im 3. Ausbildungsdrittel)	☐ hat Einsatz in der ambulanten Kinderkrankenpflege; sieht den erhöhten Pflegebedarf von Tom; beobachtet Toms Entwicklung und körperlichen Zustand genau; möchte die Pflegeeltern unterstützen und hat Verständnis für ihre Sorgen
☐ Claudia Thalberg (Pflegefachfrau und Praxisanleiterin)	☐ unterstützt Pflegeeltern bei Toms Versorgung; leitet Carolin an und zeigt ihr, wie sie Tom in der Entwicklung fördern kann

! HINWEIS

Zwei Aspekte sind ausreichend. Weitere richtige Akteure: Pflegeeltern Familie Würtz, leibliche Mutter Frau Barth

___/3 P.

2 a)

Alter	Kommunikation und Interaktion	Beweglichkeit und Körpermotorik
6 Wochen	☐ B: zeigt soziales Lächeln	☐ D: beobachtet eigene Hände und betastet sie
4–5 Monate	☐ A: dreht Kopf zur Schallquelle, beginnt Lautfolgen zu bilden, übt den Stimmapparat	☐ E: hat zunehmende Rumpfkontrolle und greift nach Gegenständen in der Nähe, hält Gegenstände in den Händen, beobachtet eigene Hände
9–10 Monate	☐ F: ahmt Merkmale der elterlichen Sprache nach, wie Melodien und Tonfolgen, passiver Wortschatz nimmt deutlich zu	☐ C: nutzt zunächst den Scherengriff, nutzt dann den sog. Pinzettengriff, sitzt auf, zieht sich zunehmend an Gegenständen hoch, teils erste Stehversuche

Quelle: Vogler, C. (Hrsg.), (2020): Pflegias – Grundlagen der beruflichen Pflege (Bd. 1), 1. Aufl., Berlin: Cornelsen. Kap. B I 2.2.1, Tab. 1, S.324.

! HINWEIS

Je Buchstabe 0,5 P.

2 b)

___/12 P.

Bereich Grenzsteine der Entwicklung	Textpassage und Zeilennummer (je 2 P.)
Körpermotorik	☐ „… oft auf dem Rücken gelegen hat." (Zeile 32) ☐ „Manchmal versucht er, sich etwas zur Seite zu drehen. Dann winkelt er die Beine zum Oberkörper an, kommt aber nicht weiter und fällt zurück." (Zeile 33 f.)
Hand-Finger-Motorik	☐ „Er bewegt die Hände zwar zur Rassel, kann sie aber nicht greifen." (Zeile 35 f.)
Sprachentwicklung	☐ „… sein ‚Brabbeln' wird lauter." (Zeile 37)
kognitive Kompetenz	☐ „Er lächelt über beide Ohren, sobald er unsere Stimmen hört." (Zeile 19 f.) ☐ „Er bewegt die Hände zwar zur Rassel …" (Zeile 35)
soziale Kompetenz	☐ „Er lächelt über beide Ohren, sobald er unsere Stimmen hört." (Zeile 19 f.)
emotionale Kompetenz	☐ wird für die Erhebung im 9. Lebensmonat nicht bewertet; Tom zeigt emotionale Kompetenz: „Er lächelt über beide Ohren, sobald er unsere Stimmen hört." (Zeile 19 f.)

I INFO

Bei den „Grenzsteinen der Entwicklung" werden zu vorgegebenen Zeitpunkten in der Altersspanne von 3 Monaten bis 6 Jahren die Körpermotorik, Hand-Finger-Motorik, Sprachentwicklung, kognitive und soziale sowie die emotionale Kompetenz beobachtet.

! HINWEIS

Für jeden Bereich muss nur eine Textstelle benannt sein. Für Textstelle und Zeilenangabe 2 P.

2 c)

___/6 P.

- ☐ Carolins Einschätzung in den Bereichen Körpermotorik, Sprachentwicklung und kognitive Entwicklung stimme ich zu.
- ☐ Die Hand- und Fingermotorik schätze ich anders ein, da Tom zwar die Hände zur Rassel streckt, sie aber nicht selbsttätig in die Hände nimmt und untersucht („exploriert").
- ☐ Zur sozialen Kompetenz fehlen Informationen darüber, ob Tom sich allgemein freut, Menschen in seiner Nähe zu haben, oder ob er Personen unterscheiden kann und unterschiedlich begrüßt.

! HINWEIS

Je Antwort hier 2 P.

2 d)

___/4 P.

Vorteil:

- ☐ Veränderungen in der Entwicklung können sichtbar gemacht werden.
- ☐ Grundlage für Gespräche mit Eltern/Pflegeeltern, um Fortschritte/Stärken/Abweichungen zu besprechen

Nachteil:

- ☐ Kinder entwickeln sich nicht nach einem bestimmten Zeitschema, Abweichungen sind normal
- ☐ Eltern können alarmiert sein und machen sich Sorgen, obwohl ihr Kind sich gut entwickelt
- ☐ falscher Einsatz als Diagnoseinstrument kann zu Fehlschlüssen führen

! HINWEIS

Es muss jeweils nur einer dieser Vor- und Nachteile aufgeführt werden. Je Vor- und Nachteil 2 P.

___/6 P.

I INFO

NANDA-I-Pflegediagnosen unter: Heather Herdmann, T.; Kamitsuru, S.; Lopes, C. (Hrsg.), (2022): NANDA-I-Pflegediagnosen. Definitionen und Klassifikation 2021–2023. Kassel: Recom.

3 a)

NANDA-I-Pflege-diagnosen:	**Begründungen (je 2 P.)** *Claudia Thalberg hat die Pflegediagnose gestellt, weil …*
beeinträchtigte Integrität der Haut	☐ … Tom Rötungen in den Hautfalten, im Windelbereich und auf dem Rücken sowie eine Pilzinfektion (Mykose) hat (Zeile 20).
Risiko einer Rollenüberlastung der pflegenden Person	☐ … die Pflegeeltern sich Sorgen machen, ob Tom ausreichend versorgt ist und Tom viele Einschränkungen, Wunden hat, die besondere Pflege brauchen (Zeile 7, 23 f., 28 f.).
ineffektive Ernährungsweise von Säuglingen	☐ … Tom bisher nur Flaschennahrung erhalten hat und für sein Alter sehr klein und leicht ist (Zeile 28 f.).

___/5 P.

3 b)

NANDA-I-Pflegediagnose: „ineffektive Ernährungsweise von Säuglingen“	**Pflegeziel:** „Tom nimmt einmal pro Tag einen Brei anstatt einer Milchmahlzeit zu sich.“
Pflegemaßnahme:	
Was?	☐ Gemüsebrei verabreichen
Wie?	☐ Anleitung der Pflegeeltern, Brei mit Löffel anzureichen
Wann?	☐ zur Mittagszeit
Wo?	☐ auf dem Schoß von Pflegevater/Pflegemutter angelehnt oder abgestützt im Kinderstuhl
Wie oft?	☐ einmal täglich

___/4 P.

! HINWEIS

Jeweils nur eine Frage pro Maßnahme muss notiert sein.

4

Maßnahme	**Fragen der Pflegeeltern an die Pflegefachfrau Claudia Thalberg (je 1 P.)**
Information	☐ Mit welchen Einschränkungen müssen wir im weiteren Entwicklungsverlauf rechnen? ☐ Welche Gemüsesorten sind für den Mittagsbrei am besten?
Schulung	☐ Gibt es Elternkurse für gesunde Ernährung von Säuglingen oder zur Förderung der Motorik?
Anleitung	☐ Können Sie uns zeigen, wie wir Tom bei der Bewegung unterstützen können? Toms Po ist wund und tut ihm weh, wie wickeln wir ihn am besten?
psycho-emotionale Beratung	☐ Was ist, wenn uns die Pflege von Tom mehr Ressourcen kostet, als wir geben können? ☐ Wir haben Tom sehr lieb gewonnen, aber was ist, wenn Toms Mutter ihn wieder zurückhaben will?

5

___/5 P.

Im ersten Lebensjahr wird empfohlen, Säuglinge zu stillen, mindestens bis zum Beginn des *5. Monats* ausschließlich. Säuglingsanfangsnahrungen (*Pre- oder 1er-Nahrungen*) sind von Geburt an und für das gesamte *erste Lebensjahr* geeignet. Folgenahrung (*2er-Nahrung*) wird frühestens mit Beginn der Beikost-Fütterung gegeben. Flaschennahrung für Säuglinge soll nicht aus *Milch oder anderen Rohstoffen* selbst hergestellt werden. Für die Zubereitung der Säuglingsmilchnahrung ist *frisch abgekochtes Leitungswasser* zu verwenden. Die Mahlzeit wird immer frisch zubereitet. Nicht getrunkene Säuglingsmilchnahrung soll entsorgt und nicht für die nächste Mahlzeit aufbewahrt und aufgewärmt werden. Beikost wird frühestens mit Beginn des *5. Monats*, spätestens im *7. Monat* eingeführt. Als Erstes wird ein *Brei mit Gemüse, Kartoffeln* und Fleisch oder Fisch gegeben. Jeweils etwa einen Monat später wird zusätzlich ein *Milch-Getreide-Brei* und ein Getreide-Obst-Brei empfohlen.

I INFO

Empfehlungen des Netzwerks „Gesund ins Leben“: Koletzko, B., Bauer, C.-P., Cierpka, M. et al. (2017): Ernährung und Bewegung von Säuglingen und stillenden Frauen. Monatsschrift Kinderheilkunde. Springer, S. 1–25.

6 a)

___/2,5 P.

2	Beratungsthema erkennen
4	Lösungen suchen
1	Beziehung aufbauen
5	Gespräch verbindlich beenden
3	Problemumfeld erkennen und ermitteln

6 b)

___/1,5 P.

- ☒ *Denken – Gefühl der Verstehbarkeit*
- ☒ *Fühlen – Gefühl der Bedeutsamkeit und Sinnhaftigkeit*
- ☐ Schmecken – Gefühl des Wahrnehmens
- ☒ *Handeln – Gefühl der Handhabbarkeit*
- ☐ Sehen – Gefühl des Überblicks

6 c)

___/4 P.

Ich würde im Beratungsgespräch eingehen auf …

- ☐ … *die Unterstützung der Pflegeeltern durch den Pflegedienst.*
- ☐ … *den Umgang mit einem beeinträchtigten Kind.*
- ☐ … *die Unterstützung durch Nachbarn und Gemeinde.*
- ☐ … *mögliche Selbsthilfegruppen-Angebote für Eltern von beeinträchtigten Kindern oder für Pflegeeltern.*
- ☐ … *die eigene Gesunderhaltung, Resilienz und Selbstpflege.*

! HINWEIS

Zwei dieser Antworten reichen, je 2 P.

7 a)

___/2 P.

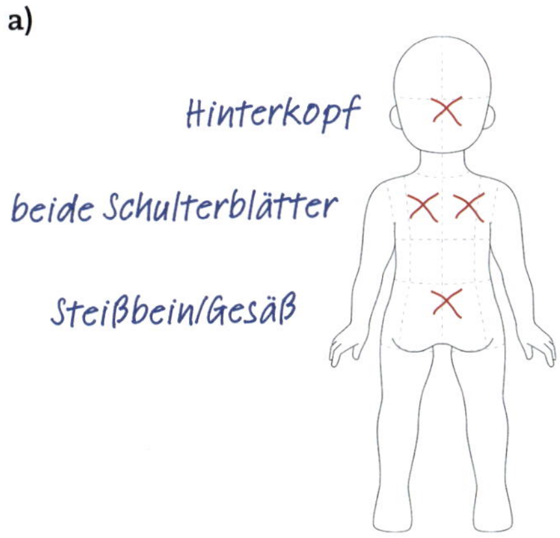

! HINWEIS

Je richtig angekreuzte Stelle 0,5 P.

___/2 P.

7 b) Definition Dekubitus:

☐ Ein Dekubitus ist eine lokal begrenzte Schädigung der Haut und/oder des darunter liegenden Gewebes, typischerweise über knöchernen Vorsprüngen.

☐ Ein Dekubitus entsteht infolge von Druck oder Druck in Verbindung mit Scherkräften.

___/1 P.

7 c)

☒	Neonatal Skin Risk Assessment Scale (NSARS)	☐	Norton-Skala
☒	modifizierte Braden Q Scale	☐	Waterlow-Skala
☐	Braden-Skala	☐	Medley-Skala

! HINWEIS
Nur eine der beiden Skalen muss angekreuzt sein.

___/2 P.

7 d) Begründung je nach Auswahl des Assessmentinstrumentes:

☐ Die modifizierte Braden Q Scale ist zur Erfassung des Dekubitusrisikos für Kinder bis zum sechsten Lebensjahr empfohlen. Tom ist noch unter sechs Jahren, daher ist die Skala verwendbar.

☐ Die Neonatal Skin Risk Assessment Scale ist zur Erfassung des Dekubitusrisikos für Neugeborene zwischen 26 und 46 Wochen empfohlen. Da Tom noch neun Monate alt ist, würde auch diese Skala verwendbar sein.

! HINWEIS
In der Begründung gibt es 1 P. auf die allgemeine Empfehlung Kind und 1 P. auf den Bezug zu Tom.

___/4 P.

7 e)

Kategorie / Stadium	Beschreibung (je 1 P.)
I	☐ nicht wegdrückbare Rötung bei intakter Haut
II	☐ Blasenbildung oder Teilverlust der Haut
III	☐ vollständiger Verlust der Haut
IV	☐ vollständiger Gewebeverlust, Nekrosen

___/4 P.

7 f) Begründung für Toms Dekubitusrisiko:

☐ Tom kann sich nicht allein auf die Seite / den Bauch drehen, dadurch wirkt die Schwerkraft auf die Auflagepunkte seines Rückens.

☐ Toms Haut ist nicht intakt, er hat Wunden, Pilzbefall und Rötungen, dadurch kann es schneller zu einem Dekubitus kommen.

☐ Tom ist evtl. nicht optimal mit Nährstoffen versorgt, dadurch könnte die Wundheilung gestört sein.

! HINWEIS
Zwei der Antworten reichen, je 2 P.

7 g) ___/ 12 P.

Pflegemaßnahmen	geeignet (je 1 P.)	Begründung (je 2 P.)
Positionierung im Kinderbett, z. B. 30-Grad-Seitenlage	☒ ja ☐ nein	☐ Tom muss durch Lagerungshilfen unterstützt werden, auf der Seite zu liegen.
häufiger Windelwechsel	☒ ja ☐ nein	☐ Hautirritationen und Wunden können besser heilen und die Haut hat ihre Schutzfunktion zurück.
Hautpflege mit antibiotischer Salbe	☐ ja ☒ nein	☐ Toms Mykose (Pilzinfektion) würde sich verschlechtern statt verbessern. Es besteht eine erhöhte Gefahr von allergischen Reaktionen.
anlehnende Sitzposition auf dem Schoß der Pflegeeltern	☒ ja ☐ nein	☐ Die Pflegeeltern stabilisieren die Position und die körperliche Nähe wirkt sich positiv auf die Bindung aus.

Auswertung

Aufgabe	Punkte
1	
2a	
2b	
2c	
2d	
3a	
3b	
4	
5	
6a	
6b	
6c	
7a	
7b	
7c	
7d	
7e	
7f	
7g	
Gesamt	___/ 89

Notenschlüssel	
Punkte	**Note**
89–81,5	1
81–72	2
71,5–60	3
59,5–44,5	4
44–27	5
26,5–0	6

So eine Enttäuschung!

Themenschwerpunkte:
ambulante Pflege – Erwachsene – Multiple Sklerose (MS) – Expertenstandard Sturzprophylaxe – Theorie der interpersonalen Beziehungen (Hildegard Peplau) – Pflegetheorien, Pflegemodelle und Konzepte – Schulungsangebote für Betroffene von Multipler Sklerose – Gesundheitsförderung im Berufsalltag

Aufgabe:
Lesen Sie die Fallsituation. Bearbeiten Sie anschließend die Prüfungsaufgaben.
Sie haben 120 Minuten Zeit.

Fallsituation:
Susanna Amsel (59 Jahre) leidet seit 25 Jahren an Multipler Sklerose. Sie lebt allein in einem Apartment im zweiten Stockwerk und benötigt Unterstützung und Pflege. Sie bekommt täglich Besuch vom ambulanten Pflegedienst „Sonnenblume“, der demnächst auch Schulungen für Menschen mit Multipler Sklerose und ihren Angehörigen anbieten möchte. Neu im Team ist Pflegefachfrau Paula Prisca (25 Jahre). Sie hat ihr Examen vor ein paar Monaten gemacht und freut sich auf ihre neue Aufgabe. Ihr Ziel ist es, Frau Amsel dabei zu helfen, weiterhin selbstständig in ihrem Apartment zu leben. Zusätzliche Hilfe bekommt Frau Amsel von ihrer Schwester Sophia Amsel-Maron (45 Jahre). Sie kommt zweimal die Woche vorbei, um bei der Pflege zu helfen. Sie ist Physiotherapeutin und führt mit Frau Amsel gezielte Übungen durch.

In den vergangenen Wochen hat sich der Zustand von Frau Amsel verschlechtert. Sie hat Schwierigkeiten, ihre Mobilität aufgrund von Gangstörungen aufrechtzuerhalten und ist auf einen Rollstuhl angewiesen. Außerdem hat sie mit Muskelkrämpfen und Einschränkungen der Feinmotorik zu kämpfen. Dadurch fällt es ihr schwer, die Haare zu bürsten, sich zu schminken oder die täglichen Aufgaben im Haushalt, wie staubsaugen und aufräumen, zu erledigen. Den Herd zu bedienen oder auch Gemüse zu schneiden ist eine Herausforderung für sie.

Paula Prisca ist mit dem Kleinwagen des Pflegedienstes auf dem Weg zu Frau Amsel, um die Grundpflege bei ihr durchzuführen. Frau Prisca ist heute spät dran, wegen einer Baustelle in der Altstadt. Zum Frühstücken kam sie heute auch nicht. Wenigstens hat sie ohne Probleme einen Parkplatz gefunden. Heute ist Dienstag, das war immer der Badetag für Frau Amsel. Doch in den vergangenen Tagen hatte Frau Amsel leichte Blasenentleerungsstörungen. Ihr Urologe empfahl eine Klinikeinweisung, um die Situation genauer zu untersuchen. Das wollte Frau Amsel aber nicht. Sie einigte sich deshalb mit ihm erstmal auf einen Dauerkatheter als Übergangslösung. Frau Prisca weiß, wie belastend diese neue Situation für Frau Amsel sein kann. Umso überraschter ist sie, als sie im Hausflur auf eine lächelnde Frau Amsel trifft. Frau Amsel hält sich am Türrahmen fest und spricht leicht stockend, aber gut gelaunt: „Na hal-lo! Wi-willkommen in meinem kö-königlichen Reich! Die Gräfin wartet auf ihr Vollbad!“ Frau Prisca antwortet, dass Baden im Moment keine gute Idee ist, weil es wegen des Blasenkatheters ein Infektionsrisiko gibt. Frau Amsel lässt die Schultern sinken und sagt: „Oh, w-wie sch-schade. Ich hab mich so auf d-das B-baden g-fef-freut.“

Frau Amsel spricht sehr leise und undeutlich. Frau Prisca versteht sie nur schwer. Sie nimmt sich vor, ihre Kolleginnen aus dem Pflegedienst zu fragen, ob ihnen die zunehmenden Sprachstörungen von Frau Amsel auch aufgefallen sind. Vielleicht haben sie eine Idee, wie die Kommunikation mit Frau Amsel verbessert werden kann.

Prüfungsaufgaben:

1 Eine Fallsituation kann anhand von Situationsmerkmalen reflektiert und analysiert werden (Gesamtpunkte: 27).

a) Benennen Sie vier Akteure aus der Fallsituation und beschreiben Sie, wie diese die Situation erleben, deuten und verarbeiten (12 P.). → *AB I*

Akteure (je 1 P.)	Erleben, Deuten und Verarbeiten (je 2 P.)
▪	
▪	
▪	
▪	

b) Ermitteln Sie fünf Handlungsanlässe für die Pflege von Frau Amsel aus der Fallsituation. Beziehen Sie dabei auch Ihre eigenen Überlegungen zum Erleben, Deuten und Verarbeiten der Akteure ein (5 P.). *Tragen Sie diese in die linke Spalte der Tabelle ein.* → *AB II*

c) Begründen Sie, warum Sie diese Handlungs-/Pflegeanlässe als bedeutsam einschätzen (10 P). *Tragen Sie Ihre Begründungen in die rechte Spalte der Tabelle ein.* → *AB III*

Handlungsanlässe (je 1 P.)	Begründung (je 2 P.)
1	
2	
3	
4	
5	

2 Der Pflegedienst „Sonnenblume", in dem Paula Prisca arbeitet, legt großen Wert auf ein klar definiertes und gelebtes Pflegeleitbild (Gesamtpunkte: 30).

a) Bei der Entwicklung eines Pflegeleitbildes können Theorien als Orientierung und Inspiration dienen. Erklären Sie, was Pflegetheorien, Pflegemodelle und Konzepte sind, und nennen Sie jeweils zwei Beispiele (12 P.). → *AB II*

Merkmale (6 P., je 2 P.)	Beispiele (6 P., je 1 P.)
Pflegetheorien:	▪ ▪
Pflegemodelle:	▪ ▪
Pflegekonzepte:	▪ ▪

→ AB II

b) Hildegard Peplau entwickelte die Theorie der interpersonalen Beziehungen in der Pflege. Beschreiben Sie daraus drei zentrale Schwerpunkte und erklären Sie, wie diese in der Pflegepraxis von Frau Amsel angewendet werden können (12 P.).

Schwerpunkt (2 P.):	Fallbezug (2 P.):
Schwerpunkt (2 P.):	Fallbezug (2 P.):
Schwerpunkt (2 P.):	Fallbezug (2 P.):

→ AB III

c) Diskutieren Sie die Kritik, dass die Theorie von Hildegard Peplau möglicherweise eingeschränkt ist, wenn es um die Berücksichtigung kultureller Kontexte in der Pflege geht (6 P.).

3 Die nationalen Expertenstandards sind wichtige Instrumente zur Pflegequalitätsentwicklung (Gesamtpunkte: 12).

→ AB II

a) Der Expertenstandard „Sturzprophylaxe in der Pflege" unterscheidet verschiedene Risikofaktoren. Ermitteln Sie jeweils zwei personenbezogene und umgebungsbezogene Risikofaktoren von Frau Amsel (4 P.).

personenbezogene Risikofaktoren (2 P.)	▪
	▪
umgebungsbezogene Risikofaktoren (2 P.)	▪
	▪

→ AB II

b) Erläutern Sie die Bedeutung der Sturzprävention im Fall von Frau Amsel (3 P.).

→ AB II

c) Erläutern Sie die Bedeutung des Expertenstandards „Sturzprophylaxe in der Pflege" (4 P.).

→ AB I

d) Nennen Sie einen weiteren Expertenstandard, der bei der Pflege von Frau Amsel eine Rolle spielen könnte (1 P.).

4 Paulas Pflegedienst möchte in Zukunft eine Schulung für Menschen mit Multipler Sklerose und ihren Angehörigen anbieten (Gesamtpunkte: 23).

a) Entwickeln Sie drei konkrete Schulungsziele, die dadurch erreicht werden sollen (6 P.). → *AB III*

-
-
-

b) Geben Sie drei Themenschwerpunkte für diese Schulung an und ordnen Sie ihnen jeweils drei konkrete Inhalte zu (12 P.). → *AB I*

Themenschwerpunkte (je 1 P.)	Inhalte (je 1 P.)
1	- - -
2	- - -
3	- - -

c) Nennen Sie fünf geeignete Methoden, um eine Schulung patientenorientiert zu gestalten (5 P.). → *AB I*

-
-
-
-
-

5 Paula Prisca nimmt sich vor, mehr für ihre Gesundheit zu tun, um noch lange im Pflegeberuf arbeiten zu können. Geben Sie vier konkrete Beispiele mit Begründung, wie das gelingen kann (8 P.). → *AB III*

-
-
-
-

Erwartungshorizont

___/12 P.

1 a)

Akteure (je 1 P.)	Erleben, Deuten und Verarbeiten (je 2 P.)
☐ Susanna Amsel (Betroffene)	☐ ist traurig, dass sie nicht baden kann ☐ erlebt die körpereigenen Veränderungen/Einschränkungen sicher als herausfordernd ☐ möchte möglichst lange und selbstständig in ihrem eigenen Apartment leben; ein Krankenhausaufenthalt macht ihr wahrscheinlich Angst, da sie diesen gegenüber ihrem Urologen ablehnt
☐ Paula Prisca (Pflegekraft)	☐ möchte Frau Amsel helfen, weiterhin selbstständig in ihrem Apartment zu leben ☐ versteht Frau Amsels Bedürfnisse und versucht, angemessene Pflege anzubieten ☐ will sich mit Team austauschen, um den steigenden Bedürfnissen von Frau Amsel gerecht zu werden
☐ Sophia Amsel-Maron (Schwester von Frau Amsel und Physiotherapeutin)	☐ ist eine vertraute Bezugsperson für Frau Amsel ☐ unterstützt ihre Schwester fachkompetent ☐ empfindet die körperlichen Veränderungen ihrer Schwester vielleicht als belastend
☐ Urologe	☐ möchte Frau Amsel optimal behandeln ☐ hat Klinikeinweisung empfohlen, respektiert aber Frau Amsels Wunsch, zu Hause zu bleiben ☐ ist besorgt über den Krankheitsverlauf

! HINWEIS

Es müssen jeweils nur zwei Antworten zu den Akteuren in der Tabelle benannt sein. Auch andere gut nachvollziehbare Lösungen zum Erleben, Deuten und Verarbeiten sind möglich.

___/5 P.

1 b) Handlungsanlässe (linke Spalte der Tabelle)

___/10 P.

1 c) Begründung (rechte Spalte der Tabelle)

Handlungsanlässe (je 1 P.)	Begründung (je 2 P.)
☐ Unterstützung bei der Mobilität	☐ Frau Prisca sollte Maßnahmen ergreifen, um die zunehmende Verschlechterung der Mobilität von Frau Amsel aufzuhalten und sicherzustellen, dass Frau Amsel sich sicher und selbstständig bewegen kann.
☐ Kommunikationsförderung	☐ Frau Prisca sollte Strategien zur Verbesserung der Kommunikation mit Frau Amsel entwickeln, z. B. Verwendung von einfachen Sätzen, visuellen Hilfsmitteln, Zeit geben und aussprechen lassen oder Gesagtes wiederholen und paraphrasieren.

Handlungsanlässe (je 1 P.)	Begründung (je 2 P.)
☐ Umgang mit dem Dauerkatheter	☐ Da für Frau Amsel der Umgang mit dem Dauerkatheter ungewohnt ist, soll ihr Frau Prisca die richtige Pflege und das Handling des Katheters zeigen und auf Anzeichen von Infektionen oder Komplikationen achten.
☐ Beratung mit behandelnden Fachärzten (z. B. Urologe, Neurologe)	☐ Aufgrund der Zustandsverschlechterung (Sprachstörungen, Blasenprobleme) sollten Diagnostik und Anpassung von ggf. Medikamenten (z. B. Interferontherapie) erfolgen, damit es Frau Amsel besser geht.
☐ Förderung von Selbstbestimmung und psychischem Wohlbefinden	☐ Frau Amsel äußert den Wunsch nach einem Vollbad und ist enttäuscht, dass dies nicht möglich ist. Frau Prisca sollte einfühlsam mit Frau Amsel kommunizieren und andere Möglichkeiten zur Steigerung ihres Wohlbefindens finden, um ihre Selbstbestimmung und psychische Gesundheit zu fördern.

2 a) ___/ 12 P.

Merkmale (je 2 P.)	Beispiele (je 1 P.)
Pflegetheorien: ☐ sind konzeptuelle Modelle, die theoretische Grundlagen für ein gemeinsames Pflegeverständnis bilden ☐ sie definieren Pflege und ihre Aufgaben, formulieren Werte und Normen und bieten Forschungsanlässe	☐ Selbstpflege-Defizit-Theorie nach Orem ☐ Theorie der Transkulturellen Pflege nach Madeleine Leininger ☐ ...
Pflegemodelle: ☐ werden abgeleitet von Pflegetheorien für ein besseres Verständnis der Pflegepraxis und treffen Aussagen über Menschenbild, Gesundheit, Krankheit, Pflegeverständnis ☐ geben eine Struktur für individuelle Pflegeplanungen und sind Grundlage für Pflegekonzepte	☐ Pflegemodell nach Nancy Rooper ☐ Pflegemodell nach Monika Krohwinkel (ABEDL) ☐ ...
Pflegekonzepte: ☐ sind kleinste Bausteine eines Pflegemodells und aus einer Pflegetheorie abgeleitete Handlungsempfehlungen für die Praxis ☐ beschreiben messbare und abstrakte Phänomene der Pflege und sind für Mitarbeitende der Einrichtung handlungsleitend und verbindlich	☐ Bobath-Konzept ☐ Bezugspflegekonzept ☐ ...

___/12 P.

! HINWEIS

Je Schwerpunkt gibt es 2 P., für den entsprechenden Fallbezug auch 2 P.

2 b) Pflegetheorie der interpersonalen Beziehung nach Peplau:

☐ 1. Therapeutische Beziehung: Peplau betont die therapeutische Beziehung als Kernstück der Pflege. Sie sieht die Beziehung zwischen Pflegenden und Patienten als einen Prozess, in dem beide Seiten aktiv teilnehmen und gemeinsam Ziele setzen.

Fallbezug:

☐ Frau Prisca und Frau Amsel können ihre pflegerische Beziehung weiter ausbauen. Paula sollte Einfühlungsvermögen, Respekt und Unterstützung für Frau Amsel zeigen. Sie sollte sie dazu ermutigen, ihre Bedürfnisse und Ziele zu äußern und gemeinsam mit ihr versuchen, sie zu erreichen.

☐ 2. Phasen der Beziehung: Peplau beschreibt verschiedene Phasen, die eine Beziehung zwischen Pflegenden und Patienten durchläuft. Dazu gehören die Orientierungsphase, die Arbeitsphase und die Abschlussphase.

Fallbezug:

☐ Paula und Frau Amsel durchlaufen verschiedene Phasen der Beziehung, wie von Peplau beschrieben.
In der Orientierungsphase bauen sie Vertrauen auf und lernen einander kennen. In der Arbeitsphase setzen sie Ziele, um Frau Amsels Wohlbefinden zu verbessern und ihre Bedürfnisse zu erfüllen. In der Abschlussphase können sie die Zusammenarbeit reflektieren und sich von der Beziehung lösen, wenn sie nicht mehr benötigt wird.

☐ 3. Bedürfnisorientierte Pflege: Peplau betont, wie wichtig es ist, die Bedürfnisse des Patienten zu verstehen und darauf einzugehen. Durch die Einbeziehung des Patienten in Entscheidungsprozesse und die Berücksichtigung seiner individuellen Bedürfnisse kann eine effektive Pflegebeziehung aufgebaut werden.

Fallbezug:

☐ Paula konzentriert sich auf die individuellen Bedürfnisse von Frau Amsel. Sie nimmt sich Zeit, um ihre spezifischen Anliegen zu verstehen, und arbeitet gemeinsam mit ihr an Lösungen. Dabei berücksichtigt Paula auch ihre körperlichen, emotionalen und psychosozialen Bedürfnisse.

___/6 P.

! HINWEIS

Je begründeter Aussage hier 3 P. Auch weitere nachvollziehbare Kritiken sind möglich.

2 c) Kritik zu Hildegard Peplaus Pflegetheorie:

☐ Beziehungsdynamiken und Pflegemaßnahmen können in verschiedenen Kulturen und Gesellschaften stark variieren. Es ist wichtig, diese Vielfalt bei der Anwendung der Theorie zu berücksichtigen.

☐ Die Pflege wird oft als gemeinschaftliche Verantwortung angesehen, bei der Familienmitglieder und soziale Netzwerke eine aktive Rolle spielen.
In solchen Kontexten kann die Pflegebeziehung zwischen Pflegenden und Patienten anders gestaltet sein und möglicherweise andere Erwartungen, Normen und Praktiken beinhalten.

☐ Kulturelle Überzeugungen und Werte beeinflussen, wie Menschen Krankheit, Gesundheit und Pflege verstehen.
Die Achtung kultureller Besonderheiten und die Sensibilität gegenüber kulturellen Unterschieden sind daher von großer Bedeutung, um eine kultursensible Pflege zu gewährleisten.

3 a) ___/4 P.

personenbezogene Risikofaktoren (2 P.)	☐ Beeinträchtigung sensomotorischer Fähigkeiten, z. B. Gang- und Gleichgewichtsstörungen ☐ Blasenkatheterschlauch mit DK-Beutel ☐ ggf. Sehbeeinträchtigungen aufgrund der MS
umgebungsbezogene Risikofaktoren (2 P.)	☐ Treppe (Frau Amsel wohnt im 2. Stock) ☐ ggf. Stolperfallen durch umherliegende Gegenstände (Frau Amsel fällt Hausarbeit wie Aufräumen schwer)

3 b) Sturzprävention bei Frau Amsel: ___/3 P.

☐ Die Sturzprävention ist wichtig, da ein Sturz erhebliche gesundheitliche und psychosoziale Folgen haben kann.

☐ Bei Frau Amsel sind die Folgen von Stürzen schwerwiegend, da sie aufgrund von krankheitsbedingten Veränderungen sehr anfällig für Verletzungen ist.

☐ Stürze können zu Frakturen, Kopfverletzungen, Immobilität, vermindertem Selbstvertrauen, sozialer Isolation und einem Verlust der Lebensqualität führen.

3 c) Bedeutung des Expertenstandards „Sturzprophylaxe“: ___/4 P.

> **HINWEIS**
> Je Antwort hier 2 P.

☐ dient als Leitlinie und gibt klare Empfehlungen für die Identifizierung von Risikofaktoren, die Durchführung von Sturzrisiko-Assessments, die Entwicklung individueller Interventionspläne, die Förderung der Mobilität und Bewegung, die Schulung des Pflegepersonals sowie die enge Zusammenarbeit im interdisziplinären Team

☐ stellt sicher, dass bewährte evidenzbasierte Praktiken angewendet werden, um das Risiko von Stürzen zu reduzieren und ihre Sicherheit zu verbessern; trägt somit maßgeblich zur Qualitätssicherung in der Pflege bei

3 d) Expertenstandard: ___/1 P.

> **HINWEIS**
> Nur ein Expertenstandard muss genannt werden.

☐ Dekubitusprophylaxe in der Pflege

☐ Förderung der Harnkontinenz in der Pflege

☐ Ernährungsmanagement zur Sicherung und Förderung der oralen Ernährung in der Pflege

___/6 P.

! HINWEIS

Je erklärtem Ziel 2 P.
Auch richtig: Empowerment der Pflegebedürftigen stärken, damit Sie eigenverantwortlich entscheiden können

4 a) Ziele der Schulung

- ☐ Wissen vermitteln: Informationen über die Krankheit, ihre Ursachen, Symptome, Verlauf und Behandlungsmöglichkeiten bereitstellen
- ☐ Selbstmanagement fördern: Fähigkeiten und Strategien vermitteln, um den Umgang mit der Krankheit im Alltag zu verbessern
- ☐ Lebensqualität steigern: Unterstützung bieten, um die physischen, emotionalen und sozialen Auswirkungen der MS zu bewältigen

___/12 P.

! HINWEIS

Je Themenschwerpunkt genügen drei Inhalte.

4 b)

Themenschwerpunkte (je 1 P.)	Inhalte (je 1 P.)
☐ Symptommanagement und Bewältigungsstrategien	☐ Therapieoptionen für häufig auftretende Symptome (z. B. Fatigue, Spastizität, kognitive Beeinträchtigung) ☐ Techniken zur Stressbewältigung und zur Förderung des psychischen Wohlbefindens ☐ Hilfsmittel und Unterstützung zur Verbesserung der Lebensqualität
☐ Alltagsmanagement und Selbsthilfe	☐ Strategien für eine gesunde Lebensweise, einschließlich Ernährung und körperlicher Aktivität ☐ Tipps zur Energieeinteilung und Pausengestaltung ☐ Informationen zu Rehabilitation, Physiotherapie und Ergotherapie ☐ soziale Unterstützung und Netzwerkbildung ☐ Aufzeigen von Unterstützungsangeboten, z. B. Selbsthilfegruppen, Online-Foren, lokale Multiple-Sklerose-Vereinigungen ☐ Kommunikation mit dem sozialen Umfeld und dem medizinischen Team ☐ Umgang mit sozialen und beruflichen Herausforderungen
☐ Angehörigenunterstützung	☐ Sensibilisierung für die Bedürfnisse und Herausforderungen der Angehörigen ☐ Unterstützungsangebote und Ressourcen für Angehörige ☐ gemeinsame Bewältigungsstrategien und Förderung der Kommunikation in der Familie

4 c) Methoden: ___/5 P.

- ☐ Vorträge mit visuellen Hilfsmitteln (Präsentationen, Videos)
- ☐ Gruppendiskussionen und Erfahrungsaustausch
- ☐ praktische Übungen (z. B. Transferübungen, Umgang mit Hilfsmitteln)
- ☐ Informationsmaterialien (Broschüren, Handouts)
- ☐ Einbindung von Experten (Neurologen, Physio-/Ergotherapeuten usw.)

5 Beispiele mit Begründung zur Gesunderhaltung im Pflegeberuf: ___/8 P.

- ☐ Work-Life-Balance: Paula Prisca sollte genügend Zeit für Erholung, Entspannung und Freizeitaktivitäten haben, um Stress abzubauen und sich zu regenerieren.
- ☐ Gesunde Ernährung und körperliche Aktivität: Paula Prisca sollte durch ausgewogene Mahlzeiten und Bewegung ihr Immunsystem stärken.
- ☐ Stressmanagement: Frau Prisca sollte Techniken zum Stressmanagement erlernen und regelmäßig anwenden, um mit den Herausforderungen ihres Berufs umzugehen.
- ☐ Arbeitssicherheit und ergonomische Bedingungen: Frau Prisca sollte präventiv auf eine rückenfreundliche Arbeitsweise achten.

! HINWEIS

Je Beispiel mit Begründung 2 P.
Auch richtig: Fort- und Weiterbildungen zur Resilienzförderung

Auswertung

Aufgabe	Punkte
1a	
1b	
1c	
2a	
2b	
2c	
3a	
3b	
3c	
3d	
4a	
4b	
4c	
5	
Gesamt	___/100

Notenschlüssel	
Punkte	Note
100–92	1
91,5–81	2
80,5–67	3
66,5–50	4
49,5–30	5
29,5–0	6

Es muss ja weitergehen

Themenschwerpunkte:
stationäre Langzeitpflege – ältere pflegebedürftige Person – pAVK – Arteriosklerose – Pflegeprozess und Pflegediagnostik mit Schwerpunkt Gesundheitsförderung und Prävention – Salutogenese und Pathogenese – Primär-, Sekundär- und Tertiärprävention – biopsychosoziales Modell – Ottawa-Charta – Information, Schulung und Beratung zur Blutdruckmessung

Aufgabe:
Lesen Sie die Fallsituation. Bearbeiten Sie anschließend die Prüfungsaufgaben.
Sie haben 120 Minuten Zeit.

Fallsituation:
Ole Paulsen (76 Jahre) ist gestern in die stationäre Pflegeeinrichtung „Residenz am Stadtpark" zurückgekehrt. Er leidet unter der peripheren arteriellen Verschlusskrankheit (pAVK). Aufgrund einer Bypass-Operation im linken Unterschenkel war er im Krankenhaus gewesen.

In die Residenz war Herr Paulsen vor drei Jahren nach dem Tod seiner Ehefrau eingezogen. Seither gehört er zu den fittesten Bewohnern. Er engagiert sich im Bewohnerbeirat und beteiligt sich an der Gartenpflege. „Wer rastet, der rostet", ist sein Motto und so fällt es ihm schwer, nicht in Bewegung zu sein. Seine fortschreitende pAVK im linken Bein schränkte ihn in den vergangenen Monaten jedoch zunehmend in seiner Mobilität ein. Gartenarbeit war nicht mehr möglich. Daher war er froh, als der Arzt den operativen Eingriff vorschlug.

Herr Paulsen ist sehr gesellig. Er trifft sich dreimal die Woche mit zwei anderen Bewohnern zum abendlichen Skatspiel. Dabei geht es fröhlich zu, Chips und Erdnüsse dürfen nicht fehlen. Die drei Herren rauchen so viele Zigaretten, dass das Zimmer hinterher voller Rauch ist. Herr Paulsen hat schon einige Schicksalsschläge erlebt, z.B. den Tod seines Sohnes vor 20 Jahren, seinen Herzinfarkt vor zehn Jahren und den Verlust seiner Frau. Doch seine Lebenseinstellung ist positiv: „Es muss ja weitergehen", sagt er oft.

Herr Paulsen ist 171 cm groß und wiegt 94 kg. Am liebsten isst er Schnitzel. Fisch mag er nicht, obwohl er jahrelang als Fischer zur See gefahren ist. Er ist froh, dass in der Seniorenresidenz mittags täglich mindestens ein Fleischgericht zur Auswahl steht. Sehr gerne sieht er sich Kochsendungen im Fernsehen an. Doch er fragt sich, ob das ganze „Grünfutter" (so bezeichnet er Gemüse) wirklich für den Menschen gesund sein kann.

Heute ist Pflegefachmann Henry Lehmann im Frühdienst für Herrn Paulsen zuständig. Wegen seiner stets zu hohen Blutdruckwerte hatte er ihm schon mehrmals vorgeschlagen, ihn zu einer gesundheitsförderlichen Lebensweise zu beraten. Doch davon wollte Herr Paulsen nichts wissen. Umso überraschter ist Herr Lehmann, als er jetzt hört: „Der Arzt in der Klinik hat mir ziemlich Angst gemacht, das kann ich Ihnen sagen! Ständig sprach er über Arteriosklerose und meinen Bluthochdruck. Wenn die Werte weiter so hoch sind, dann sieht er mich bald als Notfall wieder, hat er gesagt. Das will ich nicht. Prävention wird ab jetzt bei mir großgeschrieben! Am besten fangen wir gleich an!"

Im Krankenhaus wurde bereits eine Umstellung der Antihypertensiva vorgenommen. Deshalb riet der Stationsarzt Herrn Paulsen, in den nächsten Wochen ein Blutdrucktagebuch anzufangen und Selbstmessungen seiner Werte durchzuführen. Dazu erklärte sich Herr Paulsen spontan bereit. Er hat auch den Wunsch geäußert, die Selbstmessung zu erlernen. Seine Schwester, die nur wenige hundert Meter von der Seniorenresidenz entfernt wohnt, hat ihm bereits ein Oberarm-Blutdruckmessgerät mit Digitalanzeige gekauft und will es ihm spätestens morgen bringen.

Prüfungsaufgaben:

1 Entnehmen Sie der Fallsituation relevante Aspekte, die die aktuelle Situation von Herrn Paulsen beschreiben, und ordnen Sie sie den in der Tabelle aufgeführten Bereichen des biopsychosozialen Modells zu (13 P.). → *AB II*

biopsychosoziales Modell		Aspekte aus der Fallsituation (je 1 P.)
bio-	organmedizinische Aspekte	• • •
	Risikofaktoren	• • •
psycho-	eigenes Erleben, Verhalten und Bewältigungsformen	• • •
sozial	familiäre, berufliche, gesellschaftliche Lebensbedingungen	• • • •

2 Herr Paulsen hat zu Pflegefachmann Henry Lehmann gesagt, dass ihm Prävention jetzt wichtig ist (Gesamtpunkte: 37).

a) Nennen Sie die Ziele der Primär-, Sekundär- und Tertiärprävention und geben Sie für jede Präventionsform ein Beispiel (6 P.). → *AB I*

Präventionsform	Ziel (je 1 P.)	Beispiel (je 1 P.)
Primärprävention		
Sekundärprävention		
Tertiärprävention		

b) Schätzen Sie begründet ein, ob es sich bei der von Herrn Paulsen angekündigten Prävention um eine Primär-, Sekundär- oder Tertiärprävention handeln wird (3 P.). → *AB III*

Präventionsform bei Herrn Paulsen (1 P.):

Begründung (2 P.):

c) Herr Paulsen ist sehr motiviert aus dem Krankenhaus zurückgekehrt. Beurteilen Sie, wie wahrscheinlich es ist, dass seine Motivation auch auf lange Sicht anhält. Nennen Sie vier Aspekte, die dafür oder dagegen sprechen. *Formulieren Sie in ganzen Sätzen* (8 P.). → *AB III*

1.

2.

3.

4.

→ *AB I*

d) Herr Paulsen braucht Unterstützung in seinen Präventionsbemühungen. Dazu kann es hilfreich sein, seine Situation aus einem salutogenetischen Blickwinkel zu beleuchten.

Vergleichen Sie die Perspektiven von Salutogenese und Pathogenese (Hauptfokus und zentrale Fragestellung) und leiten Sie je zwei relevante Aspekte aus der Fallsituation ab. *Vervollständigen Sie hierzu die Tabelle* (8 P.).

	Pathogenese (je 1 P.)	**Salutogenese (je 1 P.)**
Hauptfokus	▪	▪
zentrale Frage-stellung	▪	▪
fallbezogene Aspekte (Herr Paulsen)	▪ ▪	▪ ▪

→ *AB III*

e) Im Sozialgesetzbuch XI wurde durch das Gesetz zur Stärkung der Gesundheitsförderung und der Prävention (Präventionsgesetz) der Vorrang von Prävention und Rehabilitation festgelegt. Deshalb müssen stationäre Pflegeeinrichtungen gesundheitsfördernde Angebote für Menschen gewährleisten.

Entwickeln Sie zwei Vorschläge für Angebote, welche die „Residenz am Stadtpark" ihren Bewohnerinnen und Bewohnern im Rahmen der Gesundheitsförderung machen könnte und von denen Herr Paulsen profitieren würde. Begründen Sie Ihre Auswahl in Bezug auf Herrn Paulsen anhand von je vier Aspekten (12 P.). *Formulieren Sie in ganzen Sätzen.*

Angebot 1 (2 P.):	**Angebot 2 (2 P.):**
Begründung für Angebot 1 (je Aspekt 1 P.):	**Begründung für Angebot 2 (je Aspekt 1 P.):**
1.	1.
2.	2.
3.	3.
4.	4.

→ *AB II*

3 Die Ottawa-Charta aus dem Jahr 1986 gilt als wegweisendes Dokument der Gesundheitsförderung. Unter anderem wurden in ihr fünf Handlungsstrategien formuliert. Eine davon lautet: „Gesundheitsfördernde Gesamtpolitik entwickeln".

Nennen Sie zwei Lebensgewohnheiten von Ole Paulsen, die seine Gesundheit schädigen. Geben Sie für jede dieser Lebensgewohnheiten zwei Beispiele, die zeigen, wie auf staatlicher Ebene eine gesundheitsfördernde Gesamtpolitik durch gezielte Maßnahmen darauf Einfluss nehmen könnte oder bereits Einfluss nimmt (10 P.).

gesundheitsschädigende Lebensgewohnheit von Herrn Paulsen (je 1 P.)	**Maßnahmen im Rahmen einer gesundheitsfördernden Gesamtpolitik (je 2 P.)**
▪	1. 2.
▪	1. 2.

4 Herr Paulsen wird ein Blutdrucktagebuch führen und er möchte darin angeleitet werden, Blutdruckselbstmessungen durchzuführen (Gesamtpunkte: 20).

a) Nennen Sie vier Aspekte, die Herr Paulsen in einem Blutdrucktagebuch protokollieren soll (4 P.). → *AB I*

-
-
-
-

b) Erläutern Sie anhand der in der Tabelle aufgeführten fünf Phasen der Anleitung, wie Pflegefachmann Henry Lehmann die professionelle Anleitung von Herrn Paulsen gestalten sollte (10 P.). → *AB II*

Phasen der Anleitung	Erläuterung des Vorgehens im Anleitungsprozess zur Blutdruckselbstmessung (je 2 P.)
Phase I: Vorbereitung	
Phase II: Planung	
Phase III: Durchführung	
Phase IV: Übungsphase	
Phase V: Evaluation	

c) Der Pflegefachmann Henry Lehmann möchte Herrn Paulsen in Ergänzung zur Anleitung eine Informationsbroschüre zur Blutdruckmessung zur Verfügung stellen. Hierfür sucht er im Internet nach geeigneten Broschüren. → *AB I*

Geben Sie sechs Kriterien an, anhand derer Herr Lehmann erkennen kann, ob die Broschüre geeignet für die Information von Herrn Paulsen ist (6 P.).

-
-
-
-
-
-

Erwartungshorizont

___/ 13 P.

1

biopsychosoziales Modell		Aspekte aus der Fallsituation (je 1 P.)
bio	organmedizinische Aspekte	☐ arterielle Hypertonie ☐ periphere arterielle Verschlusskrankheit ☐ Herzinfarkt vor 10 Jahren
	Risikofaktoren	☐ Rauchen von Zigaretten/Nikotinabusus ☐ fettreiche Ernährung ☐ Übergewicht
psycho	eigenes Erleben, Verhalten und Bewältigungsformen	☐ optimistische Lebenseinstellung ☐ hatte bis vor dem Krankenhausaufenthalt kein Interesse an einer Beratung über gesundheitsförderliches Verhalten ☐ aktuell motiviert, an Prävention mitzuwirken
sozial	familiäre, berufliche und gesellschaftliche Lebensbedingungen	☐ verwitwet ☐ Schwester wohnt in der Nähe ☐ ehemaliger Fischer (heute vermutlich berentet) ☐ Bewohner eines Pflegeheims und Engagement im Bewohnerbeirat

! HINWEIS

Auch Abkürzungen für Krankheitsbilder werden als richtig gewertet, z. B. pAVK, art. HTN.

___/ 6 P.

2 a)

Präventionsform	Ziel (je 1 P.)	Beispiel (je 1 P.)
Primärprävention	☐ Verhüten von Krankheiten und Gesundheit erhalten	☐ Impfen
Sekundärprävention	☐ Krankheiten frühzeitig erkennen	☐ Mammografie-Screening (Krebsfrüherkennungsuntersuchungen)
Tertiärprävention	☐ Fortschreiten bekannter Erkrankungen verhindern/verzögern	☐ Patientenschulungen

! HINWEIS

Alternative Beispiele sind möglich.

2 b) Präventionsform bei Herrn Paulsen (1 P.):

___/3 P.

☐ Bei Herrn Paulsen handelt es sich um eine Tertiärprävention.

Begründung (2 P.):

☐ Bei ihm sind zahlreiche Erkrankungen (z. B. pAVK, Z. n. Herzinfarkt = Folgen der Arteriosklerose, arterielle Hypertonie) bereits bekannt. Der Arzt sprach mit ihm über seine Hypertonie und warnte ihn vor einer Notfallsituation. Seine Erkrankungen können nicht mehr verhindert werden. Aber es gilt, weiteren Folgeschäden vorzubeugen.

2 c)

___/8 P.

1	☐ Grundsätzlich positiv ist die aktuelle Motivation, an Prävention mitzuwirken. Solange er motiviert bleibt, ist die Wahrscheinlichkeit hoch, dass er an seinem Vorhaben festhält.
2	☐ Herr Paulsen lebt in einem Pflegeheim und kann bei seinen Präventionsbemühungen auf die professionelle Unterstützung der Pflegefachfrauen und -männer setzen. Das erhöht die Wahrscheinlichkeit einer Lebensstiländerung.
3	☐ Die Motivation scheint durch die Angst begründet, die der Arzt im Gespräch in Herrn Paulsen geweckt hat. Wenn die Angst in den Hintergrund rückt, weil kein Notfall eingetreten ist, sinkt damit möglicherweise die Präventionsbereitschaft.
4	☐ Herr Paulsen ist 76 Jahre alt und über einen sehr langen Zeitraum an seinen Lebensstil gewöhnt. Veränderungen auf Dauer umzusetzen (z. B. eine Rauchentwöhnung) ist schwer und es könnte sein, dass er in alte Muster verfällt.

! HINWEIS

Je begründeter Aspekt 2 P.

2 d)

___/8 P.

	Pathogenese (je 1 P.)	Salutogenese (je 1 P.)
Fokus	☐ Entstehung von Krankheit	☐ Entstehung und Erhaltung von Gesundheit
zentrale Fragestellung	☐ Was macht Menschen/Herrn Paulsen krank?	☐ Was hält Menschen/Herrn Paulsen gesund?
fallbezogene Aspekte (Herr Paulsen)	☐ fettreiche Ernährung (Herr Paulsen isst gerne Chips, Erdnüsse, Schnitzel) ☐ Nikotin (Herr Paulsen raucht viel) ☐ Stress, Schicksalsschläge (Herr Paulsens Sohn und Frau sind verstorben) ☐ schlecht eingestellter Blutdruck	☐ positive Lebenseinstellung ☐ Freude am Spielen (Herr Paulsen spielt gern Skat) ☐ engagiert im Bewohnerbeirat ☐ Freude an Bewegung/Gartenarbeit

! HINWEIS

Bei den fallbezogenen Aspekten reichen zwei Nennungen zu Herrn Paulsen.

___/12 P.

2 e)

Angebot 1 (2 P.):	Angebot 2 (2 P.):
☐ Kochgruppe: Die Residenz könnte einmal wöchentlich eine Kochgruppe für interessierte Bewohnerinnen und Bewohner anbieten, in der darauf Wert gelegt wird, ausgewogen zu kochen.	☐ Bewegungsangebot/Reha-Sport: Die Residenz könnte einmal wöchentlich eine Reha-Sportgruppe anbieten, in der die Bewohner entsprechend ihren Möglichkeiten körperlich aktiv sein können.
Begründung für Angebot 1 (je Aspekt 1 P.):	**Begründung für Angebot 2 (je Aspekt 1 P.):**
☐ 1. Die Ernährung von Herrn Paulsen besteht aus viel Fett und Fleisch.	☐ 1. Herr Paulsen hat grundsätzlich Interesse an Bewegung, sagt: „Wer rastet, der rostet"
☐ 2. Er hat Interesse an Kochsendungen.	☐ 2. Er war aufgrund seiner pAVK in der Bewegung stark eingeschränkt.
☐ 3. Eine Kochgruppe könnte sein Interesse wecken und ihn bei der Änderung seiner Ernährungsgewohnheiten und ggf. bei der Gewichtsreduktion unterstützen.	☐ 3. In der Rehasportgruppe könnte er (ggf. nach Abschluss der Wundheilung) unter Anleitung und Beachtung seiner Belastungsgrenze sportlich aktiv sein.
☐ 4. Eine ausgewogene Ernährung würde das Risiko für das Fortschreiten der Arteriosklerose reduzieren und bei der Blutdrucksenkung unterstützen.	☐ 4. Herr Paulsen ist mit einer Körpergröße von 171 cm und 94 kg übergewichtig. Eine Gewichtsreduktion ist daher anzuraten. Das könnte das Fortschreiten der Arteriosklerose verlangsamen und bei der Blutdrucksenkung helfen. Bewegung kann bei der Gewichtsreduktion unterstützen.

! HINWEIS

Auch andere gut begründete Angebote sind möglich, z. B.: angeleitete Gartengruppe in der Residenz mit Kräuterkunde, Bewegung an der frischen Luft und Pflege sozialer Kontakte.

3

___/10 P.

gesundheitsschädigende Lebensgewohnheit von Herrn Paulsen (je 1 P.)	Maßnahmen im Rahmen einer gesundheitsfördernden Gesamtpolitik (je 2 P.)
☐ fettreiche Ernährung (nascht Chips und Erdnüsse, isst gern Schnitzel)	☐ Kennzeichnungspflicht der Nährwerte auf Nahrungsmitteln (z. B. Nutri-Score) ☐ Sondersteuern auf Salziges, Fettiges und Süßigkeiten ☐ Werbeverbot für Süßwaren und salzige Snacks, wie Chips ☐ Werbekampagnen der Bundeszentrale für gesundheitliche Aufklärung (BzGA) für eine bessere/gesündere Ernährung mit Fleischverzicht bzw. fleischreduzierter Kost und mehr Obst/Gemüse
☐ Rauchen	☐ Warnhinweise auf Zigarettenschachteln ☐ Tabaksteuer anheben ☐ Werbeverbot für Tabakerzeugnisse ☐ Rauchverbot in öffentlichen Bereichen ☐ Angebote von Raucherentwöhnungsprogrammen mit Belohnungs-/Prämiensystemen bei Krankenkassen

! HINWEIS

Jeweils zwei Maßnahmen pro gesundheitsschädigendem Verhalten reichen aus. Je Maßnahme 2 P.

4 a) Im Blutdrucktagebuch kann Herr Paulsen notieren:

___/4 P.

☐ Datum der Blutdruckmessung
☐ Uhrzeit der Blutdruckmessung
☐ gemessener Blutdruckwert (systolisch und diastolisch)
☐ Bemerkungen (z. B. körperliche Anstrengung, Beschwerden)
☐ allgemeines Befinden
☐ Einnahmezeit der blutdrucksenkenden Medikamente (Antihypertensiva)
☐ Anpassungen der Antihypertensiva (z. B. Dosiserhöhung durch den Arzt, eigenes Vergessen der Medikamenteneinnahme)
☐ Messung am linken oder rechten Oberarm
☐ Messung im Liegen oder Sitzen

! HINWEIS

Vier dieser Aspekte sind ausreichend.

___/10 P.

4 b)

> **HINWEIS**
> In der Tabelle finden sie verschiedene Erläuterungen, es muss aber nur eine genannt sein. Je Erläuterung 2 P.

Phasen der Anleitung	Erläuterung des Vorgehens im Anleitungsprozess zur Blutdruckselbstmessung (je 2 P.)
Phase I: Vorbereitung	☐ schätzt Lernvoraussetzungen und -bedarf von Herrn Paulsen ein ☐ schätzt Motivation von Herrn Paulsen ein (hier bekannt, weil Herr Paulsen um die Anleitung gebeten hat) ☐ stellt sicher, dass die Schwester das Blutdruckmessgerät gebracht hat ☐ macht sich mit der Handhabung vertraut
Phase II: Planung	☐ plant Zeit und Ort der Anleitung in Absprache mit Herrn Paulsen ☐ schätzt zeitlichen Bedarf und geeignete Methodik ein
Phase III: Durchführung	☐ demonstriert Herrn Paulsen die Durchführung der Blutdruckselbstmessung an sich selbst, erklärt die einzelnen Handlungsschritte
Phase IV: Übungsphase	☐ bittet Herrn Paulsen, die Blutdruckselbstmessung selbstständig durchzuführen ☐ gibt Herrn Paulsen Zeit für Nachfragen und Wiederholungen ☐ gibt Herrn Paulsen gegebenenfalls eine verbale Anleitung oder korrigiert ihn
Phase V: Evaluation	☐ gibt Herrn Paulsen Rückmeldung und bestärkt ihn auf positive Weise

> **HINWEIS**
> Die einzelnen Handlungsschritte zur Blutdruckmessung können aufgeführt werden.

___/6 P.

4 c) Kriterien (je 1 P.):

- ☐ Die Zielgruppe und das Ziel sind angegeben.
- ☐ Der Text ist gut verständlich.
- ☐ Die Tipps sind praktisch umsetzbar und relevant.
- ☐ Der Umfang ist nicht zu groß und die Schriftgröße ist nicht zu klein.
- ☐ Die Broschüre ist ansprechend und gut strukturiert.
- ☐ Der Text ist aktuell, Datum und Quellen sind angegeben.
- ☐ Es gibt Hinweise auf die Autoren, die Finanzierung und mögliche Interessenskonflikte.
- ☐ Alle wichtigen Aspekte des Themas werden dargestellt.
- ☐ Der Text ist positiv formuliert und die Ansprache persönlich.

> **HINWEIS**
> Nur sechs dieser Kriterien müssen benannt sein.

Quelle: Wittener Liste. Online unter: https://patientenedukation.de/sites/default/files/downloads/Wittener_Liste.pdf (Zugriff: 09.11.2023).

Auswertung

Aufgabe	Punkte
1	
2a	
2b	
2c	
2d	
2e	
3	
4a	
4b	
4c	
Gesamt	___/80

Notenschlüssel	
Punkte	Note
80–74	1
73–65	2
64–54	3
53–40	4
39–24	5
23–0	6

+ Was die Fallsituation noch bietet ...

- Erläutern Sie, worauf bei der Planung und Durchführung von Beratungen grundsätzlich zu achten ist (→ AB II).

- Planen Sie ein Beratungsgespräch für Herrn Paulsen zu den Themen Ernährung und Rauchentwöhnung (→ AB II und → AB III).
  Nennen Sie vier Aspekte, die dabei zu beachten sind (→ AB I).

Mein Prüfungstraining im Überblick

Schriftliche Prüfung	Themenschwerpunkte	Note beim Üben
Aslan und sein bester Freund S. 102–113	▪ stationäre Akutversorgung eines 8-Jährigen ▪ Asthma bronchiale, allergisch bedingter Asthmaanfall ▪ Eltern- und Familienberatung, Rooming-in ▪ Transitional Care (Übergangspflege) ▪ Gesundheitsförderung und Prävention bei Asthma ▪ Transaktionales Stressmodell nach Lazarus & Folkman ▪ evidenzbasierte Pflege (EBN)	
Frau Krüger bekommt Besuch S. 114–123	▪ stationäre Akutpflege einer 26-jährigen Mutter ▪ Wochenbett und Neugeborenenpflege ▪ Gesundheitsförderung ▪ Präventionsarten, Verhaltens- und Verhältnisprävention ▪ Patientenedukation ▪ professionelle Pflege ▪ lebenslanges Lernen ▪ Expertenstandard Entlassungsmanagement ▪ Beratung, Anleitung und Schulung nach der Geburt	
Mein Leben ändern? Das schaffe ich doch nie! S. 124–133	▪ stationäre Akutpflege eines 60-Jährigen ▪ arterielle Hypertonie, Herzinsuffizienz mit NYHA-Klassifizierung ▪ Medikamente (Diuretika, Betablocker) ▪ Einschätzung von Vitalzeichen (RR, HF, Temp., AF) ▪ Fehlerquellen bei der Blutdruckmessung ▪ Dekubitusprophylaxe und Assessmentinstrumente ▪ Modell des Bettlägerigwerdens nach Abt-Zegelin ▪ Kommunikationsmodell nach Friedemann Schulz von Thun ▪ gesundheitsförderliche Beratung zur Lebensstiländerung	
Zu Hause bei Tom und seinen Pflegeeltern S. 134–145	▪ ambulante Kinderpflege eines 9 Monate alten Säuglings ▪ altersgerechte Entwicklung, Grenzsteine der Entwicklung ▪ Beratung von Pflegeeltern ▪ Ernährung im Säuglings- und Kleinkindalter ▪ NANDA-I-Pflegediagnosen, Pflegeprozessgestaltung ▪ Expertenstandard Dekubitusprophylaxe	
So eine Enttäuschung! S. 146–155	▪ ambulante Langzeitpflege einer 59-Jährigen ▪ Multiple Sklerose (MS) ▪ Expertenstandard Sturzprophylaxe ▪ Pflegetheorie der interpersonalen Beziehungen nach Peplau ▪ Pflegetheorien, Pflegemodelle und Pflegekonzepte ▪ Schulungsangebote für MS-Betroffene und ihre Angehörigen ▪ Gesundheitsförderung im Berufsalltag	
Es muss ja weitergehen S. 156–165	▪ stationäre Langzeitpflege eines 76-Jährigen ▪ pAVK, Arteriosklerose ▪ Pflegeprozess, Pflegediagnostik ▪ Gesundheitsförderung und Prävention ▪ Salutogenese und Pathogenese ▪ Primär-, Sekundär- und Tertiärprävention ▪ biopsychosoziales Modell ▪ Ottawa-Charta ▪ Information, Schulung und Beratung zur Blutdruckselbstmessung	

⊕ Das kann ich ...	⊖ Das übe ich nochmal ...

2.4 Der dritte Prüfungstag

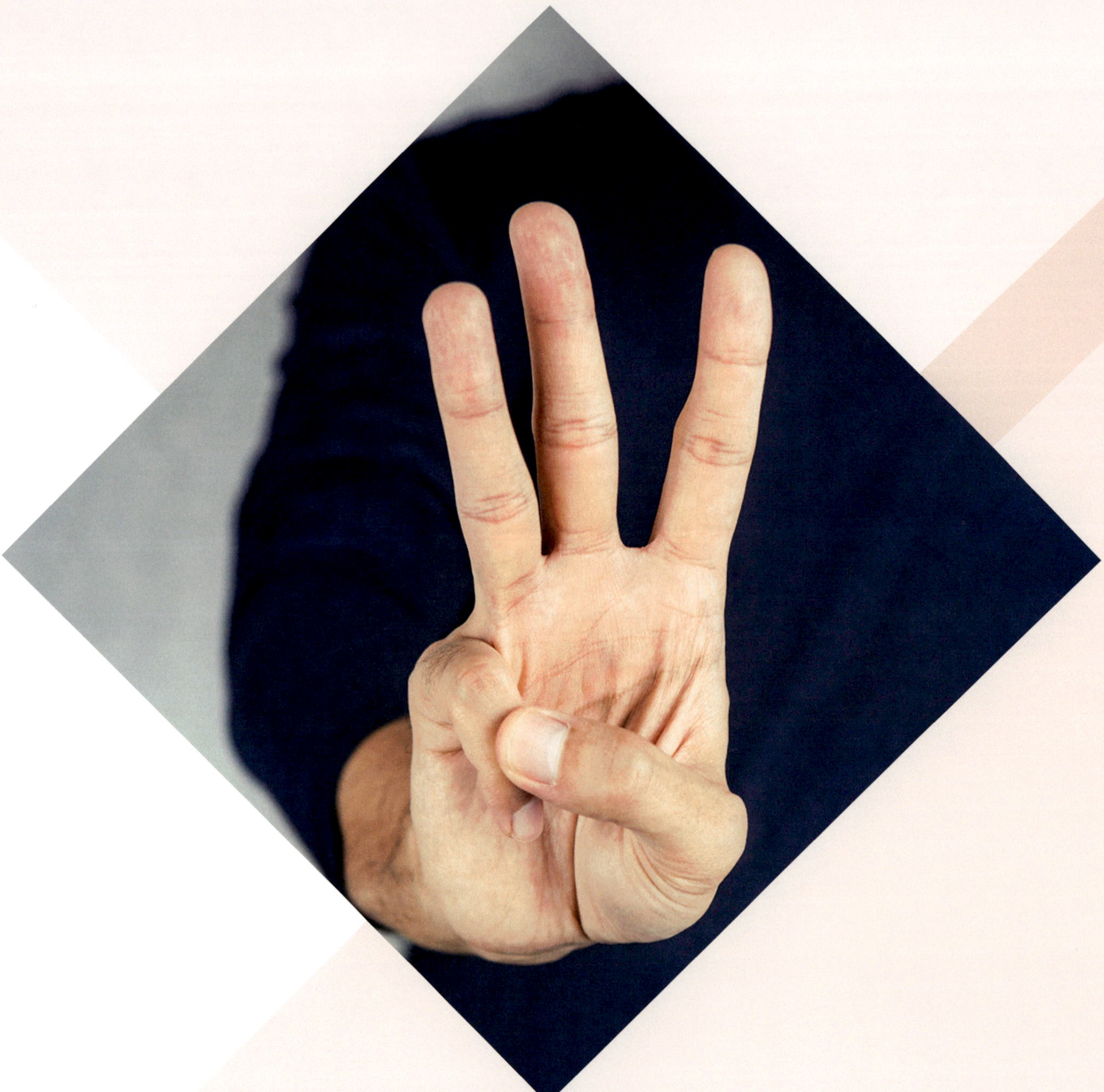

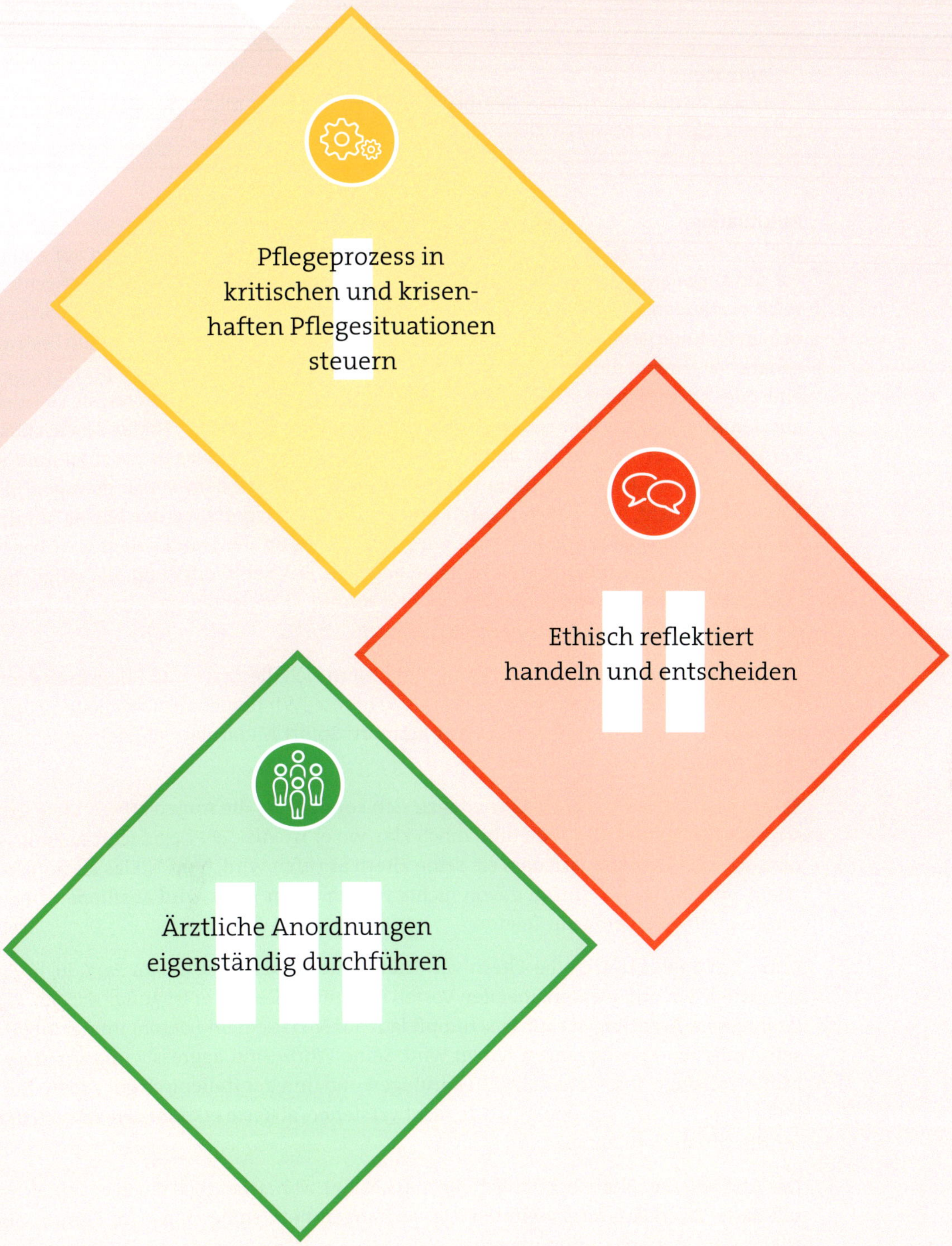
I
Pflegeprozess in kritischen und krisenhaften Pflegesituationen steuern
II
Ethisch reflektiert handeln und entscheiden
III
Ärztliche Anordnungen eigenständig durchführen

Noteinsatz beim Festival

Themenschwerpunkte:
stationäre Akutpflege – Jugendliche – Epilepsie – kritische Lebenssituation – Infusionstherapie – EEG – Patientenbeobachtung in der Notaufnahme – gesetzliche Bestimmungen zur Informationsweitergabe – Verlegung auf eine periphere Station

Aufgabe:
Lesen Sie die Fallsituation. Bearbeiten Sie anschließend die Prüfungsaufgaben.
Sie haben 120 Minuten Zeit.

Fallsituation:
Niklas Faraldo (17 Jahre) und sein bester Freund Erik Epifani (18 Jahre) sind auf einem Festival, um ausgelassen zu feiern. Niklas hat gerade seine Abschlussprüfung zum Tischler erfolgreich bestanden. In wenigen Tagen ist sein 18. Geburtstag und er ist voller Vorfreude. Die beiden Freunde genießen die Musik, das herrliche Wetter und die mitreißende Festivalatmosphäre. Sie trinken dabei reichlich Alkohol, rauchen viele Zigaretten und probieren auch die eine oder andere angebotene Substanz aus. Inmitten des Trubels verlieren sie sich zeitweise aus den Augen. Am frühen Morgen des nächsten Tages findet Erik Niklas bewusstlos auf einer Luftmatratze liegend vor ihrem Zelt. Erik erkennt sofort, dass es ernst ist, und ruft die nächstgelegenen Notfallsanitäter um Hilfe. Niklas wird mit dem Rettungswagen ins Krankenhaus gebracht, Erik darf mitfahren. Während des Transports werden Niklas' Vitalzeichen über einen Monitor überwacht. Ihm wird ein Zugang an der Hand gelegt, darüber werden Medikamente gespritzt und eine Infusion gegeben. Erik zählt aufgeregt alle möglichen Substanzen auf, die Niklas eingenommen haben könnte. Er berichtet auch, dass Niklas früher in der Schule mal einen epileptischen Anfall hatte.

Als sie in der Notaufnahme ankommen, kümmern sich die Ärzte und Pflegekräfte sofort intensiv um Niklas. Aus dem Schockraum ist zu hören: „Wir brauchen einen neuen Zugang, die Infusion ist para gelaufen! Achtung, er krampft! Sofort Midazolam aufziehen, schnell! Hoffentlich wird das kein Grand-mal!“

Es dauert eine Weile, bis Niklas wieder zu sich kommt und die Augen öffnet. Viele Gesichter schauen ihn an und ihm wird allmählich klar, wo er ist. Als die Pflegefachfrau Franziska Lorenz (42 Jahre) ihm erklärt, dass sie seine Eltern anrufen wird, fleht Niklas sie aufgeregt an: „Nein, bitte nicht! Sie dürfen davon nichts wissen. Mein Vater wird ausflippen!“ Franziska Lorenz greift trotzdem zum Telefon.

Kurze Zeit später treffen die Eltern von Niklas, Alessandro und Chiara Faraldo, in der Rettungsstelle ein und werden über den Vorfall informiert. Der Vater ist außer sich vor Wut und lässt seinem Ärger freien Lauf. Er schimpft laut auf Niklas ein und betont immer wieder, dass sein Verhalten Konsequenzen haben wird. Seine Worte sind aggressiv und verletzend. Die Mutter versucht, ihren Ehemann zu beruhigen und ihm auf Italienisch gut zuzureden. Franziska Lorenz kann die genauen Worte nicht verstehen, aber sie erkennt den Versuch der Mutter, die Situation zu entspannen.

Der Arzt teilt den Eltern schließlich mit, dass Niklas wahrscheinlich einen epileptischen Anfall hatte. Er erklärt, dass weitere Untersuchungen notwendig sind, zum Beispiel ein EEG. Niklas wird stationär aufgenommen.

Prüfungsaufgaben:

1 Die Fallsituation beginnt auf einem Festival und endet in der Notaufnahme eines Krankenhauses. Im Mittelpunkt steht der Jugendliche Niklas Faraldo (Gesamtpunkte: 13).

a) Nennen Sie drei Akteure, die in der Fallsituation eine Bedeutung für Niklas Faraldo haben (3 P.). → *AB I*

b) Beschreiben Sie, wie diese Akteure die Situation erleben, deuten und verarbeiten (6 P.). → *AB I*

Akteure (je 1 P.)	Erleben, Deuten, Verarbeiten (je 2 P.)
▪	
▪	
▪	

c) Identifizieren Sie zwei emotionale Reaktionen bzw. Verhaltensweisen von Niklas Faraldo und leiten Sie jeweils einen möglichen Grund dafür ab (4 P.). → *AB II*

emotionale Reaktionen von Niklas (je 1 P.)	mögliche Gründe (je 1 P.)
1	
2	

2 Niklas Faraldo wird mit dem Rettungswagen in die Notaufnahme gebracht. Sein Freund Erik Epifani begleitet ihn (Gesamtpunkte: 11).

a) Beschreiben Sie, was zu einer Patientenbeobachtung in der Notaufnahme gehört (3 P.), und begründen Sie, warum diese für die professionelle Versorgung wichtig ist (2 P.). → *AB I und* → *AB III*

Zur Patientenbeobachtung in der Notaufnahme gehören:

Die Patientenbeobachtung ist wichtig für die professionelle Versorgung, weil:

b) Begründen Sie anhand von drei Aspekten, warum die Notfallsanitäter Niklas Freund Erik mit dem Rettungswagen mitgenommen haben (6 P.). → *AB III*

-
-
-

3 Niklas Faraldo hatte wahrscheinlich einen epileptischen Anfall (Gesamtpunkte: 16).

a) Unterscheiden Sie Epilepsie, epileptischen Anfall und Status epilepticus voneinander (6 P.). → *AB II*

Epilepsie (2 P.)	
epileptischer Anfall (2 P.)	
Status epilepticus (2 P.)	

→ AB II

b) Als Niklas plötzlich krampft, befürchtet der Arzt, dass sich daraus ein „Grand-mal" entwickelt. Erläutern Sie die Phasen eines Grand-mal-Anfalls (6 P.).

Phasen	Erläuterung (je 2 P.)
tonische Phase	
klonische Phase	
postiktale Phase	

→ AB I

c) Beschreiben Sie vier pflegerische Maßnahmen bei einem epileptischen Anfall (4 P.).

1.
2.
3.
4.

4 Ein Notfallmedikament bei Epilepsie ist das Benzodiazepin Midazolam (Gesamtpunkte: 6).

→ AB II

a) Erklären Sie, wie Midazolam im Körper wirkt (2 P.).

→ AB II

b) Unerwünschte Nebenwirkungen von Midazolam sind u. a. Atemdepression und Sedierung. Leiten Sie jeweils zwei passende Anzeichen ab, an denen die Pflegefachkraft Frau Lorenz diese Nebenwirkungen bei Niklas Faraldo erkennen kann (4 P.).

Atemdepression (2 P.):

Sedierung (2 P.):

5 Niklas Faraldo erhält zusätzlich Infusionen, um seinen Zustand zu verbessern und den Elektrolythaushalt zu stabilisieren (Gesamtpunkte: 16).

→ AB I

a) Infusionen bestehen aus verschieden konzentrierten Lösungen. Definieren Sie die folgenden Begriffe in der Tabelle (4 P.).

Begriff	Definition (je 1 P.)
Osmolarität	
hypertone Lösungen	
hypotone Lösungen	
isotone Lösungen	

→ AB I

b) Ordnen Sie den folgenden drei Aspekten jeweils zwei passende Beispiele zu, die Sie als Pflegefachperson vor jeder Infusionsgabe überprüfen müssen (6 P.).

Patientendaten (2 P.):

Risikomanagement (2 P.):

Infusionslösung (2 P.):

c) Aus dem Schockraum der Notaufnahme ist zu hören: *„Wir brauchen einen neuen Zugang, die Infusion ist para gelaufen!"* Erklären Sie, was mit der Aussage „para gelaufen" gemeint ist, und leiten Sie vier pflegerische Sofortmaßnahmen ab (6 P.). → *AB II*

Erklärung (2 P.)	
pflegerische Sofortmaßnahmen (je 1 P.)	1. 2. 3. 4.

6 Pflegefachfrau Franziska Lorenz informiert die Eltern von Niklas, obwohl dieser sie anfleht, es nicht zu tun (Gesamtpunkte: 8).

a) Bewerten Sie das Verhalten von Franziska Lorenz aus ethisch-moralischer Sicht (2 P.). → *AB III*

b) Begründen Sie, welches Verhalten der Pflegefachkraft in dieser Situation angemessen wäre (6 P.). → *AB III*

7 Durch den Vorfall auf dem Festival und die Reaktion seines Vaters erlebt Niklas eine krisenhafte Lebenssituation (Gesamtpunkte: 10).

a) Erläutern Sie drei mögliche Auswirkungen dieser Situation auf das psychische Wohlbefinden von Niklas (6 P.). → *AB II*

-
-
-

b) Entwickeln Sie zwei mögliche Szenarien, wie sich die aktuelle krisenhafte Situation auf Niklas' berufliche Zukunft auswirken könnte (4 P.). → *AB III*

Szenario 1:	**Szenario 2:**

8 Der Arzt möchte bei Niklas ein EEG machen und ihn stationär aufnehmen (Gesamtpunkte: 8).

a) Erklären Sie die Bedeutung des EEGs von Patienten mit Epilepsie (2 P.). → *AB II*

b) Begründen Sie drei Maßnahmen, die Pflegekräfte bei der Verlegung eines Patienten von der Rettungsstelle auf eine periphere Station ergreifen sollten (6 P.). → *AB III*

-
-
-

Erwartungshorizont

___/3 P.

1 a) Akteure (linke Tabellenspalte)

___/6 P.

1 b) Erleben, Deuten, Verarbeiten (rechte Tabellenspalte)

Akteure (je 1 P.)	Erleben, Deuten, Verarbeiten (je 2 P.)
☐ Erik Epifani (Freund von Niklas)	☐ ist erschrocken/besorgt, als er Niklas plötzlich bewusstlos vorfindet ☐ handelt verantwortungsvoll und holt Hilfe ☐ gibt dem Rettungsdienst wichtige Informationen, z. B. über Konsum möglicher Substanzen, bekannte Epilepsie bei Niklas
☐ Notfallsanitäter	☐ kümmern sich professionell um die Erstversorgung und den Transport von Niklas in die Rettungsstelle ☐ überwachen die Vitalfunktionen, sammeln wichtige Informationen von Erik über Niklas' Zustand (u. a. eingenommene Substanzen) ☐ nehmen die Situation ernst, versuchen Niklas zu stabilisieren
☐ Franziska Lorenz (Pflegekraft)	☐ kümmert sich mit ihrem Team intensiv um Niklas ☐ erkennt Niklas' Widerstand, informiert aber trotzdem pflichtbewusst seine Eltern ☐ spürt die Anspannung/Ängste/Sorgen ☐ erlebt den wütenden Vater und die besänftigenden Versuche der Mutter ☐ möchte verstehen, was die Eltern auf Italienisch sagen
☐ Alessandro Faraldo (Vater von Niklas)	☐ ist besorgt um Niklas ☐ reagiert wütend/verärgert, droht Niklas mit Konsequenzen ☐ ist vermutlich enttäuscht über Niklas Verhalten (Substanzenkonsum) und will ihn bestrafen ☐ schämt sich evtl. für Niklas Verhalten
☐ Chiara Faraldo (Mutter von Niklas)	☐ ist besorgt um Niklas ☐ möchte angespannte Situation deeskalieren ☐ redet auf ihren Mann ein, möchte ihren Sohn schützen

! HINWEIS

Drei Akteure reichen. Eine weitere richtige Antwort:
Arzt – schätzt die Situation sachlich professionell ein; befürchtet Komplikationen (Grand-mal-Anfall); fällt schnelle Entscheidungen; will die Ursachen für Niklas Gesundheitszustand ermitteln; kann zwischen Niklas und seinen Eltern vermitteln/beraten

1 c)

___/4 P.

emotionale Reaktionen von Niklas (je 1 P.)	mögliche Gründe (je 1 P.)
☐ 1. Angst/Scham: Niklas bittet die Pflegekraft Frau Lorenz inständig, seine Eltern nicht anzurufen und ihnen nichts von dem Vorfall zu erzählen.	☐ Niklas befürchtet, dass sein Vater wütend wird, mit ihm schimpft, ihn bestraft und schlecht über ihn denkt.
☐ 2. Euphorie/Freude: Niklas feiert ausgelassen auf dem Festival mit seinem Freund.	☐ Niklas hat seine Abschlussprüfung bestanden, freut sich auf seinen baldigen 18. Geburtstag, trinkt Alkohol und nimmt Substanzen auf dem Musikfestival.
☐ 3. Traurigkeit/Enttäuschung/ Hilflosigkeit	☐ Niklas hört die abwertenden, wütenden Worte seines Vaters. Niklas muss stationär im Krankenhaus aufgenommen werden und darf nicht nach Hause.

! HINWEIS

Zwei Emotionen mit jeweils einem Grund sind ausreichend. Auch andere Emotionen mit nachvollziehbaren, fallbezogenen Gründen sind möglich.

2 a)

___/5 P.

zur Patientenbeobachtung in der Notaufnahme gehören (3 P.):

- ☐ Überprüfen der Vitalzeichen (RR, Puls, Temp., Atmung) und des Bewusstseins
- ☐ Erkennen von physiologischen und pathologischen Symptomen und Verhaltensänderungen
- ☐ Erfassen wichtiger Informationen zur medizinischen Versorgung

Die Patientenbeobachtung ist wichtig für die professionelle Versorgung, weil (2 P.):

- ☐ dadurch kritische Zustandsveränderungen frühzeitig erkannt und bei drohenden Komplikationen rechtzeitig Maßnahmen zur Stabilisierung und Therapie eingeleitet werden können

2 b) Begründung für die Mitnahme von Niklas' Freund im Rettungswagen:

___/6 P.

- ☐ Niklas' Freund Erik kann wichtige Informationen zu Niklas als Person nennen (Name, Alter, Geburtsdatum, Bezugspersonen, Wohnanschrift u. a.).
- ☐ Er kann eventuell wichtige Auskünfte über den Gesundheitszustand von Niklas liefern, z. B. Vorerkrankungen.
- ☐ Er kann schildern, was passiert ist, und somit mögliche Ursachen für Niklas' aktuellen Zustand nennen und damit zur optimalen Therapie beitragen.

! HINWEIS

Je begründete Antwort 2 P.

___/6 P.

3 a)

Epilepsie (2 P.)	☐ Epilepsie ist eine neurologische chronische Erkrankung, die durch wiederkehrende und unkontrollierte Anfälle gekennzeichnet ist. ☐ Menschen mit Epilepsie können jederzeit aufgrund einer abnormen elektrischen Aktivität im Gehirn einen Anfall erleiden.
epileptischer Anfall (2 P.)	☐ Bei einem epileptischen Anfall kommt es vorübergehend zu Veränderungen der normalen Gehirnfunktion, die zu ungewöhnlichen Verhaltensweisen, Empfindungen, Bewegungen oder Bewusstseinsveränderungen führen kann. ☐ Es gibt verschiedene Formen von Absencen (kurze Bewusstseinspausen), wie generalisierte tonisch-klonische Anfälle oder fokale Anfälle, die auf einen bestimmten Bereich des Gehirns beschränkt sind.
Status epilepticus (2 P.)	☐ Dies ist ein medizinischer Notfall, bei dem ein einzelner epileptischer Anfall länger als üblich andauert oder aufeinanderfolgende Anfälle auftreten, ohne dass sich die Person vollständig erholt. ☐ Dieser anhaltende, lebensbedrohliche Zustand erfordert sofortige medizinische Behandlung (z. B. Gabe von Antiepileptika) und kann zu schweren Komplikationen führen.

___/6 P.

3 b)

Begriff	Erläuterung (je 2 P.)
tonische Phase	☐ Anfall beginnt mit plötzlicher Versteifung der Muskeln. ☐ Die betroffene Person kann das Bewusstsein verlieren und fällt häufig unkontrolliert zu Boden. Auch Atemprobleme können auftreten.
klonische Phase	☐ Sie folgt auf die tonische Phase und ist gekennzeichnet durch rhythmisches Zucken oder Zittern der Muskeln sowie unkontrollierte Krämpfe in Armen und Beinen. ☐ Es kommt zur Speichelbildung (Schaum vor dem Mund) und Verlust der Blasenkontrolle.
postiktale Phase	☐ Sie umfasst den Zeitraum nach dem Anfall, in dem das Bewusstsein langsam wiederkommt, und kann einige Minuten bis Stunden andauern. ☐ Die Person ist oft desorientiert, verwirrt oder schläfrig und es können Muskelermüdungen, Kopfschmerzen und allgemeine Schwäche auftreten.

3 c) pflegerische Maßnahmen bei einem epileptischen Anfall

___/4 P.

- ☐ 1. Sichern der Umgebung: mögliche Gefahrenquellen wie scharfe Gegenstände und/oder Hindernisse entfernen, die der Person während des Anfalls schaden und zu Verletzungen führen könnten
- ☐ 2. Schutz des Kopfes: ein weiches Kissen oder eine gefaltete Decke behutsam unter den Kopf legen, um Verletzungen zu minimieren
- ☐ 3. Atembeobachtung und Freihalten der Atemwege: die Atemwege frei machen, indem der Kopf leicht zur Seite gedreht wird; dadurch blockiert die Zunge den Atemweg nicht
- ☐ 4. Ruhe ausstrahlen: um Sicherheit zu vermitteln, laute Geräusche oder plötzliche Bewegungen vermeiden und beruhigend mit der Person sprechen

> **! HINWEIS**
>
> Weitere richtige Antworten: Beobachtung und Dokumentation sowie Kommunikation im interdisziplinären Team

4 a) Wirkungsweise von Midazolam:

___/2 P.

- ☐ Midazolam wirkt auf das zentrale Nervensystem, indem es sich an spezifischen Rezeptoren im Gehirn bindet. Durch diese Bindung verstärkt Midazolam die Wirkung des Neurotransmitters Gamma-Aminobuttersäure (GABA) im Gehirn.
- ☐ GABA ist ein hemmender Neurotransmitter, der die Übertragung von elektrischen Signalen zwischen den Nervenzellen dämpft. Durch die Aktivierung der GABA-Rezeptoren verstärkt Midazolam die hemmende Wirkung von GABA und hemmt dadurch die übermäßige neuronale Aktivität, die bei einem epileptischen Anfall auftritt.

4 b)

___/4 P.

Atemdepression:

- ☐ Die Pflegenden können beobachten, dass Niklas langsamer oder weniger effektiv atmet. Es kann zu einer verminderten Atemfrequenz oder flachen Atemzügen kommen.
- ☐ Durch die Atemdepression kann es zu einer Abnahme der Sauerstoffsättigung im Blut kommen. Die Pflegenden können dies durch die Messung der Sauerstoffsättigung mittels Pulsoxymetriesensor am Finger oder Ohr überwachen. Auch eine Veränderung der Hautfarbe im Gesicht (Mund, Lippen) oder an den Fingernägeln in Form von Blässe/Zyanose deutet darauf hin.

> **! HINWEIS**
>
> Richtig bei Atemdepression wäre auch: auffällige Blutgasanalysewerte bei einer kapillaren Blutentnahme

Sedierung:

- ☐ Niklas kann sehr schläfrig wirken und möglicherweise Schwierigkeiten haben, wach zu bleiben. Er könnte kaum reagieren oder sich nur langsam bewegen.
- ☐ Eine Sedierung durch Midazolam kann zu beeinträchtigten kognitiven Funktionen führen. Niklas könnte verlangsamt, falsch oder gar nicht auf Fragen antworten. Er könnte einen verwirrten oder benommenen Eindruck machen.

___/4 P.

5 a)

Begriff	Definition (je 1 P.)
Osmolarität	☐ Konzentration von gelösten Teilchen in einer Lösung
hypertone Lösungen	☐ höhere Osmolarität als Körperflüssigkeiten, Wasser wird aus den Zellen gezogen
hypotone Lösungen	☐ niedrigere Osmolarität als Körperflüssigkeiten, Wasser strömt in die Zellen ein
isotone Lösungen	☐ ähnliche Osmolarität wie Körperflüssigkeiten, kein signifikanter Wasseraustausch

___/6 P.

> **! HINWEIS**
> Jeweils zwei Beispiele je Kategorie genügen. Auch weitere nachvollziehbare Beispiele sind möglich. Es gilt, die genauen Aspekte der 10-R-Regel zuordnen zu können.

5 b)

Patientendaten:

- ☐ Name
- ☐ Geburtsdatum
- ☐ Alter
- ☐ Gewicht
- ☐ ggf. Zimmernummer

Risikomanagement:

- ☐ bekannte Allergien
- ☐ Vorerkrankungen, die Einfluss auf die Infusionsgabe haben
- ☐ Unverträglichkeiten/Nebenwirkungen der Infusion
- ☐ ggf. Wechselwirkungen mit anderen Medikamenten
- ☐ Überprüfen der Eignung des venösen Zugangs (Bedarf es eines peripher-venösen oder eines zentralvenösen Zugangs?)

Infusionslösung:

- ☐ Vorliegen einer ärztlichen Anordnung
- ☐ richtiger Arzneimittelname
- ☐ korrekte Dosierung
- ☐ richtiger Zeitpunkt und richtige Dauer
- ☐ Haltbarkeit und Unversehrtheit der Infusionslösung
- ☐ Infusion darf nicht schaumig sein
- ☐ Infusionssystem muss luftleer befüllt sein
- ☐ richtige Auswahl einer eventuellen Trägerlösung
- ☐ richtige Lagerung

5 c)

___/6 P.

Erklärung (2 P.)	☐ „Para gelaufen" bedeutet, die Venenverweilkanüle liegt nicht mehr richtig in der Vene. ☐ Infusionen und Medikamente gelangen statt in den Blutkreislauf in das umliegende Gewebe und können schmerzhafte Entzündungsreaktionen auslösen (Paravasate).
pflegerische Sofortmaßnahmen (je 1 P.)	☐ 1. Abstellen/Diskonnektieren der Infusion, Entfernen der Venenverweilkanüle und Abdecken der Eintrittsstelle mit einem Pflaster/Verband ☐ 2. Neuanlage eines venösen Zugangs vorbereiten ☐ 3. Maßnahmen zur Schmerz- und Entzündungslinderung: (Hoch-)Lagerung der betroffenen Extremität, lokales Kühlen und Schonen ☐ 4. Beobachtung der Eintrittsstelle auf Komplikationen/ Entzündungszeichen

! HINWEIS

Auch richtige Sofortmaßnahmen: Dokumentation, z. B. Entfernen des Zugangs mit Datum und Uhrzeit, Hautzustand, Neuanlage venöser Zugang (z. B. an der Hand links/ rechts)

6 a) Bewertung des Verhaltens von Franziska Lorenz aus ethisch-moralischer Sicht:

___/2 P.

☐ Franziska Lorenz handelt pflichtbewusst und gemäß den ethischen Prinzipien der Fürsorge, Schadensvermeidung und Gerechtigkeit.

☐ Franziska Lorenz verletzt das ethische Prinzip, die Autonomie eines Patienten zu respektieren. Sie sollte Niklas' Wünsche berücksichtigen und ihn in Entscheidungen einbeziehen bzw. ihr Handeln erklären.

6 b) Begründung eines angemessenen Verhaltens in der Situation:

___/6 P.

☐ Franziska Lorenz sollte aus Respekt vor Niklas' Autonomie seinen Wunsch, die Eltern nicht zu informieren, respektieren und Verständnis zeigen.

☐ Sie sollte ihm einfühlsam und nachvollziehbar erklären, warum die Elternbenachrichtigung medizinisch notwendig und gesetzlich verpflichtend ist.

☐ Franziska Lorenz kann gemeinsam mit Niklas das Vorgehen besprechen. Sie könnte z. B. vorschlagen, dass Niklas selbst seine Eltern informiert. Alle Informationen und Entscheidungen sollten vertraulich behandelt und sorgfältig dokumentiert werden.

! HINWEIS

Je Aussage 2 P. Die Beantwortung sollte die unterstrichenen Kernaussagen enthalten.

7 a) potenzielle Auswirkungen auf Niklas' psychisches Wohlbefinden:

___/6 P.

☐ Niklas kann unter emotionalem Stress und Angstzuständen leiden, ausgelöst durch den medizinischen Notfall, Sorgen um seine eigene Gesundheit und die möglichen Folgen.

☐ Niklas kann Schuldgefühle und Scham für sein Verhalten auf dem Festival haben, verstärkt durch die negative Reaktion seines Vaters.

☐ Das Verhalten von seinem Vater kann zu geringem Selbstwertgefühl und Selbstzweifeln über eigene Fähigkeiten und Entscheidungen führen.

! HINWEIS

Weitere Antworten können den möglichen Vertrauensverlust und die emotionale Instabilität als Folge der Erkrankung behandeln.

___/4 P.

7 b)

Szenario 1:

☐ berufliche Neuorientierung: Niklas muss zukünftig bestimmte berufliche Aufgaben mit einem hohem Verletzungsrisiko aufgrund seiner Epilepsie vermeiden, was seine Tätigkeit als Tischler einschränkt. Er könnte seine berufliche Karriere überdenken und alternative berufliche Wege in Erwägung ziehen, die besser zu seiner Gesundheit passen.

Szenario 2:

☐ Anpassungen im Arbeitsumfeld: Epileptische Anfälle können zu gefährlichen Situationen bei der Arbeit führen. Möglicherweise sind Unterstützung und Anpassungen am Arbeitsplatz notwendig. Niklas könnte mit seinem Arbeitgeber über Einschränkungen oder Sicherheitsvorkehrungen sprechen, um weiter als Tischler arbeiten zu können.

> **! HINWEIS**
> Je Szenario 2 P. Auch andere nachvollziehbare Szenarien sind möglich.

___/2 P.

8 a) Bedeutung des EEGs bei Epilepsie:

☐ Das EEG ist wichtig für die Beurteilung/Überwachung von epileptischen Anfällen. Es misst die elektrische Aktivität des Gehirns und macht Muster und Veränderungen der Gehirnströme sichtbar.

☐ Das EEG hilft dabei, die Art, Häufigkeit und Dauer der Anfälle zu bestimmen. Außerdem zeigt es, wie gut die medikamentöse Behandlung wirkt oder individuell angepasst werden muss.

> **! HINWEIS**
> Hier können auch die verschiedenen EEG-Arten erwähnt werden: z. B. Standard-EEG, Langzeit-EEG, Schlaf-EEG.

___/6 P.

8 b) Maßnahmen bei der Verlegung von der Rettungsstelle auf die periphere Station:

☐ Die Übertragung relevanter Informationen zum Patienten ist notwendig, um eine angemessene pflegefachliche Versorgung sicherzustellen.

☐ Die Kommunikation mit dem Personal auf der peripheren Station gewährleistet eine reibungslose und effektive Übertragung, damit alle erforderlichen Schritte unternommen werden.

☐ Die Überprüfung der Vitalparameter vor der Verlegung stellt sicher, dass der Patient für den Transport stabil genug ist, und ermöglicht die Identifizierung von Zustandsveränderungen.

☐ Die Sicherstellung der Kontinuität der Behandlung dient dazu, Unterbrechungen im medizinischen Management zu vermeiden.

☐ Die Vorbereitung des Patienten für den Transport umfasst die sichere und bequeme Lagerung und die Befestigung von medizinischen Geräten.

☐ Die sorgfältige Dokumentation des Verlegungsprozesses dient der Nachverfolgung, der Rechenschaftspflicht und der Qualitätssicherung.

> **! HINWEIS**
> Drei begründete Maßnahmen genügen. Für die Nennung der Maßnahme 1 P. (unterstrichene Antwort) und die Begründung 1 P.

Auswertung

Aufgabe	Punkte
1a	
1b	
1c	
2a	
2b	
3a	
3b	
3c	
4a	
4b	
5a	
5b	
5c	
6a	
6b	
7a	
7b	
8a	
8b	
Gesamt	___/88

Notenschlüssel	
Punkte	**Note**
88–81	1
80–71	2
70–59	3
58–44	4
43–26	5
25–0	6

+ Was die Fallsituation noch bietet ...

- Begründen Sie die kontinuierliche Überwachung von Niklas' Herzfrequenz, Blutdruck und Sauerstoffsättigung während des Transports und im Krankenhaus (→ AB III).

- Erläutern Sie die Notwendigkeit der Anlage eines intravenösen Zugangs für die Behandlung von Niklas (→ AB II).

Neulich in der Notaufnahme

Themenschwerpunkte:
stationäre Akutpflege – Menschen verschiedener Altersgruppen – Manchester Triage System (MTS) – ethische Entscheidungsprozesse – akute Pankreatitis – Pleuraerguss – septischer Schock – Alkoholabusus – Pflegeprozessgestaltung – Schmerzmanagement – Vitalzeichen – Blutentnahme – Händehygiene – Krisenmanagement

Aufgabe:
Lesen Sie die Fallsituation. Bearbeiten Sie anschließend die Prüfungsaufgaben.
Sie haben 120 Minuten Zeit.

Fallsituation:
Julia Michels (37 Jahre) ist eine erfahrene Pflegefachfrau. Sie kommt zum Spätdienst in die Notaufnahme. Gemeinsam mit ihren beiden Kollegen hat sie wenig später alle Hände voll zu tun. Es kommen so viele Patienten auf einmal, dass sie kaum einmal Luft holen kann. Ein Mann (58 Jahre) klagt über einen Hautauschlag am Arm, den er abklären möchte, weil er gerade eine Sendung im Fernsehen über Hautkrebs gesehen hat. Eine Mutter kommt mit ihrer Tochter (10 Jahre) und Verdacht auf Unterschenkelfraktur: Das Schienbein hat ein Hämatom und ist etwas geschwollen. Ein Rentner (70 Jahre) hat thorakale Brustschmerzen, die in den linken Arm ausstrahlen und seit dem Umgraben im Garten nicht weggehen. Eine Frau (55 Jahre) gibt ungewöhnliche Kopfschmerzen mit Schwindel an. Parallel bringt der Rettungswagen eine 80-jährige Frau mit akuter Dyspnoe aus einem Pflegeheim.

Julia Michels wendet das Manchester Triage System (MTS) an, um die Behandlungsdringlichkeit jedes einzelnen Falls zu ermitteln. Ebenso koordiniert sie mit ihren Kollegen, wer sich um wen und worum kümmert. Nachdem die akuten Patienten versorgt sind, atmet Julia Michels tief durch. Sie desinfiziert sich routiniert die Hände mit Blick auf das kürzlich aufgehängte Plakat „Aktion saubere Hände – Wir machen mit!" und gönnt sich einen Kaffee.

Nur kurze Zeit später beobachtet sie vom Aufnahmetresen aus, wie ein Mann mit schmerzverzerrtem Gesicht durch die Schiebetür der Notaufnahme kommt. Er geht verlangsamt mit nach vorn gebeugter Körperhaltung und hält sich den Bauch. Der Mann heißt Markus Becker (46 Jahre) und wird von seiner Lebensgefährtin Merit Yilmaz (40 Jahre) begleitet. Er ist kurzatmig, hat Schweißperlen auf der Stirn und erbricht plötzlich schwallartig.

Julia Michels kümmert sich sofort. Der diensthabende Chirurg kommt und sie berichtet ihm: „Also, das ist Herr Becker, 46 Jahre alt. Er hat seit zwei Tagen starke gürtelförmige Oberbauchschmerzen, NRS: 8, Blutdruck: 95/70 mmHg, Puls: 124/min., Temperatur: 39 °C (otal), Sauerstoffsättigung: 93 % bei Raumluft. Er ist 1,88 m und wiegt 102 kg. Seine Lebensgefährtin hat ihn überredet, zu kommen. Wir haben, wie telefonisch besprochen, schon Blut abgenommen, eine Venenverweilkanüle gelegt und 1 g Metamizol als Kurzinfusion gegeben." Nach weiteren Untersuchungen, wie Röntgen, Sonografie und Abdomen-CT, steht die Diagnose fest: akute Pankreatitis, Pleuraerguss links und Verdacht auf septischen Schock.

Während Julia Michels alles für die Verlegung auf die Intensivstation vorbereitet und die Lebensgefährtin Frau Yilmaz wieder im Wartebereich Platz nimmt, fragt Herr Becker sie plötzlich: „Meinen Sie, das kommt alles vom Alkohol?" Julia Michels stutzt. Herr Becker erklärt: „Der Arzt hat mich vorhin gefragt, ob ich trinke. Da habe ich gelogen. Bitte sagen Sie es ihm nicht! Und auch auf keinen Fall meiner Lebensgefährtin! Sie denkt, ich bin trocken." Er macht eine kurze Pause und fügt traurig hinzu: „Ach, an allem ist nur Corona schuld, dann hätte ich noch meinen Job, müsste nicht beim Amt betteln und alles wäre gut!"

Prüfungsaufgaben:

1 In der Notaufnahme sind Pflegefachfrau Julia Michels und ihre Kollegen gefordert, möglichst zeitgleich für alle Patienten da zu sein (Gesamtpunkte: 16).

a) Julia Michels wendet das Manchester Triage System (MTS) an. Bestimmen Sie drei Vor- und Nachteile dieses Systems (6 P.). → *AB II*

Vorteile des MTS (je 1 P.)	Nachteile des MTS (je 1 P.)
▪	▪
▪	▪
▪	▪

b) Schätzen Sie mithilfe des fünfstufigen, farbkodierten MTS die in der Fallsituation beschriebenen Patienten durch Ankreuzen in der Tabelle ein. Begründen Sie Ihre einzelnen Entscheidungen (10 P.). → *AB III*

Einschätzungsgruppe nach MTS		
Gruppe	Bezeichnung	max. Wartezeit bis zum Arztkonakt
1	SOFORT	0 Minuten
2	SEHR DRINGEND	10 Minuten
3	DRINGEND	30 Minuten
4	NORMAL	90 Minuten
5	NICHT DRINGEND	120 Minuten

Patient	Symptome	Einschätzung (je 1 P.)	Begründung (je 1 P.)
Mann (48 Jahre)	Hautausschlag am Arm	1 2 3 4 5	
Mädchen (10 Jahre)	Verdacht auf Unterschenkelfraktur, Hämatom und leichte Schwellung	1 2 3 4 5	
Mann (70 Jahre)	thorakaler Brustschmerz ausstrahlend in linken Arm	1 2 3 4 5	
Frau (55 Jahre)	Kopfschmerz mit Schwindel	1 2 3 4 5	
Frau (80 Jahre)	akute Dyspnoe	1 2 3 4 5	

2 In der Notaufnahme hängt ein Plakat der Aktion „Saubere Hände", einer nationalen Kampagne zur Verbesserung der Händehygiene (Gesamtpunkte: 16).

a) Nennen Sie die fünf Indikationen für die hygienische Händedesinfektion laut WHO und begründen Sie diese (10 P.). → *AB I und* → *AB III*

Indikation (je 1 P.)	Begründung (je 1 P.).
▪	
▪	
▪	
▪	
▪	

→ AB II

b) Identifizieren Sie aus der Fallsituation jeweils drei Beispiele für die Indikation einer hygienischen Händedesinfektion bei Julia Michels und drei Beispiele, bei denen sie Handschuhe tragen muss (6 P.).

Beispiele aus der Fallsituation für:	
Julia Michels muss sich die Hände desinfizieren (3 P.)	**Julia Michels muss Handschuhe tragen (3 P.)**
▪	▪
▪	▪
▪	▪

3 Markus Becker wird von seiner Lebensgefährtin in die Notaufnahme begleitet. Julia Michels und der diensthabende Chirurg kümmern sich um ihn (Gesamtpunkte: 14).

→ AB III

a) Julia Michels erhebt verschiedene Parameter von Markus Becker. Beurteilen Sie seine Werte durch Ankreuzen in der Tabelle (6 P.).

Parameter von Markus Becker	Beurteilung	Parameter von Markus Becker	Beurteilung
Blutdruck: 95/70 mmHg	☐ unauffällig ☐ hypoton ☐ hyperton	**O_2-Sätigung: 93 % bei RL**	☐ unauffällig ☐ erniedrigt ☐ kritisch
Puls: 124/min.	☐ unauffällig ☐ bradykard ☐ tachykard	**NRS: 8**	☐ unauffällig ☐ leichte Schmerzen ☐ mäßige Schmerzen ☐ starke Schmerzen
Temp. (otal): 39 °C	☐ unauffällig ☐ subfebril ☐ mäßiges Fieber ☐ hohes Fieber	**BMI: 28,9 (1,88 m, 102 kg, 46 Jahre)**	☐ Normalgewicht ☐ Untergewicht ☐ leichtes Übergewicht ☐ Adipositas

→ AB I

b) Julia Michels nimmt nach Rücksprache mit dem Arzt Blut bei Herrn Becker ab. Bringen Sie die folgenden Handlungsschritte durch Einsetzen der Zahlen von 1 bis 7 in die richtige Reihenfolge (7 P.).

- ☐ Füllen der Blutröhrchen
- ☐ Einstichstelle komprimieren
- ☐ Stauung der Vene
- ☐ Desinfektion der Punktionsstelle
- ☐ Punktionskanüle entfernen und im Kanülenabwurf sicher entsorgen
- ☐ Venenpunktion
- ☐ Blutabnahmeröhrchen konnektieren

→ AB I

c) Herr Becker erhält 1 g Metamizol als Kurzinfusion. Ordnen Sie das Medikament gemäß dem WHO-Stufenschema ein (1 P.).

4 Markus Becker erhält die Diagnosen: akute Pankreatitis und Pleuraerguss links (Gesamtpunkte: 20).

a) Definieren Sie das Krankheitsbild akute Pankreatitis und nennen Sie drei mögliche Ursachen sowie drei geeignete diagnostische Verfahren (7 P.). → *AB I*

Definition Pankreatitis (1 P.)	
Ursachen (3 P.)	
diagnostische Verfahren (3 P.)	

b) Das leitende Symptom einer akuten Pankreatitis sind Schmerzen. Zählen Sie fünf Anzeichen für Schmerzen auf, die Pflegende bei Betroffenen wahrnehmen/beobachten können (5 P.). → *AB I*

▪	▪	▪
▪	▪	

c) Erklären Sie, was ein linksseitiger Pleuraerguss bedeutet und wie dieser mit Herrn Beckers Kurzatmigkeit zusammenhängt (5 P.). → *AB II*

d) Identifizieren Sie drei potenzielle Pflegeprobleme von Herrn Becker aus der Fallsituation (3 P.). → *AB II*

1.	2.	3.

5 Bei Herrn Becker besteht der Verdacht auf einen septischen Schock. Erläutern Sie, was ein septischer Schock für den Krankheitsverlauf und seine Versorgung im Rahmen des Pflegeprozesses bedeutet (6 P.). → *AB II*

6 Markus Becker gesteht Pflegefachfrau Julia Michels seine Alkoholabhängigkeit (Gesamtpunkte: 13).

a) Erklären Sie das ethische Dilemma, das sich aus der Gesprächssituation von Herrn Becker und Julia Michels ergibt, als er zu ihr sagt: *„Der Arzt hat mich vorhin gefragt, ob ich trinke. Da habe ich gelogen. Bitte sagen Sie es ihm nicht! Und auch auf keinen Fall meiner Lebensgefährtin! Sie denkt, ich bin trocken"* (5 P.). → *AB II*

b) Entwickeln Sie einen Handlungsplan für Julia Michels, der sowohl die ethischen Prinzipien in der Pflege als auch die Bedürfnisse von Herrn Becker berücksichtigt (5 P.). → *AB III*

c) Leiten Sie aus der Fallsituation drei mögliche Gründe für die Entwicklung einer Alkoholabhängigkeit von Herrn Becker ab (3 P.). → *AB II*

1.	2.	3.

Erwartungshorizont

___/6 P.

1 a)

Vorteile des MTS (je 1 P.)	Nachteile des MTS (je 1 P.)
☐ schnelle und effiziente Priorisierung von Patienten	☐ erfordert Fortbildung/Erfahrung/ Fachwissen, um das Instrument sinnvoll einsetzen zu können
☐ Verbesserung der Patientensicherheit durch Gewährleistung einer schnellen medizinischen Versorgung	☐ mögliche Fehleinschätzungen, wenn Symptome nicht eindeutig sind, z. B. Gendermedizin (Frauen haben beim Herzinfarkt andere Symptome als Männer)
☐ standardisiertes System	☐ klinische Beurteilung kann beeinträchtigt werden, weil das System zu stark standardisiert ist
☐ Personalressourcen werden sinnvoll eingesetzt	☐ Verzögerung der Behandlung, wenn die Dringlichkeit zu niedrig eingeschätzt wurde

! HINWEIS

Jeweils drei richtige Antworten reichen. Ein weiterer Vorteil: MTS erleichtert die Kommunikation und Koordination des interdisziplinären Teams.

___/10 P.

1 b)

Patient	Symptome	Einschätzung (je 1 P.)	Begründung (je 1 P.)
Mann (48 Jahre)	Hautausschlag am Arm	1 2 3 4 ☒5	☐ kein Notfall, es sei denn, es besteht Verdacht auf Anaphylaxie ☐ Hautkrebsrisiko kann ambulant abgeklärt werden
Mädchen (10 Jahre)	Verdacht auf Unterschenkelfraktur, Hämatom und leichte Schwellung	1 2 3 ☒4 5	☐ Fraktur ist schmerzhaft, aber nicht akut lebensbedrohlich, solange keine weiteren Komplikationen vorliegen
Mann (70 Jahre)	thorakaler Brustschmerz ausstrahlend in linken Arm	☒1 2 3 4 5	☐ akutes Herzinfarktrisiko, daher keine Wartezeit verlieren und sofort behandeln
Frau (55 Jahre)	Kopfschmerz mit Schwindel	1 2 ☒3 4 5	☐ eher nicht lebensbedrohlich, jedoch sollte eine Bewertung innerhalb einer Stunde erfolgen, um ggf. Schlaganfall/Apoplex auszuschließen
Frau (80 Jahre)	akute Dyspnoe	☒1 2 3 4 5	☐ Atemnot ist eine vitale Bedrohung, möglich wären: akuter Asthmaanfall, Lungenembolie, schwere Pneumonie mit hohem Reanimationsrisiko

2 a)

___/ 10 P.

Indikation (1 P.)	Begründung (1 P.)
☐ vor Patienten-kontakt	☐ zum Schutz des Patienten vor Kolonisation mit Erregern, welche die Hände des Personals temporär besiedeln
☐ vor aseptischen Tätigkeiten	☐ zum Schutz des Patienten vor dem Eindringen von potenziell pathogenen Erregern, inklusive seiner eigenen Standortflora, in sterile/nicht kolonisierte Körperbereiche
☐ nach Kontakt mit potenziell infektiösen Materialien	☐ zum Schutz des Personals, der Patienten und der erweiterten Patientenumgebung vor potenziell pathogenen Erregern
☐ nach Patienten-kontakt	☐ zum Schutz des Personals, der Patienten und der erweiterten Patientenumgebung vor potenziell pathogenen Erregern
☐ nach Kontakt mit der unmittelbaren Patientenumgebung	☐ zum Schutz des Personals und der anschließend betreuten Patienten vor potenziell pathogenen Erregern

INFO

Aktion Saubere Hände online unter: www.aktion-sauberehaende.de/krankenhauser/indikationen-zur-haende-desinfektion

2 b)

___/ 6 P.

Beispiele aus der Fallsituation für:	
Julia Michels muss sich die Hände desinfizieren (3 P.)	**Julia Michels muss Handschuhe tragen (3 P.)**
☐ vor jedem neuen Patienten-kontakt (bei Aufnahme, Vitalzeichenkontrollen u. a.)	☐ bei der Blutentnahme von Herrn Becker
☐ nach jedem Patientenkontakt (nach der Triage, Aufnahme)	☐ beim Legen der Venenverweilkanüle bei Herrn Becker
☐ vor dem Anziehen von Hand-schuhen	☐ beim Umgang mit Erbrochenen von Herrn Becker
☐ nach dem Ausziehen von Handschuhen	☐ während der Wischdesinfektion von Oberflächen (z. B. Aufnahmetresen), Fußboden/Flächen, die Kontakt mit Patientenkeimen bzw. Erbrochenem hatten
☐ nach Kontakt mit Erbrochenem und Blut von Herrn Becker	☐ ggf. beim Anfassen und Inspizieren des Hautauschlages vom Mann (58 Jahre) oder des Hämatoms und der Schwellung beim Mädchen (10 Jahre)

HINWEIS

Es genügen jeweils drei Beispiele (je 1 P.). Ein weiteres Beispiel für Händedesinfektion: Vor dem Richten und Anschließen der Metamizol-Infusion an die Venenverweilkanüle.

___/6 P.

3 a)

Parameter von Markus Becker	Beurteilung	Parameter von Markus Becker	Beurteilung
Blutdruck: 95/70 mmHg	☐ unauffällig ☒ hypoton ☐ hyperton	**O_2-Sätigung: 93 % bei RL**	☐ unauffällig ☒ erniedrigt ☐ kritisch
Puls: 124/min.	☐ unauffällig ☐ bradykard ☒ tachykard	**NRS: 8**	☐ unauffällig ☐ leichte Schmerzen ☐ mäßige Schmerzen ☒ starke Schmerzen
Temp. (otal): 39 °C	☐ unauffällig ☐ subfebril ☐ mäßiges Fieber ☒ hohes Fieber	**BMI: 28,9 (1,88 m, 102 kg, 46 Jahre)**	☐ Normalgewicht ☐ Untergewicht ☒ leichtes Übergewicht ☐ Adipositas

___/7 P.

3 b)

[5] Füllen der Blutröhrchen
[7] Einstichstelle komprimieren
[1] Stauung der Vene
[2] Desinfektion der Punktionsstelle
[6] Punktionskanüle entfernen und im Kanülenabwurf sicher entsorgen
[3] Venenpunktion
[4] Blutabnahmeröhrchen konnektieren

___/1 P.

3 c)

☐ *Stufe 1: nicht-opioide Analgetika/Schmerzmittel*

___/7 P.

4 a)

Pankretaitis	☐ *akute Entzündung der Bauchspeicheldrüse*
Ursachen	☐ *Gallenwegserkrankungen* ☐ *viele große und fettreiche Mahlzeiten/Essensportionen* ☐ *Alkoholabusus*
diagnostische Verfahren	☐ *Anamnese und körperliche Untersuchung mit Auskultation des Abdomens* ☐ *Labordiagnostik: Pankreasenzyme, Entzündungsparameter, Blutzuckermessung, Elektrolytbestimmung* ☐ *Bildgebung: Sonografie, CT oder MRT*

! HINWEIS

Weitere Ursachen: idiopathisch, z. B. Bauchtraumata), Infektionen (Hepatitis, Mumps, Scharlach), Hyperlipidämie, Hyperkalzämie); weiteres diagnostisches Verfahren: Endoskopie (z. B. ERCP)

___/5 P.

4 b) Anzeichen für Schmerzen:

☐ *ungewöhnliche Körperhaltungen/Schonhaltungen*
☐ *mit den Händen wird die schmerzhafte Körperstelle/-extremität festgehalten/gedrückt (z. B. bei abdominellen Schmerzen)*
☐ *Stirn runzeln, heruntergezogene Augenbrauen, zusammengekniffene Augen, Zähne zusammenbeißen*
☐ *Schmerzlaute/-schreie (z. B. „Aua"), Stöhnen, Wimmern, Weinen*
☐ *Veränderungen der Vitalparameter (Hypertonie, Tachykardie)*

4 c) Zusammenhang zwischen linksseitigem Pleuraerguss und Kurzatmigkeit:

___/5 P.

- ☐ Ein linkseitiger Pleuraerguss ist eine Flüssigkeitsansammlung im Pleuraraum (viszerale Pleura und parietale Pleura) der linken Lunge.
- ☐ Die Flüssigkeitsansammlung kann die normale Ausdehnung der Lunge beeinträchtigen, das Lungenvolumen ist dadurch reduziert.
- ☐ Die Sauerstoffaufnahme in der betroffenen Lunge ist verringert und führt zur Dyspnoe.
- ☐ Herrn Becker hat die Dyspnoe durch den Pleuraerguss, der sich durch die Pankreatitis entwickelt, und den septischen Schock.
- ☐ Weitere allgemeine Gründe sind z. B. eine Herzinsuffizienz, Leber- und Niereninsuffizienz oder eine maligne Erkrankung.

4 d) potenzielle Pflegeprobleme von Herrn Becker:

___/3 P.

- ☐ Gefahr der Herz-Kreislauf-Instabilität (Herr Becker ist u. a. kurzatmig, hat Verdacht auf septischen Schock, er hat ein erhöhtes Thromboserisiko (aufgrund eingeschränkter Mobilität)
- ☐ erhöhtes Pneumonierisiko (aufgrund Kurzatmigkeit, Schmerzen)
- ☐ erhöhtes Infektionsrisiko (Venenverweilkanüle)
- ☐ erhöhtes Dekubitusrisiko (aufgrund eingeschränkter Mobilität, Schonhaltung, Zu- und Ableitungen (u. a. Kabel/Überwachungsmonitoring/Infusionen, Sauerstoffbrille/-maske)

> **! HINWEIS**
>
> Drei Pflegeprobleme genügen. Aktuelle Pflegeprobleme (z. B. Schmerzen, Kurzatmigkeit) zählen nicht.

5 Prognose einer Sepsis:

___/6 P.

- ☐ Eine Sepsis ist die schwerste Verlaufsform einer Infektion. Die Erreger sind nicht mehr nur lokal begrenzt, sondern in den Blutkreislauf gelangt.
- ☐ Der Körper reagiert mit einer Aktivierung des Immun- und Gerinnungssystems. Dadurch werden jedoch nicht nur die Erreger, sondern auch die körpereigenen Organe, wie Lunge, Herz und Niere, geschädigt. Es kommt zum Multiorganversagen und zum septischen Schock. Unbehandelt ist eine Sepsis immer tödlich.

für die Pflegeprozessgestaltung bedeutet das:

- ☐ Informationssammlung erstellen, Lebenspartnerin einbeziehen, um eine Beurteilung des Gesundheitszustands von Herrn Becker vorzunehmen
- ☐ aktuelle Pflegeprobleme und Bedürfnisse, die sich aus der akuten Pankreatitis ergeben, frühzeitig erkennen und beurteilen, wie z. B. akute Zustandsverschlechterung mit u. a. Schmerzen, Dyspnoe, Thromboserisiko, Dekubitusrisiko, Anzeichen für Delir
- ☐ Ressourcen identifizieren und eine individuelle Pflegeplanung entwickeln mit konkreten Pflegezielen und intensivpflegerischen Maßnahmen (z. B. Überwachung der Vitalparameter, Schmerzmanagement, Infusionstherapie, psychosoziale Unterstützung)
- ☐ Dokumentation der durchgeführten Maßnahmen, Veränderungen sowie Evaluation und Anpassen der Pflegemaßnahmen nach Bedarf

> **I INFO**
>
> Mehr Infos zu Sepsis online unter: www.deutschland-erkennt-sepsis.de/faq

___/5 P.

6 a) ethisches Dilemma in der Fallsituation:

- ☐ Das ethische Dilemma in der Pflegesituation zwischen Herrn Becker und Julia Michels ergibt sich aus seiner Bitte, seine Alkoholabhängigkeit geheim zu halten.
- ☐ Julia Michels ist verpflichtet, genaue/richtige und vollständige Informationen über den Gesundheitszustand von Herrn Becker zu sammeln, um eine angemessene Pflege und Behandlung sicherzustellen.
- ☐ Die Information, dass er ein Alkoholproblem hat, ist für seine Behandlung relevant.
- ☐ Auf der anderen Seite steht die Wahrung der Privatsphäre und des Vertrauens des Patienten.
- ☐ Herr Becker hat darum gebeten, seine Alkoholabhängigkeit geheim zu halten, vermutlich weil er sich dafür schämt und/oder befürchtet, dass diese Information negative Auswirkungen auf seine Behandlung oder seine Beziehung zu seiner Lebensgefährtin Merit Yilmaz haben könnte.

___/5 P.

6 b) Handlungsplan für Julia Michels:

- ☐ Julia Michels sollte ein offenes und ehrliches Gespräch mit Herrn Becker führen und ihm die Relevanz aller pflegerischen und medizinischen Informationen für seine Therapie erklären. Sie sollte seine Ängste und Bedenken ernst nehmen und ihm versichern, dass alle Informationen vertraulich behandelt werden.

ethische Prinzipien

- ☐ Prinzip der Schadensvermeidung:
  Julia Michels stellt sicher, dass alle ihr übertragenen ärztlichen Anordnungen und Pflegemaßnahmen nach dem aktuellen Stand durchgeführt und Gefahren rechtzeitig erkannt werden.
- ☐ Prinzip der Fürsorge:
  Julia Michels sollte herausfinden, was Herrn Becker in seiner aktuellen Situation guttun könnte. Vielleicht gibt es Dinge aus seiner Biografie, Pflegeanamnese oder aktuellen Situation, die ihm helfen können. Auch Bezugspersonen können eine wichtige Rolle spielen.
- ☐ Prinzip des Rechts auf Autonomie (Selbstbestimmung):
  Julia Michels holt von Herr Becker die Zustimmung für die Umsetzung von angeordneten medizinischen und pflegerischen Maßnahmen ein.
- ☐ Prinzip der Gerechtigkeit:
  Julia Michels stellt sicher, dass Herr Becker die gleiche Aufmerksamkeit und Fürsorge erhält wie alle anderen Patienten. Julia Michels sorgt dafür, dass Vorurteile, die auf dem sozialen Hintergrund, dem Jobverlust oder dem Alkoholkonsum von Herrn Becker basieren, die Pflegequalität nicht beeinträchtigen.

6 c) Gründe für die Entwicklung einer Alkoholabhängigkeit bei Herrn Becker: ___/ 3 P.

- ☐ Die Corona-Pandemie hat bei Herrn Becker zur Arbeitslosigkeit geführt. Dadurch änderte sich sein gewohntes, sicheres Leben abrupt: eine Lebenskrise bahnte sich an.
- ☐ Durch die finanziellen Sorgen kamen existenzielle Ängste dazu („... dann hätte ich noch meinen Job und müsste nicht beim Amt betteln und alles wäre gut“).
- ☐ Die Begrenzung sozialer Kontakte während des Lockdowns erschwerte es Herrn Becker, soziale Unterstützung zu erhalten. Als Bewältigungsmechanismus konsumierte Herr Becker (mehr) Alkohol. Das Trinken destabilisierte verschiedene Lebensbereiche, u. a. Karriere und Beziehung.

Auswertung

Aufgabe	Punkte
1a	
1b	
2a	
2b	
3a	
3b	
3c	
4a	
4b	
4c	
4d	
5	
6a	
6b	
6c	
Gesamt	___/ 85

Notenschlüssel	
Punkte	Note
85–78	1
77,5–69	2
68,5–57	3
56,5–42,5	4
42–26	5
25,5–0	6

+ Was die Fallsituation noch bietet ...

- Erläutern Sie neben dem septischen Schock weitere Schockformen mit deren Ursachen, Symptomen und Interventionen (→ AB II).

Herr Kovac macht sich unbeliebt

Themenschwerpunkte:
stationäre Akutpflege – ältere pflegebedürftige Person – Thrombose – Alkoholabhängigkeit – Kompressionstherapie – Hygiene und Infektionsprävention – Umgang mit Tod und Trauer – Sterbephasen nach Elisabeth Kübler-Ross – trockene/ feuchte Wundbehandlung – Fixierung

Aufgabe:
Lesen Sie die Fallsituation. Bearbeiten Sie anschließend die Prüfungsaufgaben.
Sie haben 120 Minuten Zeit.

Fallsituation:
Pflegefachfrau Antje van Dijk (30 Jahre) hat Frühdienst auf der internistischen Station D1. Sie ist für die Betreuung von Herrn Manfred Kovac (70 Jahre) zuständig. Am Abend zuvor wurde er mit ziehenden Beinschmerzen und Verdacht auf Thrombose aufgenommen. Als sie das Zimmer von Herrn Kovac betritt, schlägt ihr sofort ein intensiver Geruch von Alkohol und Schweiß entgegen. Herr Kovac schläft. Er hat einen struppigen Vollbart, auffallend fettige, verschwitzte Haare und ist übergewichtig. Auf seiner Bettdecke und dem Nachttisch sind Essensreste verteilt. Auf dem Boden vor dem Bett steht eine halb offene Reisetasche, daneben liegen verstreut schmutzige, muffig riechende Kleidungsstücke. Als Antje van Dijk das Fenster öffnet, um frische Luft ins Zimmer hereinzulassen, wacht Herr Kovac plötzlich auf. „Was soll dieser Krach? Können Sie nicht leise sein? Raus hier, ich will meine Ruhe!", schimpft er. Frau van Dijk versucht, ihn zu beruhigen.

Nach mehreren Versuchen gelingt es ihr, ihn zu überzeugen, ins Bad zu gehen, um zu duschen. Im Bad ergibt sich ein Gespräch zwischen beiden. Herr Kovac erzählt von seinem Sohn Ben, der vor einigen Jahren im Alter von 32 bei einem Autounfall ums Leben kam. Er spricht liebevoll über seinen Sohn. „Wissen Sie, ich fühle mich, als hätte mein Leben nach dem Tod von Ben keinen Sinn mehr. Was soll ich denn auch noch so allein." Antje van Dijk fragt nach: „Was ist denn mit Bens Mutter?" Herr Kovac fängt an zu weinen: „Bens Mutter, also meine Frau Gerda, ist auch nicht mehr da. Als die Ärzte die Krebsdiagnose stellten, war alles schon zu spät." Herr Kovac macht eine Pause, dann fügt er traurig hinzu: „Die letzten Tage zu Hause mit ihr waren furchtbar. Sie war entweder wütend oder hat die ganze Zeit gesagt, dass das alles nicht sein kann und die Ärzte sich bestimmt geirrt haben – leider haben sie das nicht."

Antje van Dijk begleitet Herrn Kovac wieder zurück ins Bett und will den Kompressionsverband erneuern. Der rechte Unterschenkel und auch der Fuß sind geschwollen und fühlen sich heiß an. An einige Zehen entdeckt Antje van Dijk offene und eitrig nässende Stellen, vor allem an der Großzehe. Als Herr Kovac den skeptischen Gesichtsausdruck der Pflegefachfrau bemerkt, meint er: „So schlimm war das noch nie!" Antje van Dijk bereitet sich Materialien zur Wundversorgung vor. Während sie den Fuß von Herrn Kovac desinfiziert, reagiert dieser plötzlich genervt: „Meine Güte, da braucht es doch wohl nicht so einen großen Aufwand. Bier desinfiziert auch nicht schlecht, Mädchen. Das hat schon mein Vater immer gesagt." Antje van Dijk sagt nichts dazu und versorgt die Wunden weiter.

Am nächsten Morgen erfährt Frau van Dijk in der Übergabe vom Nachtdienst, dass Herr Kovac aufgrund seines fremdaggressiven Verhaltens fixiert werden musste. „Da war wohl der Alkohol alle! Stellt euch vor, Herr Kovac wollte sich am Desinfektionsmittel im Zimmer bedienen." Frau van Dijk ist schockiert über die abwertende Bemerkung ihres Kollegen. Sie realisiert, dass sie Herrn Kovac bisher ganz anders wahrgenommen hat.

Prüfungsaufgaben:

1 Benennen Sie drei Akteure, die in der Fallsituation eine Bedeutung für Herrn Kovac haben (3 P.), und beschreiben Sie, wie diese Akteure die Situation erleben, deuten und verarbeiten könnten bzw. noch immer Herrn Kovacs Situation beeinflussen (6 P.). → *AB I*

Akteure (je 1 P.)	Erleben, Deuten und Verarbeiten der Akteure (je 2 P.)

2 Herr Kovac wurde mit Verdacht auf eine Thrombose stationär aufgenommen (Gesamtpunkte: 21).

a) Definieren Sie das Krankheitsbild Thrombose und benennen Sie zwei mögliche Komplikationen (4 P.). → *AB I*

Definition (2 P.):

Komplikationen (2 P.):

b) Erklären Sie die Virchow-Trias (5 P.). → *AB II*

c) Identifizieren Sie aus der Fallsituation zwei Symptome und zwei Risikofaktoren für eine Thrombose bei Herrn Kovac (4 P.). → *AB II*

Symptome (2 P.):

Risikofaktoren (2 P.):

d) Pflegefachfrau Antje van Dijk möchte den Kompressionsverband von Herrn Kovac erneuern. Erklären Sie, was ein Kompressionsverband bewirken kann (2 P.). → *AB II*

e) Beschreiben und begründen Sie drei Maßnahmen, die beim Anlegen eines Kompressionsverbandes zu beachten sind (6 P.). → *AB I und → AB III*

-
-
-

3 Herr Kovac erscheint ungepflegt und sein Zimmer unordentlich (Gesamtpunkte: 8).

a) Verdeutlichen Sie anhand zwei geeigneter Maßnahmen, wie Antje van Dijk die persönliche Hygiene und Infektionsprävention bei Herrn Kovac umsetzen kann (4 P.). → *AB II*

-
-

→ *AB III*

b) Bewerten Sie anhand von zwei Aspekten die Bedeutung des Lebensumfelds in einer Klinik für das Wohlbefinden und die Genesung von Herrn Kovac (4 P.).

-
-

4 Herr Kovac erzählt vom Verlust seines Sohnes Ben und dem Tod seiner Ehefrau Gerda (Gesamtpunkte: 20).

→ *AB III*

a) Beurteilen Sie die von Herrn Kovac geäußerten Gefühle des Sinnverlustes und der Einsamkeit im Zusammenhang mit dem Tod seines Sohnes Ben und bewerten Sie seinen Umgang mit Trauer (8 P.).

→ *AB I und* → *AB III*

b) Gerda Kovac hat ihre letzten Tage zu Hause verbracht. Nennen Sie die fünf Sterbephasen nach Elisabeth Kübler-Ross in ihrer chronologischen Reihenfolge (5 P.). Begründen Sie, in welcher Phase sich Herr Kovacs Ehefrau möglicherweise kurz vor ihrem Tod befand (3 P.).

Sterbephasen (1–5):

Bezug zu Herrn Kovacs Ehefrau:

→ *AB III*

c) Diskutieren Sie, inwiefern das Wissen um die Sterbephasen nach Kübler-Ross hilfreich im Umgang mit Sterbenden und auch Angehörigen, wie Herrn Kovac, sein kann (4 P.).

5 Antje van Dijk bemerkt am rechten Fuß von Herrn Kovac teilweise offene und eitrig nässende Stellen, vor allem an der Großzehe. Sie nimmt eine Wundversorgung vor (Gesamtpunkte: 14).

→ *AB I und* → *AB II*

a) Vergleichen Sie die trockene und feuchte Wundbehandlung miteinander, indem Sie diese definieren und auf zwei Vor- und Nachteile eingehen (10 P.).

	trockene Wundbehandlung	feuchte Wundbehandlung
Definition (1 P.)	▪	▪
Vorteile (je 1 P.)	▪ ▪	▪ ▪
Nachteile (je 1 P.)	▪ ▪	▪ ▪

→ *AB III*

b) Begründen Sie, welche Art der Wundbehandlung (trockene/feuchte) bei Herrn Kovac am besten geeignet ist (4 P.).

6 Herr Kovac hat vermutlich ein Alkoholproblem (Gesamtpunkte: 6).

a) Jellinek beschreibt in verschiedenen Phasen den Verlauf der Alkoholsucht:

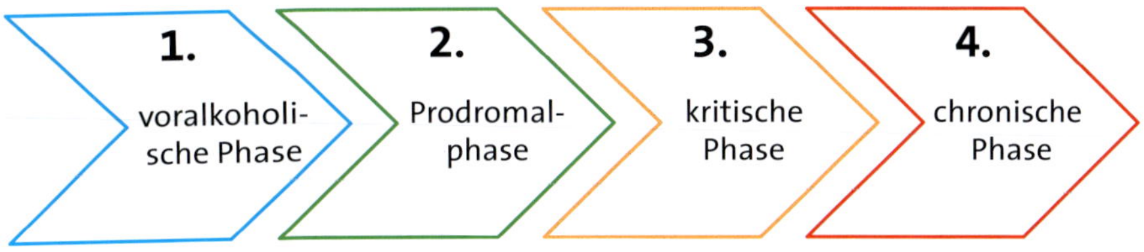
1.
voralkoholi-sche Phase
2.
Prodromal-phase
3.
kritische Phase
4.
chronische Phase

Ordnen Sie die folgenden Merkmale den richtigen Phasen zu. Notieren Sie die Zahlen 1–4 der jeweils zutreffenden Phase in die Kreise (4 P.). → *AB I*

- ◯ Alkoholkonsum ist lebensbedrohlich bzw. hat bereits zu schweren Folgeerkrankungen geführt
- ◯ Trinkverhalten ändert sich, z. B. heimliches Trinken, Steigern der Alkoholmenge
- ◯ Alkoholkonsum kann nur schwer kontrolliert werden bis hin zur vollständigen Abhängigkeit
- ◯ keine psychische oder physische Abhängigkeit; gelegentliches Trinken auf Feiern oder zur Problemlösung

b) Leiten Sie zwei mögliche Ursachen für die Entwicklung einer Alkoholabhängigkeit bei Herrn Kovac aus der Fallsituation ab (2 P.). → *AB II*

-
-

7 Am Morgen nach ihrem Frühdienst erfährt Pflegefachfrau Antje van Dijk in der Übergabe, dass Herr Kovac aufgrund fremdaggressiven Verhaltens fixiert werden musste (Gesamtpunkte: 19).

a) Definieren Sie, was man unter einer Fixierung versteht, und nennen Sie zwei Beispiele für eine Fixierung (3 P.). → *AB II*

Definition (1 P.):

Beispiele (2 P.):

b) Begründen Sie, unter welchen Umständen eine Fixierung gerechtfertigt sein könnte (4 P.). → *AB III*

c) Erläutern Sie, welche Überlegungen gemäß den vier ethischen Prinzipien in der Pflege für eine Entscheidung zur Fixierung von Herrn Kovac im Vorfeld erfolgen sollten (8 P.). → *AB II*

d) Verdeutlichen Sie anhand zwei konkreter Maßnahmen, was Pflegekräfte bei der Durchführung einer Fixierung beachten müssen (4 P.). → *AB II*

-
-

Erwartungshorizont

___/9 P.

1

Akteure (je 1 P.)	Erleben, Deuten, Verarbeiten (je 2 P.)
☐ Antje van Dijk (Pflegekraft)	☐ versucht, für Herrn Kovac da zu sein und ihn angemessen zu pflegen/unterstützen ☐ zeigt Mitgefühl/Verständnis für seine Situation, fragt nach ☐ bemüht sich, eine vertrauensvolle Beziehung aufzubauen
☐ Gerda Kovac (Ehefrau von Herrn Kovac)	☐ starb kurz nach einer Krebsdiagnose zu Hause ☐ Herr Kovac vermisst sie; fühlt sich allein/einsam ☐ hat ihren Tod noch nicht verarbeitet (weint, als er von ihr spricht)
☐ Ben Kovac (Sohn von Herrn Kovac)	☐ starb mit 32 Jahren bei einem Autounfall ☐ der Verlust des Sohnes hat einen starken Einfluss auf Herrn Kovacs Leben; er sagt, sein Leben ist ohne ihn sinnlos ☐ verspürt tiefe Trauer und Leere seit seinem Tod
☐ Pflegekräfte/Kollegen auf der Station D1	☐ Je nach Perspektive und Wahrnehmung können sie entweder Verständnis und Empathie für Herrn Kovac zeigen oder ihm gegenüber mit Frustration, Unverständnis oder Vorurteilen begegnen.

! HINWEIS

Drei Akteure mit jeweils einer nachvollziehbaren Erläuterung genügen.

___/4 P.

2 a) Definition Thrombose (2 P.):

☐ Eine Thrombose ist ein teilweiser oder vollständiger, meist venöser Gefäßverschluss durch ein Blutgerinnsel (Thrombus).

Komplikationen einer Thrombose (je 1 P.):

☐ Lungenembolie

☐ postthrombotisches Syndrom

☐ Ischämie-Nekrose/Verlust des betroffenen Gewebes

! HINWEIS

Zwei Komplikationen reichen.

___/5 P.

2 b) Virchow-Trias

☐ Die Virchow-Trias sind drei Hauptfaktoren, die das Risiko für die Entwicklung einer Thrombose erhöhen können:

- ○ Endothelläsionen (Gefäßwandschädigungen durch z. B. Entzündungen)
- ○ Hypozirkulation (verlangsamte Blutströmungsgeschwindigkeit durch z. B. Immobilität)
- ○ Hyperkoagulabilität (erhöhte Blutgerinnungsneigung durch z. B. Blutverlust, Einnahme von Kontrazeptiva)

☐ Es ist nicht zwingend erforderlich, dass alle drei Faktoren gleichzeitig vorliegen, damit eine Thrombose auftritt.

2 c) fallbezogene Symptome einer Thrombose (je 1 P.):

___/4 P.

- ☐ ziehende Beinschmerzen
- ☐ geschwollener rechter Unterschenkel und Fuß
- ☐ Überwärmung des rechten Unterschenkels/Fußes

fallbezogene Risikofaktoren einer Thrombose (je 1 P.)

- ☐ Bewegungsmangel: Herr Kovac ist übergewichtig und antriebsarm, Antje van Dijk muss ihn zum Aufstehen motivieren.
- ☐ Alkoholkonsum/Alkoholprobleme: Herr Kovac selbst und seine Sachen riechen nach Alkohol, er wollte Desinfektionsmittel trinken.
- ☐ Lebensalter: Herr Kovac ist 70 Jahre alt.
- ☐ Übergewicht: Herr Kovac wird als übergewichtig beschrieben.

! HINWEIS

Jeweils zwei Symptome/Risikofaktoren reichen. Risikofaktoren, die keinen Fallbezug haben (z. B. Rauchen, Krampfadern, „Pille"), dürfen hier nicht als richtig gewertet werden.

2 d) Wirkung der Kompressionstherapie

___/2 P.

Antwortmöglichkeit 1:

- ☐ Durch den Kompressionsverband wird der venöse Rückstrom zum Herzen unterstützt. Dies führt zum Rückgang stauungsbedingter Ödeme („Wassereinlagerungen", Schwellungen) und vermindert Spannungsgefühle sowie Schmerzen in den Extremitäten.

Antwortmöglichkeit 2:

- ☐ Durch den Druck, der auf das Bein ausgeübt wird, reduziert sich das Venenlumen. Dadurch schließen die Venenklappen leichter und der Blutfluss zum Herzen verbessert sich.

! HINWEIS

Eine Erklärung genügt.

2 e) Beim Kompressionsverband ist zu beachten, dass ...

___/6 P.

- ☐ nicht zu straff gewickelt wird und es nicht zu Einschnürungen oder Faltenbildung kommt, um druckbedingten Hautschäden oder Durchblutungsstörungen vorzubeugen.
- ☐ nicht zu locker gewickelt wird, um auch einen Kompressionseffekt zu erzielen.
- ☐ gleichmäßig von distal nach proximal für eine effektive Kompression gewickelt wird.
- ☐ die Person beraten/informiert wird, die gewickelten/betreffenden Extremitäten auch zu bewegen, damit die Kompression effektiv ist.
- ☐ vorher und nachher eine DMS-Kontrolle zur Prävention von Komplikationen (z. B. Minderdurchblutung) erfolgt.
- ☐ die Haut vorher trocken und sauber ist, um Hautschädigungen vorzubeugen.
- ☐ zuvor ggf. Hautschutzcreme oder Abpolsterung von Knochenvorsprüngen erfolgen, um Druckgeschwüre/Schmerzen zu verhindern.

! HINWEIS

Für das Nennen/Beschreiben der Maßnahme gibt es 1 P. und für die passende Begründung auch 1 P. Drei begründete Maßnahmen reichen aus.

I INFO

DMS-Kontrolle = Überprüfen von Durchblutung, Motorik, Sensibilität

___/4 P.

! HINWEIS

Zwei verdeutlichte Maßnahmen sind ausreichend. Je Antwort hier 2 P.

3 a) Hygienemaßnahmen zur Infektionsprävention bei Herrn Kovac:

- ☐ Antje van Dijk hat eine Vorbildfunktion. Indem sie Maßnahmen der Händehygiene (Hände waschen, hygienische Händedesinfektion) durchführt, lebt sie einen hygienischen Umgang vor und schützt sich selbst und Herrn Kovac vor potenziellen Erregern.
- ☐ Antje van Dijk sollte bei Kontakt mit potenziell infektiösem Material zum Selbst- und Fremdschutz persönliche Schutzausrüstung tragen (z. B. Einmalhandschuhe, Schutzkittel, Mundschutz).
- ☐ Häufig benutzte Flächen im Zimmer von Herrn Kovac sollten regelmäßig aufgeräumt, gereinigt und wischdesinfiziert werden (u. a. Nachtisch) zur Vorbeugung einer Keimverbreitung und eventuellen Schmierinfektion.
- ☐ Essensreste/Essenstabletts sollten zeitnah entfernt/weggeräumt/entsorgt werden, um Schimmelbildung/Verunreinigungen vorzubeugen.
- ☐ Herr Kovac sollte zur persönlichen Körperhygiene aufgeklärt werden, um Keime auf Haut und Schleimhaut zu reduzieren und Entzündungen vorzubeugen.
- ☐ Antje van Dijk sollte Herrn Kovac zum Umgang mit Lebensmitteln im Krankenhaus beraten/informieren, um Kontaminationen zu verhindern. Sie sollte ihm sagen, dass Bier kein geeignetes Desinfektionsmittel ist, sondern zu Wundinfektionen führt.

___/4 P.

! HINWEIS

Auch andere Aspekte können bei nachvollziehbarer Begründung als richtig gewertet werden (z. B. eingeschränkte Privatsphäre). Je begründetem Aspekt 2 P.

3 b) Bedeutung des Lebensumfelds einer Klinik in Bezug auf Wohlbefinden/Genesung:

- ☐ Das Lebensumfeld in einer Klinik, hier der Station D1, hat entscheidenden Einfluss auf das Wohlbefinden und die Genesung von Herrn Kovac.
- ☐ Sauberkeit und Ordnung: Ein sauberes und aufgeräumtes Zimmer ist für das Wohlbefinden von Herrn Kovac und für die Infektionsprävention wichtig. Durch regelmäßige Reinigung (Wischdesinfektion benutzter Flächen, Bettwäschewechsel) und Beseitigung von Unordnung (u. a. Aufbewahren der Kleidung im Schrank) werden Infektionsrisiken reduziert.
- ☐ Vermissen der gewohnten/vertrauten Umgebung und Beschäftigung: Die Atmosphäre und Stimmung im Zimmer können sich positiv und negativ auf das Wohlbefinden auswirken. Eine freundliche Gestaltung und Angebote zur Beschäftigung/Ablenkung (u. a. Fernsehen, Radio, Zeitschriften) können helfen.

___/4 P.

! HINWEIS

Je Antwort hier 2 P.

4 a) Beurteilung der Äußerungen von Herrn Kovac:

- ☐ Die von Herrn Kovac geäußerten Gefühle des Sinnverlustes und der Einsamkeit können als normale Reaktionen auf den Verlust seines Sohnes gewertet werden.
- ☐ Der Tod eines geliebten Menschen, insbesondere seines eigenen Kindes, kann tiefe emotionale Erschütterungen und eine Krise mit Verlust an Lebenssinn auslösen, da dies nicht dem „normalen" Lebenszyklus entspricht (Eltern sterben normalerweise vor ihren Kindern).

Herr Kovac und sein Umgang mit Trauer:

___ / 4 P.

- ☐ Herr Kovac trauert noch und hat im Umgang mit seiner Trauer keine guten Bewältigungsstrategien entwickelt/angewandt.
- ☐ Er ist überfordert, dies zeigt sich u. a. durch:
  - ○ mangelnde Lebensmotivation, Antriebsarmut
  - ○ Alkoholprobleme
  - ○ starke Stimmungsschwankungen
  - ○ Einsamkeit/soziale Isolation
  - ○ Vernachlässigung der persönlichen Hygiene, Unordnung

4 b) Sterbephasen nach Elisabeth Kübler-Ross:

___ / 5 P.

1.	☐ Nicht-Wahrhaben-Wollen und Isolierung
2.	☐ Wut/Zorn
3.	☐ Verhandeln
4.	☐ Depression/Trauer
5.	☐ Zustimmung

HINWEIS
Es gibt nur volle 5 P. bei richtiger Reihenfolge der Phasen.

Bezug zu Herrn Kovacs Ehefrau Gerda mit Begründung:

___ / 3 P.

- ☐ Herr Kovac erzählt Pflegefachfrau Antje van Dijk, dass seine Ehefrau in den letzten Tagen zu Hause entweder wütend war oder gesagt hat, dass die Ärzte sich bestimmt geirrt haben. Dies deutet daraufhin, dass Sie sich zwischen der ersten Phase des Nicht-Wahrhaben-Wollens und der zweiten Phase Wut/Zorn befand.
- ☐ In der Fallsituation wird auch beschrieben, dass Gerda Kovac kurz nach der Krebsdiagnose verstarb („Als die Ärzte die Krebsdiagnose stellten, war alles schon zu spät"), dadurch blieb ihr kaum Zeit, sich mit ihrem eigenen Sterben und dem nahenden Tod auseinanderzusetzen.

4 c)

___ / 4 P.

- ☐ Das Wissen um die Sterbephasen kann Pflegenden und Angehörigen helfen, das Verhalten von sterbenden Menschen einzuordnen, um sie je nach Phase individuell zu unterstützen.
- ☐ Jedoch sollte man bedenken, dass nicht alle sterbenden Menschen jede dieser Phasen in der gleichen Art und Weise und auch nicht in dieser Reihenfolge durchlaufen müssen.
- ☐ Für Herrn Kovac kann das Wissen um diese Sterbephasen ein Trost sein bzw. für mehr Verständnis sorgen im Rückblick auf die „furchtbare Situation" in den letzten Tagen mit seiner Ehefrau zu Hause.
- ☐ Möglicherweise richtete sich die Wut seiner Ehefrau Gerda gegen ihn und er fühlte sich dadurch überfordert/hilflos/schuldig. Zu wissen, dass dies eine oft beobachtete Verhaltensreaktion sterbender Menschen ist, schafft Abstand und hilft, die Gefühle nicht komplett auf sich zu beziehen.

HINWEIS
Auch andere sinngemäße Formulierungen sind richtig.

___/10 P.

> **HINWEIS**
> Es müssen jeweils nur zwei Vor- und Nachteile benannt sein.

5 a)

	trockene Wundbehandlung	feuchte Wundbehandlung
Definition (1 P.)	☐ Die Wunde wird trocken gehalten (z. B. Einsatz von Mullkompressen, Pflasterverbänden). Die Heilung erfolgt durch Krusten-/Narbenbildung oder Aus-/Abtrocknen an der Luft.	☐ Die Wunde wird feucht gehalten (z. B. mit speziellen hydroaktiven Wundauflagen). Die Heilung erfolgt durch Förderung eines feuchten Wundmilieus und der Bildung von Granulationsgewebe).
Vorteile (je 1 P.)	☐ geringeres Infektionsrisiko ☐ Bildung einer Schutzbarriere durch Krusten oder Narben ☐ kostengünstige Wundauflagen	☐ beschleunigte Heilung ☐ Förderung der Zellregeneration ☐ reduzierte Narbenbildung
Nachteile (je 1 P.)	☐ verlangsamte Heilung ☐ höheres Risiko für eine pathologische Narbenbildung	☐ potenziell höheres Infektionsrisiko bei mangelhafter Kontrolle/Anwendung ☐ höhere Kosten für spezielle Wundauflagen

___/4 P.

> **HINWEIS**
> Eine Antwortmöglichkeit ist ausreichend, je Kästchen-Antwort 2 P.

5 b) Wundbehandlung bei Herrn Kovac

Antwortmöglichkeit 1:

☐ Bei oberflächlichen Wunden in den Zehenzwischenräumen bietet sich eine trockene Wundbehandlung an. Möglicherweise handelt es sich bei diesen Wunden um eine Intertrigo.

☐ Bei tieferen Wunden mit Wundexsudat, wie an der Großzehe, bieten sich eher interaktive Wundauflagen (feuchte Wundbehandlung) an, die zum einen das Wundexsudat aufnehmen können und zum anderen durch Schaffen eines feuchten Wundmilieus die Heilung fördern.

Antwortmöglichkeit 2:

☐ Für Herrn Kovacs Wunden in der Exsudations- und Granulationsphase wäre eher eine feuchte Wundbehandlung angezeigt (z. B. bei eitriger, offener Großzehe).

☐ Für Wunden in der Epithelisierungsphase ist eher eine trockene Wundversorgung zu empfehlen (z. B. oberflächliche, trockene/abheilende Wunden).

6 a)

___ / 4 P.

4 Alkoholkonsum ist lebensbedrohlich bzw. hat bereits zu schweren Folgeerkrankungen geführt	3 Trinkverhalten ändert sich, z. B. heimliches Trinken, Steigern der Alkoholmenge
2 Alkoholkonsum kann nur schwer kontrolliert werden bis hin zur vollständigen Abhängigkeit	1 keine psychische oder physische Abhängigkeit; gelegentliches Trinken auf Feiern oder zur Problemlösung

6 b) mögliche Ursachen für die Entwicklung einer Alkoholabhängigkeit bei Herrn Kovac:

___ / 2 P.

- ☐ psychische Faktoren: Traumatische Erlebnisse, wie der Unfalltod seines Sohnes und der schnelle Krebstod seiner Ehefrau, können Auslöser für übermäßigen Alkoholkonsum zur Bewältigung sein.
- ☐ biologische Faktoren: evtl. genetische Veranlagung/Vererbung (Herr Kovac erwähnt, dass schon sein Vater Bier positiv bewertete)

! HINWEIS

Für „Unfalltod des Sohnes Ben“ und „Krebstod der Ehefrau Gerda“ kann jeweils 1 P. vergeben werden.

7 a) Definition Fixierung und Beispiele:

___ / 3 P.

- ☐ Mit einer Fixierung sind freiheitsentziehende Maßnahmen (FeM) gemeint. Diese können mechanisch als auch chemisch sein.
- ☐ Beispiele für mechanische Fixierungen: Bettgitter, Fixiergurte an Händen/Füßen/Bauch, Einschließen im Zimmer (wird auch als räumliche Fixierung bezeichnet)
- ☐ Beispiele für chemische (medikamentöse) Fixierungen: Einsatz von Sedativa/Beruhigungsmitteln/Betäubungsmitteln zur gezielten Ruhigstellung

! HINWEIS

Beispiele können auch unabhängig von der Zuordnung in mechanische oder chemische Fixierung als richtig gewertet werden.

7 b) Rechtfertigung einer Fixierung:

___ / 4 P.

- ☐ Die Fixierung ist gesetzlich geregelt und unterliegt strengen Vorgaben (betreffende Person muss einwilligen oder es liegt ein rechtfertigender Notstand vor). Werden diese Vorgaben nicht beachtet, ist die Fixierung rechtswidrig (Tatbestand der Freiheitsberaubung § 239 StGB).
- ☐ Eine Fixierung darf nur als letztes Mittel eingesetzt werden, wenn andere Maßnahmen (z. B. Deeskalationsinterventionen, wie u. a. gewaltfreie Kommunikation nach Marshall Rosenberg) nicht greifen bzw. versagt haben bei:
  - ○ selbstgefährdendem Verhalten (z. B. Selbstverletzung, Suizidgefahr)
  - ○ fremdgefährdendem Verhalten (z. B. Gewalt/Aggressionen gegenüber anderen)

___/8 P.

HINWEIS

Je verdeutlichtem ethischem Prinzip 2 P.

7 c) Überlegungen zur Fixierung gemäß den ethischen Prinzipien

- ☐ Prinzip der Fürsorge: Das betreuende Pflegepersonal hat eine Fürsorgepflicht für Herrn Kovac und muss abwägen, was zu seinem Wohl ist, dies umfasst sowohl seine psychische als auch physische Gesundheit.
- ☐ Prinzip der Schadensvermeidung: Pflegende dürfen ihren anvertrauten pflegebedürftigen Menschen keinen Schaden zufügen. Dies bedeutet, man hat eine Verantwortung gegenüber Herrn Kovac (Abhalten von selbstschädigendem Verhalten durch Trinken von Desinfektionsmittel), aber auch gegenüber Mitpatienten (Gefährdung bei ggf. fremdaggressivem Verhalten von Herrn Kovac). Auch die Art der Fixierung muss geprüft werden. Sollten z. B. die Füße/Beine fixiert werden, muss die Gefahr einer Minderdurchblutung der Beine bei zu fester Fixierung ausgeschlossen werden.
- ☐ Prinzip der Gerechtigkeit: Die Fixierung von Herrn Kovac muss gerechtfertigt und nachvollziehbar sein. Man muss sich fragen, ob alle anderen deeskalierenden Maßnahmen ausgeschöpft wurden. Wenn es z. B. nur um das „Bedienen am Desinfektionsmittel" geht, könnte eine Lösung auch sein, sämtliche alkoholhaltigen Substanzen aus Herrn Kovacs Reichweite/Zimmer zu entfernen.
- ☐ Prinzip des Rechts auf Autonomie: Herr Kovac hat ein Recht auf Selbstbestimmung. Ihn gegen seinen Willen einfach zu fixieren, ist rechtswidrig, es sei denn, es liegt eine begründete ärztliche Anordnung oder ein rechtfertigender Notstand vor (akute Gefahr für ihn oder andere). Vor der Fixierung sollte geprüft werden, wie kooperativ Herr Kovac ist, ggf. kann das Aufzeigen bestimmter Maßnahmen zur Einsicht/Verhaltensänderung führen.

___/4 P.

HINWEIS

Nur zwei Maßnahmen müssen erläutert werden. Auch weitere nachvollziehbar begründete Maßnahmen können als richtig gewertet werden. Je Maßnahme 2 P.

7 d) pflegerische Maßnahmen bei einer Fixierung

- ☐ Überprüfen der Rechtmäßigkeit: Pflegende müssen prüfen, ob für die Fixierung eine begründete ärztliche Anordnung oder ein rechtfertigender Notstand vorliegt und zuvor alle anderen möglichen Maßnahmen ausgeschöpft worden sind.
- ☐ Dokumentation: Der Grund, die Art und Weise sowie Zeitpunkt und Dauer (Datum, Uhrzeit, von/bis) der Fixierung müssen nachvollziehbar in der Pflegedokumentation verschriftlicht werden. Betroffene haben das Recht, im Nachgang die Fixierungsmaßnahme überprüfen zu lassen (z. B.: War die Fixierung in ihrem Umfang und der Dauer angemessen/gerechtfertigt oder liegt der Tatbestand der Freiheitsberaubung vor?).
- ☐ kontinuierliche Überwachung: Die Sicherheit und das Wohlbefinden der fixierten Person müssen sichergestellt werden. Dazu gehören je nach Art der Fixierung u. a. eine Kontrolle der Vitalparameter, Beobachten der Person auf Anzeichen für eine Zustandsverschlechterung/-verbesserung.

- ☐ *Fixierung kompetent durchführen:* Je nach Art der Fixierung (z. B. Anlegen von Fixiergurten) muss sichergestellt sein, dass sich daraus keine Schäden/Komplikationen ergeben (z. B. Fixiergurte dürfen nicht zu fest und auch nicht zu locker sein).
- ☐ *Überprüfen der Fixierung:* Art und Dauer der Fixierung müssen regelmäßig u. a. auf ihre Korrektheit und Notwendigkeit überprüft werden.
- ☐ *Kommunikation und Beruhigung:* Es ist wichtig, mit den Betroffenen zu kommunizieren und beruhigend auf sie einzuwirken, um u. a. Ängste oder Aggressionen zu reduzieren.

Auswertung

Aufgabe	Punkte
1	
2a	
2b	
2c	
2d	
2e	
3a	
3b	
4a	
4b	
4c	
5a	
5b	
6a	
6b	
7a	
7b	
7c	
7d	
Gesamt	___/97

Notenschlüssel	
Punkte	Note
97–89	1
88,5–78,5	2
78–65	3
64,5–48,5	4
48–29	5
28,5–0	6

+ Was die Fallsituation noch bietet ...

- Entwickeln Sie konkrete Maßnahmen, die Antje van Dijk ergreifen könnte, um eine vorurteilsfreie und respektvolle Pflege von Herrn Kovac zu gewährleisten (→ **AB III**).

Wenn ein Augenblick alles verändert

Themenschwerpunkte:
stationäre Langzeitpflege – Erwachsener – Querschnittslähmung – Posttraumatische Belastungsstörung – Prinzipien der biomedizinischen Ethik nach Beauchamp & Childress – Pflege unter Katastrophenbedingungen – Modell der fördernden Prozesspflege nach Monika Krohwinkel – suprapubischer Blasenkatheter – Wundinfektion – Schmerz

Aufgabe:
Lesen Sie die Fallsituation. Bearbeiten Sie anschließend die Prüfungsaufgaben.
Sie haben 120 Minuten Zeit.

Fallsituation:
Adriano Rossi (49 Jahre) überlebte vor einem Jahr ein schweres Zugunglück. Seitdem hat Herr Rossi eine Querschnittslähmung (Paraplegie) und ist von der Taille abwärts gelähmt. Zur Fortbewegung benutzt er einen Rollstuhl. Im Alltag ist er auf pflegerische Unterstützung angewiesen. Deshalb hat er sich schon früh dazu entschlossen, in eine spezielle Pflegeeinrichtung für erwachsene Menschen mit körperlicher Behinderung zu ziehen.

Herr Rossi leidet infolge einer Posttraumatischen Belastungsstörung (PTBS) an einer schweren Depression. Seinen Beruf als Lehrer kann er nicht mehr ausüben, da er sich im Alltag nicht mehr lange konzentrieren kann. Hinzu kommt, dass er sehr schreckhaft ist, selbst bei alltäglichen Geräuschen. Besonders belastend sind für ihn die Albträume, aus welchen er nachts immer wieder schweißgebadet aufwacht. Danach kann er lange nicht mehr einschlafen. Dass er sich Tag und Nacht an die Pflegefachkräfte wenden kann, beruhigt Herrn Rossi sehr.

Aufgrund der Querschnittslähmung besteht bei Herrn Rossi eine Stuhlinkontinenz. Deshalb werden bei ihm Irrigationen vorgenommen und er bekommt Analtamponaden. Herr Rossi leidet auch unter einer neurogenen Blasenentleerungsstörung. Vor Kurzem wurde ihm ein suprapubischer Blasenkatheter gelegt. An der Punktionsstelle hat sich jedoch eine Rötung entwickelt und es zeigen sich leichte gelbe Absonderungen (Exsudat). Nach Rücksprache mit dem behandelnden Arzt wird der Blasenkatheter seit zwei Tagen täglich mit einem Verbandswechsel versorgt.

Pflegefachfrau Maria Fromm (41 Jahre) übernimmt derzeit den Spätdienst zusammen mit ihrem neuen Kollegen, dem Pflegefachmann Thomas Hein (24 Jahre). Für Frau Fromm ist der Dienst momentan besonders anstrengend. Denn Herr Hein kennt sich in der Einrichtung noch nicht so gut aus und braucht deshalb viel Zeit, um die Aufgaben zu erledigen. Heute übernimmt er die abendliche Versorgung von Herrn Rossi. Da er noch fünf weitere Bewohner versorgen muss, entscheidet er sich gemeinsam mit Herrn Rossi für eine Intimpflege und eine kleine Oberkörperpflege im Bett und nicht im Badezimmer. Herr Rossi wirkt während der Versorgung teilnahmslos und lässt sich nur schwer motivieren, aktiv mitzuhelfen.

Als Herr Hein für die Intimpflege das Ableitungssystem umpositioniert, schreit Herr Rossi vor Schmerzen auf. Auf seine Nachfrage sagt Herr Rossi, dass er Schmerzen am suprapubischen Katheter hat. Herr Hein kontrolliert den Verband, der erst am Vormittag gewechselt wurde. Von außen kann er keine Auffälligkeiten erkennen. Deshalb löst er vorsichtig den Verband an einer Ecke, um darunter zu sehen. Handschuhe trägt er dabei nicht. Aber auch unter dem Verband kann er nichts bemerken. Deshalb drückt er die Ecke des Verbands wieder an der Haut fest. Er sagt zu Herrn Rossi: „Ich kann jetzt nichts erkennen, aber ich schreibe eine Notiz an den Arzt in den Pflegebericht." Ohne weiter auf Herrn Rossi einzugehen, fährt er mit der Grundpflege fort, verlässt das Zimmer und eilt zum nächsten Bewohner.

Prüfungsaufgaben:

1 Vor einem Jahr erlebte Adriano Rossi ein schweres Zugunglück. Bei solchen Ereignissen wird von einer Katastrophe gesprochen (Gesamtpunkte: 17).

a) Definieren Sie den Begriff „Katastrophe“ (2 P.). → *AB I*

b) Erläutern Sie fünf Besonderheiten der Versorgung in Katastrophensituationen (10 P.). → *AB II*

1.
2.
3.
4.
5.

c) Das Zugunglück, das Herr Rossi vor einem Jahr erlebte, war ein Katastrophenfall. Benennen Sie fünf weitere mögliche Katastrophenfälle, mit denen Pflegefachkräfte berufsbedingt zu tun haben können (5 P.). → *AB I*

1.
2.
3.
4.
5.

2 Durch das Zugunglück ist Adriano Rossi querschnittsgelähmt und er hat eine Posttraumatische Belastungsstörung entwickelt (Gesamtpunkte: 21).

a) Definieren Sie den Begriff der Posttraumatischen Belastungsstörung (2 P.). → *AB I*

b) Erläutern Sie die Ursache der Posttraumatischen Belastungsstörung am Beispiel von Herrn Rossi (8 P.). → *AB II*

→ AB I

c) Zählen Sie fünf Symptome einer Posttraumatischen Belastungsstörung auf (5 P.).

1.	4.
2.	5.
3.	

→ AB I

d) Bestimmte Personengruppen haben eine höhere Lebenszeitprävalenz, eine Posttraumatische Belastungsstörung zu entwickeln. Notieren Sie sechs solcher Personengruppen (6 P.).

▪	▪
▪	▪
▪	▪

3 Wegen der neurogenen Blasenentleerungsstörung wurde bei Herrn Rossi ein suprapubischer Blasenkatheter angelegt. Es zeigen sich Entzündungszeichen an der Punktionsstelle. Deshalb wurde ein täglicher Verbandswechsel ärztlich verordnet (Gesamtpunkte: 30).

→ AB I

a) Benennen Sie die sechs Kriterien zur fachlich korrekten Wundbeschreibung (6 P.).

1.	4.
2.	5.
3.	6.

→ AB III

b) Beurteilen Sie das fachliche Vorgehen von Pflegefachmann Thomas Hein im Umgang mit dem Verband am suprapubischen Katheter (9 P.).

→ AB III

c) Entwickeln Sie einen alternativen Handlungsvorschlag für Pflegefachmann Thomas Hein (15 P.).

4 Ethisch reflektiert zu handeln, ist laut § 5 Abs. 4 Pflegeberufegesetz eine der wichtigen Kompetenzen für Pflegefachkräfte. Denn im beruflichen Alltag begegnen Pflegefachkräfte immer wieder Situationen, die ethische Erwägungen erfordern (Gesamtpunkte: 18).

a) Nennen und erläutern Sie die vier Prinzipien der biomedizinischen Ethik nach Beauchamp & Childress (12 P.). → *AB I und* → *AB II*

Prinzipien der biomedizinischen Ethik (4 P.)	Erläuterung (8 P.)
▪	
▪	
▪	
▪	

b) Beurteilen Sie die pflegerische Versorgung von Adriano Rossi durch Pflegefachmann Thomas Hein anhand der Prinzipien der biomedizinischen Ethik nach Beauchamp & Childress (6 P.). → *AB III*

5 Die aktuelle Situation von Adrian Rossi bedarf einer fachlich korrekten Einschätzung des notwendigen Pflegebedarfs. Eine Möglichkeit, diesen strukturiert zu erfassen, ist das Modell der fördernden Prozesspflege nach Monika Krohwinkel. → *AB II*

Erläutern Sie sieben Aspekte des aktuell notwendigen Pflegebedarfs von Herrn Rossi nach dem Prozessmodell von Monika Krohwinkel (14 P.).

1.
2.
3.
4.
5.
6.
7.

Erwartungshorizont

___/2 P.

1 a) Definition Katastrophe:

- ☐ Eine Katastrophe ist ein unerwartetes Ereignis mit hohem Personen- und Sachschaden.
- ☐ Die vorhandenen personellen und materiellen Mittel reichen nicht aus, um die Situation zu bewältigen.

___/10 P.

1 b) Besonderheiten der Versorgung in Katastrophensituationen:

- ☐ Durch das unvorhergesehene Ereignis ist eine große Anzahl an Menschen zu versorgen.
- ☐ In solchen Situationen reichen die vorhandenen Ressourcen (Personal, Medikamente, medizinische Ausstattung usw.) für die Versorgung nicht aus.
- ☐ Damit so viele wie nur möglich überleben, muss entschieden werden, wer zuerst versorgt wird. Dieses Vorgehen nennt man Triage.
- ☐ Dabei werden die Betroffenen in Sichtungskategorien (SK I bis SK IV) eingeordnet. Sie zeigen die Pflegekonsequenzen an.
- ☐ Pflegende sind in jedem Fall den ethischen Grundsätzen in der Pflege verpflichtet, es gelten der Gleichheitsgrundsatz und das Neutralitätsgebot.

> **I INFO**
>
> Sichtungskategorien
> SK I (rot): vital bedroht, Sofortbehandlung
> SK II (gelb): schwer verletzt/erkrankt, dringliche Behandlung
> SK III (grün): leicht verletzt/erkrankt, nicht dringliche Behandlung
> SK IV (blau): ohne Überlebenschance, palliative Versorgung

___/5 P.

1 c) Katastrophenfälle:

- ☐ 1. Epidemie/Pandemie
- ☐ 2. Explosion
- ☐ 3. Terroranschlag
- ☐ 4. Erdbeben
- ☐ 5. Hochwasser
- ☐ 6. Brand
- ☐ 7. Massenvergiftung

> **! HINWEIS**
>
> Fünf Katastrophenfälle reichen.

___/2 P.

2 a) Definition Posttraumatische Belastungsstörung:

- ☐ Eine Posttraumatische Belastungsstörung ist eine psychische oder psychosomatische Reaktion auf ein Ereignis mit außergewöhnlicher Bedrohung.
- ☐ Eine Posttraumatische Belastungsstörung kann auch durch extremen Stress über Jahre hinweg entstehen, es besteht eine hohe Neigung zur Chronifizierung.

___/8 P.

2 b) Posttraumatische Belastungsstörung bei Herrn Rossi:

- ☐ Das auslösende belastende Ereignis war bei Herrn Rossi das Zugunglück vor einem Jahr.
- ☐ In dieser Situation wurde er selbst schwer verletzt und musste miterleben, wie andere Mitreisende verletzt wurden bzw. gestorben sind.
- ☐ Die extreme Stresssituation bewirkte eine Schutzreaktion im limbischen System: Der Hippocampus blendete Kontextinformationen aus.
- ☐ Übrig blieben nur die emotionalen Erinnerungen in der Amygdala (Mandelkern) und diese können zeitlich nicht zugeordnet werden.

> **! HINWEIS**
>
> Hier 2 P. je Antwort.

2 c) Symptome:

___/5 P.

☐ 1. Konzentrationsschwierigkeiten	☐ 4. Sprachlosigkeit
☐ 2. Schreckhaftigkeit	☐ 5. Albträume/Schlafstörungen
☐ 3. Ängste	

HINWEIS

Auch richtig: Suchtverhalten, Aggression

2 d) Personengruppen:

___/6 P.

☐ 1. Rettungskräfte	☐ 4. Soldaten
☐ 2. Ärzte	☐ 5. Geflüchtete
☐ 3. Polizisten	☐ 6. Vergewaltigungs- bzw. Missbrauchsopfer

HINWEIS

Auch richtig: Verkehrsunfallopfer

3 a) Kriterien zur Wundbeschreibung:

___/6P.

☐ 1. Wundlokalisation	☐ 4. Wundexsudat
☐ 2. Wundgröße	☐ 5. Wundrand
☐ 3. Wundumgebung	☐ 6. Wundgrund

3 b) Beurteilung des Verhaltens von Pflegefachmann Thomas Hein:

___/9 P.

☐ Pflegefachmann Thomas Hein hat die Schmerzäußerung von Herrn Rossi ernst genommen und daraufhin den Verband am suprapubischen Katheter kontrolliert. Das war richtig. Ein professionelles Schmerzassessment hat er jedoch nicht durchgeführt und er hat auch keine Maßnahmen zur Schmerzlinderung angeboten.

☐ Bei der Kontrolle hat Herr Hein die Hygienerichtlinien nicht berücksichtigt. Denn er hat den Verband einer potenziell infizierten Wunde ohne Handschuhe abgelöst, aufgedeckt und wieder geschlossen. Das war fachlich falsch und fahrlässig. Er hat weder den Selbstschutz (sich selbst vor Keimen schützen), noch Fremdschutz (Herr Rossi und andere Bewohner) gewahrt. So können sowohl seine Keime von der Hand (eventuell auch von der Intimpflege/Körperpflege von Herrn Rossi) zusätzlich unter den Verband und an die Eintrittsstelle des Katheters gelangen. Oder es können Keime von der Wunde über die Hände von Herrn Hein auf ihn selbst und an andere Bewohner übertragen werden. Eine Händedesinfektion wurde nicht erwähnt.

☐ Die Wundbeurteilung von Herrn Hein war unzureichend. Da Herr Hein den Verband nur an einer Ecke anhebt, hat er keine ausreichende/komplette Sicht auf die Wunde und kann dadurch keine professionelle Wundinspektion, Wundbeschreibung und Wundbeurteilung vornehmen.

HINWEIS

Je begründeter Antwort hier 3 P.
Auch richtig: Bei so starken Schmerzen hätte Thomas Hein Herrn Rossi nicht wortlos verlassen dürfen. Er hätte den Arzt informieren bzw. den Rat seiner Kollegin einholen müssen. Eine Notiz an den Arzt ist nicht ausreichend, wenn nicht klar ist, wann sie gelesen wird.

___/15 P.

> **! HINWEIS**
> Je Antwort gibt es hier 3 P.
> Fünf der hier notierten Antworten sind ausreichend.

3 c) Handlungsvorschläge für Pflegefachmann Thomas Hein

Wunddokumentation:

- ☐ Pflegefachmann Thomas Hein hätte die aktuelle Wunddokumentation einsehen müssen, um sich einen Überblick zur Wundsituation beim letzten Verbandswechsel zu verschaffen.

Hygienemanagement:

- ☐ Er hätte sich die Hände desinfizieren und Handschuhe anziehen müssen, bevor er den Verband abdeckt. Nach der genauen Inspektion der Eintrittsstelle des suprapubischen Blasenkatheters hätte er unter Einhaltung von anti- und aseptischen Maßnahmen den Verband wechseln müssen (u. a. antiseptische Wundreinigung, Aufbringen einer neuen sterilen Wundauflage).

interprofessionelle Zusammenarbeit:

- ☐ Bei Anzeichen einer fortschreitenden Wundinfektion muss zeitnah eine Rückmeldung an den Arzt erfolgen, damit dieser evtl. weiterführende Maßnahmen veranlasst (z. B. Wundabstrich, Entfernen des Katheters, Gabe von Antibiotika).
- ☐ Thomas Hein hätte sich Rat bei seinen Teamkolleginnen holen sollen und nachfragen können, welches Vorgehen in dieser Situation am besten ist.

Vitalzeichenkontrolle:

- ☐ Thomas Hein hätte die aktuellen Vitalzeichen kontrollieren müssen, vor allem die Körpertemperatur, um frühzeitig Fieber und damit eine beginnende Sepsis zu erkennen.

Expertenstandard Schmerzmanagement:

- ☐ Herr Hein hätte den Expertenstandard Schmerzmanagement anwenden müssen, um den Schmerz von Herrn Rossi einzuschätzen. Auf dieser Grundlage hätte er Angebote zur Schmerzlinderung machen müssen (u. a. angeordnete Bedarfsmedikation gegen die Schmerzen, schmerzentlastende Positionierung).

> **! HINWEIS**
> Möglich wäre, an dieser Stelle Maßnahmen des Schmerzassessments kurz zu erläutern.

Umgang mit dem suprapubischen Katheter:

- ☐ Herr Hein hätte auf einen sorgfältigen Umgang mit dem suprapubischen Blasenkatheter achten müssen, da Zug bzw. Manipulation am Katheter Schmerzen verursachen können.

4 a)

___/12 P.

Prinzipien der biomedizinischen Ethik (4 P.)	Erläuterung (8 P.)
☐ Recht auf Autonomie (Selbstbestimmung)	☐ Jede pflegebedürftige Person darf selbst Entscheidungen treffen, dies ist ihr persönlicher Wille. ☐ Der persönliche Wille ist verbindlich, er gilt in allen Pflegesettings. Dokumentiert wird dies z. B. in einer Patientenverfügung. Informiertes Einverständnis bedeutet: Jede Handlung/ Maßnahme bedarf der ausdrücklichen Einwilligung.
☐ Prinzip der Fürsorge	☐ Ziel ist das Wohlergehen von pflegebedürftigen Menschen. ☐ Es ist wichtig, zu wissen, wovon das Wohlergehen jedes Einzelnen abhängig ist (Biografie, aktueller Zustand).
☐ Prinzip der Schadensvermeidung	☐ Pflegende sollen den zu pflegenden Personen keinen Schaden zufügen und möglichen Schaden von der Person fernhalten, eine Voraussetzung dafür ist aktuelles Fachwissen. ☐ Pflegende setzen sich für die Rechte der zu Pflegenden ein. Sie sollen Schaden auf der physischen, psychischen, sozialen und spirituellen Ebene abwenden.
☐ Prinzip der Gerechtigkeit	☐ Nachvollziehbare, gerechte Verteilung der Ressourcen im Pflegealltag, das bedeutet: Für alle muss verständlich/ nachvollziehbar sein, wie Entscheidungen getroffen werden. ☐ Konflikte können entstehen, wenn der Eindruck aufkommt, dass jemand ungerecht behandelt wird.

___/6 P.

4 b)

Folgende ethische Prinzipien sind durch Pflegefachmann Thomas Hein nicht eingehalten worden:

> **! HINWEIS**
> Je Nennung des Prinzips mit entsprechender Erläuterung 3 P.

- ☐ 1. Prinzip der Fürsorge
  - ○ Thomas Hein geht mit seinen pflegerischen Handlungen nur im Rahmen der Grundpflege auf Adriano Rossi ein, indem er nach Absprache mit ihm nur eine Intimpflege und kleine Oberkörperpflege im Bett durchführt.
  - ○ Auf die aktuelle Situation, also die Schmerzen von Herrn Rossi am suprapubischen Katheter, geht Thomas Hein nicht adäquat und fachlich korrekt ein. Er nimmt keinen Verbandswechsel vor und leitet auch kein entsprechendes Schmerzmanagement ein.
- ☐ 2. Prinzip der Schadensvermeidung
  - ○ Pflegende sollen den zu pflegenden Personen keinen Schaden zufügen und sollen möglichen Schaden von der Person fernhalten, aktuelles Fachwissen ist eine Voraussetzung.
  - ○ Thomas Hein fehlt das entsprechende Fachwissen zum Verbandswechsel und zum korrekten Umgang mit einem Wundverband. Er öffnet diesen ohne entsprechende Hygienevorkehrungen. Damit nimmt er in Kauf, dass potenzielle Erreger unter den Verband gelangen bzw. er seine Hände mit den Erregern aus der Wunde von Herr Rossi kontaminiert und andere Bewohner infiziert.

___/14 P.

5)

> **! HINWEIS**
> Unabhängig von den ABEDL gibt es je erläutertem Aspekt 2 P. Es können daher auch mehrere Aspekte innerhalb einer ABEDL erläutert werden, um auf die Gesamtpunktzahl der Aufgabe zu kommen.

ABEDL Sich bewegen können:

- ☐ Herr Rossi benötigt vollständige Unterstützung zur Kontrakturprophylaxe, da er bedingt durch seine eingeschränkte Beweglichkeit ein hohes Risiko für Kontrakturen in den Gelenken aufweist.
- ☐ Herr Rossi benötigt teilweise Unterstützung zur Mobilisation und zum Transfer in den Rollstuhl, da er bedingt durch seine Querschnittslähmung den unteren Körper nicht selbstständig bewegen kann.
- ☐ Herr Rossi benötigt teilweise Unterstützung zur Dekubitusprophylaxe, da er bedingt durch seine eingeschränkte Mobilität und Sensibilitätsstörung im Unterkörper ein erhöhtes Risiko für einen Dekubitus aufweist.

ABEDL Vitale Funktionen aufrechterhalten können:

- ☐ Herr Rossi benötigt vollständige Unterstützung beim Wundmanagement an seinem suprapubischen Blasenkatheter, da sich hier Anzeichen einer Entzündung zeigen.
- ☐ Herr Rossi benötigt vollständige Unterstützung bei der Thromboseprophylaxe, denn durch seine Immobilität ist der venöse Rückfluss verlangsamt.

☐ Herr Rossi benötigt teilweise Unterstützung zur Pneumonieprophylaxe, da durch seine Immobilität seine Lungen nicht adäquat belüftet werden und sich so Erreger festsetzen können.

ABEDL Sich pflegen können:

☐ Herr Rossi benötigt teilweise Unterstützung bei der Körperpflege, da er wegen seiner Immobilität in der Selbstständigkeit und Beweglichkeit eingeschränkt ist und somit seinen Unterkörper nicht pflegen kann.

ABEDL Ausscheiden können:

☐ Herr Rossi benötigt vollständige Unterstützung bei der Versorgung seines suprapubischen Katheters, da er ihn durch seine Bewegungseinschränkungen nicht selbstständig versorgen kann.

☐ Herr Rossi braucht vollständige Unterstützung bei der Stuhlausscheidung mithilfe von Irrigation. Denn durch seine Bewegungseinschränkung kann er sie nicht selbstständig durchführen.

ABEDL Ruhen und schlafen:

☐ Herr Rossi benötigt teilweise Unterstützung zum Schlafen, da er durch seine Posttraumatische Belastungsstörung unter Schlafstörungen leidet und nachts wach wird.

Auswertung

Aufgabe	Punkte
1a	
1b	
1c	
2a	
2b	
2c	
2d	
3a	
3b	
3c	
4a	
4b	
5	
Gesamt	___/100

Notenschlüssel	
Punkte	Note
100–92	1
91,5–81	2
80,5–67	3
66,5–50	4
49,5–30	5
29,5–0	6

Frau Seifert braucht eine Pause

Themenschwerpunkte:
ambulante Kurzzeitpflege – Kind – mehrfache Schwerstbehinderung durch Hypoxie nach Badeunfall – WHO-Schmerzschema – Paediatric Pain Profile – Krise (Arten, Phasen) – ethische Prinzipien – Tracheostoma – PEG – Arzneimittelgabe (BtM)

Aufgabe:
Lesen Sie die Fallsituation. Bearbeiten Sie anschließend die Prüfungsaufgaben.
Sie haben 120 Minuten Zeit.

Fallsituation:
Matteo Seifert (8 Jahre) ist seit seinem dritten Lebensjahr durch einen Badeunfall schwerstbehindert. Durch den Sauerstoffmangel, den er dabei erlitt, hat er schwere zerebrale Schäden davongetragen. Er wird rund um die Uhr zu Hause von seiner Mutter Teresa Seifert (35 Jahre) betreut, die gelernte Krankenschwester ist. Sie wohnt mit ihrem Sohn in einem kleinen Haus am Rande eines Dorfes. Seit ihr Mann sich wenige Monate nach dem Unfall von ihr trennte, kümmert sie sich allein um ihren Sohn. Dazu gab sie auch ihren Beruf auf. Ergotherapie und Physiotherapie fand unter großem logistischen Aufwand statt. Als Frau Seifert merkte, dass ihre Kräfte langsam aufgebraucht waren, suchte sie nach einem ambulanten Kinderpflegedienst. Doch in der ländlichen Umgebung, in der sie mit Matteo wohnt, war kein passendes Angebot zu finden. Nach einem Gespräch mit ihrem Hausarzt hat sie sich dafür entschieden, eine Auszeit für sich selbst zu nehmen, um neue Kräfte zu sammeln. Sie hat Matteo in die Kurzzeitpflege Pfiffikus gegeben.

Pflegefachfrau Franka Meridov (40 Jahre) kommt zur Vorbesprechung zu Frau Seifert nach Hause. Sie wird begleitet von Felix Helmen (18 Jahre). Er ist im dritten Ausbildungsdrittel zum Pflegefachmann und absolviert seinen Vertiefungseinsatz in der Kurzzeitpflege minderjähriger Kinder. Frau Seifert erzählt:

„Matteo ist gesund geboren, er war aufgeweckt und konnte schon mit elf Monaten laufen. Mein Mann und ich waren vernarrt in ihn. An dem Tag, als es passierte, war es sehr heiß und wir haben einen kleinen Baby-Pool in unserem Garten aufgestellt. In einem kurzen Moment, als mein Mann und ich etwas aus dem Haus holen wollten, ist Matteo gestolpert und mit dem Gesicht in den Pool gefallen. Da war nicht mal viel Wasser drin. Aber das reichte aus. Als wir es bemerkt hatten, waren ein paar Minuten vergangen. Wir waren gelähmt vor Schock. Die Ärzte sagten uns später, dass er überlebt, aber schwere Schäden durch den Sauerstoffmangel hat. Die körperlichen Veränderungen stellten sich schnell ein. Seine Muskulatur verkrampfte sich immer wieder, er war nicht mehr ansprechbar, musste beatmet werden, musste über einen Schlauch ernährt werden. Es war nichts mehr, wie es war. Und alles war unsere Schuld. Es war nur ein kurzer Moment. Wäre ich nur bei ihm geblieben!"

Die Pflegefachfrau Frau Meridov zeigt größtes Mitgefühl für Frau Seifert. Auf sie macht Frau Seifert einen äußerst gestressten Eindruck. Ihrer Meinung nach hätte sich Frau Seifert schon viel früher Hilfe holen müssen. Felix Helmen ist sichtlich betroffen. Im Gespräch kommt heraus, dass Frau Seifert sich wegen Matteos Schmerzschüben Sorgen macht: „Schreien kann er nicht. Er zeigt dann immer starke Unruhe, Schwitzen und ein schmerzverzerrtes Gesicht. Er bekommt bereits sehr starke Schmerzmittel."

Matteo hat eine Trachealkanüle, kann aber spontan atmen. Über seine PEG-Sonde wird er ernährt und erhält Flüssigkeit. Er hat zur Mobilisation einen angepassten Rollstuhl, in dem er momentan aufgrund der sehr starken Schmerzzustände nicht sitzen kann. Zur Schmerzreduktion erhält er viele Medikamente. Unter anderem ist Morphin fest angesetzt. Zusätzlich kann Matteo es bei Bedarf erhalten.

Prüfungsaufgaben:

1 In der Fallsituation wird ein kritisches Lebensereignis beschrieben, das vor einigen Jahren stattgefunden hat (Gesamtpunkte: 16).

a) Wählen Sie drei Personen aus der Fallgeschichte aus und beschreiben Sie jeweils zwei Aspekte ihrer Wahrnehmung, Gedanken oder Gefühle in Bezug auf die Situation von Matteo (9 P.). → *AB I*

Personen (je 1 P.)	Wahrnehmungen, Gedanken, Gefühle der Personen (je 2 P.)

b) Erklären Sie, warum es sich um ein kritisches Ereignis handelt. Berücksichtigen Sie dabei die Perspektive von Teresa Seifert, der Mutter von Matteo (4 P.). → *AB II*

c) Es werden drei Arten von Krisen unterschieden. Ordnen Sie den Krisenarten die richtigen Erklärungen und Beispiele (A–F) zu! (3 P., je Zuordnung 0,5 P.). → *AB I*

psychosoziale Krise	Lebensveränderungskrise	traumatische Krise

A	z. B. Krankheit, Tod oder durch eine Gewalterfahrung
B	Person scheitert mit ihren bewährten Bewältigungsstrategien der Anpassung der Lebensveränderung
C	Die Krisensituation tritt meist plötzlich und unvorhergesehen ein.
D	z. B. Pubertät, Mutterschaft
E	z. B. Wechsel oder Verlust der Arbeitsstelle, der Einzug in eine Pflegeeinrichtung
F	Verlust des seelischen Gleichgewichts einer Person

2 Der schwedische Psychiater Johan Cullberg (1978) definierte die traumatische Krise als eine für den Betroffenen bedeutsame schmerzliche Situation, die seine psychische Existenz, Identität, Sicherheit oder grundlegende Bedürfnisse bedroht. Er gliedert den Verlauf in vier Phasen (Gesamtpunkte: 15).

a) Analysieren Sie anhand der Situationsbeschreibung, in welcher Phase sich Frau Seifert befunden hat. Notieren Sie die dazu passenden Textstellen mit Zeilennummer in der Tabelle (6 P., je 0,5 P. für Zeilennummer, 1 P. für Angabe der Textstelle). → *AB III*

Phase der traumatischen Krise	Textstelle mit Zeilennummer
Schockphase	
Reaktionsphase	
Bearbeitungsphase	
Neuorientierung	

→ AB III

b) Beziehen Sie Stellung, in welcher Phase der traumatischen Krise sich Frau Seifert zum Zeitpunkt des Vorgesprächs für die Kurzzeitpflege befindet (3 P.).

→ AB I und → AB III

c) Zur Krisenbewältigung können Pflegefachpersonen beitragen. Franka Meridov und Felix Helmen wollen Frau Seifert unterstützen, die Situation zu meistern. Nennen Sie zwei Maßnahmen zur Krisenbewältigung und begründen Sie diese (6 P.).

Maßnahme (je 1 P.)	Begründung (je 2 P.)

3 Matteo erhält Morphin gegen seine Schmerzen. Das Medikament unterliegt den betäubungsmittelrechtlichen Regelungen (Gesamtpunkte: 19).

→ AB II

a) Erläutern Sie in zwei Aspekten, was darunter zu verstehen ist (2 P.).

-
-

→ AB II

b) Das WHO-Stufenschema ist eine Orientierungshilfe zur Schmerztherapie. Hierbei werden verschiedene Medikamente zur Schmerzreduktion eingesetzt. Ergänzen Sie die folgende Tabelle (9 P.).

	Stufe 1	Stufe 2	Stufe 3
Schmerzintensität (3 P.)			
Art der Schmerzmedikamente (3 P.)			
Beispiel für ein Medikament (3 P.)			

→ AB II

c) Bei der Vorbesprechung bemerkt Frau Seifert, dass ihr Sohn sehr unruhig ist und stark schwitzt. Sie möchte ihrem Sohn eine zusätzliche Gabe von Morphin verabreichen. Frau Meridov denkt anders darüber. Sie würde Matteo vorerst in eine andere Position bringen, um zu schauen, wie er darauf reagiert. Sie ist in einem ethischen Dilemma.

Erklären Sie, welche ethischen Prinzipien sich hier gegenüberstehen (4 P.).

d) Matteo Seifert kann verbal keine Schmerzeinschätzung geben. Deshalb ist es so wichtig, ein geeignetes Instrument auszuwählen. Felix Helmen entscheidet sich in Absprache mit Frau Meridov, das Paediatric Pain Profile zu nutzen.

Parameter	0	1	2	3	Score
Ist fröhlich, vergnügt	sehr oft	ziemlich oft	nur ein wenig	nicht vorhanden	
Nimmt Kontakt auf; kommuniziert nonverbal	sehr oft	ziemlich oft	nur ein wenig	nicht vorhanden	
Zieht sich zurück; wirkt bedrückt	nicht vorhanden	nur ein wenig	ziemlich oft	sehr oft	
Weint/stöhnt/schreit oder jammert/wimmert	nicht vorhanden	nur ein wenig	ziemlich oft	sehr oft	
Es ist schwierig, das Kind zu trösten/zu beruhigen	nicht vorhanden	nur ein wenig	ziemlich oft	sehr oft	
Zeigt selbstverletzendes Verhalten z. B. beißt sich selbst oder schlägt mit dem Kopf	nicht vorhanden	nur ein wenig	ziemlich oft	sehr oft	
Lehnt es ab zu essen/es ist schwierig, das Kind zu füttern	nicht vorhanden	nur ein wenig	ziemlich oft	sehr oft	
Hat einen unruhigen Schlaf	nicht vorhanden	nur ein wenig	ziemlich oft	sehr oft	
Grimassiert/verzieht das Gesicht, kneift die Augen zusammen	nicht vorhanden	nur ein wenig	ziemlich oft	sehr oft	
Runzelt die Stirn, schaut besorgt	nicht vorhanden	nur ein wenig	ziemlich oft	sehr oft	
Erschrockener Blick, schaut mit großen offenen Augen	nicht vorhanden	nur ein wenig	ziemlich oft	sehr oft	
Knirscht mit den Zähnen, macht Mundbewegungen	nicht vorhanden	nur ein wenig	ziemlich oft	sehr oft	
Ist unruhig, ruhelos, sieht leidend aus	nicht vorhanden	nur ein wenig	ziemlich oft	sehr oft	
Ist angespannt, steif, spastisch	nicht vorhanden	nur ein wenig	ziemlich oft	sehr oft	
Hält die Beine nach innen gedreht oder hat die Beine zum Rumpf hin angezogen	nicht vorhanden	nur ein wenig	ziemlich oft	sehr oft	
Neigt dazu, bestimmte Stellen zu berühren oder zu reiben	nicht vorhanden	nur ein wenig	ziemlich oft	sehr oft	
Wehrt sich dagegen, berührt oder bewegt zu werden	nicht vorhanden	nur ein wenig	ziemlich oft	sehr oft	
Zuckt zusammen bei Berührung oder zieht bei Berührung das entsprechende Körperteil weg	nicht vorhanden	nur ein wenig	ziemlich oft	sehr oft	
Zeigt drehende Bewegungsmuster oder wirft den Kopf nach hinten/überstreckt sich oder windet sich – oder gekrümmte Körperhaltung	nicht vorhanden	nur ein wenig	ziemlich oft	sehr oft	
Ist nervös, schreckhaft/zeigt unkontrollierte oder stereotype Bewegungen oder hat Krampfanfälle	nicht vorhanden	nur ein wenig	ziemlich oft	sehr oft	
				Gesamt	

Abb. 1 Paediatric Pain Scale (PPS). Aus: Bächle-Helde, B. (2013): Wie weh tut es? JuKiP 2(04), S. 164–167.

→ AB III

Schauen Sie sich die Skala auf der vorherigen Seite an. Legen Sie mithilfe von zwei Argumenten dar, weshalb das Instrument bei Matteo geeignet ist (4 P.).

▪

▪

4 Matteo hat ein Tracheostoma, das mit einer Basisplatte, Trachealkanüle sowie einem Filter versehen ist. Die Versorgung muss während der Kurzzeitpflege weiterhin gewährleistet sein (Gesamtpunkte: 6).

→ AB I

a) Richtig oder falsch? Kreuzen Sie an der jeweiligen Stelle der Tabelle an (3 P., je Kreuz 0,5 P.).

Aussagen	richtig	falsch
Eine Indikation für die Anlage eines Tracheostomas ist die Sicherung des Atemwegszuganges nach Laryngektomie (Kehlkopfentfernung).	☐	☐
Die Anlage eines Tracheostomas ist immer irreversibel.	☐	☐
Ein HME-Filter (auch: „feuchte Nase“) hält die Feuchtigkeit der Ausatemluft zurück bzw. filtert und befeuchtet die Einatemluft.	☐	☐
Die Häufigkeit und zu verwendenden Materialien bei der Tracheostomapflege sind u.a. vom jeweiligen Versorgungsbereich abhängig.	☐	☐
Der Wechsel der Trachealkanüle richtet sich nach dem Zustand des Tracheostomas, der Kanülenart und der Atemsituation des zu Pflegenden.	☐	☐
Der Trachealkanülenwechsel ist Aufgabe der Ärztin / des Arztes.	☐	☐

→ AB II

b) Erläutern Sie drei pflegerische Maßnahmen, die Pflegefachfrau Franka Meridov im Umgang mit Matteo Seiferts Tracheostoma beachten muss (3 P.).

▪

▪

▪

4 c) Wenn ein zu pflegender Mensch mit einem Tracheostoma abgesaugt wird, ist dies häufig mit Angst verbunden.

In der Tabelle finden Sie vier wahrgenommene Verhaltensweisen von Menschen, die man bei der trachealen Absaugung beobachten kann. Die vier Grade der Angst nach Carpenito (2014, S. 156–158) können bei der Einordnung helfen.

Ordnen Sie die Verhaltensweisen in der Tabelle entweder einem geringen oder mittleren Grad der Angst zu (2 P., je Kreuz 0,5 P.). → *AB I*

Beobachtbare Verhaltensweisen von Menschen beim trachealen Absaugen	Grade der Angst (Carpenito 2014, S. 156–158)			
	I (gering)	II (mittel)	stark	panisch
weit geöffnete Augen, zeigt erhöhte Wahrnehmung der Umgebung	☐	☐		
Festkrallen der Finger in der Bettdecke	☐	☐		
zu pflegender Mensch schaut Pflegefachfrau erschreckt an und wird blass im Gesicht	☐	☐		
Atmung beschleunigt sich und er zittert	☐	☐		

Quelle: Carpenito, L.J. (2014): Das Pflegediagnosen-Lehrbuch. Pflegeassessment – Pflegediagnosen und Pflegeinterventionen. J. Georg, C. Heering und D. Kraut (Hrsg. der dt. Ausgabe). Bern: Hogrefe.

5 Matteo erhält Nahrung, Flüssigkeit sowie Medikamente über die PEG (Gesamtpunkte: 3).

a) Definieren Sie, was man unter einer PEG versteht (1 P.). → *AB I*

b) Erläutern Sie zwei pflegerische Maßnahmen, die Sie bei der Pflege von Matteos PEG zu beachten haben (2 P.). → *AB II*

-
-

Erwartungshorizont

___/9 P.

! HINWEIS

Drei Personen mit entsprechenden Antworten reichen aus.

1 a)

Personen (je 1 P.)	Wahrnehmungen oder Gedanken oder Gefühle der Personen (je 2 P.)
☐ *Frau Seifert (Matteos Mutter)*	☐ *macht sich Vorwürfe, gibt sich Schuld an dem schrecklichen Ausgang und den Einschränkungen ihres Sohnes: „Wäre ich einfach bei ihm geblieben", opfert sich für ihren Sohn auf, gibt alles, was sie kann*
☐ *Felix Helmen (Auszubildender)*	☐ *ist geschockt von den Ereignissen, die sich vor einigen Jahren zugetragen haben; macht sich Sorgen um Frau Seifert*
☐ *Herr Seifert (Matteos Vater)*	☐ *Hat sich wenige Monate nach dem Unfall von seiner Frau getrennt. Welche Gründe dazu führten, lässt sich nur vermuten. Vielleicht war es Überforderung.*
☐ *Franka Meridov (Pflegefachfrau)*	☐ *hat Mitgefühl Frau Seifert gegenüber, will sie unterstützen, fragt sich aber auch, warum sie sich nicht früher Hilfe geholt hat, außerdem hat sie Zweifel an der Dosierung von Morphin*
☐ *Hausarzt von Frau Seifert*	☐ *nimmt die Überforderung von Frau Seifert ernst und berät sie, mehr Unterstützung anzunehmen und mehr auf sich selbst zu achten*
☐ *Kinderarzt von Matteo*	☐ *nimmt die Schmerzsituation von Matteo wahr und ernst; verordnet stark wirksame Schmerzmittel (Morphin), um Matteos Schmerzen zu reduzieren (Vermutung)*

___/4 P.

! INFO

Operator „erklären": Situationen/Aussagen in einen Zusammenhang mit dem eigenen Wissen bringen! Ursachen, Entstehungsgründe des Themas Krise deutlich machen

1 b)

aus der Sicht von Frau Seifert, Matteos Mutter:

- ☐ *Matteo ist vor einigen Jahren in das Planschbecken gefallen und hatte über mehrere Minuten einen Sauerstoffmangel. Das hatte zur Folge, dass er in Lebensgefahr war und mit schweren Behinderungen überlebte.*
- ☐ *Dieses Ereignis war nicht vorauszusehen und stellt eine plötzliche Veränderung im Leben der Mutter dar.*
- ☐ *Sie musste alles nach den Bedürfnissen und Veränderungen anpassen.*
- ☐ *Sie ist überfordert und ist an einem Punkt, an dem es nicht weitergeht.*

1 c)

___/3 P.

psychosoziale Krise	Lebensveränderungskrise	traumatische Krise
☐ F	☐ B, ☐ E, ☐ D	☐ C, ☐ A

psychosoziale Krise
F: Verlust des seelischen Gleichgewichts einer Person

Lebensveränderungskrise
B: Person scheitert mit ihren bewährten Bewältigungsstrategien der Anpassung der Lebensveränderung
E: z.B. Wechsel oder Verlust der Arbeitsstelle, der Einzug in eine Pflegeeinrichtung
D: z.B. Pubertät, Mutterschaft

traumatische Krise
C: Die Krisensituation tritt meist plötzlich und unvorhergesehen ein.
A: z.B. Krankheit, Tod oder durch eine Gewalterfahrung

> **! HINWEIS**
> Je richtig zugeordnetem Buchstaben 0,5 P.

2 a)

___/6 P.

Phase der traumatischen Krise	Textstelle mit Zeilennummer
Schockphase	☐ „Wir waren gelähmt vor Schock." (Zeile: 22 f.)
Reaktionsphase	☐ „Seit ihr Mann sich wenige Monate nach dem Unfall von ihr trennte, kümmert sie sich allein um ihren Sohn." (Zeile 5 f.)
Bearbeitungsphase	☐ „Dazu gab sie auch ihren Beruf auf." „Als Frau Seifert merkte, dass ihre Kräfte langsam aufgebraucht waren, suchte sie nach einem ambulanten Kinderpflegedienst." (Zeile 7 ff.)
Neuorientierung	☐ in der Phase ist sie gerade „... Auszeit für sich selbst zu nehmen, um neue Kräfte zu sammeln" (Zeile 11)

> **! HINWEIS**
> Je Antwort mit Textstelle und Zeilennummer hier 1,5 P.

2 b) Stellungnahme zu Frau Seifert und ihrer Phase in der traumatischen Krise:

___/3 P.

☐ Frau Seifert befindet sich gerade in der Neuorientierungsphase.
Sie hat viel für ihren Sohn verändert und angepasst. Aber sie war allein.

☐ Jetzt merkt sie, dass sie Unterstützung braucht, um möglicherweise an ihrer Umwelt/Gesellschaft wieder teilhaben zu können.
Sie ist jetzt bereit, neue Wege auszuprobieren.

☐ Ein erster Schritt ist, dass sie die Kurzzeitpflege für Matteo in Anspruch nimmt, um sich Zeit für sich selbst zu nehmen.
Aus meiner Sicht ist Frau Seifert auf einem guten Weg, die Krise zu bewältigen und die Veränderungen in ihren Alltag zu integrieren.

> **! HINWEIS**
> Operator „Stellung beziehen": sich eine eigene Meinung zur Situation bilden
> 1. Wissen kurz beschreiben; 2. Bezug zum Fallbeispiel herstellen; 3. ein eigenes Urteil fällen und fachlich begründen

___/6 P.

HINWEIS

Zwei Maßnahmen mit Begründung sind ausreichend. Weitere nachvollziehbar begründete Maßnahmen sind möglich.

2 c)

Maßnahme (je 1 P.)	Begründung (je 2 P.)
☐ Gespräche anbieten und durchführen	☐ Frau Seifert kann ihre Emotionen, Schuldgefühle, Bedenken äußern. Damit kann sie sich entlasten und die Situation, in der sie aktuell ist, thematisieren und reflektieren.
☐ Kontakte vermitteln (Selbsthilfegruppe, Seelsorge, andere Unterstützungssysteme)	☐ Frau Seifert kann neue Kontakte zu Eltern/Menschen mit ähnlichen Erfahrungen knüpfen. Sie kann sich einer Seelsorge öffnen und mit Abstand auf die aktuelle Situation schauen. Mit professioneller Hilfe kann sie die Krise weiter bearbeiten und ein Burn-out vermeiden.
☐ aktives Zuhören	☐ Gefühle/Emotionen können gespiegelt und so für Frau Seifert bewusst gemacht werden.
☐ Tagesplan erstellen, Pausen einplanen	☐ Frau Seifert kann durch den Tagesplan bewusste Pausen/Integration von Unterstützung einplanen, um Überforderung/Burn-out entgegenzuwirken.
☐ gemeinsame Analyse von Bewältigungsstrategien	☐ Hilfe zur Selbsthilfe wird dadurch bei Frau Seifert gefördert. Sie kann bewährte Coping-Mechanismen reaktivieren und für sich nutzen.
☐ wertschätzender und sensibler Umgang mit Überforderung	☐ Frau Seifert erfährt dadurch, dass ihre psychische Überforderung ein Signal ihres Körpers ist und es gut und richtig ist, diese zu äußern und eine Auszeit zu nehmen bzw. Unterstützung anzunehmen.

___/2 P.

HINWEIS

Zwei Aspekte genügen, pro Erläuterung 1 P.

3 a)

☐ Betäubungsmittel (Opioide) haben ein hohes Sucht- und Abhängigkeitspotenzial und unterliegen daher dem Betäubungsmittelgesetz (BtMG) und der Betäubungsmittel-Verschreibungsverordnung (BtMVV).

☐ Morphin zählt zu den verkehrsfähigen und verschreibungspflichtigen Betäubungsmitteln.

☐ Grundsätzlich sind eine Erlaubnis für den Verkehr mit diesem Betäubungsmittel und spezielle Umgangsregeln notwendig.

3 b)

___/9 P.

	Stufe 1	Stufe 2	Stufe 3
Schmerzintensität	☐ leichte Schmerzen	☐ mäßig starke Schmerzen	☐ starke Schmerzen
Art der Schmerzmedikamente	☐ periphere Analgetika (Nicht-Opioide) plus unterstützende Maßnahmen	☐ schwache Opioide plus Nicht-Opioide und unterstützende Maßnahmen	☐ starke Opioide plus Nicht-Opioide und unterstützende Maßnahmen
Beispiel für ein Medikament	☐ Metamizol ☐ Paracetamol ☐ Ibuprofen ☐ Diclofenac	☐ Codein ☐ Tramadol ☐ Tilidin ☐ Pethidin (Dolantin®) ☐ Piritramid (Dipidolor®)	☐ Morphin ☐ Oxycodon ☐ Fentanyl ☐ Buprenorphin (Temgesic®) ☐ Levomethadon (L-Polamidon®)

! HINWEIS

Es muss nur ein Medikamentenbeispiel genannt werden. Gibt es mehrere, darf nur das zuerst Notierte gewertet werden.

3 c) ethische Prinzipien

___/4 P.

- ☐ Prinzip des Nicht-Schadens (Schadensvermeidung): Pflegefachfrau Frau Meridov möchte verhindern, dass Matteo weitere Nebenwirkungen vom Morphium hat und somit ein hohes Risiko für z. B. eine Pneumonie aufgrund der unzureichenden Belüftung der Lunge. Auch ist er in der Wahrnehmung seiner Umwelt eingeschränkt.
- ☐ Prinzip der Autonomie: Im Sinne des Autonomie-Prinzips (Frau Seifert vertritt Matteos Bedürfnisse) muss Pflegefachfrau Frau Meridov diese Entscheidung akzeptieren, obwohl sie Matteo damit körperlichen Schaden (Erhöhung des Risikos) zufügt.

! HINWEIS

Je erklärtem ethischem Prinzip 2 P.

3 d) Einschätzung des Instrumentes (Paediatric Pain Scale) bei Matteo:

___/4 P.

- ☐ Das Instrument ist geeignet für die Einschätzung von kognitiv stark beeinträchtigten Kindern und Jugendlichen, die Schmerzen weder verbal noch mit Mimik und Gestik bewusst und angemessen äußern können. Dies trifft auf Matteo zu.
- ☐ Das Instrument ist sehr differenziert und fragt 20 weitreichende Punkte ab wie Grimassieren, Bewegungsmuster, Zähne knirschen, Schreckhaftigkeit. Das ergibt ein umfassendes Bild der Schmerzäußerung von Matteo.
- ☐ Durch die Trachealkanüle kann Matteo sich nicht verbal äußern (z. B. durch Schreien). Mit dem Instrument können neben verbalen Äußerungen auch nonverbale hinzugezogen werden. Das ist ein großer Vorteil.

! HINWEIS

Zwei dargelegte Argumente reichen, dafür je 2 P.

___/3 P.

> **! HINWEIS**
> Je Kreuz 0,5 P.

4 a)

Aussagen	richtig	falsch
Eine Indikation für die Anlage eines Tracheostomas ist die Sicherung des Atemwegszuganges nach einer Laryngektomie (Kehlkopfentfernung).	☒	☐
Die Anlage eines Tracheostomas ist immer irreversibel.	☐	☒
Ein HME-Filter oder „feuchte Nase" halten die Feuchtigkeit der Ausatemluft zurück, filtern und befeuchten die Einatemluft.	☒	☐
Die Häufigkeit und zu verwendenden Materialien bei der Tracheostomapflege sind u. a. vom jeweiligen Versorgungsbereich abhängig.	☒	☐
Der Wechsel der Trachealkanüle richtet sich nach dem Zustand des Tracheostomas, der Kanülenart und der Atemsituation des zu Pflegenden.	☒	☐
Trachealkanülenwechsel ist Aufgabe der Ärztin / des Arztes.	☐	☒

___/3 P.

> **! HINWEIS**
> Es müssen nur drei der Maßnahmen mit Erläuterung genannt werden.

4 b) Maßnahmen der Tracheostomapflege:

- ☐ hygienischer Umgang mit dem Tracheostoma, um Infektionen zu vermeiden
- ☐ Nutzung von sterilen Materialien, um Infektionen zu vermeiden
- ☐ Hautinspektion des Stomas mit einer Taschenlampe zu genauer Begutachtung und Erkennen von Auffälligkeiten
- ☐ Beobachten der Umgebung des Stomas auf Veränderungen oder Entzündungszeichen der Haut
- ☐ Hautpflege in der weiteren Umgebung des Stomas, um Infektionen zu vermeiden
- ☐ Sicherung des Stomas mit der Basisplatte, um das Herausrutschen der Kanüle zu verhindern
- ☐ endotracheales Absaugen bei Sekretansammlungen, um die Atemwege zu sichern/freizuhalten
- ☐ Aufsetzen eines Filters oder Einbringen einer Kanüle, um zu verhindern, dass Fremdkörper eingeatmet werden

___/2 P.

> **! HINWEIS**
> Ab Grad III hätte der Klient eine verminderte/gestörte Aufmerksamkeit, das ist bei Matteo nicht der Fall.

4 c)

Beobachtbare Verhaltensweisen von Menschen beim trachealen Absaugen	Grade der Angst (Carpenito 2014, S. 156–158)			
	I (gering)	II (mittel)	stark	panisch
weit geöffnete Augen, zeigt erhöhte Wahrnehmung der Umgebung	☒			
Festkrallen der Finger in die Bettdecke		☒		
zu pflegender Mensch schaut Pflegefachfrau erschreckt an und wird blass im Gesicht	☒			
Atmung beschleunigt sich und er zittert		☒		

Quelle: Carpenito, L. J. (2014): Das Pflegediagnosen-Lehrbuch. Pflegeassessment – Pflegediagnosen und Pflegeinterventionen. J. Georg, C. Heering und D. Kraut (Hrsg. der dt. Ausgabe). Bern: Hogrefe.

5 a) Defintion PEG:

___/1 P.

☐ PEG ist eine perkutane endoskopische Gastrostomie, also ein künstlicher Zugang von außen durch die Bauchdecke in den Magen.

5 b) Maßnahmen der PEG-Pflege:

___/2 P.

☐ Hautbeobachtung, um Veränderungen, wie Rötungen, Hautirritationen im Bereich der Sonde frühzeitig zu erkennen

☐ Spülen vor der Gabe, um Durchgängigkeit der Sonde zu prüfen, Spülen nach der Gabe zur vollständigen Applikation der Medikamente bzw. Sondennahrung sowie zur Prävention von Verstopfungen/Ausflockungen im Sondenlumen

☐ hygienischer Umgang mit der Sonde, um Infektionen zu vermeiden, z. B. vor Benutzung der PEG hygienische Händedesinfektion durchführen

☐ Material der PEG beobachten und Liegedauer dokumentieren, um Materialverschleiß frühzeitig zu erkennen und evtl. einen PEG-Sonden-Wechsel zu planen

HINWEIS

Zwei Maßnahmen genügen. Achtung: Matteo wird keinen Verband an der PEG haben. Die Anlage der PEG liegt schon lange in der Vergangenheit.

Auswertung

Aufgabe	Punkte
1a	
1b	
1c	
2a	
2b	
2c	
3a	
3b	
3c	
3d	
4a	
4b	
4c	
5a	
5b	
Gesamt	___/61

Notenschlüssel	
Punkte	**Note**
61–56	1
55,5–49,5	2
49–41	3
40,5–30,5	4
30–18,5	5
18–0	6

Sie ist meine Sandkastenliebe

Themenschwerpunkte:
stationäre Langzeitpflege – älteres pflegebedürftiges Ehepaar – Apoplex mit Hemiparese – Demenz vom Typ Alzheimer – Pflegeprozesse in kritischen Lebenssituationen gestalten – in Notfallsituationen handeln – Wundversorgung (Platzwunde) – subkutane Injektion – Sturzprophylaxe – Person-zentrierte Pflege (Tom Kitwood) – Grundsätze der Kommunikation

Aufgabe:
Lesen Sie die Fallsituation. Bearbeiten Sie anschließend die Prüfungsaufgaben.
Sie haben 120 Minuten Zeit.

Fallsituation:
Ferdinand Kaufmann (91 Jahre) und seine Frau Elisabeth (90 Jahre) bewohnen seit einem Jahr ein Doppelzimmer in der Seniorenpflegeeinrichtung Rosenbaum. Die beiden sind seit 69 Jahren verheiratet und kennen sich schon aus Kindertagen. „Sie ist meine Sandkastenliebe", sagt Ferdinand Kaufmann häufig und tätschelt dabei liebevoll die Hand seiner Frau. Frau Kaufmann ist an einer Demenz vom Typ Alzheimer erkrankt. Der Einzug in die Pflegeeinrichtung wurde nötig, als Herr Kaufmann nach einem Schlaganfall mit rechtsseitiger Hemiparese auf Pflege angewiesen blieb. So konnte er seine Frau nicht mehr alleine zu Hause versorgen.

Der Sohn Johannes wohnt 300 km entfernt. Er suchte gezielt nach einer Einrichtung, in die seine Eltern gemeinsam einziehen konnten. Denn Ferdinand Kaufmann wollte auf keinen Fall von seiner Frau getrennt werden: „Wir waren nie länger als drei Nächte getrennt und das soll auch so bleiben." Er hatte nach seinem Schlaganfall mit großer Disziplin gelernt, mit einem Dreipunkt-Gehstock selbstständig zu gehen. Das war ihm wichtig, denn es bedrückte ihn sehr, auf fremde Hilfe angewiesen zu sein. Schließlich fanden Herr und Frau Kaufmann im Pflegeheim Rosenbaum ein neues Zuhause. Vater und Sohn gefiel das Konzept der Person-zentrierten Pflege, mit dem das Pflegeheim wirbt.

Frau Kaufmann lebte sich wie erhofft rasch in die neue Umgebung ein. Sie freute sich, wenn sie an Gruppenaktivitäten wie dem Singkreis teilnehmen konnte. An die Melodien und Texte der Volkslieder konnte sich die ehemalige Musiklehrerin sehr gut erinnern. Schwierigkeiten hatte sie dagegen beim Sprechen. Seit dem Einzug nehmen ihre Sprachproduktion und das Sprachverständnis deutlich ab. Nachts kommt sie kaum zur Ruhe. Sie geht im Zimmer umher, macht das Licht an und weckt ihren Mann. Auch an den Veranstaltungen nimmt sie nicht mehr alleine teil. Immer, wenn sie getrennt von ihrem Mann ist, ruft sie nach ihm und fängt an zu weinen. Das subkutane Verabreichen der ärztlich verordneten Vitamin-B_{12}-Injektion ist nur noch möglich, wenn er dabei ist. Die Situation strengt Herrn Kaufmann sichtlich an.

Immer häufiger reagiert Frau Kaufmann ungehalten, wenn ihr Mann nur langsam gehen kann. Sie zieht dann an seinem Arm oder schiebt ihn von hinten. Gestern wäre Ferdinand Kaufmann fast gestürzt, als seine Frau ihn am Arm zog. Er kam aus dem Gleichgewicht und schlug mit dem Kopf am Türrahmen an. Er bekam eine Platzwunde an der linken Schläfe und wirkte im ersten Moment benommen. Wohnbereichsleitung Susanne Holm leistete Erste Hilfe und Herr Kaufmann wurde mit dem Rettungswagen in das örtliche Krankenhaus gefahren. Die Platzwunde wurde chirurgisch geschlossen. Als Herr Kaufmann am nächsten Tag nach Hause kommt, begrüßt ihn Frau Holm: „Ich freue mich, dass Sie so schnell entlassen werden konnten. Um Ihre Wunde kümmern wir uns, damit sie sich nicht entzündet und gut heilt. Aber ich glaube, wir sollten uns alle mal zusammensetzen und überlegen, wie es weitergeht. Sie wirken auf mich sehr erschöpft." Herr Kaufmann nickt und antwortet: „Ich weiß, dass sich etwas ändern muss, und genau das macht mir Angst."

Prüfungsaufgaben:

1 Benennen Sie vier Akteure und geben Sie zu jedem Akteur zwei relevante Informationen aus der Fallsituation (12 P.). → *AB I*

Akteur (je 1 P.)	Informationen aus der Fallsituation (je 1 P.)
1.	▪
	▪
2.	▪
	▪
3.	▪
	▪
4.	▪
	▪

2 Die Pflegeeinrichtung Rosenbaum wirbt mit der Umsetzung einer Person-zentrierten Pflege. Dieses Pflegekonzept basiert auf der Erfüllung der fünf seelischen Bedürfnisse nach Tom Kitwood.

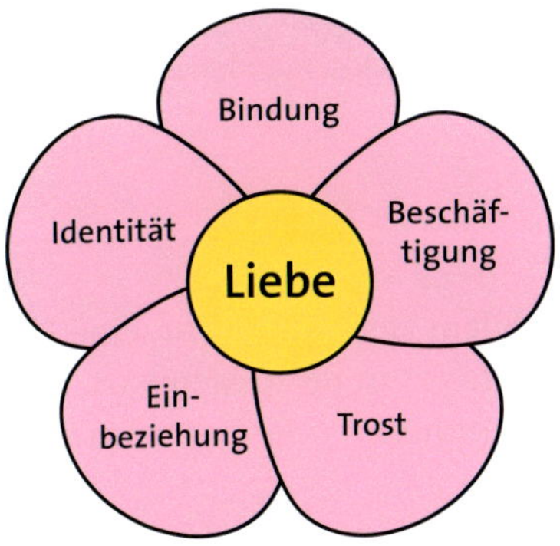

Abb. 1 Die fünf Elemente des Pflegekonzepts nach Tom Kitwood

Verdeutlichen Sie für jedes seelische Bedürfnis, wie Frau Kaufmann dabei pflegefachlich unterstützt werden kann (10 P.). → *AB II*

Seelische Bedürfnisse	Unterstützung von Frau Kaufmann (je 2 P.)
Bindung	
Beschäftigung	
Trost	
Einbeziehung	
Identität	

3 Bereits beim Einzug ins Haus Rosenbaum waren das Sprachverständnis und die Sprachproduktion bei Frau Kaufmann stark eingeschränkt. Erläutern Sie vier Maßnahmen, die die Kommunikation zwischen den Pflegefachpersonen und Frau Kaufmann erleichtern können (8 P.). → *AB II*

1.	3.
2.	4.

→ AB I

4 Frau Kaufmann erhält subkutan verabreichte Vitamin-B_{12}-Injektionen. Nennen Sie die acht Handlungsschritte für eine subkutane Injektion nach der Bestimmung des Injektionsortes und nach der Händedesinfektion (8 P.).

1.	5.
2.	6.
3.	7.
4.	8.

→ AB II

5 Herr Kaufmann ist sturzgefährdet. Erläutern Sie seine Sturzgefährdung anhand von vier in der Fallsituation dargestellten Aspekten (8 P.).

1.	3.
2.	4.

→ AB III

6 Begründen Sie anhand von zwei Ereignissen oder Situationen aus der Fallsituation, weshalb sich Herr Kaufmann in einer krisenhaften Lebenssituation befindet. *Formulieren Sie in ganzen Sätzen* (8 P.).

Ereignis/Situation (je 2 P.)	Begründung (je 2 P.)
▪	
▪	

→ AB II

7 Frau Susanne Holm leistete Erste Hilfe, nachdem Herr Kaufmann eine Platzwunde erlitten hat. Stellen Sie sich vor, die Situation passiert in der Gegenwart. Erläutern Sie fünf Maßnahmen, die Frau Holm ergreifen sollte. *Formulieren Sie in ganzen Sätzen* (10 P.).

1.
2.
3.
4.
5.

→ AB I

8 Die Platzwunde von Herrn Kaufmann wurde im Krankenhaus von einem Chirurgen geschlossen. Nennen Sie drei Möglichkeiten des Wundverschlusses (3 P.).

▪	▪
▪	

→ AB I

9 Susanne Holm sagt zu Herrn Kaufmann: *„Um Ihre Wunde kümmern wir uns, damit sie sich nicht entzündet und gut heilt."* Geben Sie die fünf Hauptanzeichen einer Entzündung an. *Verwenden Sie entweder die lateinischen oder die deutschen Begriffe* (5 P.).

1.	4.
2.	5.
3.	

10 Susanne Holm sagt zu Herrn Kaufmann: „[...] *Aber ich glaube, wir sollten uns mal alle gemeinsam zusammensetzen und überlegen, wie es weitergeht. Sie wirken auf mich sehr erschöpft.*" (Gesamtpunkte: 34).

a) Versetzen Sie sich in die Lage von Herrn Kaufmann. Beschreiben und bewerten Sie, wie er möglicherweise das Geschehene erlebt und welche Gefühle es in ihm auslöst. Gehen Sie dabei auf seine Antwort ein: *„Ich weiß, dass sich etwas ändern muss, und genau das macht mir Angst." Formulieren Sie in ganzen Sätzen* (8 P.). *→ AB III*

b) Herr Kaufmann sagt, dass er Angst hat. Nennen Sie fünf Verhaltensgrundsätze, die die Wohnbereichsleiterin Frau Holm in dieser Situation beachten sollte (5 P.). *→ AB I*

1.	4.
2.	5.
3.	

c) Frau Holm hat Herrn Kaufmann ein Gesprächsangebot gemacht. Schlagen Sie begründet vier Personen vor, die an diesem Gespräch teilnehmen sollten (12 P.). *→ AB II und → AB III*

Am Gespräch zu beteiligende Personen (je 1 P.)	Begründung (je 2 P.)
▪	▪
▪	▪
▪	▪
▪	▪

d) Herr Kaufmann sagt von sich aus, dass sich etwas ändern muss. Entwickeln Sie einen Vorschlag für eine Perspektive, die das Haus Rosenbaum dem Ehepaar Kaufmann anbieten könnte. Stellen Sie die Vorteile Ihres Vorschlags dar. *Formulieren Sie in ganzen Sätzen* (9 P.). *→ AB III*

Vorschlag:

Vorteile:

Erwartungshorizont

___/12 P.

1

Akteure (je 1 P.)	Informationen aus der Fallsituation (je 1 P.)
☐ Ferdinand Kaufmann	☐ 91 Jahre alt
	☐ hatte einen Schlaganfall mit Hemiparese rechts
☐ Elisabeth Kaufmann	☐ hat eine Demenz vom Typ Alzheimer
	☐ ist in der Sprachproduktion und im Sprachverständnis eingeschränkt
☐ Johannes Kaufmann	☐ wohnt 300 km von den Eltern entfernt
	☐ unterstützte seinen Vater bei der Heimplatzsuche
☐ Susanne Holm	☐ ist Wohnbereichsleiterin im Haus Rosenbaum
	☐ leistete Erste Hilfe, als sich Herr Kaufmann die Platzwunde zuzog

___/10 P.

2

> **HINWEIS**
> Es ist ausreichend, jeweils nur eine Unterstützungsmöglichkeit zu benennen, dafür je Kästchen-Antwort 2 P.

Seelische Bedürfnisse	Möglichkeiten der Unterstützung von Frau Kaufmann (je 2 P.)
Bindung	☐ feste Bezugspersonen in der Pflege ☐ wertschätzendes Interesse an Frau Kaufmann
Beschäftigung	☐ an frühere Fähigkeiten/Vorlieben von Frau Kaufmann anknüpfen, z. B. ihr Interesse für Musik
Trost	☐ da sein in Momenten, in denen es Herr Kaufmann nicht ist ☐ sich Zeit nehmen ☐ Körperkontakt, wenn Frau Kaufmann dies als angenehm empfindet
Einbeziehung	☐ eine Aufgabe für die Wohngemeinschaft geben, z. B. Liederbücher im Singkreis austeilen
Identität	☐ biografieorientiert pflegen ☐ an positive Ereignisse der Vergangenheit von Frau Kaufmann anknüpfen (z. B. Bilder gemeinsam ansehen)

3 Maßnahmen zur Erleichterung der Kommunikation bei Frau Kaufmann:

___/8 P.

- ☐ Mimik und Gestik verstärkt einsetzen, da das Verstehen auf dieser Ebene häufig länger erhalten bleibt
- ☐ Frau Kaufmann Zeit geben, ihre Wünsche zu formulieren, da sich die Problematik unter Zeitdruck verstärkt
- ☐ in kurzen, klaren Worten formulieren, da Frau Kaufmann längere Sätze aufgrund des gestörten Sprachverständnisses nicht verstehen wird
- ☐ im Gespräch Blickkontakt mit Frau Kaufmann suchen, um herauszufinden, ob sie das Gesagte verstanden hat
- ☐ Frau Kaufmann nicht zurechtweisen und sie nicht kritisieren, wenn ihr Formulierungen nicht einfallen; so fühlt sie sich wertgeschätzt / ihre Würde bleibt gewahrt
- ☐ langsam und deutlich sprechen, um Frau Kaufmann Zeit zu geben, das Gesagte zu verstehen
- ☐ immer nur eine Sache auf einmal fragen, um Frau Kaufmann nicht zu überfordern

! HINWEIS

Vier Maßnahmen sind zu erläutern.
Für jede erläuterte Maßnahme gibt es 2 P.

4 Handlungsschritte für eine subkutane Injektion:

___/8 P.

- ☐ 1. Injektionsort desinfizieren
- ☐ 2. Schutzkappe der Kanüle entfernen
- ☐ 3. Hautfalte bilden und Spritze im 90°- oder 45°-Winkel zügig einbringen
- ☐ 4. Vitamin B_{12} langsam injizieren
- ☐ 5. Spritze entfernen
- ☐ 6. Hautfalte lösen
- ☐ 7. Einstichstelle mit neuem Tupfer leicht komprimieren
- ☐ 8. Kanüle (im Kanülenabwurfbehälter) und Spritze entsorgen

! HINWEIS

Die Reihenfolge muss fachlich korrekt sein. Bei fehlerhafter Reihenfolge wird nur bis zur letzten korrekten Antwort je 1 P. vergeben.

5 Sturzgefährdung anhand fallbezogener Aspekte:

___/8 P.

- ☐ Herr Kaufmann ist gangunsicher / in der Mobilität eingeschränkt aufgrund seiner rechtsseitigen Hemiparese (benötigt einen Dreipunkt-Gehstock).
- ☐ Herr Kaufmann ist übermüdet und wirkt erschöpft, was seine Konzentrations- und Leistungsfähigkeit möglicherweise einschränkt und daher zu einer Sturzgefährdung führt.
- ☐ Wegen der Hemiparese hat Herr Kaufmann evtl. Sensibilitätsstörungen in der rechten Körperhälfte, die eine Sturzgefährdung bedingen.
- ☐ Herr Kaufmann wird beim Gehen teilweise von seiner Frau am Arm gezogen oder geschoben. Dadurch kann er stolpern / das Gleichgewicht verlieren.

! HINWEIS

Für jeden begründeten Aspekt werden 2 P. vergeben. Fehlt eine Begründung, gibt es nur 1 P.

___/8 P.

6

Ereignis/Situation (je 2 P.)	Begründung (je 2 P.)
☐ Herr Kaufmann hat einen Schlaganfall mit rechtsseitiger Hemiparese erlitten und ist seitdem pflegebedürftig.	☐ Herr Kaufmann mag es nicht, dass er auf fremde Hilfe angewiesen ist. ☐ Die Pflegebedürftigkeit führte dazu, dass er seine Frau nicht mehr versorgen kann und ein Heimeinzug notwendig wurde. ☐ Es war ein plötzlicher Verlust an Selbstständigkeit.
☐ Frau Kaufmann ist an einer Demenz vom Typ Alzheimer erkrankt. Ihre Einschränkungen nehmen zu.	☐ Herr Kaufmann liebt seine Frau („Sie ist meine Sandkastenliebe"). Mitzuerleben, wie sie nach und nach ihre kognitiven Fähigkeiten verliert, ist schmerzlich.
☐ Herr Kaufmann ist übermüdet, weil seine Frau ihn nachts weckt und er hat eine Platzwunde erlitten.	☐ Er kommt nicht mehr zur Ruhe, erkennt, dass eine Veränderung nötig ist, und sagt, dass er Angst davor hat.

! HINWEIS

Es werden nur zwei Ereignisse und ein Aspekt pro Begründung erwartet. Weitere Ereignisse und Formulierungen sowie Beispiele aus der Fallsituation sind möglich.

___/10 P.

7 Erste-Hilfe-Maßnahmen von Frau Holm:

- ☐ Herr Kaufmann stand, nachdem er die Platzwunde erlitten hatte. Er wirkte benommen. Frau Holm sollte zuerst für eine stabile Sitzposition sorgen, damit es nicht zu einem Sturz kommt.
- ☐ Sie sollte weitere Pflegekräfte (z. B. durch Rufen, andere Bewohner) informieren und um Hilfe bitten, damit diese den Notruf absetzen und sich um Frau Kaufmann kümmern können.
- ☐ Sie sollte Herrn Kaufmann beruhigen und bei ihm bleiben, damit er ein Gefühl von Sicherheit hat.
- ☐ Sie sollte Herrn Kaufmann kontinuierlich beobachten und eine Vigilanz-Kontrolle durchführen, damit sie eine Zustandsverschlechterung umgehend erkennt.
- ☐ Sie sollte eine Kollegin oder einen Kollegen bitten, steriles Verbandsmaterial zu bringen, um damit die Wunde zu bedecken und ggf. die Blutung zu stillen.
- ☐ Sie sollte selbst zeitnah Wundmaterialien holen und einen Druckverband anlegen, wenn niemand vom Team greifbar ist.
- ☐ Sie sollte eine Fachkraft aus dem Team bitten, wichtige Unterlagen von Herrn Kaufmann für die Verlegung ins Krankenhaus bereitzulegen, nachdem sie die Wunde versorgt und den Notruf abgesetzt hat.

! HINWEIS

Je erläuterter Maßnahme 2 P. Fünf dieser Maßnahmen sind ausreichend.

8 Wundverschluss mit ...

___ / 3 P.

- ☐ ... *chirurgischem Nahtmaterial*
- ☐ ... *Hautklammern*
- ☐ ... *Wundnahtstreifen (mit Steri-Strips®)*
- ☐ ... *Gewebekleber/Fibrinkleber*

! HINWEIS

Drei Nennungen reichen, je 1 P.

9 Entzündungszeichen:

___ / 5 P.

- ☐ *Rötung (Rubor)*
- ☐ *Schwellung (Tumor)*
- ☐ *Überwärmung (Calor)*
- ☐ *Schmerz (Dolor)*
- ☐ *Funktionseinschränkung (Functio laesa)*

10 a) Bewertung, wie Herr Kaufmann das Geschehene empfunden/wahrgenommen hat:

___ / 8 P.

- ☐ *Als Notfall mit dem Rettungswagen in ein Krankenhaus gefahren worden zu sein, ist für Herrn Kaufmann vermutlich eine emotionale Ausnahmesituation.*
- ☐ *Er weiß, dass die Einschränkungen seiner Frau weiter zunehmen werden und jetzt schon ein Ausmaß angenommen haben, dass er selbst gesundheitlichen Schaden davongetragen hat / gefährdet wurde.*
- ☐ *Er erkennt spätestens nach dem Vorfall mit der Platzwunde selbst die Notwendigkeit einer Veränderung. Doch davor hat er Angst.*
- ☐ *Herr Kaufmann liebt seine Frau („Sie ist meine Sandkastenliebe") und war nie mehr als drei Tage von ihr getrennt. Vor einer möglichen Trennung fürchtet er sich.*
- ☐ *Durch seinen Beinahe-Sturz wurden Herrn Kaufmann seine köperlichen Einschränkungen noch einmal deutlich. Das kann in ihm Gefühle wie Trauer und Verzweifung/Hoffnungslosigkeit auslösen.*
- ☐ *Herr Kaufmann wirkt körperlich und vermutlich auch psychisch erschöpft. Außerdem ist er übermüdet. Vielleicht wünscht er sich eine Entlastung/ Phase der Ruhe.*

! HINWEIS

Vier Aspekte sollten nachvollziehbar beschrieben werden (je Aspekt 2 P.); alternative Antworten sind möglich.

10 b) Verhaltensgrundsätze von Frau Holm gegenüber Herrn Kaufmann:

___ / 5 P.

- ☐ *Angst nicht ausreden/nicht kleinreden*
- ☐ *zuhören*
- ☐ *Ängste ernst nehmen, aushalten*
- ☐ *sich Zeit nehmen*
- ☐ *Gesprächsgrundsätze wie Empathie, Wertschätzung, Kongruenz, Achtsamkeit beachten*

___/12 P.

! HINWEIS

Es wird jeweils nur eine Begründung erwartet. Weitere Personen wie Pflegedienstleiterin, Heimleitung können genannt werden.
Frau Kaufmann sollte hier jedoch nicht notiert sein. Sie wäre mit der Gesprächssituation überfordert.

10 c)

Am Gespräch zu beteiligende Personen (je 1 P.)	Begründung (je 2 P.)
☐ Herr Kaufmann	☐ ist zusammen mit seiner Frau der Hauptbetroffene
☐ Johannes Kaufmann	☐ ist mitbetroffen und kann auf Wunsch des Vaters einbezogen werden ☐ kann seinem Vater ein Beistand sein, ihm familiären Rückhalt geben
☐ Susanne Holm	☐ Initiatorin des Gesprächs ☐ kennt die Situation des Ehepaars als Wohnbereichsleiterin ☐ kann evtl. Alternativen anbieten
☐ Hausärztin/Neurologe	☐ könnte eine Einschätzung über den Krankheitsverlauf bei Frau Kaufmann geben, therapeutische Entscheidungen treffen
☐ Seelsorger/Seelsorgerin	☐ kann Beistand für Herrn Kaufmann sein, ihm auch später als Gesprächsperson zur Seite stehen
☐ betreuende Pflegefachpersonen	☐ können ihre Einschätzung zur Situation des Ehepaars einbringen ☐ können Beistand sein ☐ können beim Finden von Perspektiven unterstützen

___/9 P.

! HINWEIS

Für den Vorschlag und die Vorteile werden je 3 P. vergeben. Weitere Perspektiven sind bei nachvollziehbarer Begründung möglich.

10 d)

Vorschlag 1:

☐ Eine mögliche Perspektive wäre ein Umzug des Ehepaars in getrennte Zimmer im Haus Rosenbaum (evtl. auf getrennten Wohnbereichen).

Vorteile:

☐ So würde Herr Rosenbaum weiter mit seiner Ehefrau im gleichen Haus leben und könnte den Tag mit ihr verbringen.

☐ Insbesondere zu Ruhe- und Nachtzeiten hätte er aber einen eigenen Rückzugsort, an dem er zur Ruhe kommen kann.

Vorschlag 2:

☐ Die Planung und Durchführung einer interdisziplinären Fallkonferenz, auf der nach Möglichkeiten gesucht wird, die Nachtruhe von Frau Kaufmann zu verbessern (z. B. Angebote wie Aromatherapie)

Vorteile:

☐ Wenn sich Frau Kaufmann besser entspannen kann und dadurch besser schläft, würde auch Herr Kaufmann leichter zur Ruhe kommen.

Auswertung

Aufgabe	Punkte
1	
2	
3	
4	
5	
6	
7	
8	
9	
10a	
10b	
10c	
10d	
Gesamt	___/ 106

Notenschlüssel	
Punkte	Note
106–98	1
97–86	2
85–71	3
70–53	4
52–32	5
31–0	6

+ Was die Fallsituation noch bietet ...

- Frau Kaufmann leidet an Demenz vom Typ Alzheimer. Definieren Sie dieses Krankheitsbild (→ AB I).

- Unterscheiden Sie zwischen einer Demenz vom Typ Alzheimer und einer vaskulären Demenz (→ AB II).

- Herr Kaufmann hat aufgrund eines Schlaganfalls eine rechtsseitige Hemiparese. Erklären Sie das Bobath-Konzept und begründen Sie, warum es bei Menschen wie Herrn Kaufmann in der Pflege angewandt werden sollte (→ AB II und → AB III).

Mein Prüfungstraining im Überblick

Schriftliche Prüfung	Themenschwerpunkte	Note beim Üben
Noteinsatz beim Festival S. 170–181	▪ stationäre Akutpflege eines 17-Jährigen ▪ Epilepsie, Drogenkonsum ▪ kritische Lebenssituation ▪ Infusionstherapie, Infusionslösungen, venöser Zugang ▪ Patientenbeobachtung in der Notaufnahme, EEG ▪ gesetzliche Bestimmungen zur Informationsweitergabe ▪ Verlegung auf eine periphere Station	
Neulich in der Notaufnahme S. 182–191	▪ stationäre Akutpflege von Menschen verschiedenen Alters sowie eines 46-jährigen Mannes ▪ Manchester Triage System (MTS) ▪ ethische Entscheidungsprozesse ▪ akute Pankreatitis, Pleuraerguss, septischer Schock ▪ Alkoholabusus ▪ Pflegeprozessgestaltung, Krisenmanagement ▪ Schmerzmanagement ▪ Vitalzeichen, Blutentnahme, Händehygiene	
Herr Kovac macht sich unbeliebt S. 192–203	▪ stationäre Akutpflege eines 70-Jährigen ▪ Thrombose, Kompressionstherapie, Virchow-Trias ▪ Alkoholabhängigkeit, Phasen der Alkoholsucht ▪ Infektionsprävention ▪ trockene und feuchte Wundbehandlung ▪ Umgang mit Tod und Trauer ▪ Sterbephasen nach Elisabeth Kübler-Ross ▪ Fixierung bzw. freiheitsentziehende Maßnahmen ▪ ethische Prinzipien	
Wenn ein Augenblick alles verändert S. 204–213	▪ stationäre Langzeitpflege eines 46-Jährigen ▪ Querschnittlähmung, posttraumatische Belastungsstörung ▪ ethische Prinzipien nach Beauchamp & Childress ▪ Pflege unter Katastrophenbedingungen ▪ Modell der fördernden Prozesspflege nach M. Krohwinkel ▪ Blasenentleerungsstörung, suprapubischer Blasenkatheter ▪ Wundinfektion, Schmerz	
Frau Seifert braucht eine Pause S. 214–225	▪ ambulante Kurzzeitpflege eines 8-Jährigen ▪ Schwerstbehinderung durch Hypoxie nach Badeunfall ▪ WHO-Schmerzschema, Paediatric Pain Profile ▪ Krise (Arten, Phasen) ▪ ethische Prinzipien ▪ Tracheostomapflege, PEG, Arzneimittelgabe (BtM)	
Sie ist meine Sandkasten-liebe S. 226–235	▪ stationäre Langzeitpflege eines Senioren-Ehepaars ▪ Apoplex mit Hemiparese, Demenz mit Typ Alzheimer ▪ Pflegeprozesse in kritischen Lebenssituationen ▪ in Notfallsituationen handeln ▪ Wundversorgung (Platzwunde) ▪ subkutane Injektion ▪ Sturzprophylaxe ▪ person-zentrierte Pflege (Tom Kitwood) ▪ Grundsätze der Kommunikation	

⊕ Das kann ich ...	⊖ Das übe ich nochmal ...

Einmal durchatmen, bitte!

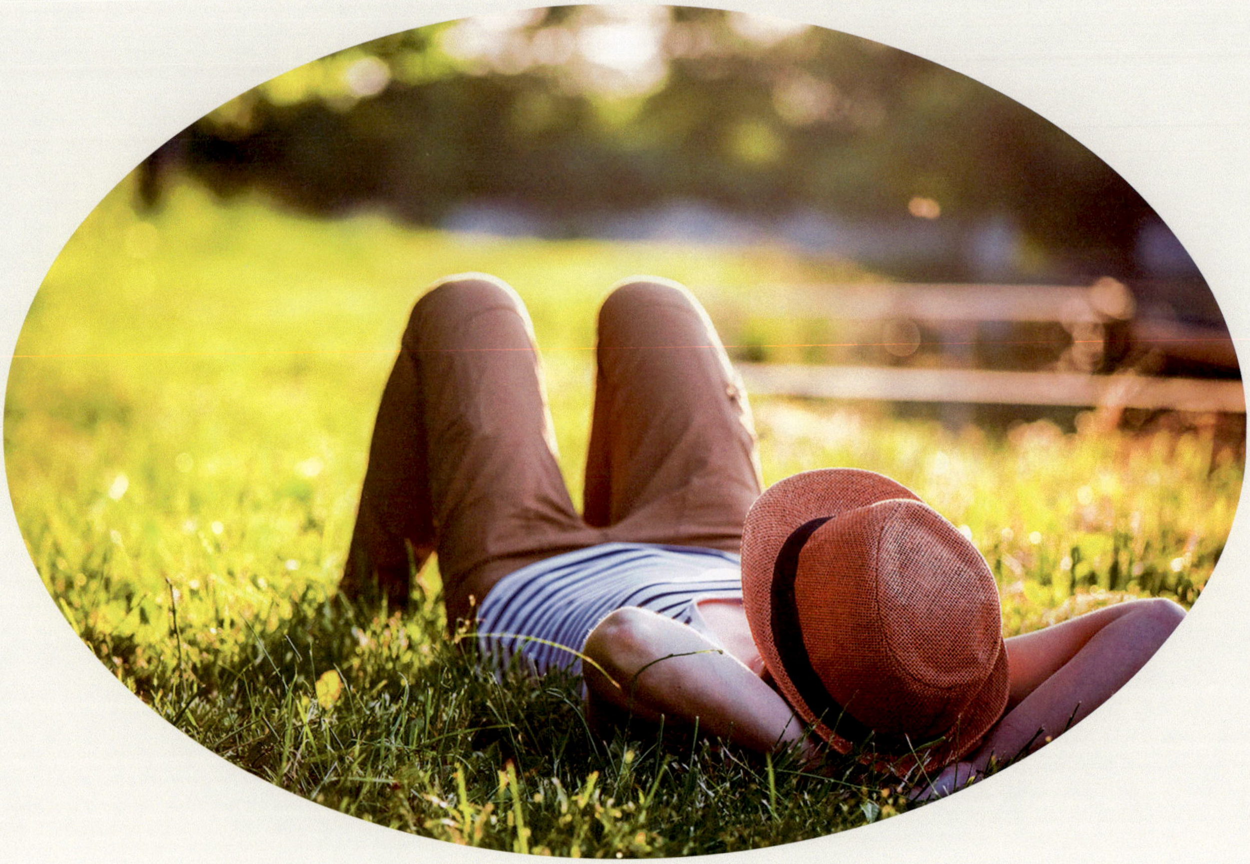

Das gönne ich mir nach meinen schriftlichen Prüfungen ...

3 Die mündliche Prüfung

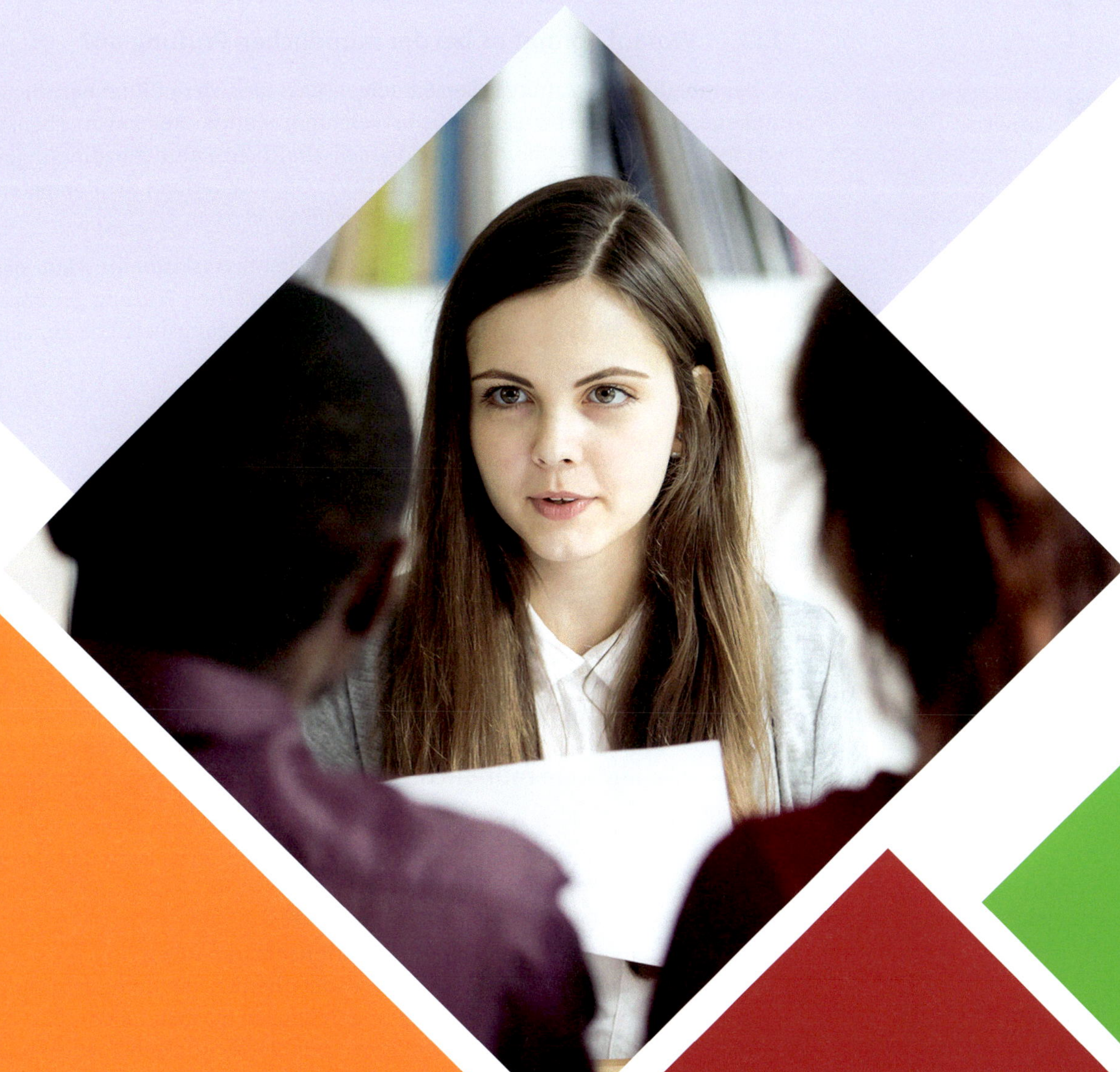

3.1 Einführung

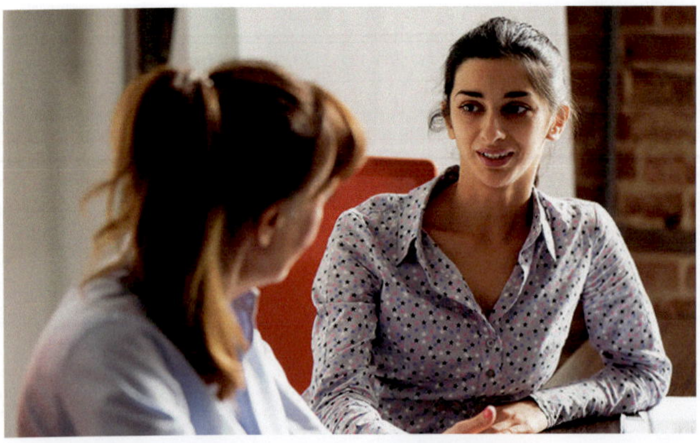

Abb. 1 In der mündlichen Prüfung können Sie zeigen, wie Sie Ihren Beruf verstehen.

Vor einer mündlichen Prüfung haben viele Auszubildende besonderen Respekt. Dies liegt vermutlich an der direkten Konfrontation mit der Prüfungskommission. Das direkte Sich-zeigen-Müssen ist den meisten eher unangenehm. Ihnen vielleicht auch? Dann ist eine gute Vorbereitung das A und O. Das betrifft sowohl das Üben in der Pflegeschule als auch das Training zu Hause. Am besten gehen Sie konzentriert und systematisch an die mündlichen Prüfungsfälle heran. Denn eine gute Vorbereitung ist die Basis für ein souveränes Auftreten im Prüfungsgespräch. Wenn Sie es dann noch schaffen, möglichst ruhig und entspannt zu bleiben und eine positive Einstellung zu behalten, sollte Ihrem Erfolg nichts mehr im Wege stehen.

T TIPP

Wenn Sie vor der Prüfung sehr nervös sind, machen Sie sich klar: Die Prüfenden haben viel Interesse daran, dass Sie Erfolg haben. Sie sind Ihnen wohlgesonnen und freuen sich mit Ihnen, wenn Sie die Prüfung bestehen.

3.1.1 Worauf kommt es bei der mündlichen Prüfung an?

! HINWEIS

Alle Kompetenzbereiche von I bis V finden Sie in der Übersicht in Kapitel 1 auf einen Blick zusammengefasst (S. 10). Auf der Einstiegsseite zu den Prüfungsübungsfällen (Kap. 3.2) erinnern die farbigen Kacheln an die Kompetenzschwerpunkte zur mündlichen Prüfung.

In der mündlichen Prüfung sollen Sie zeigen, dass Sie sich mit Ihrer beruflichen Rolle auseinandergesetzt und ein berufliches Selbstverständnis entwickelt haben. Ebenso geht es darum, wie team-, einrichtungsbezogene und gesellschaftliche Rahmenbedingungen Ihr Pflegehandeln beeinflussen (siehe auch § 15 PflAPrV). Geprüft werden die **Kompetenzbereiche III, IV und V** des Kompetenzprofils in Anlage 2 der PflAPrV.

Wichtig: Die Altersgruppe und der Versorgungskontext (stationäre Akut- oder Langzeitpflege, ambulante Pflege) sind anders als in Ihrer praktischen Prüfung. Sie können sich bei der Vorbereitung also auf die Altersgruppen und Versorgungsbereiche konzentrieren, die Sie nicht in der praktischen Prüfung hatten!

B BEISPIEL

Max Hauner (23 Jahre) hat seine praktische Prüfung im Pflegeheim und muss dort zwei Bewohner im Alter von über 60 Jahren versorgen. In der mündlichen Prüfung kommen für ihn folgende Bereiche infrage: Kinder und Jugendliche sowie Erwachsene mittleren Alters in der ambulanten Pflege oder stationären Akutpflege.

Die drei Kompetenzbereiche werden, wie in der schriftlichen Prüfung, anhand einer konkreten und möglichst authentischen Fallsituation geprüft.

3.1.2 Wie läuft die mündliche Prüfung ab?

Als Erstes werden Sie gebeten, eine Prüfungsaufgabe zu ziehen. Danach bekommen Sie 20 bis maximal 30 Minuten Zeit, um die Prüfungsaufgabe genau zu lesen und sich auf die Prüfung vorzubereiten.

Es kann sein, dass Sie

- die Fallsituation in eigenen Worten zusammenfassen sollen,
- sich gezielt mit bestimmten Aufgaben oder Themen, die unter der Fallsituation stehen, vertraut machen und dazu Notizen und Gedanken machen sollen,
- aufgefordert werden, eine Präsentation über die wichtigsten Themen und Probleme der Fallsituation vorzubereiten.

T TIPPS

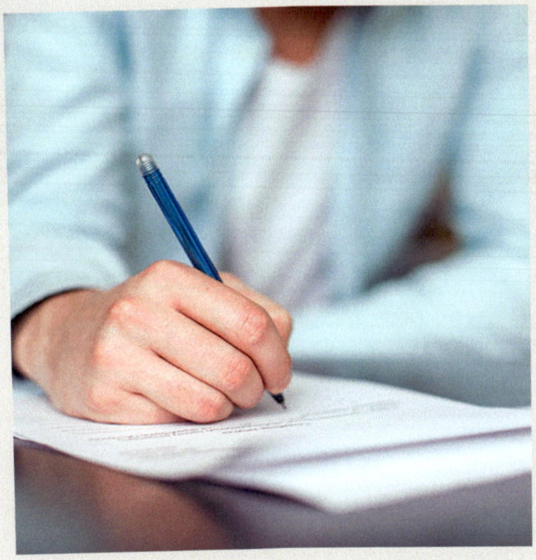

SO NUTZEN SIE DIE VORBEREITUNGSZEIT:

1. Sie lesen die mündliche Fallsituation.
2. Sie lesen die Prüfungsaufgaben und -fragen.
3. Sie markieren wichtige Informationen im Text.
4. Sie überlegen sich Antworten für die Prüfungsaufgaben und notieren diese in Stichpunkten.

Auch eine andere Reihenfolge ist möglich: Welche Strategie besser für Sie funktioniert, können Sie beim Trainieren mit den mündlichen Prüfungsaufgaben testen!

Nach der Vorbereitungszeit werden Sie in den Prüfungsraum gebeten. Dort sitzen zwei Fachprüfende, die Sie wahrscheinlich schon aus dem Unterricht kennen. Zusätzlich kann eine/ein Prüfungsvorsitzende/-r dabei sein. Die Prüfenden werden Sie entweder dazu auffordern, mit der Präsentation zu beginnen, die Fallsituation als Einstieg mit eigenen Worten zusammenzufassen oder sie stellen Ihnen eine der Fragen, zu denen Sie sich bereits Notizen gemacht haben. Die Prüfung dauert in der Regel 30 bis maximal 45 Minuten.

Im Prüfungsraum ist auch eine Person dabei, die das Protokoll erstellt. Sie notiert, was Sie sagen, um später alles nachvollziehen zu können und eine Note zu vergeben. Das ist formell vorgeschrieben und bei allen mündlichen Prüfungen Pflicht. Lassen Sie sich also davon nicht irritieren und deuten Sie das viele Mitschreiben nicht fälschlicherweise als schlechtes Zeichen.

3.1.3 Allgemeine Tipps für eine erfolgreiche mündliche Prüfung

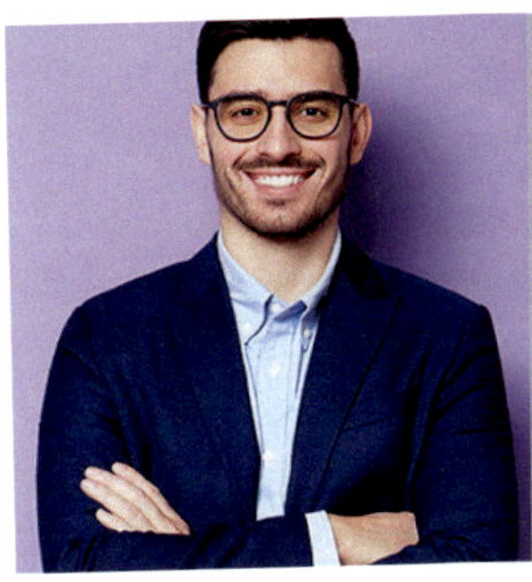

ANGEMESSENE KLEIDUNG UND EIN GEPFLEGTES ÄUSSERES

Dadurch signalisieren Sie, dass Sie dem Tag eine wichtige Bedeutung beimessen. Außerdem treten Sie selbstsicherer auf, wenn Sie sich in Ihrer Haut wohlfühlen.

PÜNKTLICHES ERSCHEINEN

Zuspätkommen am Prüfungstag ist einerseits unhöflich den Prüfenden gegenüber, andererseits geraten Sie selbst unnötig in Stress, bevor die Prüfung begonnen hat.

DIE FACHPRÜFENDEN BEGRÜSSEN

Wenn Sie bereits wissen, wer Sie prüfen wird, üben Sie die direkte namentliche Ansprache in der Prüfungssimulation.

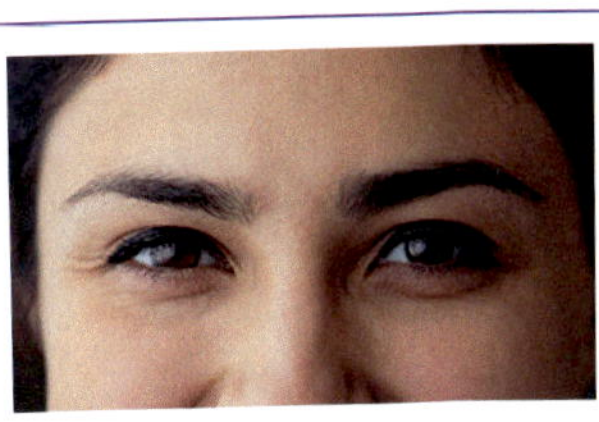

AUGENKONTAKT SUCHEN

Üben Sie, dem Blick Ihres Lernpartners beim Sprechen nicht auszuweichen. Das wirkt selbstsicher und fördert die Kommunikation.

GUTES ZUHÖREN

Das ist wichtig, um die Fragen der Prüfenden präzise beantworten zu können. Üben Sie genaues Zuhören und das Eingehen auf Fragen in der Prüfungssimulation.

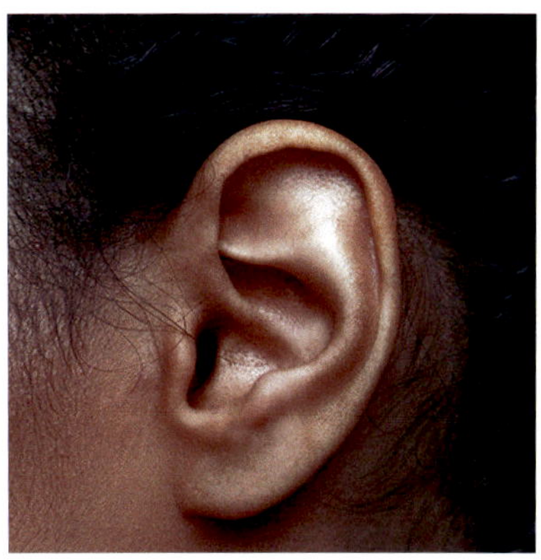

ANGEMESSENES SPRECHTEMPO

Lassen Sie sich regelmäßig ein Feedback geben, ob Sie zu schnell oder zu langsam sprechen.
Extra-Tipp: Wenn Sie in der Vorbereitungszeit Audioaufnahmen anfertigen, können Sie Ihr Sprechtempo selbstkritisch überprüfen.

3.1.4 Mit den mündlichen Prüfungsfällen trainieren

Der **Titel** gibt einen Vorspann auf das, was Sie in der Fallsituation erwartet. Die meisten mündlichen Prüfungsfälle haben einen Titel oder beinhalten den Namen der zu pflegenden Person.

Sie wissen, welche Altersgruppe und welcher Versorgungsbereich für Ihre mündliche Prüfung infrage kommt. Unter dem **Setting** können Sie sich orientieren, und gezielt nur diese Prüfungsfälle bearbeiten und sich darin üben.

Lesen Sie die **Fallsituation** aufmerksam. Markieren Sie übersichtlich mit verschiedenen Farben z. B. die Akteure und ihr Erleben/Verarbeiten/Deuten in der Situation, die Handlungsanlässe, aufgetretenen Probleme oder Dilemmata und die Kontextbedingungen bzw. Umgebungsfaktoren.
Am besten **markieren** Sie nur Schlüsselbegriffe und keine kompletten Sätze. Wenn Ihnen mehrere Zeilen besonders wichtig erscheinen, fassen Sie diese lieber in einer kurzen Randnotiz zusammen, statt den gesamten Abschnitt zu markieren. Alternativ können Sie die Abschnitte eines Textes durch kurze Überschriften strukturieren.
Für mehrfaches Üben können Sie auch Unterstreichungen mit Bleistift vornehmen oder sich auf einem extra Blatt das Wichtigste aufschreiben oder zusammenfassen.

Zwischenfall in der Frühstückspause

Setting: ambulante Langzeitpflege – Altersgruppe 19-59 Jahre

- Frau Rausch hat ALS
- hat Tracheostoma
- lebt in Intensiv-WG

Marie Bader (Auszubildende) wird von der Praxisanleiterin Frau Krug beim endotrachealen Absaugen von Frau Rausch angeleitet.

- Akteure
- Erleben/Deuten/ Verarbeiten der Akteure
- Handlungsanlässe
- Kontextbedingungen / Umgebungsfaktoren

Fallsituation:
Nicole Rausch (50 Jahre) lebt seit einem Jahr in der Intensiv-WG Wegner. Vor zwei Jahren wurde bei ihr die amyotrophe Lateralsklerose (ALS) diagnostiziert. Aufgrund der fortschreitenden Krankheit verschlechterte sich vor einem Jahr ihr Zustand. Seitdem ist sie auf eine dauerhafte Beatmung über ein Tracheostoma angewiesen. Die intensive Betreuung durch Pflegefachkräfte, Ärzte und auch Therapeuten geben Frau Rausch Sicherheit. Sie fühlt sich in der Intensiv-WG Wegner wohl.

Seit drei Wochen ist die Auszubildende Marie Bader (18 Jahre) in ihrem Pflichteinsatz für ambulante Langzeitpflege in der WG Wegner eingesetzt. Sie befindet sich am Ende des zweiten Ausbildungsdrittels. Ihre Praxisanleiterin ist die Pflegefachfrau Julia Krug (38 Jahre). Da diese auch die Bezugspflegekraft von Frau Rausch ist, bindet sie Marie Bader intensiv in deren pflegerische Versorgung ein. Fachlich interessant für die Auszubildende ist das regelmäßige endotracheale Absaugen über die Trachealkanüle. Das hat Marie Bader bisher nur theoretisch in der Schule vermittelt bekommen. Am Anfang war sie sich noch sehr unsicher. Aber Frau Krug leitete sie so gut an, dass sie das Absaugen bei Frau Rausch unter Anleitung jetzt sogar alleine durchführen kann.

Gestern kam es zu einem Zwischenfall. Frau Krug war in der Frühstückspause und Marie Bader hatte die Aufgabe, nach Frau Rausch zu sehen. Dabei stellte sie fest, dass sie scheinbar sehr viel Sekret in den Atemwegen hatte. Sie beschloss, es abzusaugen. Sie führte den Absaugkatheter besonders tief in die Atemwege ein. Plötzlich rang Frau Rausch nach Luft, lief rot an und fing an, heftig zu husten. Erschrocken entfernte Marie Bader sofort den Absaugkatheter. Zu ihrer Erleichterung erholte sich Nicole Rausch sehr schnell. Ihrer Praxisanleiterin Julia Krug berichtete Marie Bader nichts von dem Zwischenfall, aus Angst vor möglichen Konsequenzen.

Frau Krug bemerkt in den nächsten Tagen, dass Marie Bader sehr bedrückt wirkt und sich bei der Versorgung von Frau Rausch sehr zurückhält. Auch das endotracheale Absaugen möchte sie nicht mehr übernehmen. Als sie Marie Bader darauf anspricht, fängt diese an zu weinen und erzählt, was passiert ist. Julia Krug fragt: „Warum hast du mich denn nicht gleich gerufen?" Marie Bader antwortet: „Ich habe mich so erschrocken und hatte Angst, was du sagen würdest. Ich weiß ja, dass ich nicht alleine absaugen darf, aber bei Frau Rausch hatte sich so viel Sekret angesammelt und du brauchtest doch auch mal deine Pause."

Aufgaben *Ihre Vorbereitungszeit beträgt max. 30 Minuten.*

1 Lesen Sie die Fallsituation und machen Sie sich Notizen zu wesentlichen Inhalten. Beginnen Sie das Prüfungsgespräch mit einer kurzen Zusammenfassung der Fallsituation in eigenen Worten.

2 Folgende Schwerpunkte werden im Prüfungsgespräch thematisiert:
- Intensivpflege, Tracheostoma und endotracheales Absaugen (KB III)
- rechtliche Verantwortlichkeiten (KB III, KB IV)
- Ausbildungsrichtlinien, Praxisanleitung, Pflegequalität (KB IV)
- ethisches Dilemma, biomedizinische Prinzipien nach Beauchamp & Childress (KB V)

Stellen Sie sich einen **Timer** auf 20 oder 30 Minuten für die Vorbereitungszeit oder legen Sie sich eine Uhr bereit. Dadurch bekommen Sie ein gutes Zeitgefühl. Machen Sie sich auf einem extra Blatt Stichpunkte zu den **Aufgaben bzw. Themen der einzelnen Kompetenzbereiche**. Achten Sie auf eine gute Struktur und schreiben Sie sauber und leserlich. Diese Notizen sollen Ihnen später im Prüfungsgespräch helfen, den roten Faden zu behalten und keine Antworten und Gedanken zu vergessen.
Danach können Sie wie folgt üben:

Variante 1:

Stellen Sie sich erneut einen Timer auf 30 oder 45 Minuten. Stellen Sie sich vor, Sie sind jetzt im Prüfungsraum und vor Ihnen sitzen die Fachprüfenden. Fassen Sie die Fallsituation in eigenen Worten zusammen und gehen Sie anschließend selbstständig auf jedes Kompetenzthema ein.

Variante 2:

Sie nutzen die Seite „Im Prüfungsgespräch" und üben ganz konkret die Beantwortung möglicher Prüfungsfragen und -aufgaben.

Übungstipp:
Sie möchten allein üben? Dann legen Sie sich Ihr Smartphone bereit und nehmen Sie sich selbst auf. Achten Sie auf die maximale Redezeit von 30 bis 45 Minuten. Spielen Sie sich danach das Audio vor. Wie bewerten Sie Ihre Antworten, Ihren Redefluss und Ihre Ausdrucksfähigkeit?

Im Prüfungsgespräch:

Im Prüfungsgespräch dürfen Sie zunächst frei auf die fallbezogenen Themenschwerpunkte eingehen. Die Fachprüfenden werden Ihnen eventuell Fragen stellen, um Sie durch das Gespräch zu leiten.

Wählen Sie zu Übungszwecken jeweils 2–3 mögliche Prüfungsaufgaben aus jedem Kompetenzbereich aus und beantworten Sie diese in einem Zeitrahmen von max. 30 Minuten. Planen Sie je Kompetenzbereich max. 10 Minuten ein. Nach 30 Minuten vergleichen Sie Ihre Antworten mit dem Erwartungshorizont. Mit der Auswertungstabelle können Sie sich selbst einschätzen.

Kompetenzbereich III:

1 Erläutern Sie die Verantwortungsbereiche der Pflegefachfrau Julia Krug und der Auszubildenden Marie Bader bezüglich der pflegerischen Versorgung von Nicole Rausch (→ AB II).

2 Benennen Sie mögliche Komplikationen beim endotrachealen Absaugen (→ AB I) und erläutern Sie die pflegerisch notwendigen prophylaktischen Maßnahmen (→ AB II).

3 Beschreiben Sie das Aufgabenfeld der Pflegefachfrau Julia Krug im Rahmen der intensivmedizinischen Pflege von Frau Nicole Rausch (→ AB I).

Kompetenzbereich IV:

4 Beschreiben Sie anhand der Vorgaben der Ausbildungs- und Prüfungsverordnung die optimale Praxisanleitung bzw. Praxisbegleitung. Berücksichtigen Sie dabei die Voraussetzungen, die jeweiligen Ziele und die gemeinsamen Ziele (→ AB I).

5 Benennen (→ AB I) und erklären Sie die vier Versorgungsqualitäten in Anlehnung an das Qualitätsstufenmodell von Fiechter und Meier (→ AB II).

6 Beurteilen Sie das Handeln der Auszubildenden Marie Bader anhand der vier Versorgungsqualitäten (→ AB III).

Kompetenzbereich V:

7 Definieren Sie den Begriff „ethisches Dilemma" (→ AB I).

8 Benennen (→ AB I) und erläutern Sie die vier biomedizinischen Prinzipien nach Beauchamp & Childress (→ AB II).

9 Reflektieren Sie das pflegerische Handeln der Auszubildenden Marie Bader anhand der vier biomedizinischen Prinzipien nach Beauchamp & Childress und zeigen Sie eine Handlungsalternative auf (→ AB III).

Hinter jeder Aufgabe aus dem **Kompetenzbereich** finden Sie den entsprechenden **Anforderungsbereich (AB)**.
Sie fühlen sich in Vielem noch unsicher oder es fällt Ihnen schwer, frei zu sprechen? Dann wählen Sie am Anfang zunächst nur Aufgaben aus AB I oder AB II zum Üben. Oder Sie nehmen sich erst einmal nur einen Kompetenzbereich vor.

Sie möchten sich gleich in einer authentischen Prüfungssituation testen? Dann wählen Sie gezielt zwei bis drei Aufgaben aus allen drei Kompetenzbereichen und achten Sie auch auf die Auswahl aller AB von I bis III. Ihre Fachprüfenden werden dies auch tun.
Beantworten Sie die Aufgaben mündlich und üben Sie, sich gut auszudrücken und verständlich und fließend zu sprechen.

Eine weitere Möglichkeit für Ihr Training: Beantworten Sie die Aufgaben zunächst stichpunktartig und tragen Sie danach Ihre Ergebnisse laut vor.

Übungstipp:
Sie möchten nicht allein üben? Suchen Sie sich einen **Lernpartner**. Das können Mitschüler, Freunde oder Familienmitglieder sein. Richten Sie sich ein authentisches Prüfungssetting her: Setzen Sie sich in ungestörter Atmosphäre an einem Tisch getrennt gegenüber.
Tragen Sie in der Rolle als Prüfling „Ihrem Prüfer" Ihre Ergebnisse und Antworten zu den Kompetenzaufgaben vor. Ihr Lernpartner hat den Erwartungshorizont für Sie verdeckt vor sich und kann Ihnen ggf. direkt die Kompetenzaufgaben oder Nachfragen stellen.

Lassen Sie sich anschließend ein **Feedback** geben: Wie war Ihr Redetempo (zu schnell, zu langsam, genau richtig)? Haben Sie logisch und verständlich gesprochen? Konnten Sie in der vorgegebenen Zeit alles sicher und richtig beantworten?

Mithilfe der **Zusammenfassung** können Sie abgleichen, ob Sie die wesentlichen Informationen aus der Fallsituation auch so herausgefiltert haben. Bedenken Sie, das Fallverstehen ist ein wesentlicher Prüfungsschwerpunkt!

Erwartungshorizont

Zusammenfassung der Fallsituation:

- ☑ Ilse Fischer ist über 70 Jahre alt und leidet an einer peripheren arteriellen Verschlusskrankheit (pAVK).
- ☑ An ihrem rechten Bein hat sich ein schlecht heilender Ulcus cruris gebildet. Sie ist ins Krankenhaus gekommen, weil sich der Ulcus entzündet hat.
- ☑ Es wurden MRSA-Bakterien im Wund- und Nasenabstrich festgestellt. Deshalb wurde Frau Fischer isoliert.
- ☐ Die Pflegefachfrau Helena Brumm und ihr Kollege Oliver Drang sind im Dienst allein für die Station zuständig. Bei einer Kaffeepause unterhalten sie sich. Frau Brumm stellt fest, dass das Arbeitspensum für zwei Fachkräfte zu hoch ist.
- ☑ Sie selbst arbeitet bereits seit 14 Tagen ohne freien Tag. Sie hat auf Drängen der Stationsleitung auch noch den Wochenenddienst übernommen.
- ☐ Herr Drang findet es falsch, dass Frau Brumm dem Wochenenddienst zugestimmt hat. Er meint, dass sich Pflegekräfte für ihre Rechte einsetzen müssen.

Kompetenzbereich III:

1 Definition Isolierung:

- ☑ Im Rahmen der Infektionsprävention werden Personen einzeln oder in einer Kohorte (Gruppe mit gleichen Merkmalen) abgesondert, das heißt isoliert.

2 Isolierungsformen:

- ☑ Es gibt die Umkehrisolierung und die Quellenisolierung. Die Quellenisolierung wird unterschieden in Standardisolierung und strikte Isolierung.

Isolierungsform	Erläuterung
☑ 1. Umkehrisolierung	☐ Protektion (Schutz) der betroffenen Person ☑ Immungeschwächte bzw. immunsupprimierte Personen werden isoliert, um sie zu schützen. ☑ Eine Ansteckung durch Personal, Besucher oder andere Patienten wären sonst möglich, was gefährlich für sie wäre. ☐ Betroffene werden immer zuerst versorgt. ☐ Schutzkleidung muss getragen werden. ☐ Ein Verlassen des Zimmers findet nur für diagnostisch-therapeutische Maßnahmen statt. ☑ Besuch nur von engsten Angehörigen unter Schutzmaßnahmen

Reflektieren Sie sich mit Blick auf die **Lösungen im Erwartungshorizont** und setzen Sie Häkchen in den Kästchen für alles, was Sie richtig gewusst und gesagt haben.

Ihre Aufzeichnungen entsprechen nicht genau den Lösungstexten? Verzweifeln Sie bitte nicht. Vergleichen Sie genau, ob Ihre Antworten sinngemäß den Lösungen entsprechen oder ob tatsächlich inhaltlich noch Wiederholungsbedarf besteht. Notieren Sie sich ggf., was Sie nacharbeiten müssen und überprüfen Sie sich zu einem späteren Zeitpunkt noch einmal.

In den **Hinweis-Kästen** finden Sie wichtige Zusatzinformationen zu weiteren möglichen Lösungen oder Nachfragen von Prüfenden.

HINWEIS

Weitere Möglichkeiten wie Ethik-Cafés, Ethik-Liaisondienst, Ethik-Konsiliardienst können genannt werden.

HINWEIS

Andere Modelle können alternativ benannt werden, die einzelnen Phasen sollten im Prüfungsgespräch mit Bezug zu Herrn Konrad erläutert werden. Ein Beispiel ist die ethische Falldiskussion nach M. Rabe.

INFO

hepatische Enzephalopathie = Funktionsstörung des Gehirns durch mangelnde Entgiftungsfunktion der Leber

11 Beispiele für einen professionel
- ☐ Es gibt mehrere Möglich fessionellen Umgang mit Herrn Konrad, beitragen
  - ○ Einrichtung eines Eth ethischen Fragestellu
  - ○ Teamsitzungen, um e gewährleisten
  - ○ Supervision, um geme gleitung zu arbeiten
  - ○ Pflegevisiten, in dene dieses reflektiert wer
  - ○ Fortbildungen zu eth
  - ○ Leitbildentwicklung u allen getragene, geme nach außen transpare
- ☐ ethische Fallbesprechung lichkeit zu haben, sich in Konrad austauschen zu k
  - ○ Phase 1: Benennung d
  - ○ Phase 2: Fakten zusa

12 rechtl. Voraussetzungen für ein
- ☐ Voraussetzungen einer r
- ☐ Herr Konrad muss laut G
- ☐ Er muss aufgrund einer geistigen oder seelische teilweise nicht besorgen dass dieser Fall bei Forts che Komplikation: hepat
- ☐ Frau Soest sagt: „Einen E immer mal überlegt habe dass es bereits Anzeiche
- ☐ Herr Konrad kann den A wenn er keinen freien W gehörige oder Mitarbeite treuungsgericht wenden

Übungstipp:
Sie möchten Ihr freies Sprechen und Ihren Ausdruck trainieren und verbessern? Nutzen Sie die Lösungen als **Spicker** und tragen Sie die Antworten wie ein Nachrichtensprecher vor. Versuchen Sie dabei, immer weniger abzulesen. Dadurch prägen Sie sich automatisch auch die Fachinhalte ein.

Zu einigen mündlichen Prüfungsfällen finden Sie in einem Kasten **„Was die Fallsituation noch bietet"** zusätzliche Kompetenzaufgaben zum Üben.

+ Was die Fallsituation noch bietet ...

Kompetenzbereich III:
- Erläutern Sie die Aufgaben des Pflegepersonals hinsichtlich einer gelungenen interprofessionellen Zusammenarbeit (→ **AB II**).

Kompetenzbereich IV:
- Bewerten Sie anhand der Situation die Dokumentationspflicht von Kai und Tessa (→ **AB III**). Erläutern Sie die Inhalte der Dienstübergabe von Tessa an den nächsten Dienst (→ **AB II**).

Kompetenzbereich V:
- Beschreiben Sie den inneren Konflikt von Kai Hilsebier und erläutern Sie Maßnahmen diesen zu lösen (→ **AB I** und **II**).

An einigen passenden Stellen erhalten Sie in den **Info-Kästen** Literaturtipps zum Nachlesen oder Vertiefen sowie Definitionen von Fachbegriffen.

Auswertung

Lesen Sie die einzelnen Notendefinitionen. Überlegen Sie, welche Definition am besten Ihren Ergebnissen und Ausführungen entspricht. Kreuzen Sie für jeden Kompetenzbereich eine Note für sich an. Für eine Gesamtbewertung addieren Sie alle Kompetenznoten, teilen sie durch 3 und tragen das Ergebnis im Kästchen unten in der Tabelle ein.

Note	Definition	KB III	KB IV	KB V
1	• Ich konnte die Kompetenzaufgaben schnell erfassen sowie selbstständig, umfassend und richtig beantworten. • Ich konnte mein aktuelles Wissen in den 30 bis 45 Minuten Prüfungszeit sicher auf die Fallsituation und darüber hinaus anwenden. Ich hätte zu den Kompetenzaufgaben/Prüfungsthemen auch noch mehr sagen können. • Ich habe mich immer präzise ausgedrückt sowie fließend, strukturiert und nachvollziehbar gesprochen.	☐	☐	☐
2	• Ich konnte die Kompetenzaufgaben gut erfassen sowie fast immer selbstständig und richtig beantworten. • Ich konnte mein aktuelles Wissen in den 30 bis 45 Minuten Prüfungszeit sicher auf die Fallsituation anwenden. • Ich habe mich immer gut ausgedrückt und zusammenhängend, strukturiert sowie nachvollziehbar gesprochen.	☒	☐	☐
3	• Ich konnte die meisten Kompetenzaufgaben selbstständig und richtig beantworten. Manchmal benötigte ich Unterstützung oder hätte mir diese gewünscht, um auf die richtige Lösung zu kommen. • Ich konnte zu den wichtigsten Problemen in der Fallsituation mein Wissen anwenden. • Manchmal hätte ich mich verständlicher ausdrücken und strukturierter sprechen können. Aber ich denke, meine Antworten waren nachvollziehbar.	☐	☐	☒
4	• Ich konnte nur einige Kompetenzaufgaben selbstständig und richtig beantworten. Bei den anderen hätte ich Hilfe gebraucht, um auf die richtige Lösung zu kommen. • Ich konnte Grundwissen wiedergeben. Das Anwenden meiner theoretischen Kenntnisse auf die Fallsituation gelang mir nicht immer. • Ich musste oft überlegen, was ich wie sagen soll. Mir fiel es schwer, die ganze Zeit strukturiert und gut nachvollziehbar zu sprechen.	☐	☒	☐
5	• Ich konnte die Kompetenzaufgaben entweder gar nicht oder fast nur falsch beantworten. • Ich habe gemerkt, dass mein aktueller Wissenstand nicht ausreicht bzw. ich vieles nicht wusste oder anwenden konnte. • Ich konnte die Inhalte nicht zusammenhängend und logisch darstellen.	☐	☐	☐
6	• Ich konnte die Kompetenzaufgaben nur falsch bzw. gar nicht beantworten oder habe sie nicht verstanden. • Ich konnte auf kein Wissen zurückgreifen und war mit der Fallsituation und den Aufgaben überfordert. • Ich konnte mich nicht verständlich ausdrücken und auch keine Zusammenhänge erkennen, selbst wenn man mir geholfen hätte.	☐	☐	☐
	Gesamtbewertung (Note KB III [2] + Note KB IV [4] + Note KB V [3]) : 3 =		3	

Übungstipp:
Sie haben sich die Note 4 oder schlechter gegeben? Lassen Sie sich davon nicht entmutigen! Schaffen Sie sich Erfolgserlebnisse, indem Sie bewusst ein paar Schritte beim Üben und Lernen zurückgehen. Reflektieren Sie, was Ihnen schwerfiel. Fehlte es beispielsweise an Wissen? Mangelte es an Verständnis, Selbstvertrauen oder Ausdrucksfähigkeit? War Zeitdruck ein Problem?
Helfen kann hier, Fachinhalte noch einmal nachzulesen und zu wiederholen.
Üben Sie zunächst mit der **Spicker-Methode**. Nehmen Sie sich die Lösungen im Erwartungshorizont zu einem Kompetenzbereich vor oder nur zu einer Aufgabe, die Ihnen besonders schwerfiel. Lesen Sie die Lösungen mehrfach still für sich. Geben Sie danach die Antworten mündlich wieder und schauen Sie nur auf die Lösung, wenn Sie nicht mehr weiterwissen.

Sie fragen sich, wonach die Prüfenden Sie bewerten und welche Note Ihrer Übungsprüfungsleistung entspricht? Mithilfe der **Auswertungstabelle** können Sie sich selbst einschätzen. Seien Sie kritisch: Welche Notendefinition kommt Ihrer gezeigten Leistung am nächsten? Wie würden Ihre Lernpartner Sie bewerten?
Vergeben Sie eine Gesamtnote für Ihre Leistung.

Achtung:
Die hier notierten Notendefinitionen dienen Ihnen als Selbstreflexion zu Übungszwecken und zur Orientierung, ebenso die Gesamtbewertung.
Die Notengebung kann in den einzelnen Pflegeschulen unterschiedlich vollzogen werden. Maßgeblich sind die Notendefinitionen laut § 17 PflAPrV (siehe Kap. 1, S. 12)

Mein Prüfungstraining im Überblick

Mündlicher Prüfungsfall	Kompetenzbereiche mit Themenschwerpunkten und Selbsteinschätzung					
	KB III	✓	KB IV	✓	KB V	✓
Klara versteht die Welt nicht mehr	soziale Konflikte im Team, Konfliktanalyse	1	ethische Dilemmata, ethische Prinzipien	3	Sorgerecht, elterliche Sorge/Verantwortung, Pflege-Charta	4
Herr Sander braucht einen Plan	Medikamente, intra-/interprofessionelle Zusammenarbeit	1	Entlassungsmanagement, Konfliktmanagement, Umgang mit Belastungssituationen	2	lebenslanges Lernen, Resilienz	3
Alles für die Patienten?	Hygienemanagement, Isolation bei MRSA	2	Arbeitsrecht, Pflegequalität	4	Berufspolitik	1
Nika hat ein normales Leben verdient!	Hygienestandard endotracheales Absaugen, intra-/interprofessionelle Zusammenarbeit	☐	IfSG, Impfpflicht, Expertenstandard Dekubitusprophylaxe	☐	Umgang mit psychischer Belastung bei schwer kranken Kindern	☐
Nichts ist mehr so, wie es einmal war	intra-/interprofessionelle Zusammenarbeit und Verantwortungsbereiche	☐	Tagespflege / stationäre Langzeit-pflege, Qualitäts-management, Finanzierung der Pflege	☐	berufliche Belastung, persönliche Entwicklung und Selbstverständnis	☐
Eine Wohnung voller Müll	intra-/interprofessionelle Zusammenarbeit, Wundmanagement	☐	Entlassungsmanagement, ökonomische Wundversorgung	☐	EBN, Umgang mit Ekel und professionelles Pflegehandeln	☐
Zwischenfall in der Frühstückspause	Intensivpflege: Tracheostoma, endotracheales Absaugen	☐	rechtliche Verantwortlichkeiten, Ausbildungsrichtlinien, Praxisanleitung, Pflegequalität	☐	ethisches Dilemma, biomedizinische Prinzipien nach Beauchamp & Childress	☐

Auf S. 370 können Sie unter **„Mein Prüfungstraining im Überblick"** entweder in den Kästchen Ihre erreichten Noten eintragen oder Häkchen setzen. Die Themen, die Sie gern noch einmal wiederholen möchten, können Sie in den Notizenzeilen auf S. 371 daneben eintragen. So haben Sie alle bereits geübten Fälle und Ihren Stand zu den Kompetenzthemen bestens im Blick. Bitte beachten Sie, dass in den Prüfungen auch weitere Themen je nach Fallsituation möglich sind.

3.2 Die mündlichen Prüfungsfälle

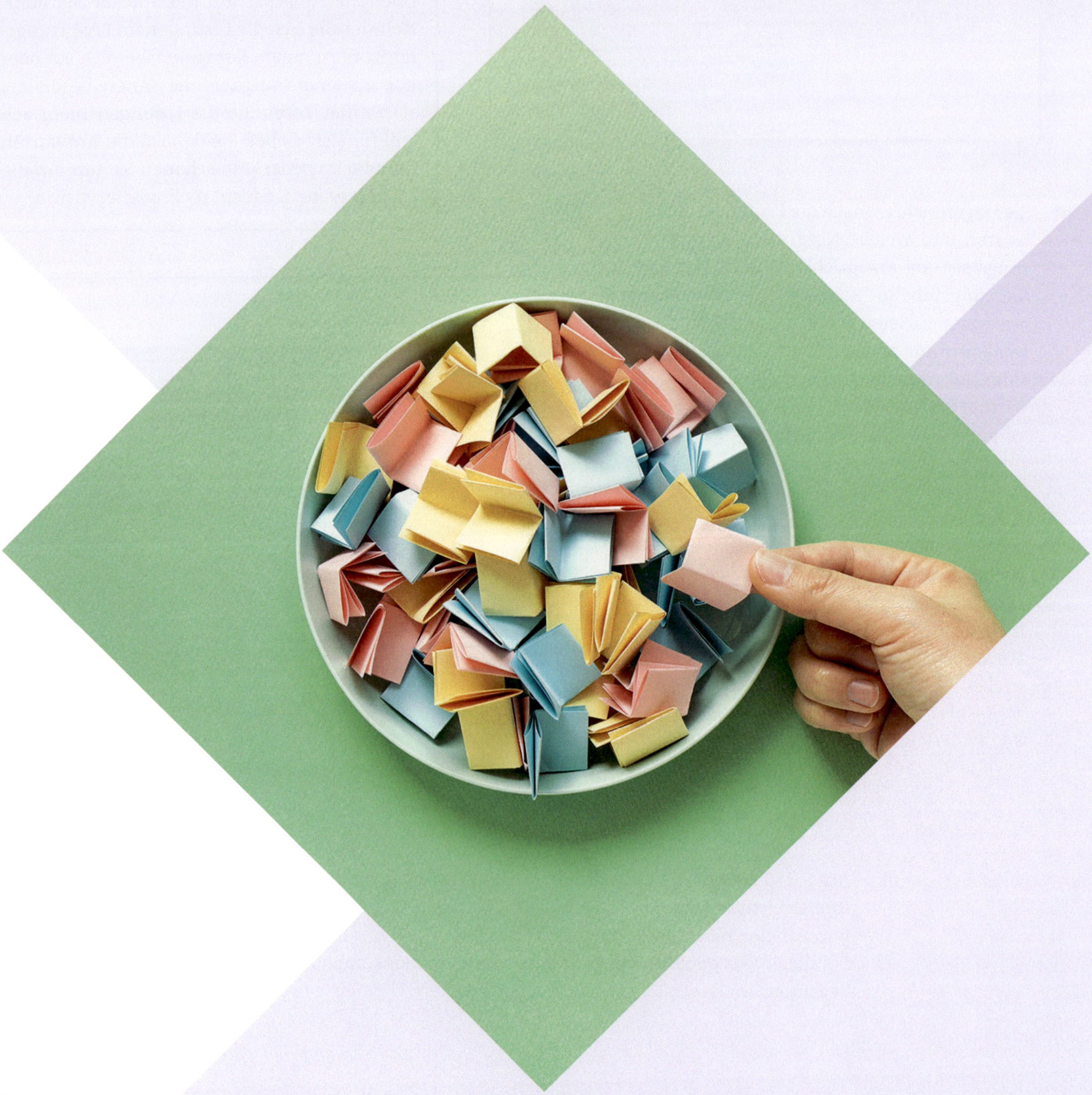

III

In Pflegeteams verantwortlich handeln; ärztliche Anordnungen durchführen; in interdisziplinären Teams mitwirken und die Versorgung an Schnittstellen sichern

IV

Pflegehandeln mit Gesetzen, Verordnungen, ethischen Leitlinien reflektieren und begründen; Pflegequalität sicherstellen; ökologische und ökonomische Prinzipien beachten

V

Nach (pflege-)wissenschaftlichen Erkenntnissen, Theorien und Modellen handeln; berufsethische Werte, Einstellungen reflektieren; persönliche Entwicklung und berufliches Selbstverständnis verantworten

Klara versteht die Welt nicht mehr

Setting: stationäre Akutpflege – Altersgruppe 0–17 Jahre

Fallsituation:
Klara Hofmeister (20 Jahre) ist Auszubildende im dritten Ausbildungsdrittel und aktuell auf der Kinderstation des Klinikums eingesetzt. Sie berichtet:

„In den letzten Wochen habe ich Lilly kennengelernt. Das kleine Mädchen ist im Alter von drei Wochen auf der Kinderstation aufgenommen worden. Sie hatte zu Hause einen Krampfanfall. Lillys Mama, Frau Melzer, wurde mit aufgenommen und betreut ihre Tochter im Krankenhaus. Die Ergebnisse der Diagnostik zeigten bei Lilly einen Gendefekt. Die Prognose ist nicht gut, so viel habe ich verstanden. Während Lilly auf Station ist, hatte sie bisher fast täglich einen Krampfanfall. Der letzte war so heftig, dass das Notfallteam reanimieren musste.

Vor zwei Tagen wurde ich im Frühdienst Pflegefachfrau Meike Keller zugeteilt. Sie ist sehr erfahren in der Pädiatrie. Ich sagte ihr gleich nach der Übergabe, dass ich gern Lillys Versorgung übernehmen möchte. Sie meinte aber, die Versorgung von Lilly sei zu komplex. Ich sollte bei allen Patienten die Vitalzeichen messen und die Zimmer sauber machen. Das hat mich so frustriert, dass ich zur Stationsleitung gegangen bin, um mich zu beschweren. Seitdem gehe ich Meike aus dem Weg. Bei der Gesundheits- und Kinderkrankenpflegerin Martina Kovac darf ich Bezugspflege durchführen und Lilly versorgen. Das macht mir viel Freude.

Ich habe schon seit ein paar Tagen bemerkt, dass Frau Melzer viel nachdenkt und sich gar nicht mehr so viel um ihre Tochter kümmert. Als ich sie heute darauf angesprochen habe, sagt sie: ‚Vielleicht hätten mein Mann und ich lieber keine Kinder bekommen sollen. Lilly ist so krank und ich sehe keine Hoffnung für sie.' Ihre Worte gehen mir nicht aus dem Kopf. Sie stellt ihre Schwangerschaft und Lillys Leben infrage. Wie kann eine Mutter das nur tun? Liebt sie ihre Tochter etwa nicht?

Morgen gibt es eine Fallbesprechung zu Lilly. Dazu kommen die behandelnden Ärzte, die Bezugspflegekräfte, der Sozialdienst und die Eltern. Auch ich bin dabei, da ich Lilly in den letzten Wochen betreut habe. Aber vor einer Stunde habe ich von der Stationsleitung gehört, dass sich Frau und Herr Melzer dazu entschieden haben, die lebenserhaltenden Maßnahmen einzustellen. Ich verstehe die Welt nicht mehr! Das heißt für Lilly, dass sie bei einem der nächsten Krampfanfälle mit Atemaussetzer sterben kann. Die Eltern haben doch das Sorgerecht und die Verantwortung für ihre Tochter. Das können sie nicht einfach so entscheiden. Oder etwa doch?"

Aufgaben *Ihre Vorbereitungszeit beträgt max. 30 Minuten.*

1 Lesen Sie die Fallsituation. Machen Sie sich Notizen zu den folgenden Situationsmerkmalen.
- Akteure: Wer sind die handelnden Personen in der Fallsituation?
- Erleben, Deuten, Verarbeiten: Wie nehmen diese Personen die Pflegesituation wahr?
- Handlungsmuster/-anlässe: Wie handeln die Personen? Was sind ihre Gründe?
- Kontextbedingungen: Welche Umgebungsfaktoren spielen eine Rolle?

2 Folgende Schwerpunkte werden im Prüfungsgespräch thematisiert:
- soziale Konflikte im Team, Konfliktanalyse (KB III)
- ethische Dilemmasituation, ethische Prinzipien (KB IV)
- Sorgerecht, elterliche Sorge und Verantwortung, Pflege-Charta (KB V)

Im Prüfungsgespräch:

Im Prüfungsgespräch dürfen Sie zunächst frei auf die fallbezogenen Themenschwerpunkte eingehen. Die Fachprüfenden werden Ihnen eventuell Fragen stellen, um Sie durch das Gespräch zu leiten.

Wählen Sie zu Übungszwecken jeweils 2–3 mögliche Prüfungsaufgaben aus jedem Kompetenzbereich aus und beantworten Sie diese in einem Zeitrahmen von max. 30 Minuten. Planen Sie je Kompetenzbereich max. 10 Minuten ein. Nach 30 Minuten vergleichen Sie Ihre Antworten mit den Ausführungen im Erwartungshorizont. Mit der Auswertungstabelle können Sie sich selbst einschätzen.

Kompetenzbereich III:

1 Die Auszubildende Klara Hofmeister erlebt in der Zusammenarbeit mit der Kinderkrankenpflegerin Meike Keller einen Konflikt. Analysieren Sie den sozialen Konflikt und leiten Sie Handlungsalternativen ab (→ AB II).

2 Definieren Sie, was man unter einem Konflikt versteht (→ AB I), und erläutern Sie die verschiedenen Formen von Konflikten, bezogen auf die Fallsituation (→ AB II).

3 Die Auszubildende Klara Hofmeister hat zur Konfliktlösung die Stationsleitung aufgesucht. Entwickeln Sie Lösungsvorschläge, wie der Konflikt von Pflegefachfrau Meike Keller und Klara Hofmeister gelöst werden kann (→ AB III).

Kompetenzbereich IV:

4 In der Fallsituation wird eine ethische Dilemmasituation dargestellt. Beschreiben Sie die Perspektiven von Klara Hofmeister und Frau Melzer (→ AB I).

5 Begründen Sie, warum es sich hierbei um eine Dilemmasituation handelt (→ AB III).

6 Erklären Sie den prinzipienethischen Ansatz nach Beauchamp & Childress, mit dessen Hilfe eine Entscheidungsfindung erleichtert wird (→ AB II).

7 Wägen Sie die konkurrierenden ethischen Prinzipien im Fall ab (→ AB III).

8 Die Auszubildende Klara Hofmeister stellt sich die Frage nach dem Sorgerecht der Eltern und ob sie entscheiden können, dass keine lebenserhaltenden Maßnahmen mehr bei ihrer Tochter erfolgen dürfen. Erläutern Sie, welche rechtlichen Voraussetzungen hier gelten (→ AB II).

Kompetenzbereich V:

9 Nennen Sie die acht Artikel der Pflege-Charta, die für die Pflege relevante ethische Leitlinien beinhalten (→ AB I).

10 In der Pflege-Charta Artikel 4 heißt es: *„Jeder hilfe- und pflegebedürftige Mensch hat das Recht auf eine an seinem persönlichen Bedarf ausgerichtete, gesundheitsfördernde und qualifizierte Pflege, Betreuung und Behandlung."* Nehmen Sie Bezug zum Zitat aus der Pflege-Charta und beurteilen Sie, wie die Auszubildende Klara Hofmeister dieses Recht für ihre Patientin Lilly Melzer interpretiert und welche Position sie einnimmt (→ AB III).

Erwartungshorizont

Zusammenfassung der Fallsituation

> **HINWEIS**
> Lilly als betroffenes Kind ist auch eine Akteurin. Hier kann man Vermutungen anstellen, wie es ihr geht. Im Fall selbst ist nichts dazu beschrieben.

Akteure:

- ☐ Eltern von Lilly Melzer, die Auszubildende Klara Hofmeister, die erfahrene Pflegefachfrau Meike Keller, die Stationsleitung und die Gesundheits- und Kinderkrankenpflegerin Frau Kovac.

Erleben, Deuten, Verarbeiten:

- ☐ Klara Hofmeister macht es viel Freude, Lilly zu versorgen. Sie arbeitet gerne mit der Gesundheits- und Kinderkrankenpflegerin Frau Kovac, die ihr die Bezugspflege erlaubt. Im Gegensatz dazu darf sie bei Pflegefachfrau Meike Keller Lilly nicht versorgen.
- ☐ Sie beobachtet, dass sich die Mutter von Lilly immer mehr von ihrem Kind distanziert und die Schwangerschaft infrage stellt. Klara hat Schwierigkeiten, sich in die Mutter hineinzuversetzen.
- ☐ Als die Eltern Melzer sich entscheiden, die lebenserhaltenden Maßnahmen einzustellen, ist Klara Hofmeister entsetzt.
- ☐ Die Eltern Melzer sind in einer sehr schwierigen Situation, da sie ein schwer erkranktes Kind haben. Die Mutter, Frau Melzer, ist im Krankenhaus aufgenommen, um ihr Kind zu versorgen. Doch sie scheint sich immer mehr von ihrem Kind zu distanzieren. Die Eltern kommen zu einer Entscheidung, die ihnen sicher nicht leichtgefallen ist.
- ☐ Pflegefachfrau Meike Keller schätzt die anspruchsvolle Versorgung von Lilly ein und sieht das in ihrem eigenen Aufgabenfeld. Sie delegiert einfache Aufgaben an Klara.

Handlungsmuster/-anlässe:

- ☐ Klara Hofmeister geht Meike Keller aus dem Weg und beschwert sich schließlich bei der Stationsleitung (soziale Konflikte im Team).
- ☐ Sie ist nicht einverstanden mit der Entscheidung der Eltern und fragt sich, ob sie das zu bestimmen haben (Sorgerecht, Verantwortung).
- ☐ Die Eltern Melzer müssen eine Entscheidung zur weiteren medizinischen Versorgung ihrer Tochter treffen, die ihnen keiner abnehmen kann. Sie bauen eine Distanz zu ihrer Tochter auf.
- ☐ Pflegefachfrau Meike Keller übernimmt die pflegerische Versorgung für Lilly selbst und möchte diese Aufgabe nicht an die Auszubildende delegieren.

Kontextfaktoren:

- ☐ In der Fallsituation geht es um die die Erlebnisse der Auszubildenden Klara Hofmeister und die Pflege von Lilly Melzer. Lilly ist circa einen Monat alt und hat einen Gendefekt. Seit dem Alter von drei Wochen leidet sie an lebensbedrohlichen Krampfanfällen.

Kompetenzbereich III:

1 sozialer Konflikt zwischen Meike und Klara:

- ☐ Klara fühlt sich von Frau Keller ungerecht behandelt. Sie hat bereits einige Wochen auf der Kinderstation gearbeitet. Sie kennt die Patientin und hat sie in den letzten Tagen mit viel Freude versorgt. Um die erforderlichen Kompetenzen im letzten Ausbildungsdrittel aufzubauen, braucht sie Unterstützung von erfahrenen Kolleginnen.
- ☐ Die Pflegefachfrau Meike Keller hat bestimmt schon mit vielen Auszubildenden gearbeitet. Sie hat entschieden, dass Klara nicht genug Kompetenzen für die Versorgung von Lilly hat. Frau Keller weist Klara „einfache" Tätigkeiten zu, bei denen sie nicht viel falsch machen kann.
- ☐ Der Konflikt entsteht dadurch, dass die Bedürfnisse (von Klara Hofmeister und Meike Keller) nicht übereinstimmen und Klara Hofmeister sich ungerecht behandelt fühlt.

Handlungsalternative:

- ☐ Meike könnte Lilly gemeinsam mit Klara versorgen, um sich ein Bild über Klaras Kompetenzen zu machen.

2 Konfliktdefinition:

- ☐ Ein Konflikt liegt vor, wenn mindestens zwei Personen interagieren und unterschiedliche Meinungen, Gefühle, Werte oder Ziele haben.

Konfliktformen in der Fallsituation:

- ☐ Der Konflikt lässt sich als Ziel- und Machtkonflikt beschreiben.
  - ○ Zielkonflikt: Klara will die Versorgung übernehmen und ihre Kompetenzen erweitern. Dagegen will Pflegefachfrau Meike Keller Lilly die qualitativ beste Versorgung zukommen lassen.
  - ○ Machtkonflikt: Kinderkrankenpflegerin Meike Keller hat höhere Qualifikationen und ist verantwortlich für die Auszubildende Klara. Sie nutzt ihre Position, um Klara andere Aufgaben zuzuteilen und die Versorgung ihrer Patienten allein zu übernehmen.

3 Strategien zur Konfliktlösung:

- ☐ Die Auszubildende Klara Hofmeister reagiert auf den Konflikt, indem sie zur Stationsleitung geht und sich über Meike Kellers Verhalten beklagt. Möglicherweise möchte sie auch von ihr getröstet werden. Ich würde Klara Hofmeister empfehlen, ein Gespräch mit Frau Keller und der Stations- oder Praxisanleitung zu suchen.
- ☐ Hilfreich ist, eine gemeinsame Zielvereinbarung zu formulieren. Die Stationsleitung/Praxisanleitung kann dabei vermitteln und Frau Keller z. B. über Klaras Ausbildungsstand informieren.

I INFO

Mehr über Konfliktformen unter: Vogler, C. (Hrsg.), (2020): Pflegias – Grundlagen der beruflichen Pflege (Bd. 1), Kap. A I 5.2.1 Teamarbeit, S. 126, Tab. 1.

- ☐ In der Zielvereinbarung könnte stehen, dass Frau Keller die Auszubildende entsprechend ihren Fähigkeiten einbindet. Hierzu ist ein Austausch/Interagieren zwischen den beiden notwendig. Meike Keller kann in der Zielvereinbarung beispielsweise definieren, welche Tätigkeiten gemeinsam gemacht werden dürfen und welche sie nicht delegieren kann und darf.

Kompetenzbereich IV:

4 Perspektiven von Klara und Frau Melzer im ethischen Dilemma:

- ☐ Klara möchte, dass Lilly die Pflege bekommt, die sie in ihrem Zustand benötigt, das heißt für sie auch, lebenserhaltende Maßnahmen durchzuführen. Ihrer Meinung nach hat Lilly ein Recht auf Leben (Grundgesetz Art. 2), ein Recht auf Pflege, Betreuung und Behandlung (Pflege-Charta Art. 4).
- ☐ Frau und Herr Melzer wollen nicht, dass ihre Tochter leidet. Sie möchten ihr vermutlich die Schmerzen durch lebenserhaltende Maßnahmen ersparen. Beide leiden sicher sehr unter der Situation. Sie haben sich für ihre Tochter ein anderes Leben gewünscht. Frau Melzer selbst stellt die Schwangerschaft infrage. Es kann gut sein, dass sie bei sich selbst nach Gründen sucht und Schuldgefühle hat.

5 ethisches Dilemma in der Fallsituation:

- ☐ Ein ethisches Dilemma bezieht sich auf eine Situation, in der eine Person oder eine Gruppe vor eine schwierige Entscheidung gestellt wird, bei der zwei oder mehr moralisch akzeptable, aber möglicherweise konkurrierende Handlungsoptionen zur Auswahl stehen.
- ☐ Klara Hofmeister möchte Lilly versorgen und sich für ihre Rechte einsetzen. Die Fürsorge steht für sie an erster Stelle.
- ☐ Auf der anderen Seite bedeuten Reanimation, Schmerzen und häufige Krampfanfälle mehr Einschränkungen für Lilly. Lillys Mutter kann dieses Leid ihrer Tochter anscheinend nicht ertragen.

6 prinzipienethischer Ansatz nach Beauchamp & Childress:

- ☐ Die biomedizinische Ethik nach Beauchamp & Childress zielt darauf ab, die Sicherheit und das Wohlergehen der zu Pflegenden zu gewährleisten und besteht aus folgenden Prinzipien:
  - ○ Das Prinzip der Schadensvermeidung bedeutet, den Pflegebedürftigen keinen Schaden zuzufügen und Schaden von ihnen fernzuhalten.
  - ○ Das Prinzip der Fürsorge hat das Ziel, das Wohlergehen von Pflegebedürftigen zu fördern.
  - ○ Das Prinzip des Rechts auf Autonomie (Selbstbestimmung) bezeichnet das Recht Pflegebedürftiger, selbstständig Entscheidungen zu treffen.

I INFO

Prinzipien der biomedizinischen Ethik nach Beauchamp & Childress → siehe Vogler, C. (Hrsg.), (2020): Pflegias – Grundlagen der beruflichen Pflege (Bd. 1), Kap. 3.2.3 Prinzipienethischer Ansatz, S. 81 ff.

☐ Das Prinzip der Gerechtigkeit beschreibt eine nachvollziehbare, gerechte Verteilung der Ressourcen im pflegerischen Alltag. Sind die Gründe nachvollziehbar, können alle Beteiligten erkennen, ob es sich um eine gerechte Verteilung handelt.

7 konkurrierende ethische Prinzipien im Fall:

☐ In der Fallsituation möchte Klara Hofmeister dem Prinzip der Schadensvermeidung gerecht werden. Sie möchte Lilly keinen Schaden zufügen und Schaden von ihr fernhalten.

☐ Auf der anderen Seite steht das Prinzip der Autonomie (Selbstbestimmung). Lilly ist erst wenige Monate alt und ihre Eltern haben die Pflicht und das Recht, für ihre Tochter zu entscheiden. Diese Entscheidungen müssen auch akzeptiert werden. Der Wille der Eltern ist zu berücksichtigen.

8 rechtliche Voraussetzungen für die Entscheidung von Lillys Eltern:

☐ Zum Thema elterliche Sorge gibt das Bürgerliche Gesetzbuch Auskunft. In § 1627 BGB steht: „Die Eltern haben die elterliche Sorge in eigener Verantwortung und in gegenseitigem Einvernehmen zum Wohl des Kindes auszuüben. Bei Meinungsverschiedenheiten müssen sie versuchen, sich zu einigen."

☐ Frau und Herr Melzer haben sich dazu entschieden, weitere lebenserhaltende Maßnahmen nicht durchführen zu lassen. Das ist ihr Recht.

☐ Beide haben das Sorgerecht für Lilly und beide Elternteile müssen der Behandlung ihres nicht einwilligungsfähigen Kindes zustimmen.

☐ Die Voraussetzung für diese Entscheidung ist, dass beide Eltern ärztlich über die Konsequenzen aufgeklärt sind.

HINWEIS

Die genauen Paragrafen müssen weder genannt noch wörtlich zitiert werden.

Kompetenzbereich V:

9

Artikel der Pflege-Charta	Beschreibung
☐ Artikel 1: Selbstbestimmung und Hilfe zur Selbsthilfe	☐ Jeder hilfe- und pflegebedürftige Mensch hat das Recht auf Hilfe zur Selbsthilfe sowie auf Unterstützung, um ein möglichst selbstbestimmtes und selbstständiges Leben zu führen.
☐ Artikel 2: körperliche/seelische Unversehrtheit, Freiheit und Sicherheit	☐ Jeder hilfe- und pflegebedürftige Mensch hat das Recht, vor Gefahren für Leib und Seele geschützt zu werden.

Artikel der Pflege-Charta	Beschreibung
☐ Artikel 3: Privatheit	☐ Jeder hilfe- und pflegebedürftige Mensch hat das Recht auf Wahrung und Schutz seiner Privat- und Intimsphäre.
☐ Artikel 4: Pflege, Betreuung und Behandlung	☐ Jeder hilfe- und pflegebedürftige Mensch hat das Recht auf eine an seinem persönlichen Bedarf ausgerichtete, gesundheitsfördernde und qualifizierte Pflege, Betreuung und Behandlung.
☐ Artikel 5: Information, Beratung und Aufklärung	☐ Jeder hilfe- und pflegebedürftige Mensch hat das Recht auf umfassende Informationen über Möglichkeiten und Angebote der Beratung, der Hilfe und Pflege sowie der Behandlung.
☐ Artikel 6: Wertschätzung, Kommunikation und Teilhabe	☐ Jeder hilfe- und pflegebedürftige Mensch hat das Recht auf Wertschätzung, Austausch mit anderen Menschen und Teilhabe am gesellschaftlichen Leben.
☐ Artikel 7: Religion, Kultur und Weltanschauung	☐ Jeder hilfe- und pflegebedürftige Mensch hat das Recht, seiner Kultur und Weltanschauung entsprechend zu leben und seine Religion auszuüben.
☐ Artikel 8: palliative Begleitung, Sterben und Tod	☐ Jeder hilfe- und pflegebedürftige Mensch hat das Recht, in Würde zu sterben.

Quelle: Bundesministerium für Familie, Senioren, Frauen und Jugend (2019): Charta der Rechte hilfe- und pflegebedürftiger Menschen. Online unter: www.wege-zur-pflege.de/fileadmin/daten/Pflege_Charta/Schulungsmaterial/Modul_1/Pflegecharta_neu/190114_Bro.pdf (Zugriff: 21.10.2023).

10 Bezug von Artikel 4 der Pflege-Charta auf die Fallsituation:

- ☐ Artikel 4 der Pflege-Charta bezieht sich in diesem Fall auf das Recht, die Pflege zu erhalten, die nach dem Bedarf von Lilly ausgerichtet ist.
- ☐ Die Patientin benötigt Unterstützung in allen Aktivitäten des Lebens. Sie hat durch den genetischen Defekt einen besonderen Bedarf bei der Sicherstellung der Atmung.
- ☐ Hier sieht Klara Hofmeister einen Konflikt mit der Entscheidung der Eltern, die lebensverlängernden Maßnahmen zu beenden.

Auswertung

Lesen Sie die einzelnen Notendefinitionen. Überlegen Sie, welche Definition am besten Ihren Ergebnissen und Ausführungen entspricht. Kreuzen Sie für jeden Kompetenzbereich eine Note für sich an. Für eine Gesamtbewertung addieren Sie alle Kompetenznoten, teilen sie durch 3 und tragen das Ergebnis im Kästchen unten in der Tabelle ein.

Note	Definition	KB III	KB IV	KB V
1	• Ich konnte die Kompetenzaufgaben schnell erfassen sowie selbstständig, umfassend und richtig beantworten. • Ich konnte mein aktuelles Wissen in den 30 bis 45 Minuten Prüfungszeit sicher auf die Fallsituation und darüber hinaus anwenden. Ich hätte zu den Kompetenzaufgaben/Prüfungsthemen auch noch mehr sagen können. • Ich habe mich immer präzise ausgedrückt sowie fließend, strukturiert und nachvollziehbar gesprochen.	☐	☐	☐
2	• Ich konnte die Kompetenzaufgaben gut erfassen sowie fast immer selbstständig und richtig beantworten. • Ich konnte mein aktuelles Wissen in den 30 bis 45 Minuten Prüfungszeit sicher auf die Fallsituation anwenden. • Ich habe mich immer gut ausgedrückt und zusammenhängend, strukturiert sowie nachvollziehbar gesprochen.	☐	☐	☐
3	• Ich konnte die meisten Kompetenzaufgaben selbstständig und richtig beantworten. Manchmal benötigte ich Unterstützung oder hätte mir diese gewünscht, um auf die richtige Lösung zu kommen. • Ich konnte zu den wichtigsten Problemen in der Fallsituation mein Wissen anwenden. • Manchmal hätte ich mich verständlicher ausdrücken und strukturierter sprechen können. Aber ich denke, meine Antworten waren nachvollziehbar.	☐	☐	☐
4	• Ich konnte nur einige Kompetenzaufgaben selbstständig und richtig beantworten. Bei den anderen hätte ich Hilfe gebraucht, um auf die richtige Lösung zu kommen. • Ich konnte Grundwissen wiedergeben. Das Anwenden meiner theoretischen Kenntnisse auf die Fallsituation gelang mir nicht immer. • Ich musste oft überlegen, was ich wie sagen soll. Mir fiel es schwer, die ganze Zeit strukturiert und gut nachvollziehbar zu sprechen.	☐	☐	☐
5	• Ich konnte die Kompetenzaufgaben entweder gar nicht oder fast nur falsch beantworten. • Ich habe gemerkt, dass mein aktueller Wissenstand nicht ausreicht bzw. ich vieles nicht wusste oder anwenden konnte. • Ich konnte die Inhalte nicht zusammenhängend und logisch darstellen.	☐	☐	☐
6	• Ich konnte die Kompetenzaufgaben nur falsch bzw. gar nicht beantworten oder habe sie nicht verstanden. • Ich konnte auf kein Wissen zurückgreifen und war mit der Fallsituation und den Aufgaben überfordert. • Ich konnte mich nicht verständlich ausdrücken und auch keine Zusammenhänge erkennen, selbst wenn man mir geholfen hätte.	☐	☐	☐

Gesamtbewertung (Note KB III ☐ **+ Note KB IV** ☐ **+ Note KB V** ☐ **) : 3 =** ☐

Herr Sander braucht einen Plan

Setting: stationäre Akutpflege – Altersgruppe 19–59 Jahre

Fallsituation:
Holger Sander (57 Jahre) leidet seit sieben Jahren am Parkinsonsyndrom. Der ehemalige Dachdecker ist seit drei Jahren in Frührente, da er durch die zunehmenden Einschränkungen seinen Beruf nicht mehr ausüben konnte. Bis vor einem Jahr lebte er bei seiner Lebensgefährtin. Immer häufiger kam es zwischen ihnen zum Streit, da Herr Sander nur noch eingeschränkt an gemeinsamen Aktivitäten teilnehmen konnte und immer mehr auf ihre Hilfe angewiesen war. Nach einem großen Streit trennte sich die Lebensgefährtin von ihm mit den Worten: „Ich habe keine Lust, den Rest meines Lebens in der Wohnung zu verbringen! Ich will noch was von der Welt sehen! Ich bin doch nicht deine Pflegekraft!“ Um nicht auf sich allein gestellt zu sein, zog Herr Sander wieder bei seiner Mutter Anneliese Sander (77 Jahre) ein. Sie versucht, ihn im Alltag bestmöglich zu unterstützen.

Aufgrund einer akinetischen Krise musste Herr Sander nun ins Krankenhaus eingewiesen werden. Er hatte nicht auf die regelmäßige Einnahme seiner Medikamente geachtet und durch eine zusätzliche akute Diarrhö trat bei ihm plötzlich die Bewegungslosigkeit auf. Im Krankenhaus wurde er medizinisch versorgt und ein neuer Therapieplan erstellt.

Pflegefachfrau Isabell Klein (20 Jahre) ist heute im Spätdienst für die Versorgung von Herrn Sander verantwortlich. Sie arbeitet seit einer Woche auf der neurologischen Station, nachdem sie vor einem Monat ihr Examen bestanden hat. Als sie zum Abendessen das Zimmer von Herrn Sander betritt, sieht sie, dass seine Mutter Anneliese Sander noch zu Besuch ist. Beide sitzen am Fenster und sind so in ihr Gespräch vertieft, dass sie Isabell Klein gar nicht bemerken. Frau Sander sagt zu ihrem Sohn: „Holger, ich hatte solche Angst um dich! Wie soll das denn zu Hause weitergehen? Ich bin einfach zu alt und kann mich nicht so um dich kümmern wie eine Pflegefachkraft. Was sagen denn die Pflegekräfte und Ärzte zu deiner Situation?“ „Ach Mama, dass interessiert die doch gar nicht!“, antwortet ihr Holger Sander. „Ich habe jetzt meine neuen Tabletten und der Durchfall ist auch vorbei. Morgen soll ich entlassen werden. Ich weiß ja auch nicht, wie es weitergehen soll.“ In diesem Moment bemerken sie Isabell Klein. Frau Sander fragt sie: „Können Sie uns sagen, wie es für meinen Sohn weitergehen soll?“ Erschrocken dreht sich Isabell Klein um und verlässt schnell das Zimmer. Die weitere Versorgung von Herrn Sander übergibt sie an eine Kollegin aus ihrem Team.

Aufgaben *Ihre Vorbereitungszeit beträgt max. 30 Minuten.*

1 Lesen Sie die Fallsituation und machen Sie sich Notizen zu wesentlichen Inhalten. Beginnen Sie das Prüfungsgespräch mit einer kurzen Zusammenfassung des Falls in eigenen Worten.

2 Folgende Schwerpunkte werden im Prüfungsgespräch thematisiert:
- Medikamentenmanagement (KB III)
- intra- und interprofessionelle Zusammenarbeit (KB III)
- Entlassungsmanagement (KB IV)
- Konfliktmanagement und Umgang mit Belastungssituationen (KB III, KB V)
- lebenslanges Lernen und Resilienz (KB V)

Im Prüfungsgespräch:

Im Prüfungsgespräch dürfen Sie zunächst frei auf die fallbezogenen Themenschwerpunkte eingehen. Die Fachprüfenden werden Ihnen eventuell Fragen stellen, um Sie durch das Gespräch zu leiten.

Wählen Sie zu Übungszwecken jeweils 2–3 mögliche Prüfungsaufgaben aus jedem Kompetenzbereich aus und beantworten Sie diese in einem Zeitrahmen von max. 30 Minuten. Planen Sie je Kompetenzbereich max. 10 Minuten ein. Nach 30 Minuten vergleichen Sie Ihre Antworten mit den Ausführungen im Erwartungshorizont. Mit der Auswertungstabelle können Sie sich selbst einschätzen.

Kompetenzbereich III:

1 Erläutern Sie die besondere Bedeutung des korrekten Medikamentenmanagements für vom Parkinsonsyndrom betroffene Personen am Beispiel von Holger Sander (→ **AB II**).

2 Benennen Sie mögliche auslösende Faktoren einer akinetischen Krise (→ **AB I**) und erläutern Sie das pflegefachlich korrekte Vorgehen (→ **AB II**).

3 Benennen Sie die an der interprofessionellen Versorgung von Herrn Sander beteiligten Berufsgruppen und verdeutlichen Sie deren Verantwortungsbereiche (→ **AB I**).

4 Bewerten Sie das professionelle Handeln von Isabell Klein hinsichtlich eines möglichen Konflikts und zeigen Sie Handlungsalternativen auf (→ **AB III**).

Kompetenzbereich IV:

5 Begründen Sie die Notwendigkeit des Entlassungsmanagements für Herrn Sander und beurteilen Sie den aktuellen Stand der geplanten poststationären Versorgung (→ **AB III**).

6 Beschreiben Sie den fachlich korrekten Ablauf des Entlassungsmanagements für Herrn Sander und gehen Sie dabei auf die poststationär notwendigen Versorgungsstrukturen ein (→ **AB II**).

7 Erklären Sie die beruflichen Handlungskompetenzen, die bei einer Pflegefachkraft gegeben sein sollten (→ **AB II**) und bewerten Sie damit die Reaktion von Isabell Klein auf Frau Sanders Frage zur poststationären Versorgung ihres Sohns (→ **AB III**).

Kompetenzbereich V:

8 Isabell Klein hat vor einem Monat ihr Examen bestanden. Definieren Sie den Begriff lebenslanges Lernen (→ **AB I**) und begründen Sie, warum trotz einer bestandenen Abschlussprüfung das Lernen nicht aufhören sollte (→ **AB III**).

9 Skizzieren Sie mögliche Maßnahmen für Frau Klein, um ihre beruflichen Handlungskompetenzen zukünftig zu erweitern und ihre Resilienz zu stärken (→ **AB II**).

Erwartungshorizont

Zusammenfassung der Fallsituation:

- ☐ Herr Sander leidet seit sieben Jahren am Parkinsonsyndrom. Der ehemalige Dachdecker ist 57 Jahre alt und wegen seiner Erkrankung in Frührente.
- ☐ Aktuell befindet er sich aufgrund einer akinetischen Krise im Krankenhaus, wo ein neuer Therapieplan für ihn erstellt wurde.
- ☐ Lebenssituation: Nach der Trennung von seiner Lebensgefährtin lebt er bei seiner Mutter und wird von dieser unterstützt.
- ☐ Herr Sander und seine Mutter, Frau Sander, sind ratlos, wie die Versorgung nach dem Krankenhausaufenthalt weitergehen soll.
- ☐ Pflegefachfrau Isabell Klein kann auf die Frage von Frau Sander nicht eingehen und übergibt die Versorgung an eine Kollegin.

Kompetenzbereich III:

1 Bedeutung des Medikamentenmanagements bei Parkinson:

- ☐ Das Parkinsonsyndrom ist vor allem durch die Kardinalsymptome Bradykinese, Akinese, Tremor, Rigor und posturale Instabilität gekennzeichnet.
- ☐ Diese Symptome beziehen sich auf die motorischen Fähigkeiten der betroffenen Person bzw. auf die bereits vorhandenen Einschränkungen.
- ☐ Durch ein Ungleichgewicht der Neurotransmitter Dopamin und Acetylcholin zeigen sich die charakteristischen Symptome.
- ☐ Ein individuell angepasstes Medikamentenmanagement ermöglicht es, dass das Ungleichgewicht der Neurotransmitter ausgeglichen wird und die Symptome zum Teil kompensiert werden.
- ☐ Somit kann Autonomie wiederhergestellt werden und der notwendige Pflegebedarf reduziert sich.

> **! HINWEIS**
>
> Sie können an dieser Stelle gebeten werden, die Kardinalsymptome zu definieren: Akinese (Bewegungsarmut, -losigkeit); Tremor (unwillkürliches Zittern), Rigor (Muskelsteifigkeit), posturale Instabilität (mangelnde/gestörte Körperhaltung).

2 auslösende Faktoren der akinetischen Krise:

- ☐ Eine akinetische Krise ist ein Notfall, da es sich um eine komplette Bewegungslosigkeit handelt.
- ☐ Dieser Zustand erfordert eine sofortige Einweisung in die Akutversorgung, da er mit Dysphagie (Schluckstörung), Dysarthrie (Sprech-/Artikulationsstörung) einhergeht.
- ☐ Möglich ist auch ein Temperaturanstieg bis zum Fieber.
- ☐ Eine orale Medikamentengabe ist nicht möglich, da ein erhöhtes Aspirationsrisiko besteht.
- ☐ Ausgelöst wird dieser Zustand z. B. durch folgende Aspekte:
  - ○ Medikamente werden nicht zur genauen Zeit bzw. pünktlich eingenommen, wie im Fall von Herrn Sander.
  - ○ Medikamente werden in der falschen Dosierung eingenommen.

- ○ Die Medikamenteneinnahme erfolgt ohne notwendigen Abstand zu eiweißhaltigen Mahlzeiten (Empfehlung: 30 Min. vor oder 90 Min. nach einer Mahlzeit).
- ○ Erkrankungen des Verdauungstraktes: Herr Sander litt unter Diarrhö (Durchfall).
- ○ Medikamente reichen in der Dosierung nicht mehr aus (austherapiert).

☐ Alle Ursachen haben zur Folge, dass zu wenig Wirkstoff im Dünndarm resorbiert werden kann, wodurch die therapeutische Breite der Medikamente nicht mehr gegeben ist und damit die gewünschte Wirkung nicht oder nur unzureichend eintritt.

Handlungsschritte:

☐ die betroffene Person nicht alleine lassen und beruhigen
☐ evtl. weitere Hilfe holen
☐ Notarzt anrufen
☐ Vitalzeichen messen/kontrollieren (Blutdruck, Puls, Temperatur)
☐ bei erhöhter Temperatur kühlende/fiebersenkende Maßnahmen durchführen
☐ Papiere für das Krankenhaus bzw. den Transport bereitlegen
☐ Übergabe an den eintreffenden Notarzt/Notfallsanitäter vornehmen

3

Berufsgruppe	Verantwortungsbereiche
☐ Pflegefachkräfte (Krankenhaus und evtl. ambulanter Pflegedienst)	☐ Sie sind für die Vorbehaltstätigkeiten verantwortlich sowie für die Durchführung von Grund- und Behandlungspflege. ☐ Entsprechend der Qualifikation dürfen sie Tätigkeiten an Kollegen delegieren. ☐ Sie sind für das Entlassungsmanagement verantwortlich. ☐ Sie überwachen in Zusammenarbeit mit Ärzten den neu erstellten Therapieplan von Herrn Sander.
☐ Neurologin	☐ Sie führt die Notfallversorgung von Herrn Sander durch, sodass sich die akinetische Krise löst und Herr Sander sich wieder bewegen kann. ☐ Sie ist für Diagnostik und Therapie bei Herrn Sander zuständig und erstellt einen neuen Therapieplan. ☐ Im Rahmen des Entlassungsmanagements erstellt sie einen Entlassungsbrief an den weiter behandelnden Arzt von Herrn Sander mit allen notwendigen Informationen.

Berufsgruppe	Verantwortungsbereiche
☐ Hausarzt	☐ Er übernimmt die weitere Behandlung von Herrn Sander, wenn dieser aus dem Krankenhaus entlassen wurde. ☐ Er verschreibt notwendige Medikamente, führt Kontrolluntersuchungen durch und erstellt Heilmittelverordnungen für begleitende Therapien für Herrn Sander. ☐ Er steht im Austausch mit einem evtl. organisierten ambulanten Pflegedienst und ggf. mit einer niedergelassenen, betreuenden Fachärztin der Neurologie.
☐ Pflegehelferinnen/ Pflegefach-assistenten	☐ Sie sind für die Unterstützung bei der Grundpflege und bei hauswirtschaftlichen Tätigkeiten zuständig.
☐ Physiotherapeut	☐ Er ist für die Erhaltung der Muskulatur zuständig, um Bewegungsabläufe zu stabilisieren.
☐ Ergotherapeutin	☐ Sie übt die Feinmotorik, sodass Alltagsfähigkeiten erhalten bleiben, z. B. Knöpfe schließen.
☐ Logopäde	☐ Er übt das Sprechen und das Schlucken, um der Dysarthrie und Dysphagie entgegenzuwirken.

4 Bewertung des Handelns von Isabell Klein:

- ☐ Pflegefachfrau Isabell Klein ist ihrer professionellen Rolle nicht gerecht geworden.
- ☐ Bezüglich der Frage von Frau Sander hätte sie sich die Zeit für ein professionelles Beratungsgespräch nehmen müssen, um die Unklarheiten und Sorgen von Herrn und Frau Sander aufzunehmen.
- ☐ Anhand des Gesprächs ist zu erkennen, dass Herr und Frau Sander emotional betroffen sind und gerade Herr Sander das Gefühl hat, dass im Krankenhaus nur das Nötigste für ihn getan wird.
- ☐ Herr und Frau Sander brauchen eine psychoemotionale Begleitung, damit sie das Gefühl bekommen, dass sie in dieser Situation wahr- und ernst genommen werden.

- ☐ Frau Klein befindet sich in einem Rollenkonflikt, da sie der ihr zugewiesenen Rolle nicht gerecht werden kann.
- ☐ Zusätzlich besteht ein Interessenkonflikt, da Pflegefachfrau Isabell Klein nicht auf diese Situation vorbereitet war, sondern ihrer geplanten Tätigkeit nachgehen wollte.
- ☐ Durch die Delegation der Versorgung an eine Kollegin aus dem Team entzieht sie sich der Auseinandersetzung.

Handlungsalternativen:

- ☐ Isabell Klein hätte auf Herrn Sander und seine Mutter zugehen sollen und ihnen einen Beratungstermin bezüglich der poststationären Versorgung anbieten können.
- ☐ In Vorbereitung auf diesen Termin hätte sie sich mit ihren Kollegen im interprofessionellen Team zur Situation von Herrn Sander beraten können.
- ☐ In der konkreten Situation hätte sie zumindest signalisieren müssen, dass sie Herrn und Frau Sander gehört und verstanden hat.
- ☐ Denn Herr und Frau Sander brauchten als Erstes die Bestätigung, dass sich Isabell Klein für ihre Probleme und eine Lösung interessiert.

Kompetenzbereich IV:

5 Bewertung des Entlassungsmanagements bei Holger Sander:

- ☐ Das Entlassungsmanagement soll Holger Sander und seiner Mutter Anneliese Sander Unterstützung geben, wenn er aus dem Krankenhaus entlassen wird.
- ☐ Das Entlassungsmanagement dient dazu, so schnell wie möglich einen notwendigen Pflege- und Unterstützungsbedarf festzustellen. So lassen sich Versorgungslücken vorbeugen, damit Herr Sander nicht wieder wegen einer akinetischen Krise ins Krankenhaus muss.
- ☐ Bisher ist für Holger Sander kein Entlassungsmanagement gestartet worden, obwohl es mit der Aufnahme ins Krankenhaus beginnen sollte. Aufgrund dieser Situation sind die Unsicherheiten bei ihm und seiner Mutter entstanden.

6 Ablauf des Entlassungsmanagements:

- ☐ Das Entlassungsmanagement hat vier Phasen:
  - ○ 1. Zuerst werden der Bedarf und mögliche Risiken in einem initialen und differenzierten Assessment festgestellt.
  - ○ 2. Ein auf Holger Sander abgestimmter poststationärer Versorgungsplan wird erstellt.
  - ○ 3. Die für ihn geplanten Maßnahmen werden umgesetzt.
  - ○ 4. Die Maßnahmen werden evaluiert.

poststationäre Versorgungsstrukturen für Holger Sander wären:

- ☐ *Zunächst ist ein ambulanter Pflegedienst zu organisieren, um die kontinuierliche Medikamentenversorgung von Herrn Sander zu sichern und so das Auftreten einer akinetischen Krise weniger wahrscheinlich zu machen.*
- ☐ *Beim MDK (Medizinischer Dienst der Krankenkassen) sollte ein Pflegegrad für Herrn Sander beantragt werden.*
- ☐ *Herr und Frau Sander sollten Informationen zu Pflegestützpunkten erhalten. Hier bekommen sie Beratung und Unterstützung, wenn Holger Sander entlassen wird.*
- ☐ *Die Informationsweitergabe an den behandelnden Hausarzt/Neurologen über den neuen Therapieplan ist sicherzustellen. So weiß der Arzt, wie die Therapie weiterzuführen ist, und kann notwendige begleitende Therapien verordnen (u. a. Logopäde, Ergotherapie, Physiotherapie).*

7 berufliche Handlungskompetenzen:

- ☐ *Fachkompetenz wird auch als Sachkompetenz bezeichnet. An sie ist das pflegerische Fachwissen gebunden, um den Pflegeprozess und alle damit verbundenen pflegerischen Tätigkeiten fachlich korrekt umzusetzen.*

  Bezug zur Fallsituation:

  - ☐ *Isabell Klein ist mit der Situation überfordert und verlässt das Patientenzimmer. Dies hat zur Folge, dass notwendige Fachinformationen nicht an Herrn und Frau Sander weitergegeben und diese mit der ungeklärten Situation sich selbst überlassen werden.*

- ☐ *Methodenkompetenz wird auch als Problemlösungskompetenz bezeichnet. Pflegefachkräfte sind in der Lage, ihre Handlungen zu strukturieren und in eine sinnhafte Abfolge zu bringen. So gewährleisten sie ein reibungsloses Arbeiten und sind in der Lage, Probleme zu lösen.*

  Bezug zur Fallsituation:

  - ☐ *Isabell Klein entzieht sich der Problemlösung, indem sie das Zimmer verlässt und die Versorgung ihrer Kollegin übergibt.*

- ☐ *Sozialkompetenz wird auch als sozial-kommunikative Kompetenz bezeichnet. Pflegefachkräfte sollen in der Lage sein, sich auf die individuelle Situation der zu pflegenden Person einzustellen, die notwendigen Bedarfe zu erfassen und ein entsprechend fachliches Kommunikationsverhalten zu zeigen. Sie sollten dabei empathisch, kongruent, teamfähig, kritikfähig, hilfsbereit und fair sein.*

  Bezug zur Fallsituation:

  - ☐ *Isabell Klein ist der Kommunikation mit Familie Sander ausgewichen. Dadurch konnte sie die notwendigen Bedarfe von Herrn Sander und seiner Mutter nicht erfassen und darauf eingehen. Somit könnten die beiden das Gefühl haben, dass sie mit ihren Problemen und Fragen nicht ernst genommen und alleingelassen werden.*

- ☐ Personalkompetenz wird auch als Selbstkompetenz bezeichnet. Pflegefachkräfte sollen in der Lage sein, sich selbst und ihre Handlungen kritisch zu reflektieren und mögliche Handlungsalternativen abzuleiten. Sie sollten in der Lage sein, selbstständige Entscheidungen zu treffen und auch kritische Situationen zu lösen, indem sie Durchsetzungsvermögen und Verantwortungsbewusstsein zeigen. Sie sollen auch auf ihre eigenen Bedürfnisse achten, wie z. B. rückengerecht zu arbeiten, die eigene Gesundheit zu fördern. Pflegefachkräfte sollen motiviert sein, das erworbene (berufliche) Wissen laufend im Rahmen des lebenslangen Lernens zu erweitern und zu aktualisieren.

  Bezug zur Fallsituation:

  - ☐ Isabell Klein ist nicht in der Lage, sich auf die veränderte Situation einzulassen und ihre ursprünglich geplante Pflegehandlung umzuplanen. Sie reflektiert sich im Anschluss nicht adäquat. Sie überlegt sich keine Handlungsalternative, sondern übergibt die pflegerische Betreuung von Holger Sander an ihre Kollegin. Dies ist zum Teil positiv zu werten, da sie sich wenigstens um die weitere Betreuung von Herrn Sander kümmert.

- ☐ Fazit: Durch ihr Verhalten zeigen sich bei Pflegefachkraft Isabell Klein Defizite in allen Handlungskompetenzen.

Kompetenzbereich V:

8 lebenslanges Lernen:

- ☐ Jeder Mensch sollte in seinem Leben immer wieder etwas Neues dazulernen und sein Wissen erweitern.
- ☐ Damit werden die eigenen Kompetenzen gestärkt, sich selbstständig Informationen zu beschaffen und zu erschließen.
- ☐ Das kann durch das Studium geeigneter Fachliteratur geschehen oder durch spezielle Bildungsprogramme im Rahmen der Fort- und Weiterbildung.
- ☐ Eine erfolgreiche Beendigung der Pflegeausbildung bedeutet nicht, dass automatisch alle beruflichen Kompetenzen vollumfänglich vorliegen und es für Isabell Klein somit nicht mehr nötig ist, dazuzulernen und sich weiterzuentwickeln.
- ☐ Laut dem von Patrica Benner entwickelten Modell zur Einstufung der Kompetenzen Pflegender lassen sich fünf Stufen unterscheiden. Stufe 1: Neuling/ Anfängerin, Stufe 2: fortgeschrittener Anfänger (Berufsanfänger), Stufe 3: kompetente Pflegefachperson (nach ca. 2–3 Jahren in einem Bereich), Stufe 4: erfahrene Pflegefachperson (ca. 3–5 Jahre Berufserfahrung in einem Bereich), Stufe 5: Pflegeexperte (intuitiv richtiges Handeln).

> **INFO**
>
> Mehr zu den Kompetenzstufen nach Patricia Benner unter: Benner, P.; Staudacher, D. (Hrsg.), (2017): Stufen zur Pflegekompetenz. From novice to expert. 3. Aufl., Bern: Hogrefe Verlag.

- ☐ Isabell Klein befindet sich demnach aktuell auf der Stufe eines Neulings bzw. einer Anfängerin. Es ist erstrebenswert, dass sie sich bis zur erfahrenen Pflegefachperson und bestenfalls bis zur Pflegeexpertin entwickelt.

9 Erweiterung beruflicher Handlungskompetenzen und Stärkung der Resilienz:

- ☐ Isabell Klein sollte ihr Fachwissen zum Krankheitsbild Parkinsonsyndrom aktualisieren, indem sie sich durch Fachliteratur informiert. So ist sie immer auf dem neuesten Stand.
- ☐ Sie kann sich im Rahmen einer kollegialen Beratung mit ihren Kollegen austauschen, wie diese solche Situationen bewältigen, um für sich geeignete Handlungsstrategien abzuleiten.

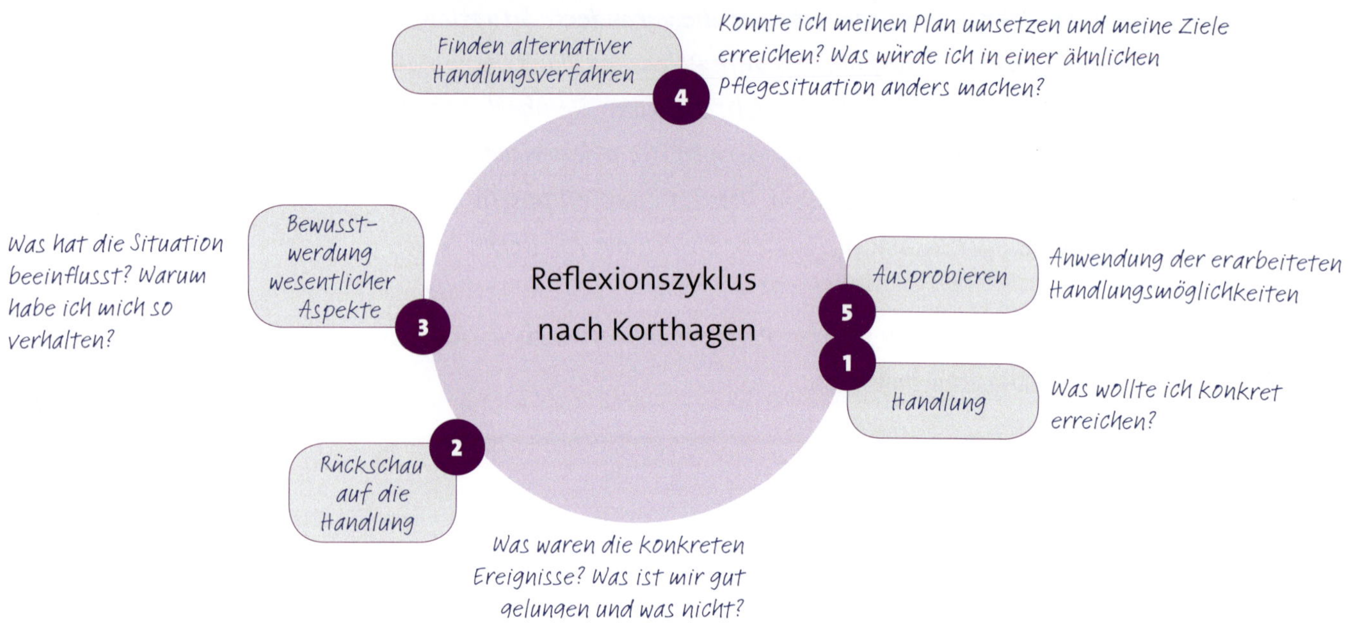

Abb.1 Reflexionszyklus nach Korthagen

> **I INFO**
>
> Reflexionszyklus nach Korthagen siehe: Vogler, C. (Hrsg.), (2020): Pflegias – Grundlagen der beruflichen Pflege (Bd. 1), Kap. 2.3.5 Reflektieren lernen, S. 59.

- ☐ Sie sollte das Geschehene reflektieren, z. B. mittels des Reflexionszyklus nach Korthagen, um sich alternative Handlungen zu überlegen und umzusetzen.
- ☐ Sie kann eine Fortbildung zum Thema Kommunikation in herausfordernden Situationen besuchen, um so handlungssicher zu sein.
- ☐ Sie kann eine Fortbildung zu Methoden der Resilienzförderung, mit Themen wie Meditation, Sport oder Entspannungstechniken besuchen.
- ☐ Sie kann sich in Fachquellen oder den hausinternen Standards zum Ablauf des Entlassungsmanagements informieren, um die Handlungsabläufe zu verinnerlichen und dann fachlich agieren zu können.
- ☐ Da das Entlassungsmanagement für Herrn Sander nicht nur in der Verantwortung von Isabell Klein liegt, sondern dieser Prozess im interprofessionellen Team abläuft, sollten über eine mögliche Supervision betriebsinterne Abläufe überprüft und somit optimiert werden.

Auswertung

Lesen Sie die einzelnen Notendefinitionen. Überlegen Sie, welche Definition am besten Ihren Ergebnissen und Ausführungen entspricht. Kreuzen Sie für jeden Kompetenzbereich eine Note für sich an. Für eine Gesamtbewertung addieren Sie alle Kompetenznoten, teilen sie durch 3 und tragen das Ergebnis im Kästchen unten in der Tabelle ein.

Note	Definition	KB III	KB IV	KB V
1	• Ich konnte die Kompetenzaufgaben schnell erfassen sowie selbstständig, umfassend und richtig beantworten. • Ich konnte mein aktuelles Wissen in den 30 bis 45 Minuten Prüfungszeit sicher auf die Fallsituation und darüber hinaus anwenden. Ich hätte zu den Kompetenzaufgaben/Prüfungsthemen auch noch mehr sagen können. • Ich habe mich immer präzise ausgedrückt sowie fließend, strukturiert und nachvollziehbar gesprochen.	☐	☐	☐
2	• Ich konnte die Kompetenzaufgaben gut erfassen sowie fast immer selbstständig und richtig beantworten. • Ich konnte mein aktuelles Wissen in den 30 bis 45 Minuten Prüfungszeit sicher auf die Fallsituation anwenden. • Ich habe mich immer gut ausgedrückt und zusammenhängend, strukturiert sowie nachvollziehbar gesprochen.	☐	☐	☐
3	• Ich konnte die meisten Kompetenzaufgaben selbstständig und richtig beantworten. Manchmal benötigte ich Unterstützung oder hätte mir diese gewünscht, um auf die richtige Lösung zu kommen. • Ich konnte zu den wichtigsten Problemen in der Fallsituation mein Wissen anwenden. • Manchmal hätte ich mich verständlicher ausdrücken und strukturierter sprechen können. Aber ich denke, meine Antworten waren nachvollziehbar.	☐	☐	☐
4	• Ich konnte nur einige Kompetenzaufgaben selbstständig und richtig beantworten. Bei den anderen hätte ich Hilfe gebraucht, um auf die richtige Lösung zu kommen. • Ich konnte Grundwissen wiedergeben. Das Anwenden meiner theoretischen Kenntnisse auf die Fallsituation gelang mir nicht immer. • Ich musste oft überlegen, was ich wie sagen soll. Mir fiel es schwer, die ganze Zeit strukturiert und gut nachvollziehbar zu sprechen.	☐	☐	☐
5	• Ich konnte die Kompetenzaufgaben entweder gar nicht oder fast nur falsch beantworten. • Ich habe gemerkt, dass mein aktueller Wissenstand nicht ausreicht bzw. ich vieles nicht wusste oder anwenden konnte. • Ich konnte die Inhalte nicht zusammenhängend und logisch darstellen.	☐	☐	☐
6	• Ich konnte die Kompetenzaufgaben nur falsch bzw. gar nicht beantworten oder habe sie nicht verstanden. • Ich konnte auf kein Wissen zurückgreifen und war mit der Fallsituation und den Aufgaben überfordert. • Ich konnte mich nicht verständlich ausdrücken und auch keine Zusammenhänge erkennen, selbst wenn man mir geholfen hätte.	☐	☐	☐
	Gesamtbewertung (**Note KB III** ☐ **+** **Note KB IV** ☐ **+** **Note KB V** ☐ **) : 3 =**	☐		

Alles für die Patienten?

Setting: stationäre Akutpflege – Altersgruppe ab 60 Jahre

Fallsituation:
Ilse Fischer (77 Jahre) leidet seit vielen Jahren an der peripheren arteriellen Verschlusskrankheit (pAVK). Seit zwei Monaten hat sie am rechten Schienbein ein Ulcus cruris, welches nicht abheilen will. Die Wundfläche wird immer größer und nimmt mittlerweile eine Fläche von 4 × 5 cm ein. Nachdem sich an der Wunde eindeutige Zeichen einer Infektion zeigten, wurde sie von ihrem Hausarzt ins Krankenhaus eingewiesen. Ein Abstrich der Wunde zeigt, dass sie mit dem Methicillin-resistenten Staphylococcus aureus (MRSA) befallen ist. Auch ein Nasenabstrich wurde entnommen, der auf MRSA positiv war. Ilse Fischer wurde daraufhin in einem Zimmer mit strikter Isolierung auf Station 7a untergebracht. Geeignete Sanierungsmaßnahmen der Wunde wurden eingeleitet.

Pflegefachfrau Helena Brumm (26 Jahre) ist am heutigen Freitag seit 14 Tagen im Dienst. Gemeinsam mit ihrem Kollegen Oliver Drang (33 Jahre) ist sie an diesem Tag für die komplette Station 7a verantwortlich. Nachdem alle 30 Patienten und auch Frau Fischers Wunde versorgt wurden, sitzen die beiden bei einem Kaffee im Dienstzimmer und unterhalten sich über die aktuelle Situation auf der Station.

Helena Brumm atmet tief durch, nimmt einen Schluck Kaffee und meint: „Das war heute wieder eine anstrengende Schicht! Das geht doch so nicht weiter! Zu zweit die ganze Station versorgen ist einfach zu viel. Wir schaffen gerade so das Wichtigste. Ich bin nach jedem Dienst so fertig, dass ich mich einfach nur auf das Sofa lege und schlafe. Für Freizeitaktivitäten habe ich gar keine Energie mehr. Unsere Stationsleitung Frau Lang hat mich gestern Abend noch angerufen und gefragt, ob ich den Dienst am Wochenende übernehmen könnte, weil sich ein Kollege krankgemeldet hat."

Oliver Drang antwortet: „Ich hoffe du hast Nein gesagt! Du brauchst doch mal ein paar Tage Erholung und Zeit für dich. Dir steht doch auch noch ein Ausgleichstag zu."
Helena Brumm schaut traurig zu Boden und erwidert: „Nein, ich habe zugesagt, den Dienst zu übernehmen. Frau Lang hat so lange auf mich eingeredet, dass ich ein schlechtes Gewissen bekommen habe."
Oliver Drang schaut sie ungläubig an und sagt: „Das geht doch so nicht! Frau Lang kann doch jemand anderen fragen oder sich an die Pflegedienstleitung wenden und nach Ersatz fragen."
„Wen sollen die denn schicken? Irgendwie müssen die Patienten ja versorgt werden", sagt Helena Brumm. Sie stützt ihren Kopf auf beide Hände und schaut ratlos in ihre Kaffeetasse. „Trotzdem, ich finde das nicht in Ordnung", stellt Oliver Drang fest und setzt hinzu: „Wenn du krank wirst, ist uns auch nicht geholfen. Es wird Zeit, dass wir uns für unsere Rechte einsetzen!"

Aufgaben *Ihre Vorbereitungszeit beträgt max. 30 Minuten.*

1 Lesen Sie die Fallsituation und machen Sie sich Notizen zu wesentlichen Inhalten. Beginnen Sie das Prüfungsgespräch mit einer kurzen Zusammenfassung des Falls in eigenen Worten.

2 Folgende Schwerpunkte werden im Prüfungsgespräch thematisiert:
- Hygienemanagement (KB III)
- Isolation bei MRSA (KB III)
- Arbeitsrecht (KB IV)
- Pflegequalität (KB IV)
- Berufspolitik (KB V)

Im Prüfungsgespräch:

Im Prüfungsgespräch dürfen Sie zunächst frei auf die fallbezogenen Themenschwerpunkte eingehen. Die Fachprüfenden werden Ihnen eventuell Fragen stellen, um Sie durch das Gespräch zu leiten.

Wählen Sie zu Übungszwecken jeweils 2–3 mögliche Prüfungsaufgaben aus jedem Kompetenzbereich aus und beantworten Sie diese in einem Zeitrahmen von max. 30 Minuten. Planen Sie je Kompetenzbereich max. 10 Minuten ein. Nach 30 Minuten vergleichen Sie Ihre Antworten mit den Ausführungen im Erwartungshorizont. Mit der Auswertungstabelle können Sie sich selbst einschätzen.

Kompetenzbereich III:

1 Definieren Sie den Begriff „Isolierung" (→ AB I).

2 Benennen und erläutern Sie die verschiedenen Formen der Isolierung (→ AB I und → AB II).

3 Frau Fischer wird aufgrund ihrer MRSA-Infektion isoliert. Benennen und begründen Sie, welche Personen Ihrer Meinung nach informiert werden sollten (→ AB I und → AB III).

4 Begründen Sie die Form der Isolierung von Frau Fischer (→ AB III).

5 Erklären Sie das Vorgehen zur MRSA-Sanierung bei Ilse Fischer (→ AB II).

Kompetenzbereich IV:

6 Beschreiben Sie die gesetzlichen Vorgaben, welche die Arbeitszeitregelung von Helena Brumm betreffen (→ AB I).

7 Beurteilen Sie das Vorgehen der Stationsleitung Frau Lang bezüglich der Dienstplanung für das kommende Wochenende (→ AB III).

8 Nennen und erklären Sie die drei Qualitätsdimensionen in der Pflege nach Donabedian und die vier Stufen der Pflegequalität nach Fiechter & Meier (→ AB I und → AB II).

9 Beurteilen Sie die Sicherstellung der Pflegequalität auf Station 7a mit Bezug zu der aktuellen Personalsituation und zu den drei Qualitätsdimensionen nach Donabedian (→ AB III).

Kompetenzbereich V:

10 Beschreiben Sie die Ziele und Voraussetzungen der professionellen Pflege (→ AB I).

11 Beurteilen Sie die Einstellung von Frau Brumm zu dem Vorschlag von Herrn Drang, dass die Pflegedienstleitung Personalersatz besorgen soll (→ AB III).

12 Erläutern Sie mögliche berufspolitische Wege, auf denen sich Pflegefachfrau Helena Brumm und Pflegefachmann Oliver Drang für die Rechte ihrer Berufsgruppe engagieren können (→ AB II).

Erwartungshorizont

Zusammenfassung der Fallsituation:

- ☐ Ilse Fischer ist über 70 Jahre alt und leidet an einer peripheren arteriellen Verschlusskrankheit (pAVK).
- ☐ An ihrem rechten Bein hat sich ein schlecht heilender Ulcus cruris gebildet. Sie ist ins Krankenhaus gekommen, weil sich das Ulcus entzündet hat.
- ☐ Es wurden MRSA-Bakterien im Wund- und Nasenabstrich festgestellt. Deshalb wurde Frau Fischer isoliert.
- ☐ Die Pflegefachfrau Helena Brumm und ihr Kollege Oliver Drang sind im Dienst allein für die Station zuständig. Bei einer Kaffeepause unterhalten sie sich. Frau Brumm stellt fest, dass das Arbeitspensum für zwei Fachkräfte zu hoch ist.
- ☐ Sie selbst arbeitet bereits seit 14 Tagen ohne freien Tag. Sie hat auf Drängen der Stationsleitung auch noch den Wochenenddienst übernommen.
- ☐ Herr Drang findet es falsch, dass Frau Brumm dem Wochenenddienst zugestimmt hat. Er meint, dass sich Pflegekräfte für ihre Rechte einsetzen müssen.

Kompetenzbereich III:

1 Definition Isolierung

- ☐ Im Rahmen der Infektionsprävention werden Personen einzeln oder in einer Kohorte (Gruppe mit gleichen Merkmalen) abgesondert, d. h. isoliert.

2 Isolierungsformen

- ☐ Es gibt die Umkehrisolierung und die Quellenisolierung. Die Quellenisolierung wird unterschieden in Standardisolierung und strikte Isolierung.

Isolierungsform	Erläuterung
☐ 1. Umkehrisolierung	☐ Protektion (Schutz) der betroffenen Person ☐ Immungeschwächte bzw. immunsupprimierte Personen werden isoliert, um sie zu schützen. ☐ Eine Ansteckung durch Personal, Besucher oder andere Patienten wäre sonst möglich, was gefährlich für sie wäre. ☐ Betroffene werden immer zuerst versorgt. ☐ Schutzkleidung muss getragen werden. ☐ Ein Verlassen des Zimmers findet nur für diagnostisch-therapeutische Maßnahmen statt. ☐ Besuch nur von engsten Angehörigen unter Schutzmaßnahmen

Isolierungsform	Erläuterung
	☐ Sämtliche Materialien und Hilfsmittel bleiben bis zur Entlassung im Zimmer. ☐ Wäsche und Abfall werden normal entsorgt. ☐ hygienische Händedesinfektion vor und nach dem Verlassen des Zimmers nötig ☐ Beispiele: Patienten mit Leukämie; immunsupprimierte Pflegebedürftige (z. B. nach einer Organtransplantation)
☐ 2. Quellen-isolierung	☐ Infizierte gelten als Ausgangspunkt, bei dem sich andere Personen anstecken könnten.
☐ 2.1 Standard-isolierung	☐ Personen mit meldepflichtigen Erkrankungen ☐ Betroffene werden zuletzt versorgt. ☐ Schutzkleidung wird getragen. ☐ hygienische Händedesinfektion vor und nach dem Verlassen des Zimmers nötig ☐ Unter Schutzmaßnahmen darf die betroffene Person das Zimmer verlassen und auch Besuch empfangen. ☐ Beispiele: bei Pflegebedürftigen mit MRSA, Norovirus
☐ 2.2 strikte Isolierung	☐ Personen mit hochansteckenden meldepflichtigen Erkrankungen ☐ Betroffene werden zuletzt versorgt. ☐ Ein Verlassen des Zimmers findet nur für diagnostisch-therapeutische Maßnahmen statt. ☐ Schutzkleidung notwendig ☐ Besuch nur von engsten Angehörigen unter Schutzmaßnahmen ☐ Sämtliche Materialien und Hilfsmittel verbleiben bis zur Entlassung im Zimmer. ☐ hygienische Händedesinfektion vor und nach dem Verlassen des Zimmers nötig ☐ Beispiele: bei Pflegebedürftigen mit einer offenen Lungentuberkulose; bei Verdacht auf eine Infektion mit Meningokokken

! HINWEIS

Hier könnten Fachprüfende folgende Nachfrage an Sie stellen: Definieren Sie den Begriff Kohortenisolation und erläutern Sie, unter welchen Bedingungen eine solche Isolation für Frau Fischer möglich ist.

! HINWEIS

Folgende Nachfrage ist an dieser Stelle denkbar: Auf welchem Weg werden diese Personen informiert? Mögliche Antwort: ein Türschild, auf dem steht, dass man vor Betreten des Zimmers Hände desinfizieren und Schutzkleidung anlegen muss oder „Vor Betreten des Zimmers bitte beim Personal melden!"

3 zu informierende Personen bei Isolierung:

- ☐ Informiert werden müssen alle Personen, die Kontakt zu Frau Fischer haben. So stecken sie sich selbst nicht an (Selbstschutz) und übertragen den Keim nicht auf andere Personen innerhalb und außerhalb des Krankenhauses (Fremdschutz).

zu informierende Personen in der Fallsituation:

- ☐ sämtliche Pflegefachkräfte, Praktikanten und Auszubildende auf der Station 7a
- ☐ behandelnde Ärzte/Stationsärztin
- ☐ Reinigungspersonal, das Frau Fischers Zimmer reinigt
- ☐ Servicepersonal, das die Betten richtet, Essentabletts verteilt usw.
- ☐ weitere Berufsgruppen, mit denen Frau Fischer Kontakt hat, z. B. Physiotherapie, Wundmanagement
- ☐ Angehörige, die Frau Fischer im Krankenhaus besuchen

4 Begründung der Isolierung bei Frau Fischer:

- ☐ MRSA-Infektionen sind nach § 7 Abs. 1 IfSG meldepflichtig, wenn sie im Blut oder Liquor nachgewiesen werden. Dies ist im Fall von Ilse Fischer nicht gegeben.
- ☐ Bei Kontakt mit MRSA-Erregern gibt es eine hohe Ansteckungsgefahr. Das kann gerade für immungeschwächte Personen gefährlich werden. Deshalb muss Ilse Fischer isoliert werden.

5 MRSA-Sanierung bei Frau Fischer:

- ☐ Eine strikte Isolierung bedeutet, dass zum Eigenschutz Schutzkittel, Handschuhe, Mundschutz und Kopfhaube notwendig sind.
- ☐ Zusätzlich zur Unterbringung in einem Isolierzimmer und zu den damit verbundenen Schutzmaßnahmen werden bei Frau Fischer folgende Maßnahmen der Dekolonisierung/Sanierung vorgenommen (Dauer nach ärztlicher Anordnung: mindestens fünf Tage):
  - ○ Dreimal täglich wird eine antibakterielle Nasensalbe in den Nasenvorhof eingebracht.
  - ○ Dreimal täglich spült Frau Fischer ihren Nasen-Rachen-Raum mit einem Schleimhautantiseptikum.
  - ○ Einmal am Tag wäscht Frau Fischer ihren Körper mit einer antiseptischen Waschlotion.
  - ○ Zusätzlich findet laut ärztlicher Verordnung ein täglicher Verbandswechsel mit antibakteriell wirksamen Materialien und/oder Salben statt.
  - ○ Jeden Tag werden alle Textilien, welche mit Frau Fischer in Kontakt kommen, gewechselt und bei 60 °C gereinigt.
  - ○ Alle benutzten Utensilien und Medizinprodukte verbleiben bei Frau Fischer im Zimmer und werden nach Gebrauch desinfiziert.

I INFO

Mehr zu MRSA unter den Webseiten des Robert-Koch-Instituts (www.rki.de/mrsa) und der BZgA (www.infektionsschutz.de/erregersteckbriefe/mrsa/).

- ○ Wenn möglich, werden Einmalprodukte verwendet.
- ○ Alle Flächen in Frau Fischers Umgebung werden täglich per Wischdesinfektion gereinigt.
- ○ Wäsche und Abfall werden im Zimmer in geeigneten Säcken gesammelt.
- ○ Die Versorgung von Frau Fischer erfolgt immer, nachdem die anderen Patienten der Station versorgt wurden.
- ○ Sind die Sanierungsmaßnahmen abgeschlossen, werden nach drei Tagen Abstriche von Wunde, Nase, Rachen genommen.
- ○ Sind diese Abstriche sowie zwei weitere Abstrichserien im Abstand von 24 Stunden MRSA-negativ, kann Frau Fischers Isolierung aufgehoben werden.

Kompetenzbereich IV:

6 gesetzliche Vorgaben zur Arbeitszeitregelung:

- ☐ Das Arbeitszeitgesetz (ArbZG) regelt die Arbeitszeiten.
- ☐ Es sind verschiedene Arbeitszeiten möglich, die an angepasste Pausenzeiten gebunden sind.
- ☐ Die Arbeitszeit für Helena Brumm beträgt maximal acht Stunden pro Tag mit einer Pause von 30 Minuten. Pausen müssen mindestens 15 Minuten ohne Unterbrechung dauern.
- ☐ Diese Arbeitszeit kann auf zehn Stunden verlängert werden, unter der Voraussetzung, dass innerhalb von sechs Monaten die durchschnittliche Arbeitszeit acht Stunden nicht überschreitet.
- ☐ Bei einer Arbeitszeit über neun Stunden stehen Helena Brumm 45 Minuten Pause zu.
- ☐ In Ausnahmefällen kann der Dienst mit einer Genehmigung auf zwölf Stunden verlängert werden.
- ☐ Überstunden müssen vom Arbeitgeber angeordnet werden.
- ☐ Der Dienstplan muss mindestens vier Tage vor Inkrafttreten bekannt gegeben werden.
- ☐ Ist ein Dienstplan veröffentlicht, ist er verbindlich.
- ☐ Dienstplanänderungen können nur im Notfall vorgenommen werden, wobei die strukturelle Unterbesetzung nicht als Notfall gilt. Notfälle wären Massenunfälle, ein Großfeuer oder ein Zugunglück.
- ☐ Zum Schutz der Patienten/Pflegebedürftigen dürfen Arbeitnehmende nur in den Dienst genommen werden, wenn vorher alle anderen möglichen Optionen ausgeschöpft wurden (Zeitarbeitsfirma, Nachbarstation anfragen, Kollegen anfragen).
- ☐ Zwischen zwei Diensten muss eine Ruhezeit von elf Stunden eingehalten werden.

- ☐ Bei einer Verkürzung der Ruhezeit auf zehn Stunden muss die zusätzliche Stunde innerhalb von einem Monat gewährt werden.
- ☐ Für die Arbeit an Sonn- und Feiertagen muss innerhalb von 14 Tagen ein Ersatzruhetag gewährt werden.
- ☐ Im Jahr müssen 15 Sonntage arbeitsfrei bleiben.

7 Beurteilung der Dienstplanung von Frau Lang:

- ☐ Die Stationsleitung Frau Lang muss kurzfristig den Dienstplan neu gestalten, da sich ein Kollege für den Wochenenddienst krankgemeldet hat.
- ☐ Da sie für die Dienstplanung auf der Station verantwortlich ist, hätte sie wissen müssen, dass Helena Brumm bereits seit 14 Tagen im Dienst ist. Gesetzlich steht ihr ein Ausgleichstag zu, da dieser noch nicht innerhalb der geltenden Frist von 14 Tagen gewährt wurde.
- ☐ Außerdem ist die Frist der Dienstplanänderung zu kurz.
- ☐ Der aktuelle Dienstplan wurde verbindlich veröffentlicht und eine Änderung ist nur noch mit Zustimmung der Arbeitnehmerin, in diesem Fall Helena Brumm, möglich.
- ☐ Da kein Notfall gegeben ist, hat Pflegefachfrau Helena Brumm das Recht, auf ihre Freizeit zu bestehen.
- ☐ Frau Lang hat eine Fürsorgepflicht gegenüber ihren Mitarbeitern, sodass sie ein Nein von Helena Brumm hätte akzeptieren müssen.
- ☐ Das wäre eine Alternative: Frau Lang fragt direkt bei der Pflegedienstleitung nach einem Ersatz, z. B. eine Leasingkraft oder ein Kollege von einer anderen Station. So hätte sie ihre eigenen Fachkräfte auf der Station entlastet.
- ☐ eine weitere Alternative: Verlegung der Patienten auf andere Stationen, um Anzahl an Pflegebedürftigen zu reduzieren, bzw. Betten sperren und/oder Aufnahmestopp veranlassen in Rücksprache mit Pflegedienstleitung/Ärzteteam, um professionelle Versorgung sicherzustellen

8

drei Qualitätsdimensionen in der Pflege nach Donabedian:	
☐ Struktur-qualität	☐ bezieht sich auf die Rahmenbedingungen in einer Gesundheitseinrichtung, welche für die pflegerische Arbeit notwendig sind ☐ Beispiele: genügend beruflich qualifiziertes Personal, ausreichende und passende Räume, (technische) Hilfsmittel, Materialien stehen zur Verfügung; Fort- und Weiterbildungsangebote sind gegeben, um die Professionalisierung der Pflege voranzutreiben

drei Qualitätsdimensionen in der Pflege nach Donabedian:	
☐ Prozess-qualität	☐ bezieht sich auf die täglichen Arbeitsprozesse in den Pflegeeinrichtungen ☐ In Bezug auf die Fach- und Methodenkompetenz geht es um die Vorbereitung, Durchführung und Nachbereitung inklusive Evaluation der Tätigkeiten. ☐ Beispiele: Pflegestandards im Medikamentenmanagement, der Grund- und Behandlungspflege und der Dokumentation
☐ Ergebnis-qualität	☐ dient dazu, dass evaluiert wird, ob angestrebte Pflegeziele auch erreicht werden ☐ Beispiele: Überprüfung der Aufenthaltsdauer der Pflege und medizinischen Versorgung, Patientenzufriedenheitsquote, Sturzrate

vier Stufen der Pflegequalität nach Fiechter & Meier:	
☐ Stufe 3: optimale Pflege	☐ Die zu pflegende Person ist gleichberechtigter Partner in der Versorgungssituation. ☐ Die zu pflegende Person wird individuell und bedürfnisorientiert versorgt. ☐ Die Selbstständigkeit wird erhalten bzw. wiederhergestellt/gefördert.
☐ Stufe 2: angemessene Pflege	☐ Bei der pflegerischen Versorgung wird die zu pflegende Person in ihrer Selbstständigkeit durch gezielte Hilfen unterstützt. ☐ Die Pflege ist bedürfnisorientiert. Individuelle Wünsche, die außerhalb der Routineabläufe sind, können eher nicht erfüllt werden.
☐ Stufe 1: sichere Pflege	☐ Bei der pflegerischen Versorgung werden nur die notwendigsten Maßnahmen umgesetzt. ☐ Dadurch befindet sich die zu pflegende Person nicht in Gefahr.
☐ Stufe 0: gefährliche Pflege	☐ Bei der pflegerischen Versorgung werden Fehler gemacht, die zu physischen und/oder psychischen Schäden führen (können).

INFO

Mehr zu Qualitätsdimensionen und Stufen der Pflegequalität unter: Vogler, C. (Hrsg), (2020): Pflegias – Grundlagen der beruflichen Pflege. 1. Aufl., Berlin: Cornelsen. Kap. C I 4.1 Pflegequalität, S. 844ff

> ! HINWEIS
>
> An dieser Stelle ist es möglich, die Pflege auch ergänzend nach den Qualitätsstufen zu bewerten, z. B. so: Stufe 1 (sichere Pflege, nur das Nötigste wird geschafft), mit Tendenz zu Stufe 0 (gefährliche Pflege).

9 Beurteilung der Pflegequalität auf Station 7a:

- ☐ *Die Pflegequalität auf Station 7a ist gefährdet, weil …*
  - ○ *die aktuelle Situation auf der Station für die Pflegefachkräfte Helena Brumm und Oliver Drang sehr belastend ist.*
  - ○ *die beiden Pflegefachkräfte für die komplette Station verantwortlich sind und es nur schaffen, das Wichtigste zu erledigen.*
  - ○ *die Ergebnisqualität in Gefahr ist. Es kann zu kritischen Rückmeldungen bei der Befragung zur Patientenzufriedenheit und der pflegerischen Versorgung kommen.*
  - ○ *nicht genug qualifiziertes Pflegepersonal vorhanden ist, um die anstehenden Arbeiten zu erfüllen. Es besteht ein Mangel in der Strukturqualität.*
  - ○ *Pflegefachfrau Helena Brumm aus Überlastung möglicherweise krank werden kann und somit noch weniger Personal für die Versorgung zur Verfügung steht.*
- ☐ *Die Prozessqualität scheint der Fallsituation zufolge in Ordnung zu sein. Zum Beispiel wurden die Pflegestandards für MRSA-positive Patienten eingehalten und es wurden Sanierungsmaßnahmen für die Behandlung der septischen Wunde von Frau Fischer eingeleitet.*

Kompetenzbereich V:

10 Ziele der professionellen Pflege:

- ☐ *Pflege soll die Gesundheit der zu pflegenden Personen erhalten und fördern, indem Pflegefachkräfte gezielt beraten, anleiten und begleiten.*
- ☐ *Pflege soll Gesundheitsschäden vorbeugen oder das Leben erleichtern, wenn diese nicht zu beseitigen sind.*
- ☐ *Zu pflegende Personen sollen bei den notwendigen Therapien unterstützt werden und sie sollen den Umgang mit ihren Erkrankungen erlernen.*
- ☐ *Für das Erreichen der Pflegeziele ist eine interprofessionelle Zusammenarbeit notwendig.*
- ☐ *Pflegende sollen die Erfahrungen, Wünsche und Bedürfnisse der zu pflegenden Menschen berücksichtigen.*
- ☐ *Pflegende sollen immer ressourcenorientiert arbeiten und den Aufbau einer guten Pflegebeziehung fördern.*

Voraussetzungen der professionellen Pflege:

- ☐ Pflegeforschung und daraus generiertes pflegerisches Fachwissen
- ☐ Akademisierung des Pflegeberufs
- ☐ bedarfsgerechte Fort- und Weiterbildung
- ☐ Berufskodex
- ☐ Berufsverbände
- ☐ Anerkennung und Akzeptanz des Pflegeberufs auf gesellschaftlicher Ebene
- ☐ Ausgestaltung der Pflegeausbildung

11 Beurteilung der Einstellung/Ansicht von Helena Brumm:

- ☐ Helena Brumm setzt sich gegenüber ihrer Stationsleitung nicht aktiv für ihre Rechte ein.
- ☐ Sie lässt sich dazu überreden, dass dritte Wochenende in Folge zu arbeiten, obwohl ihr per Gesetz ein Ausgleichstag zustehen würde.
- ☐ Da sie einen fehlenden Kollegen ersetzt, besteht für die Stationsleitung nicht die Notwendigkeit, gegenüber der Pflegedienstleitung einen Personalmangel anzuzeigen.
- ☐ Das bedeutet, dass sich an der Personalsituation wahrscheinlich nichts ändern und Helena Brumm auch zukünftig viele Dienste ohne ein „Ausgleichsfrei" arbeiten wird.

12 berufspolitische Möglichkeiten für Helena Brumm und Oliver Drang:

1. Berufsverbände:

- ☐ Berufsverbände sind die Vertreter der Berufsgruppe der Pflegenden gegenüber den Arbeitgebern, den Kranken- und Pflegekassen und der Politik.
- ☐ Themen der Vertretung sind: Personalschlüssel, Einführung von Pflegekammern, Patientensicherheit, Arbeitssicherheit usw.
- ☐ Finanziert werden sie durch die Beiträge der Mitglieder.
- ☐ Ziel der Verbände ist es, für Pflegende bessere Bedingungen im Beruf zu erreichen und die Gesundheitspolitik zu verbessern.
- ☐ Pflegende haben über die Berufsverbände Zugang zu beruflich relevanten Informationen und zu besonderen Aus-, Fort- und Weiterbildungsmöglichkeiten.
- ☐ Wenn Helena Brumm und Oliver Drang Mitglieder sind, können sie sich im Berufsverband engagieren und sich für bessere Arbeitsbedingungen auch in ihrem Unternehmen einsetzen.
- ☐ Sie können sich im Berufsverband umfassend über die aktuelle Rechtslage informieren.
- ☐ Ein Beispiel für einen Berufsverband ist der DBfK (Deutscher Berufsverband für Pflegeberufe, bis 1991: Deutscher Berufsverband für Krankenpflege).

> **! HINWEIS**
>
> Hier könnten Fachprüfende diese Nachfrage an Sie richten:
> Wie wichtig finden Sie es ganz persönlich, sich berufspolitisch zu engagieren?

2. Gewerkschaften:

- ☐ Gewerkschaften sind Organisationen der Arbeitnehmer/-innen (z. B. ver.di, die vereinte Dienstleistungsgewerkschaft).
- ☐ Die Mitgliedschaft ist kostenpflichtig.
- ☐ Aus diesen Finanzmitteln werden die Gewerkschaftsmitglieder während eines Streiks finanziert.
- ☐ Gewerkschaften setzen sich für bessere Arbeitsbedingungen, angemessene Bezahlung und bessere Arbeits- und Urlaubszeiten ein.
- ☐ Sie verhandeln mit den Arbeitgebern über Tarif- und Dienstvereinbarungen.
- ☐ Neu verhandelte Arbeitsbedingungen gelten für die Gewerkschaftsmitglieder.
- ☐ Gewerkschaften bieten ihren Mitgliedern eine Rechtsberatung an.
- ☐ Wenn Helena Brumm und Oliver Drang in der Gewerkschaft sind, können sie aktiv für ihr Recht auf bessere Arbeitsbedingungen streiken.
- ☐ Die Gewerkschaft vertritt sie gegenüber ihrem Arbeitgeber und setzt sich für sie ein.

3. Pflegekammer:

- ☐ Die Pflegekammern fördern und vertreten den Berufsstand und haben die Aufsicht (Berufsordnung, Berufsethik, Standards, Qualitätskriterien, Fort- und Weiterbildungen, Beratung und Information).
- ☐ Jedes Bundesland bestimmt selbst über die Aufgaben und die Organisation der jeweiligen Pflegekammer.
- ☐ Der Staat darf nur aktiv werden, wenn eine Kammer gegen das Gesetz verstößt.
- ☐ Mehrere Pflegekammern können sich zur Bundeskammer zusammenschließen.
- ☐ Helena Brumm und Oliver Drang können sich in der Pflegekammer auf Länderebene für die Berufsgruppe engagieren oder als Vertreter in der Bundeskammer tätig werden.

+ Was die Fallsituation noch bietet ...

Kompetenzbereich V:

- Diskutieren Sie kritisch die aktuelle Situation der Pflegekammern in Deutschland (→ **AB III**).
- Gibt es in Ihrem Bundesland aktuell eine Pflegekammer (→ **AB I**)?
- Was halten Sie persönlich von der Einrichtung einer Pflegekammer (→ **AB III**)?

Auswertung

Lesen Sie die einzelnen Notendefinitionen. Überlegen Sie, welche Definition am besten Ihren Ergebnissen und Ausführungen entspricht. Kreuzen Sie für jeden Kompetenzbereich eine Note für sich an. Für eine Gesamtbewertung addieren Sie alle Kompetenznoten, teilen sie durch 3 und tragen das Ergebnis im Kästchen unten in der Tabelle ein.

Note	Definition	KB III	KB IV	KB V
1	• Ich konnte die Kompetenzaufgaben schnell erfassen sowie selbstständig, umfassend und richtig beantworten. • Ich konnte mein aktuelles Wissen in den 30 bis 45 Minuten Prüfungszeit sicher auf die Fallsituation und darüber hinaus anwenden. Ich hätte zu den Kompetenzaufgaben/Prüfungsthemen auch noch mehr sagen können. • Ich habe mich immer präzise ausgedrückt sowie fließend, strukturiert und nachvollziehbar gesprochen.	☐	☐	☐
2	• Ich konnte die Kompetenzaufgaben gut erfassen sowie fast immer selbstständig und richtig beantworten. • Ich konnte mein aktuelles Wissen in den 30 bis 45 Minuten Prüfungszeit sicher auf die Fallsituation anwenden. • Ich habe mich immer gut ausgedrückt und zusammenhängend, strukturiert sowie nachvollziehbar gesprochen.	☐	☐	☐
3	• Ich konnte die meisten Kompetenzaufgaben selbstständig und richtig beantworten. Manchmal benötigte ich Unterstützung oder hätte mir diese gewünscht, um auf die richtige Lösung zu kommen. • Ich konnte zu den wichtigsten Problemen in der Fallsituation mein Wissen anwenden. • Manchmal hätte ich mich verständlicher ausdrücken und strukturierter sprechen können. Aber ich denke, meine Antworten waren nachvollziehbar.	☐	☐	☐
4	• Ich konnte nur einige Kompetenzaufgaben selbstständig und richtig beantworten. Bei den anderen hätte ich Hilfe gebraucht, um auf die richtige Lösung zu kommen. • Ich konnte Grundwissen wiedergeben. Das Anwenden meiner theoretischen Kenntnisse auf die Fallsituation gelang mir nicht immer. • Ich musste oft überlegen, was ich wie sagen soll. Mir fiel es schwer, die ganze Zeit strukturiert und gut nachvollziehbar zu sprechen.	☐	☐	☐
5	• Ich konnte die Kompetenzaufgaben entweder gar nicht oder fast nur falsch beantworten. • Ich habe gemerkt, dass mein aktueller Wissenstand nicht ausreicht bzw. ich vieles nicht wusste oder anwenden konnte. • Ich konnte die Inhalte nicht zusammenhängend und logisch darstellen.	☐	☐	☐
6	• Ich konnte die Kompetenzaufgaben nur falsch bzw. gar nicht beantworten oder habe sie nicht verstanden. • Ich konnte auf kein Wissen zurückgreifen und war mit der Fallsituation und den Aufgaben überfordert. • Ich konnte mich nicht verständlich ausdrücken und auch keine Zusammenhänge erkennen, selbst wenn man mir geholfen hätte.	☐	☐	☐
	Gesamtbewertung (Note KB III ☐ **+ Note KB IV** ☐ **+ Note KB V** ☐ **) : 3 =**	☐		

Nika hat ein normales Leben verdient!

Setting: ambulante Langzeitpflege – Altersgruppe 0–17 Jahre

Fallsituation:

Die Eltern von Nika Lomidze (3 Jahre) kamen vor einem Jahr aus Georgien nach Deutschland. Sie erhofften sich hier ein besseres Leben für Nika. Das kleine Mädchen hat eine genetische Erkrankung. Sie hat Muskeldystrophie und ist beatmungspflichtig. Außerdem benötigt sie Immunsuppressiva, um das Fortschreiten der Erkrankung zu reduzieren. Jeden Tag kommt ein ambulantes Pflegeteam zu Familie Lomidze. Neben dem Pflegepersonal sind außerdem der Kinderarzt, das Sozialamt, die Jugendhilfe und eine Haushaltshilfe an der Versorgung und Unterstützung beteiligt. Die Auszubildende Paula Nocelli (19 Jahre) erzählt:

„Der Kinderkrankenpfleger Wilhelm Otto und ich waren heute wieder bei Familie Lomidze. Als wir bei der Familie Lomidze ankamen, begrüßten uns die Eltern wie immer an der Haustür und baten uns freundlich herein. Nika braucht täglich Unterstützung. Sie muss immer wieder über die Trachealkanüle abgesaugt werden. Das ist nicht so einfach, weil es ambulant ist. Oft habe ich die benötigten Utensilien nicht in der richtigen Menge und ich kann die Standards, die ich im Krankenhaus gelernt habe, hier gar nicht richtig umsetzen.

Neben der Versorgung der Trachealkanüle muss Nika auch immer wieder in eine andere Position gebracht werden. Sie kann nur ihren Kopf etwas bewegen, sonst aber leider nichts. Nikas Mutter hilft immer mit, wenn wir da sind. Sie tut mir leid, weil sie so überanstrengt wirkt.

Eigentlich könnte Nika auch in eine Kita gehen. Das wäre eine Entlastung für die Familie und auch für Nika und ihre kognitive Entwicklung wichtig. Doch es gibt da ein Problem. Wegen der Immunsuppressiva, die Nika erhält, darf sie nicht gegen Mumps, Masern und Röteln geimpft werden. Sie braucht aber diese Impfung, um in eine deutsche Kita zu gehen. Das macht mich wütend. Denn Nika braucht doch Gleichaltrige um sich herum, oder? Ich finde, sie hat ein Recht auf Entfaltung und Teilhabe. Warum kann hier nicht eine Ausnahme gemacht werden?

Auf dem Rückweg erklärt mir Wilhelm: ‚Das Infektionsschutzgesetz ist zum Schutz aller da. Eine Ausnahme ist immer auch ein Risiko für alle anderen Menschen in der Kita. Außerdem ist es nicht einfach, die Beatmung von Nika dort sicherzustellen. Da würden nicht viele Kitas infrage kommen.‘ Das ist für mich kein Trost und ich fühle mich nutzlos, da ich Nika nicht helfen kann. Ich frage Wilhelm, wie er mit solchen Schicksalen umgeht. Er sagt, dass er mit seinem Team bei besonderen Ereignissen eine Supervision macht. Es hilft ihm sehr, die Perspektive zu wechseln. Zum Abschalten spielt er im Verein Fußball. Das ist ein guter Ausgleich für ihn.“

Aufgaben *Ihre Vorbereitungszeit beträgt max. 30 Minuten.*

1 Lesen Sie die Fallsituation. Machen Sie sich Notizen zu den folgenden Situationsmerkmalen.
- Akteure: Wer sind die handelnden Personen in der Fallsituation?
- Erleben, Deuten, Verarbeiten: Wie nehmen diese Personen die Pflegesituation wahr?
- Handlungsmuster/-anlässe: Wie handeln die Personen? Was sind ihre Gründe?
- Kontextbedingungen: Welche Umgebungsfaktoren spielen eine Rolle?

2 Folgende Schwerpunkte werden im Prüfungsgespräch thematisiert:
- Hygienestandard endotracheales Absaugen in der ambulanten Versorgung (KB III)
- intra- und interprofessionelle Zusammenarbeit (KB III)
- IfSG, Impfpflicht, Expertenstandard Dekubitusprophylaxe (KB IV)
- Umgang mit psychischer Belastung bei schwer kranken Kindern (KB V)

Im Prüfungsgespräch:

Im Prüfungsgespräch dürfen Sie zunächst frei auf die fallbezogenen Themenschwerpunkte eingehen. Die Fachprüfenden werden Ihnen eventuell Fragen stellen, um Sie durch das Gespräch zu leiten.

Wählen Sie zu Übungszwecken jeweils 2–3 mögliche Prüfungsaufgaben aus jedem Kompetenzbereich aus und beantworten Sie diese in einem Zeitrahmen von max. 30 Minuten. Planen Sie je Kompetenzbereich max. 10 Minuten ein. Nach 30 Minuten vergleichen Sie Ihre Antworten mit den Ausführungen im Erwartungshorizont. Mit der Auswertungstabelle können Sie sich selbst einschätzen.

Kompetenzbereich III:

1 Stellen Sie die Anforderungen eines Hygienemanagements in der Häuslichkeit dar (→ **AB I**).

2 Bewerten Sie die Fallsituation hinsichtlich des dort beschriebenen Hygienemanagements (→ **AB III**).

3 Entwickeln Sie ein hygienisches Vorgehen beim Absaugen über die Trachealkanüle von Nika Lomidze (→ **AB III**).

4 Beschreiben Sie, was intra- und interprofessionelles Handeln bedeutet (→ **AB II**).

5 Gehen Sie auf Vor- und Nachteile von interprofessionellem Handeln im ambulanten Setting ein (→ **AB II**). Beschreiben Sie die Herausforderungen, die Sie im Fall sehen (→ **AB III**).

Kompetenzbereich IV:

6 Beschreiben Sie Zweck und Aufgabe des Infektionsschutzgesetzes (→ **AB I**).

7 Bewerten Sie die Situation, dass Nika Lomidze nicht in die Kita gehen darf, da sie auf der Grundlage des IfSG nicht gegen Mumps, Masern, Röteln (MMR) geimpft ist (→ **AB III**).

8 Erläutern Sie die Relevanz von Expertenstandards für eine professionelle Pflege (→ **AB II**).

9 Erläutern Sie, welche Maßnahmen bei der Pflege von Nika Lomidze aus dem Expertenstandard Dekubitusprophylaxe umgesetzt werden müssen. Beziehen Sie dabei die verschiedenen Arten der Qualität (Strukturqualität, Prozessqualität und Ergebnisqualität) ein (→ **AB II**).

Kompetenzbereich V:

10 Übertragen Sie die Theorie des Kohärenzgefühls auf Paula Nocellis Situation (→ **AB II**).

11 Analysieren Sie die Situation bezüglich der psychischen Belastung von Paula (→ **AB II**).

12 Leiten Sie geeignete Maßnahmen für Paula Nocelli auf der Grundlage des Resilienzkonzeptes ab (→ **AB II**).

13 Wilhelm Otto hat mit der Methode Supervision schon gute Erfahrungen gemacht. Begründen Sie, inwieweit die Methode zu einer Entlastung des Pflegeteams / der einzelnen Pflegefachperson führen kann (→ **AB III**).

! HINWEIS

Je nach Schwerpunktsetzung können Fragen zum Expertenstandard im KB IV (Schwerpunkt Qualitätssicherung) oder im KB V (Schwerpunkt Pflegehandeln nach aktuellen wissenschaftlichen Erkenntnissen ausrichten) gestellt werden.

Erwartungshorizont

Zusammenfassung der Fallsituation

Akteure:

- ☐ Nika Lomidze (3 Jahre, pflegebedürftiges Kind), Paula Nocelli (19 Jahre, Auszubildende zur Pflegefachfrau), Familie Lomidze (Eltern von Nika), Wilhelm Otto (Kinderkrankenpfleger)

Erleben, Deuten, Verarbeiten:

- ☐ Nika Lomidze hat eine genetische Erkrankung, ist beatmungspflichtig und auf Hilfe angewiesen.
- ☐ Paula Nocelli unterstützt Nikas pflegerische Versorgung. Sie will Nika bei der sozialen Teilhabe unterstützen und versteht nicht, warum Nika nicht in die Kita gehen kann. Das macht sie wütend. Sie sieht, dass Nikas Eltern Entlastung brauchen. Sie fühlt sich macht- und hilflos.
- ☐ Wilhelm Otto kann berufliche Belastungen mithilfe von Supervision und Sport ausgleichen.
- ☐ Frau und Herr Lomidze sind vor einem Jahr nach Deutschland gekommen, um eine bessere Versorgung ihrer Tochter sicherzustellen.

Handlungsanlässe/-muster:

- ☐ Paula Nocelli unterstützt als Auszubildende das ambulante Pflegeteam. Sie findet eine Integration in eine Kita wichtig, sie will handeln.
- ☐ Kinderkrankenpfleger Wilhelm Otto leitet Paula im ambulanten Setting an. Er sieht die Herausforderungen und die Grenzen der Pflege von Nika und erklärt Paula Nocelli, wie er mit psychischen Belastungen umgeht.
- ☐ Frau und Herr Lomidze unterstützen den ambulanten Pflegedienst tatkräftig, sind dankbar für die Unterstützung und wollen das Beste für ihre Tochter.

Kontextbedingungen:

- ☐ Die Fallsituation findet im häuslichen Bereich statt. Nika ist auf medizinische und pflegerische Unterstützung des ambulanten Pflegedienstes angewiesen. Nika kann nicht in die Kita, da sie keinen entsprechenden Impfschutz hat (IfSG).

Kompetenzbereich III:

1 Anforderungen des Hygienemanagements im ambulanten Bereich:

- ☐ Das Infektionsrisiko ist in Privathaushalten geringer als in medizinischen Einrichtungen. Doch bei Klienten mit Abwehr- und Immunschwäche ist besondere Vorsicht geboten.
- ☐ Für den ambulanten Pflegedienst gibt es einen Rahmen-Hygieneplan. Er basiert auf der Basishygiene für Privathaushalte und umfasst z. B. den korrekten Umgang mit Lebensmitteln und gründliches Händewäschen.

- ☐ Flächendesinfektion und hygienische Händedesinfektion sind z. B. vor invasiven Eingriffen notwendig. Hierzu gibt es Vorgaben der WHO.
- ☐ Wird kein Einwegmaterial oder werden keine Einweginstrumente genutzt, ist eine korrekt durchgeführte Wiederaufbereitung nötig.
- ☐ Berufskleidung ist für die Hauskrankenpflege nicht vorgeschrieben, aber empfohlen. Spezielle Schutzkleidung ist bei möglichem Kontakt mit Körperflüssigkeiten gefordert.
- ☐ Für spezielle Pflege- und Behandlungsmaßnahmen gelten die gleichen Hygienestandards wie im Krankenhaus (Empfehlungen des Robert Koch-Institut).

Quelle: Popp, W., Hilgenhöner, M., Dogru-Wiegand, S., Hansen, D. F. & Daniels-Haardt, I. (2006). Hygiene in der ambulanten Pflege. Bundesgesundheitsblatt-gesundheitsforschung-gesundheitsschutz. Online unter: https://doi.org/10.1007/s00103-006-0089-2 (Zugriff: 08.11.2023).

2 Hygienemanagement bei Nikas Versorgung:

- ☐ Die Auszubildende Paula Nocelli beschreibt das Problem, dass die benötigten Materialien für das endotracheale Absaugen im häuslichen Setting nicht in dem gleichen Umfang zur Verfügung stehen wie im Krankenhaus. Das liegt daran, dass die Katheter jedes Mal über den Hausarzt verschrieben werden. Einen größeren Vorrat gibt es demnach nicht.
- ☐ Zum Absaugen gelten im privaten Umfeld die gleichen Bedingungen: ein Absaugkatheter pro Absaugvorgang. Nur die Umgebung ist anders. Die Auszubildende kann sich z. B. eine Unterlage auf dem Tisch vorbereiten.
- ☐ Es gibt für die häusliche Pflege Vorgaben, wie man tracheal absaugen muss. Paula Nocelli sollte von der zuständigen Pflegefachperson unterstützt werden, um mehr Sicherheit im häuslichen Setting zu bekommen.

3 hygienisches Vorgehen beim endotrachealen Absaugen von Nika Lomidze:

- ☐ Vor dem Absaugen ist eine hygienische Händedesinfektion erforderlich. Es sind Handschuhe anzulegen (über die vorgesehene katheterführende Hand einen sterilen Handschuh). Die eingesetzten Absaugkatheter müssen steril sein. Jeder Absaugvorgang muss mit einem neuen sterilen Absaugkatheter erfolgen.
- ☐ Der Absaugschlauch muss manuell gereinigt und anschließend 15 Minuten ausgekocht werden.
- ☐ Bei der Wiederaufbereitung der Trachealkanülen ist der Zustand des Tracheostomas ausschlaggebend. Hier handelt es sich um eine abgeheilte Tracheotomiewunde. Es ist zulässig, desinfizierte Trachealkanülen einzusetzen. Die Kanüle wird gründlich unter fließendem Wasser von außen und innen mit einer sauberen Bürste gereinigt. Die Bürste kann danach im Geschirrspüler aufbereitet werden, ansonsten wird sie ausgekocht.

4 Definition intra- und interprofessionelles Handeln:

- ☐ Intraprofessionelles Handeln ist die Zusammenarbeit von Personen einer Berufsgruppe, z. B. Pflegefachpersonal. In jedem intraprofessionellen Pflegeteam gibt es ein Spektrum von Qualifikationen: Diplomierte und akademisch ausgebildete Pflegefachfrauen und Pflegefachmänner arbeiten eng zusammen mit Auszubildenden und mit Pflegehilfskräften. Sie teilen sich die Aufgaben entsprechend dem Pflegebedarf der zu pflegenden Menschen.
- ☐ Interprofessionelles Handeln ist die Zusammenarbeit zwischen verschiedenen Berufsgruppen. Andere Berufsgruppen, mit denen Pflegende zusammenarbeiten, sind z. B. Hauswirtschaftspersonal, Physiotherapeutinnen/-therapeuten, Ärztinnen/Ärzte, Sozialpädagogen, Psychologinnen und Psychologen. Jede Berufsgruppe bringt Fachexpertise mit und vertritt den jeweiligen Blickwinkel.

5 Vorteile:

- ☐ Interprofessionelles Handeln fördert die Zusammenarbeit zwischen den Berufsgruppen und reduziert die Abgrenzung der Berufe.
- ☐ bündelt das fachübergreifende Wissen durch die verschiedenen Perspektiven und dient dem Wohl der zu Pflegenden, weil es z. B. weniger Komplikationen durch gemeinsame Absprachen gibt

Nachteile:

- ☐ Absprachen sind notwendig, um ein gemeinsames Vorgehen zu gewährleisten, was zeitintensiv ist.
- ☐ Eine aktive Kontaktaufnahme mit anderen Berufsgruppen ist erforderlich, dies benötigt einen hohen Dokumentationsaufwand.
- ☐ Vorbehaltsaufgaben der jeweiligen Berufsgruppe müssen berücksichtigt werden.
- ☐ Es kann zu Konflikten oder unterschiedlichen Sichtweisen kommen.

Herausforderungen in der Fallsituation:

- ☐ Für Nika Lomidzes Versorgung sind neben der Pflege der Kinderarzt, das Sozialamt, die Jugendhilfe und eine Haushaltshilfe involviert.
- ☐ Herausforderungen hier sind die Kommunikation und das Treffen von Absprachen. Denn nicht alle Berufsgruppen werden sich bei Nika gleichzeitig treffen können. Unterstützend können hier digitale Treffen, schriftliche Anordnungen und Übergaben sein.
- ☐ Die Aufgabe der Pflegefachkräfte ist es, die ärztlichen Anordnungen auszuführen, bei Verschlechterung den Arzt zu kontaktieren und zu informieren.
- ☐ Wenn es zu Veränderungen des Behandlungsplans seitens des Arztes kommt, muss er das Pflegepersonal informieren.

> **! HINWEIS**
>
> Eine mögliche Nachfrage von Prüfenden könnte hierzu sein: Welche Möglichkeiten für Absprachen fallen Ihnen noch ein bzw. haben Sie kennengelernt?

- ☐ Absprachen mit der Haushaltshilfe sind nötig, damit es keine Störung während der Versorgung von Nika gibt.
- ☐ Mit der Jugendhilfe und dem Sozialamt gibt es für die Pflegefachkräfte vermutlich weniger Absprachen. Es kann aber sein, dass sie über den Umfang der Versorgung informiert werden müssen.

Kompetenzbereich IV:

6 Zweck des Infektionsschutzgesetzes:

- ☐ Das Infektionsschutzgesetz (IfSG) ist die wichtigste rechtliche Grundlage für das hygienische Arbeiten im Gesundheitswesen, derzeit in der Fassung vom 1. Januar 2001.
- ☐ Laut IfSG ist das Robert Koch-Institut epidemiologisches Zentrum für Infektionskrankheiten auf Bundesebene.
- ☐ Das IfSG regelt den Schutz vor übertragbaren Krankheiten.

Aufgaben des Infektionsschutzgesetzes:

- ☐ Maßnahmen zur Früherkennung, Verhütung und Behandlung von Krankheiten festlegen
- ☐ Meldepflicht von Infektionskrankheiten an die Gesundheitsämter festlegen
- ☐ Gesundheitsgefahren für die Bevölkerung überwachen
- ☐ laufend wissenschaftlich begründete Handlungsempfehlungen geben

> **INFO**
> Mehr unter: Robert Koch-Institut (RKI): www.rki.de

7 Bewertung der Fallsituation mit Bezug auf das IfSG:

- ☐ Mumps, Masern und Röteln (MMR) gehören zu den ansteckendsten Infektionskrankheiten. Gerade bei Kindern unter fünf Jahren und Erwachsenen kann eine Infektion zu schweren Komplikationen führen. MMR gehören zu den meldepflichtigen viralen Infektionskrankheiten.
- ☐ Die Schutzimpfung ist eine aktive Immunisierung, d. h., es wird ein Antigen verabreicht. Das führt dazu, dass das körpereigene Immunsystem selbst Antikörper produziert. Nika darf kein Totimpfstoff zugeführt werden. Dies würde zu einer Verschlechterung ihres Zustandes führen.
- ☐ Das IFSG sieht in Deutschland vor, dass eine Betreuung in der Kindertagesstätte (Kita) nur mit einem ausreichenden Impfschutz möglich ist. Deshalb kann Nika nicht in die Kita gehen.

8 Relevanz von Expertenstandards für die professionelle Pflege:

- ☐ Zum professionellen Pflegehandeln gehört, aktuelles pflegewissenschaftliches Wissen anzuwenden. Expertenstandards stellen sicher, dass die Pflegenden nach den aktuellen wissenschaftlichen Erkenntnissen agieren.

Expertenstandards ...

☐ sind evidenzbasierte (wissenschaftlich fundierte) und innerhalb der Berufsgruppe allgemein anerkannte Instrumente.

☐ beschreiben und verbessern die Qualität von Pflegeleistungen.

☐ geben Orientierung und schaffen Vergleichbarkeit bei der Umsetzung und Bewertung von Pflegeleistungen.

☐ beruhen auf aktuellen pflegewissenschaftlichen Erkenntnissen, die mit pflegepraktischen Erfahrungen abgestimmt wurden.

☐ gelten sowohl stationär als auch ambulant als verbindlich.

9 Pflegemaßnahmen zur Dekubitusprophylaxe gemäß Expertenstandard:

☐ Für die Fallsituation trifft der Expertenstandard „Dekubitusprophylaxe in der Pflege" zu. Er umfasst drei Arten der Qualität: Strukturqualität, Prozessqualität und Ergebnisqualität.

Strukturqualität	Prozessqualität	Ergebnisqualität
☐ Rahmenbedingungen, unter denen die Leistungen erbracht werden, z. B. die Ausstattung sowie die Organisation der Pflege	☐ Abläufe der Versorgung, die Maßnahmen, die umgesetzt werden; es geht darum, wie die Leistungen umgesetzt werden und wie die Standards dabei Anwendung finden	☐ Ergebnisse der pflegerischen Leistung im Abgleich mit deren Zielen; es geht darum, welche Veränderungen feststellbar sind, wie sich Risiken entwickeln und wie zufrieden die betreuten Personen sind

☐ In Bezug auf die Strukturqualität muss das gesamte Pflegepersonal über aktuelles Wissen zur Dekubitus-Entstehung sowie Risikoeinschätzung verfügen. Im Prozess bedeutet das, dass Nikas Risiko systematisch gescreent wird und eine Risikoeinschätzung erfolgt. Auch muss das Pflegepersonal Bescheid wissen über druckentlastende und die Eigenbewegung fördernde Maßnahmen sowie gewebeschonende Positionierungstechniken.

☐ In Bezug auf die Prozessqualität muss in der Durchführung darauf geachtet werden, dass gefährdetere Körperstellen eine Druckentlastung erhalten. Auch ein individueller Bewegungsförderungsplan für Nika ist notwendig: Die Eigenbewegungen des Kopfes müssen weiter gefördert werden.

☐ In Bezug auf die Ergebnisqualität sind die Pflegefachpersonen verpflichtet, zu dokumentieren und regelmäßig zu evaluieren.

INFO

Mehr zu Expertenstandards unter: www.dnqp.de

HINWEIS

Da Nika nur ihren Kopf bewegen kann und weiter keine Kontrolle über ihre Bewegung/Ausscheidung usw. hat, wird man ein sehr hohes Risiko feststellen.

HINWEIS

Diese Übertragung kann man auf weitere Bereiche beziehen: Planungs- und Steuerungskompetenz der Pflegefachperson, Fähigkeiten der Pflegefachperson zu Information, Schulung und Beratung von Nika und ihren Eltern, Einsatz von Hilfsmittel, Effektivität der Maßnahmen evaluieren.

Kompetenzbereich V:

10 Übertragung Kohärenzgefühl auf Fallsituation:

- ☐ Kohärenzgefühl beschreibt eine vertrauensvolle, zuversichtliche Grundhaltung. Drei Elemente gehören dazu: Verstehbarkeit, Sinnhaftigkeit und Handhabbarkeit.
- ☐ Wer Kohärenzgefühl hat, ist überzeugt, dass wir das, was uns im Leben passiert, erklären und bewältigen können und dass sich unsere Anstrengungen im Leben lohnen. Je stärker das Kohärenzgefühl ist, umso besser sind Menschen in der Lage, für sich zu sorgen.
- ☐ Paula Nocelli braucht für ihre Arbeit mit schwer kranken Kindern ein gutes Kohärenzgefühl. Dazu gehört zu verstehen, dass es schwere Erkrankungen gibt, dass es starke Eltern und Kinder gibt, die damit umgehen können, und dass sie als Pflegefachfrau das Schicksal der Kinder nicht ändern kann (Gefühl der Verstehbarkeit).
- ☐ Sie kann mit ihrer Fachexpertise die Familie Lomidze unterstützen, mit der Erkrankung und mit ihrem Alltag umzugehen (Gefühl der Handhabbarkeit).
- ☐ Sie muss lernen, Rückschläge und Verschlechterungen des gesundheitlichen Zustandes von Nika zu akzeptieren. Der Umgang mit dem Tod gehört zur Arbeit mit schwer kranken Kindern. Auch Schicksalsschläge haben etwas Bedeutsames für die eigene Entwicklung (Gefühl von Sinnhaftigkeit).

11 Analyse der psychischen Belastung von Paula:

- ☐ Nika ist schwer krank und muss mit vielen Einschränkungen leben. Die Teilhabe am Leben wird durch ihre Erkrankung erschwert.
- ☐ Für Paula Nocelli ist die Versorgung von Nika belastend. Sie kann sich nicht distanzieren und fühlt sich nutzlos. Sie versteht nicht, warum eine Kita-Integration nicht stattfinden kann.
- ☐ Wenn Paula es nicht schafft, ein stärkeres Kohärenzgefühl aufzubauen, besteht die Gefahr, dass der Stress sie irgendwann krank macht.

12 Maßnahmen für Paula bzgl. des Resilienzkonzeptes:

- ☐ Resilienz ist die psychische Widerstandskraft eines Menschen. Sie hilft Menschen, Krisen zu bewältigen und sich durch sie sogar weiterzuentwickeln. Wichtig für die Entwicklung von Resilienz sind ein starkes Selbstwertgefühl und ein starkes Selbstvertrauen.

Empfohlene Wege zur Resilienz:

- ☐ Sorge für dich selbst!
- ☐ Glaube an deine Kompetenz!
- ☐ Baue soziale Kontakte auf!
- ☐ Entwickle realistische Ziele und versuche, sie zu erreichen!
- ☐ Verlasse die Opferrolle!
- ☐ Nimm eine Langzeitperspektive ein!
- ☐ Betrachte Krisen nicht als unüberwindbares Problem!
- ☐ Akzeptiere Veränderungen und sieh sie als Chance für Weiterentwicklung!

- ☐ Paula braucht Selbstvertrauen. Wenn sie erkennt, dass sie überfordert ist und sich nicht genug abgrenzen kann, kann sie um Hilfe bitten. Sie hat bereits Wilhelm Otto gefragt, wie er mit solchen Situationen umgeht. Aus seinem Verhalten kann sie lernen (Sorge für dich selbst!).
- ☐ Eine stabile Beziehung zu Freunden und Kollegen kann Paula in ihrem Selbstvertrauen stärken (Baue soziale Kontakte auf!).
- ☐ Wilhelm Otto kann sie darin bestärken, an einer Supervision teilzunehmen oder mit ihm die Situation zu reflektieren und dadurch positives Feedback zu bekommen (Glaube an deine Kompetenz!).

13 Supervision als Entlastung für das Pflegeteam bzw. den Einzelnen:

- ☐ Supervision hilft bei der emotionalen Unterstützung und Beratung von Mitarbeitenden. Ziele der Supervision für das Team der Hauskrankenpflege können sein:
  - ○ emotionale Entlastung zur Verarbeitung und Burn-out-Prophylaxe
  - ○ Verbesserung der Kommunikations- oder Kooperationsfähigkeit
  - ○ Reflexion/Förderung von Handlungs- und Entscheidungsprozessen
  - ○ Erweiterung von Wahrnehmungsfähigkeit und Situationseinschätzung, auch des Problembewusstseins
- ☐ Für Paula könnten Themen wie Nähe und Distanz, emotionale Entlastung zur Verarbeitung und Burn-out Prophylaxe relevant sein.
- ☐ Je nach Schwerpunktsetzung können unterschiedliche Formen der Supervision genutzt werden:
  - ○ Eine Einzelsupervision kann Paulas Umgang mit psychisch belastenden Situationen im ambulanten Setting thematisieren.
  - ○ Eine Teamsupervision ist denkbar, denn vielleicht ist Paula nicht allein mit ihrem Problem.
  - ○ Eine Fallsupervision ist möglich, bei der Nika Lomidze im Zentrum steht. Ziel ist sowohl die Verbesserung der Betreuung als auch die Entlastung der Mutter bzw. der Eltern.

Auswertung

Lesen Sie die einzelnen Notendefinitionen. Überlegen Sie, welche Definition am besten Ihren Ergebnissen und Ausführungen entspricht. Kreuzen Sie für jeden Kompetenzbereich eine Note für sich an. Für eine Gesamtbewertung addieren Sie alle Kompetenznoten, teilen sie durch 3 und tragen das Ergebnis im Kästchen unten in der Tabelle ein.

Note	Definition	KB III	KB IV	KB V
1	• Ich konnte die Kompetenzaufgaben schnell erfassen sowie selbstständig, umfassend und richtig beantworten. • Ich konnte mein aktuelles Wissen in den 30 bis 45 Minuten Prüfungszeit sicher auf die Fallsituation und darüber hinaus anwenden. Ich hätte zu den Kompetenzaufgaben/Prüfungsthemen auch noch mehr sagen können. • Ich habe mich immer präzise ausgedrückt sowie fließend, strukturiert und nachvollziehbar gesprochen.	☐	☐	☐
2	• Ich konnte die Kompetenzaufgaben gut erfassen sowie fast immer selbstständig und richtig beantworten. • Ich konnte mein aktuelles Wissen in den 30 bis 45 Minuten Prüfungszeit sicher auf die Fallsituation anwenden. • Ich habe mich immer gut ausgedrückt und zusammenhängend, strukturiert sowie nachvollziehbar gesprochen.	☐	☐	☐
3	• Ich konnte die meisten Kompetenzaufgaben selbstständig und richtig beantworten. Manchmal benötigte ich Unterstützung oder hätte mir diese gewünscht, um auf die richtige Lösung zu kommen. • Ich konnte zu den wichtigsten Problemen in der Fallsituation mein Wissen anwenden. • Manchmal hätte ich mich verständlicher ausdrücken und strukturierter sprechen können. Aber ich denke, meine Antworten waren nachvollziehbar.	☐	☐	☐
4	• Ich konnte nur einige Kompetenzaufgaben selbstständig und richtig beantworten. Bei den anderen hätte ich Hilfe gebraucht, um auf die richtige Lösung zu kommen. • Ich konnte Grundwissen wiedergeben. Das Anwenden meiner theoretischen Kenntnisse auf die Fallsituation gelang mir nicht immer. • Ich musste oft überlegen, was ich wie sagen soll. Mir fiel es schwer, die ganze Zeit strukturiert und gut nachvollziehbar zu sprechen.	☐	☐	☐
5	• Ich konnte die Kompetenzaufgaben entweder gar nicht oder fast nur falsch beantworten. • Ich habe gemerkt, dass mein aktueller Wissenstand nicht ausreicht bzw. ich vieles nicht wusste oder anwenden konnte. • Ich konnte die Inhalte nicht zusammenhängend und logisch darstellen.	☐	☐	☐
6	• Ich konnte die Kompetenzaufgaben nur falsch bzw. gar nicht beantworten oder habe sie nicht verstanden. • Ich konnte auf kein Wissen zurückgreifen und war mit der Fallsituation und den Aufgaben überfordert. • Ich konnte mich nicht verständlich ausdrücken und auch keine Zusammenhänge erkennen, selbst wenn man mir geholfen hätte.	☐	☐	☐
	Gesamtbewertung (Note KB III ☐ **+ Note KB IV** ☐ **+ Note KB V** ☐ **) : 3 =**	☐		

Nichts ist mehr so, wie es einmal war

Setting: ambulante Langzeitpflege – Altersgruppe 0–19 Jahre

Fallsituation:
Der Auszubildende Deniz Ozkan (20 Jahre) berichtet von seinem Einsatz im ambulanten Kinderintensivpflegedienst „Sternblick" im zweiten Ausbildungsdrittel:

„Mit meiner Praxisanleiterin Janine Schulte (36 Jahre) betreue ich die Familie Keller mit ihrem schwer pflegebedürftigen Sohn Justus (8 Jahre). Der Junge war vor vier Monaten beim Spielen in einem Spaßbad plötzlich nicht mehr aufgetaucht. Trotz schneller Rettung mit Reanimation kam es zu bleibenden neurologischen Folgeschäden. Seit zwei Wochen wird er zwölf Stunden am Tag von unserem Pflegedienst zu Hause versorgt.

Justus braucht bei fast allen Aktivitäten des täglichen Lebens Unterstützung. Seine Pflege ist sehr zeitaufwendig. Wegen seiner Schluckstörung hat er ein Tracheostoma. Er bekommt Nahrung und Medikamente über eine PEG. Die rechte Körperhälfte weist eine Parese auf, seinen linken Arm und sein linkes Bein kann er aber gut bewegen und kontrollieren. Justus kommuniziert mit der Außenwelt über Laute. An seinem Gesicht ist abzulesen, wie es ihm geht und ob er Schmerzen hat.

Die Familie von Justus lebt in einer geräumigen Vier-Zimmer-Wohnung. Justus und Gina, seine sechsjährige kleine Schwester, haben ihre eigenen Zimmer. Das Problem ist nur, dass die Wohnung immer unaufgeräumt ist und nicht regelmäßig geputzt wird. Alles dreht sich um Justus. Deshalb sind Ginas Bedürfnisse völlig aus dem Blickfeld geraten. Frau Keller hat mir erzählt, dass die Kleine nachts oft aufwacht und dann zu ihr ins Bett kommt. Nichts ist mehr so, wie es einmal war. Auch Besuche von Freunden sind selten geworden.

Jedes Mal, wenn ich bei Familie Keller bin, merke ich, wie gedrückt die Stimmung ist. Herr Keller ist sogar vorübergehend zu seinen Eltern gezogen. Seine Frau hat uns gesagt, dass er die ganze Situation einfach nicht mehr ausgehalten hat. Sie hat auch zugegeben, dass es viel Streit gab. Bestimmt machen sich beide Eltern Vorwürfe wegen des Unfalls und haben Schuldgefühle.

Während meines Einsatzes bei Familie Keller habe ich von meiner Praxisanleiterin Janine vieles gelernt. Am Anfang durfte ich nur zuschauen, aber dann übertrug Janine mir die Tracheostomaversorgung – komplett mit endotrachealem Absaugen und Verabreichen der ärztlich angeordneten Medikamente (u. a. Analgetika, Antiepileptika) und der Sondenkost über die PEG. Die Mobilisation von Justus im Bett und das Positionieren in seinen Spezialrollstuhl machen wir immer gemeinsam.

Als ich morgens wieder einmal an der Küchenspüle die Sondenkost mit dem System vorbereiten wollte, war wie so oft kaum Platz. Überall stand schmutziges Geschirr und auf dem Boden lagen verstreut Ginas Spielsachen. Ich fing also an, erst einmal abzuspülen. Frau Keller bemerkte das und sagte: ‚Das ist mir so peinlich, ich bin einfach noch nicht dazu gekommen. Was bin ich nur für eine schlechte Mutter!' Dann begann sie zu weinen."

Aufgaben *Ihre Vorbereitungszeit beträgt max. 30 Minuten.*

1. Lesen Sie die Fallsituation und machen Sie sich Notizen zu wesentlichen Inhalten. Beginnen Sie das Prüfungsgespräch mit einer kurzen Zusammenfassung des Falls in eigenen Worten.
2. Folgende Schwerpunkte werden im Prüfungsgespräch thematisiert:
   - intra- und interprofessionelle Zusammenarbeit und Verantwortungsbereiche (KB III)
   - Vor- und Nachteile Tagespflege / stationäre Langzeitpflege (KB IV)
   - Qualitätsmanagement, Finanzierung der Pflege (KB IV)
   - berufliche Belastung, persönliche Entwicklung und Selbstverständnis (KB V)

Im Prüfungsgespräch:

Im Prüfungsgespräch dürfen Sie zunächst frei auf die fallbezogenen Themenschwerpunkte eingehen. Die Fachprüfenden werden Ihnen eventuell Fragen stellen, um Sie durch das Gespräch zu leiten.

Wählen Sie zu Übungszwecken jeweils 2–3 mögliche Prüfungsaufgaben aus jedem Kompetenzbereich aus und beantworten Sie diese in einem Zeitrahmen von max. 30 Minuten. Planen Sie je Kompetenzbereich max. 10 Minuten ein. Nach 30 Minuten vergleichen Sie Ihre Antworten mit den Ausführungen im Erwartungshorizont. Mit der Auswertungstabelle können Sie sich selbst einschätzen.

Kompetenzbereich III:

1 Nennen und begründen Sie neben der Pflege weitere Berufsgruppen, die für die Versorgung von Justus Keller und seiner Familie miteinbezogen sein sollten (→ **AB I** und → **AB III**).

2 Bewerten Sie das Vorgehen der Praxisanleiterin Janine Schulte, den Auszubildenen Deniz Ozkan erst zuschauen zu lassen und ihm dann die Verantwortung für die Behandlungspflege (Tracheostoma- und PEG-Versorgung) zu übertragen (→ **AB III**).

3 Justus benötigt Medikamente über die PEG. Nennen Sie die ärztlich zu treffenden Angaben für eine korrekte Medikamentenanordnung (→ **AB I**) und beschreiben Sie, was Deniz Ozkan bei der Vorbereitung von Justus Medikamenten beachten muss (→ **AB II**).

Kompetenzbereich IV:

4 Erklären Sie, wie der ambulante Kinderintensivpflegedienst „Sternblick" seiner Verpflichtung zur Qualitätssicherung und bedarfsgerechten Pflege nachkommen kann (→ **AB II**) und nennen Sie die Grundsätze eines Qualitätsmanagements (→ **AB I**).

5 Unterscheiden Sie die Möglichkeiten einer Tagespflege und stationären Langzeitpflege für Justus, indem Sie deren Vor- und Nachteile mit Blick auf die Familie Keller aufzählen (→ **AB II**).

6 Beschreiben Sie die gesetzlichen Bestimmungen zur Finanzierung von Justus Pflegesituation (→ **AB II**).

Kompetenzbereich V:

7 In der Fallsituation sind Belastungssituationen für die Pflegenden Deniz Ozkan und Janine Schulte erkennbar. Nennen Sie diese (→ **AB I**) und bestimmen Sie Instrumente/Maßnahmen zur Gesunderhaltung im Berufsalltag (→ **AB II**).

8 Erörtern Sie, wie Deniz Ozkan auf Frau Kellers Selbstanklage, eine schlechte Mutter zu sein, professionell reagieren könnte (→ **AB II**), und benennen Sie geeignete Kommunikationsmodelle, die hilfreich sein könnten (→ **AB I**).

9 Nennen Sie relevante Expertenstandards im Fall von Justus (→ **AB I**).

10 Deniz Ozkan sagt, dass er von seiner Praxisanleiterin viel lernen konnte. Diskutieren Sie, inwieweit Janine Schulte Einfluss auf Deniz' persönliche Entwicklung und sein berufliches Selbstverständnis hat (→ **AB III**).

Erwartungshorizont

Zusammenfassung der Fallsituation:

- ☐ Deniz Ozkan (Auszubildender im zweiten Ausbildungsdrittel) versorgt im ambulanten Kinderintensivpflegedienst Justus Keller (8 Jahre) mit seiner Praxisanleiterin Janine Schulte im Rahmen einer Zwölf-Stunden-Betreuung.
- ☐ Justus hat neurologische Folgen nach einem Spaßbadunfall und benötigt Unterstützung bei fast allen Aktivitäten des täglichen Lebens. Er hat ein Tracheostoma, wird über eine PEG ernährt und erhält darüber auch Medikamente aufgrund einer Schluckstörung. Die linke Körperseite (Arm, Bein) kann er gut bewegen/kontrollieren, rechtsseitig hat er eine Parese.
- ☐ Der Familie geht es nicht gut. Die sechsjährige Tochter Gina hat wegen der Pflegebedürftigkeit ihres Bruders wenig Aufmerksamkeit bekommen, sie möchte nachts bei der Mutter im Bett schlafen.
- ☐ Die Eltern leiden wahrscheinlich sehr unter Schuldgefühlen. Es gab auch Streit zwischen den beiden. Der Vater ist vorübergehend zu seinen Eltern gezogen. Die Mutter von Justus ist überfordert, sie weint und sagt, sie sei eine schlechte Mutter.
- ☐ Die Familie lebt in einer geräumigen Wohnung, die aber unordentlich und oft schmutzig ist.
- ☐ Deniz hat anfangs bei seiner Praxisanleiterin Janine bei der Pflege zuschauen dürfen, sie ließ ihn danach die Tracheostoma- und PEG-Versorgung mit Sondenkost- und Medikamentengabe selbstständig durchführen.

Kompetenzbereich III:

1 relevante Berufsgruppen im Fall von Justus:

- ☐ Logopäden, um die Schluck- und Sprachstörungen von Justus zu therapieren sowie die Eltern anzuleiten, wie sie (u. a. über Laute) besser mit ihm kommunizieren und ihn fördern können
- ☐ Ergotherapeuten, um Justus` Grob- und Feinmotorik, Körperwahrnehmung sowie kognitiven Fähigkeiten zu verbessern und zu erhalten
- ☐ Physiotherapeuten, um Justus` Beweglichkeit/Mobilität, Kraft, Körperwahrnehmung (v.a. rechte Körperseite) zu fördern und u. a. Kontrakturen vorzubeugen
- ☐ Psychologen, psychologische Psychotherapeuten, um die Eltern bei der Verarbeitung der Schuldgefühle, der Verbesserung der Paarbeziehung und des Familienlebens sowie beim Umgang mit Justus und seiner jüngeren Schwester Gina zu unterstützen
- ☐ Haushaltshilfe, um die Familie Keller beim Aufräumen/Reinigen der Wohnung, Kochen zu entlasten

! HINWEIS

Weitere richtige Antwort:
- sozialpädagogische Familienhilfe, um Familie Keller über Vernetzungsmöglichkeiten, weitere Hilfen und Beratungen zu informieren

2 Bewertung der Praxisanleitung von Janine Schulte:

- ☐ Laut Pflegeberufegesetz (PflBG) § 18 Abs. 2 müssen die übertragenen Aufgaben für den Auszubildenden angemessen sein, sowohl in Bezug auf den Ausbildungszweck als auch den Ausbildungsstand. Sie dürfen weder physisch noch psychisch überfordern.
- ☐ Deniz Ozkan ist im zweiten Ausbildungsdrittel und nicht befugt, selbstständig und ohne fachliche Aufsicht die alleinige Durchführungsverantwortung für die Behandlungspflege zu übernehmen. Es sollte sichergestellt sein, dass die pflegerischen Aufgaben, die er übernimmt, theoretisch und praktisch vermittelt wurden. Tätigkeiten, die nicht Teil seiner Ausbildung sind und nicht seiner Kompetenz entsprechen, darf er auch nicht annehmen und ausführen (Remonstrationspflicht).
- ☐ Janine Schulte muss sich als Praxisanleiterin über die Ausbildungsinhalte von Deniz Ozkan informieren und ggf. mit der Pflegeschule abstimmen. Sie muss bei der Ausführung der Behandlungspflege anwesend sein. Sie hätte diese nicht allein an Deniz Orkan delegieren dürfen.
- ☐ Janine Schulte ist für die Qualität und Sicherheit der Pflege von Justus sowie für die fachliche und pädagogisch richtige Anleitung von Deniz Ozkan verantwortlich. Im Fall auftretender Komplikationen bei Justus Keller trägt sie die Verantwortung und könnte dafür belangt werden.

> **! HINWEIS**
>
> Bei der Antwort könnten Sie auch erwähnen, dass Zuschauen allein nicht ausreicht, um etwas praktisch zu lernen und kompetent auszuführen, sondern es vieler Übungen/Wiederholungen in einem geschützten Rahmen ggf. auch an Simulationsmodellen bedarf, um die Sicherheit der Pflegebedürftigen nicht zu gefährden. Auch könnten Sie auf geeignete Anleitungsmethoden eingehen (z. B. Vier-Stufen-Modell).

3 Pflichtangaben einer ärztlichen Medikamentenanordnung sind:

- ☐ Name der Person, die das Arzneimittel erhalten soll: Justus Keller
- ☐ Arzneimittelname: z. B. Ibuprofen
- ☐ Darreichungsform: z. B. Tablette, Kapsel, Tropfen
- ☐ Applikationsart/-form: z. B. über die PEG, oral, sublingual, auf die Haut
- ☐ Dosierung/Konzentration: z. B. 20 mg, 30 Tropfen, 10 ml
- ☐ Verabreichungszeitpunkt: z. B. 8 Uhr, dreimal täglich, alle 6 h
- ☐ Unterschrift des anordnenden Arztes oder der anordnenden Ärztin

Deniz Ozkan muss Folgendes bei der Vorbereitung von Justus' Medikamenten beachten:

- ☐ Überprüfung der korrekten ärztlichen Anordnung: bei fehlenden Angaben/Unklarheiten muss er Rücksprache halten
- ☐ richtige Lagerung der Medikamente: z. B. an einem festen Ort und geschützt von Staub/Schmutz, Licht/UV-Bestrahlung, mechanischer Beanspruchung, Feuchtigkeit sowie kindersicher (Justus und seine Schwester Gina dürfen keinen Zugriff haben, wegen Vergiftungsgefahr)
- ☐ Medikamente immer an einen ruhigen/ungestörten Ort stellen, um Fehler zu vermeiden
- ☐ Die Arbeitsflächen müssen vor dem Richten der Medikamente gereinigt und desinfiziert werden.

> **! HINWEIS**
> Prüfende könnten zur 10-R-Regel oder zu Pflichtangaben bei Bedarfsmedikationen nachfragen (Definition des Bedarfs: z. B. bei Schmerzen ab NRS über 6; max. Dosis in 24 h: z. B. 30 mg)

- ☐ Alle angeordneten Medikamente müssen auch für eine PEG-Gabe geeignet sein, sie dürfen nur separat vorbereitet werden (z. B. zerteilt/gemörsert und in Wasser aufgelöst).
- ☐ Wissen um Wirkungen, Nebenwirkungen, Einnahmehinweise jedes Medikamentes und Wechselwirkungen mit anderen Medikamenten, Lebensmitteln
- ☐ dreimalige Überprüfung der Medikamente (1. beim Entnehmen aus dem Schrank/Aufbewahrungsort, 2. beim Richten, 3. beim Zurückstellen)
- ☐ Kennen und Anwenden der 10-R-Regel

Kompetenzbereich IV:

4 Qualitätssicherung im ambulanten Kinderintensivpflegedienst:

- ☐ Laut § 135a SGB V sind alle Leistungserbringer zur Qualitätssicherung verpflichtet. Der Kinderintensivpflegedienst muss ein geeignetes Qualitätsmanagementsystem etablieren und Instrumente zur Qualitätssicherung anwenden. Beispiele dafür sind:
  - ○ Einführung von Fallbesprechungen/Pflegevisiten, um sicherzustellen, dass alle an der Pflege beteiligten Personen auf dem aktuellen Stand sind und ggf. Anpassungen vorgenommen werden können
  - ○ Angebot und Nachweis von Fortbildungen & Schulungen für das Pflegepersonal, ebenso Pflichtfortbildungen (z. B. Brandschutz, Arbeitssicherheit, Hygiene)
  - ○ Arbeit mit Pflegestandards und Expertenstandards
  - ○ Etablierung von Fehlermeldesystemen (z. B. CIRS – Critical Incident Reporting System = Meldesystem für Beinah-Fehler/Zwischenfälle)
  - ○ Pflegeplanung und Dokumentation, um sicherzustellen, dass Pflegeleistungen bedarfsgerecht, kontinuierlich und individuell passend umgesetzt werden
- ☐ Außerdem muss der Pflegedienst eine ausreichende Personal- und Materialausstattung gewährleisten.

> **! HINWEIS**
> Prüfende könnten Sie hier auffordern, die Grundsätze zu erklären oder nach Beispielen für Qualitätsmanagementsysteme fragen (z. B. EFQM, KTQ, DIN ISO 9001).

Grundsätze eines Qualitätsmanagementsystems sind:

- ☐ Kundenorientierung
- ☐ Führung
- ☐ Einbeziehung von Personen
- ☐ prozessorientierter Ansatz
- ☐ kontinuierliche Verbesserung
- ☐ faktengestützte Entscheidungsfindung
- ☐ Beziehungsmanagement

5

Versorgung in der Tagespflege	
Vorteile	**Nachteile**
☐ Die Eltern von Justus könnten tagsüber einer Arbeit nachgehen und dennoch sicherstellen, dass Justus während dieser Zeit gut versorgt ist. ☐ Pflegefachperson und ggf. weiteres Fachpersonal (Therapeuten u. a.) stehen zur Verfügung, um Justus zu betreuen und zu fördern. ☐ Justus' bisheriger Alltag könnte dadurch bereichert und abwechslungsreicher gestaltet werden, während seine Eltern zeitgleich Entlastung erfahren.	☐ Es kann schwierig sein, einen geeigneten Tagespflegeplatz in der Nähe des Wohnorts zu finden. ☐ Es kann sein, dass Justus` individuelle Bedürfnisse nicht immer vollständig berücksichtigt werden können, da vielleicht noch andere pflegebedürftige Kinder betreut werden. ☐ Justus könnte sich in der fremden Umgebung unwohl fühlen und sein vertrautes Umfeld und seine Familie vermissen.

Versorgung in der stationären Langzeitpflege	
Vorteile	**Nachteile**
☐ Eine stationäre Langzeitpflegeeinrichtung kann die kontinuierliche Pflege für Justus rund um die Uhr sicherstellen. ☐ Justus Eltern könnten sich mehr auf ihre eigenen Bedürfnisse und Verpflichtungen konzentrieren, ohne sich um die tägliche Pflege von Justus sorgen zu müssen bzw. den Alltag rund um die Uhr mit ihm zu meistern. ☐ Soziale Kontakte und Aktivitäten sind in einer Pflegeeinrichtung oft leichter zugänglich und können dazu beitragen, dass Justus sich wohlfühlt.	☐ Eine stationäre Langzeitpflegeeinrichtung kann sehr teuer sein und die Familie Keller muss möglicherweise finanzielle Unterstützung suchen, um die Kosten zu decken. ☐ Justus könnte sich unwohl fühlen, die vertraute Umgebung zu verlassen. Auch seine Eltern könnten ein schlechtes Gewissen haben, Justus nicht mehr ein Leben zu Hause zu ermöglichen, sondern ihn „abzuschieben". ☐ Es kann schwierig sein, eine qualitativ hochwertige Einrichtung zu finden, die für Justus passt.

6 gesetzliche Bestimmungen zur Finanzierung der Pflege von Justus:

- ☐ Im SGB V ist u. a. die Finanzierung von ambulanten und stationären Pflegeleistungen durch die Krankenkassen geregelt.
- ☐ Das SGB XI regelt die Pflegeversicherung und umfasst u. a. die Finanzierung von ambulanten und stationären Pflegeleistungen durch die Pflegekassen.
- ☐ Das BTHG (Bundesteilhabegesetz) regelt u. a. die Leistungen zur Teilhabe am Leben in der Gesellschaft und zur Eingliederungshilfe.

Kompetenzbereich V:

7 Belastungssituationen für die Pflegenden Deniz Ozkan und Janine Schulte aus dem Fall:

- ☐ Das Schicksal des achtjährigen Justus Keller und der tägliche Umgang mit seinen neurologischen Folgeschäden kann sehr betroffen machen.
- ☐ das hautnahe Erleben der schwierigen Familiensituation: die gedrückte Stimmung, Streit, der vorübergehende Auszug des Vaters, Vernachlässigung des Geschwisterkindes Gina, wahrscheinlicher Schlafmangel der Mutter durch Ginas nächtliche Besuche, zunehmende soziale Isolation der Familie durch seltene Freundesbesuche
- ☐ das nicht optimale Arbeitsumfeld: Wohnung ist unaufgeräumt und schmutzig; in der Küche muss erst Platz geschaffen und Geschirr gespült werden, um Sondenkost für Justus hygienisch zubereiten zu können
- ☐ die sichtliche Überforderung der Mutter („Was bin ich nur für eine schlechte Mutter") braucht neben der Pflege von Justus zusätzliche Aufmerksamkeit und Fürsorge.
- ☐ Zwölf-Stunden-Intensivbetreuung, Arbeit im Schichtdienst

Instrumente/Maßnahmen zur Gesunderhaltung im Berufsalltag:

- ☐ Supervision, kollegiale Beratung und ethische Fallbesprechungen etablieren/nutzen, um sich im Team auszutauschen und auch dem eigenen Anspruch einer optimalen Versorgung der Familie nachzugehen
- ☐ Fortbildungen/Schulungen absolvieren, um nach dem aktuellen Stand der Wissenschaft arbeiten zu können und sich hilfreiche Strategien anzueignen (z. B. Gesprächsführungsseminar zum Umgang mit belasteten Eltern und ihren Kindern)
- ☐ Pausen während der Arbeitszeit einhalten; sich mit dem Team zu bestimmten belastenden Tätigkeiten abstimmen/abwechseln
- ☐ Entspannungstechniken erlernen und anwenden
- ☐ Work-Life-Balance einhalten: sich bewusst Zeit für Freizeit, Hobbies einplanen/umsetzen; soziale Kontakte außerhalb des Berufes pflegen

> **! HINWEIS**
>
> Weitere richtige Maßnahmen sind: Bewegung/Ausgleichssport zum Stressabbau integrieren; auf gesunde Ernährung und ausreichenden Schlaf achten.

8 professionelle Verhaltensweisen von Deniz Ozkan:

- ☐ Deniz Ozkan sollte einfühlsam und verständnisvoll reagieren, um Frau Keller zu beruhigen (z. B. Taschentuch reichen, sich kurz für sie Zeit nehmen und ihr Aufmerksamkeit schenken, auf Augenhöhe begeben, evtl. Umarmung anbieten).
- ☐ Er sollte sie trösten und ihr sagen, dass er das nicht so sieht oder fragen, warum sie so von sich denkt.
- ☐ Er könnte anerkennen/spiegeln, wie schwierig es sein muss, in einer solchen Situation zu sein und dass es normal ist, sich überfordert und traurig zu fühlen.
- ☐ Er könnte ihr sagen/aufzählen, was sie alles gut und richtig macht, und damit ihren Blick auf Positives statt auf Negatives lenken.
- ☐ Er könnte ihr empfehlen, einmal in Ruhe die aktuelle Situation gemeinsam mit seiner Kollegin Janine Schulte zu besprechen, um Unterstützungsmöglichkeiten/Perspektiven aufzuzeigen bzw. Beratung anzubieten.

Kommunikationsmodelle, die bei der Gesprächsführung unterstützen können:

- ☐ Vier-Seiten/Ohren-Modell nach Schulz von Thun
- ☐ fünf Axiome nach Paul Watzlawick
- ☐ peronenzentrierte Interaktion nach Carl Rogers
- ☐ Gesprächskompetenz nach Sandra Mantz
- ☐ Eisberg-Modell

> **! HINWEIS**
>
> Folgende Frage ist hier denkbar: Wie würden Sie ein Kommunikationsmodell auf die Fallsituation anwenden?

9 Expertenstandards, die für die Pflege von Justus relevant sind:

- ☐ Dekubitusprophylaxe in der Pflege
- ☐ Schmerzmanagement in der Pflege
- ☐ Sturzprophylaxe in der Pflege
- ☐ Förderung der Mundgesundheit in der Pflege

> **! HINWEIS**
>
> Prüfende könnten Sie hier die Auswahl der Expertenstandards mit Fallbezug begründen lassen.

10 Einfluss der Praxisanleiterin Janine Schulte auf Deniz Ozkan:

- ☐ Ich finde, das berufliche Selbstverständnis und die persönliche Entwicklung werden in der Ausbildung zu einem großen Teil durch die Erfahrungen und Begegnungen mit verschiedenen Anleitungspersönlichkeiten und Fachpersonen geprägt. Auszubildende sind in Vielem noch unsicher und müssen sich selbst in ihrer neuen beruflichen Rolle erst zurechtfinden. Praxisanleitende, wie Janine Schulte, sind wichtige Bezugspersonen und können durch ihr Verhalten und Auftreten Auszubildende, wie Deniz, sowohl negativ als auch positiv beeinflussen. Dazu gehören die folgenden Punkte.
  - ○ Vorbildfunktion: Janine Schulte zeigt Deniz Ozkan, wie man im ambulanten Kinderintensivpflegedienst arbeitet, und lässt ihn viel bei sich zuschauen. Sie hat für Deniz eine Vorbildfunktion. Deniz nimmt sie als solche auch wahr („... habe von meiner Praxisanleiterin vieles gelernt").

- *<u>Wissensvermittlung:</u> Durch seine Praxisanleitung lernt Deniz Ozkan pflegerische Fähigkeiten, wie z. B. die Tracheostomaversorgung, Verabreichung von Medikamenten über eine PEG, Mobilisation bei rechtsseitiger Parese im Bett und in einen Spezialrollstuhl, Verhalten im häuslichen Umfeld, Unterstützung von Justus bei den Aktivitäten des täglichen Lebens. Man kann vermuten, dass sie ihm wichtiges praktisches Fachwissen/Handling vermittelt und die Sicherheit, diese pflegerischen Aufgaben auch korrekt anzuwenden.*
- *<u>Förderung der Eigenständigkeit:</u> Janine Schulte ermöglicht Deniz Ozkan, nach einer Beobachtungsphase selbstständig Pflegeinterventionen durchzuführen, was sein Selbstbewusstsein und seine Kompetenzen steigert. Allerdings ist es auch ihre Aufgabe, Deniz nicht zu überfordern und die Verantwortungsbereiche aufzuzeigen. Deniz könnte z. B. davon ausgehen, dass er in anderen Versorgungsbereichen die Tracheostoma- oder PEG-Versorgung auch selbstständig/eigenverantwortlich übernehmen kann.*
- *<u>interpersonelle Fähigkeiten:</u> Janine Schulte kann ihm durch ihr eigenes Verhalten zeigen, wie man mit Angehörigen, insbesondere in emotional belasteten Situationen, kommuniziert. So kann sie Deniz helfen, sein Kommunikations- und Empathievermögen zu entwickeln/erweitern.*
- *<u>ethisch und professionell handeln:</u> Janine Schulte kann als Praxisanleiterin ethische Grundlagen und Werte des Pflegeberufs vermitteln. Dies kann Deniz` Verständnis von Professionalität und Ethik in der Pflege beeinflussen.*
- *<u>Reflexion und Kompetenzentwicklung:</u> Falls Janine regelmäßige Reflexions- und Kompetenzentwicklungsgespräche mit Deniz führt, kann ihm dies helfen, seine eigenen Gefühle, Reaktionen und Handlungen besser zu verstehen, zu verarbeiten und sich persönlich weiterzuentwickeln.*
- *<u>Umgang mit Herausforderungen im Pflegealltag:</u> Praxisanleitende leben Auszubildenden vor oder zeigen, wie man in herausfordernden Situationen reagiert. In der Fallsituation wird dies nicht beschrieben, aber es ist denkbar, dass dies Deniz sehr helfen würde, um die Herausforderungen bei Familie Keller besser zu bewältigen.*

+ Was die Fallsituation noch bietet …

Kompetenzbereich V:

- Erörtern Sie die psychosoziale Belastung der Familie Keller und überlegen Sie, wie Auszubildende in der Pflegeschule darauf vorbereitet bzw. dafür sensibilisiert werden könnten, um mit solchen Pflegesituationen angemessen umzugehen (→ AB II und → AB III).

Auswertung

Lesen Sie die einzelnen Notendefinitionen. Überlegen Sie, welche Definition am besten Ihren Ergebnissen und Ausführungen entspricht. Kreuzen Sie für jeden Kompetenzbereich eine Note für sich an. Für eine Gesamtbewertung addieren Sie alle Kompetenznoten, teilen sie durch 3 und tragen das Ergebnis im Kästchen unten in der Tabelle ein.

Note	Definition	KB III	KB IV	KB V
1	• Ich konnte die Kompetenzaufgaben schnell erfassen sowie selbstständig, umfassend und richtig beantworten. • Ich konnte mein aktuelles Wissen in den 30 bis 45 Minuten Prüfungszeit sicher auf die Fallsituation und darüber hinaus anwenden. Ich hätte zu den Kompetenzaufgaben/Prüfungsthemen auch noch mehr sagen können. • Ich habe mich immer präzise ausgedrückt sowie fließend, strukturiert und nachvollziehbar gesprochen.	☐	☐	☐
2	• Ich konnte die Kompetenzaufgaben gut erfassen sowie fast immer selbstständig und richtig beantworten. • Ich konnte mein aktuelles Wissen in den 30 bis 45 Minuten Prüfungszeit sicher auf die Fallsituation anwenden. • Ich habe mich immer gut ausgedrückt und zusammenhängend, strukturiert sowie nachvollziehbar gesprochen.	☐	☐	☐
3	• Ich konnte die meisten Kompetenzaufgaben selbstständig und richtig beantworten. Manchmal benötigte ich Unterstützung oder hätte mir diese gewünscht, um auf die richtige Lösung zu kommen. • Ich konnte zu den wichtigsten Problemen in der Fallsituation mein Wissen anwenden. • Manchmal hätte ich mich verständlicher ausdrücken und strukturierter sprechen können. Aber ich denke, meine Antworten waren nachvollziehbar.	☐	☐	☐
4	• Ich konnte nur einige Kompetenzaufgaben selbstständig und richtig beantworten. Bei den anderen hätte ich Hilfe gebraucht, um auf die richtige Lösung zu kommen. • Ich konnte Grundwissen wiedergeben. Das Anwenden meiner theoretischen Kenntnisse auf die Fallsituation gelang mir nicht immer. • Ich musste oft überlegen, was ich wie sagen soll. Mir fiel es schwer, die ganze Zeit strukturiert und gut nachvollziehbar zu sprechen.	☐	☐	☐
5	• Ich konnte die Kompetenzaufgaben entweder gar nicht oder fast nur falsch beantworten. • Ich habe gemerkt, dass mein aktueller Wissenstand nicht ausreicht bzw. ich vieles nicht wusste oder anwenden konnte. • Ich konnte die Inhalte nicht zusammenhängend und logisch darstellen.	☐	☐	☐
6	• Ich konnte die Kompetenzaufgaben nur falsch bzw. gar nicht beantworten oder habe sie nicht verstanden. • Ich konnte auf kein Wissen zurückgreifen und war mit der Fallsituation und den Aufgaben überfordert. • Ich konnte mich nicht verständlich ausdrücken und auch keine Zusammenhänge erkennen, selbst wenn man mir geholfen hätte.	☐	☐	☐
	Gesamtbewertung (Note KB III ☐ **+ Note KB IV** ☐ **+ Note KB V** ☐ **) : 3 =**	☐		

Eine Wohnung voller Müll

Setting: ambulante Akutpflege – Altersgruppe 19–59 Jahre

Fallsituation:
Oscar Johansson (58 Jahre) wurde vor zwei Tagen aus dem Krankenhaus entlassen. Der Frührentner leidet seit 15 Jahren an Diabetes mellitus Typ 2. Seine Frau Hannelore hatte sich immer liebevoll um ihn gekümmert, bis sie vor einem Jahr überraschend an einem Herzinfarkt starb. Sie hatte auf seine Ernährung geachtet, sie kümmerte sich um seine Arzttermine und kontrollierte seinen Blutzucker und die täglichen Insulininjektionen. Seit ihrem Tod ist nichts mehr, wie es war. Die Wohnung ist chaotisch und dreckig, zum Arzt geht Herr Johansson nur noch unregelmäßig und auf seinen Blutzucker achtet er kaum noch. Seine Körperpflege ist mangelhaft. Durch die dauerhaft hohen Blutzuckerwerte haben sich bereits Komplikationen eingestellt, sodass ihm beim letzten Krankenhausaufenthalt der rechte große Zeh amputiert werden musste.

Im Rahmen des Entlassungsmanagements wurde der ambulante Pflegedienst „Schnelle Hilfe“ mit der Versorgung von Herrn Johansson beauftragt. Vereinbarte Leistungen sind aktuell die tägliche Versorgung der Wunde am rechten Fuß sowie die Blutzuckermessung und Insulininjektion laut Schema der ärztlichen Verordnung. Pflegefachfrau Andrea Lau (28 Jahre) kommt heute das erste Mal in ihrem Frühdienst zu Herrn Johansson. Die Kollegen haben sie schon vorgewarnt, dass es in der Wohnung sehr unangenehm riecht, da überall Müll und Speisereste herumliegen. Trotzdem ist sie geschockt, als sie die Wohnung betritt. Ihr wird übel von dem intensiven sauren und schimmeligen Geruch. Als Herr Johansson ihr angewidertes Gesicht sieht, ruft er: „Warum verziehen Sie denn so Ihr Gesicht? Wenn es Ihnen hier nicht passt, dann können Sie ja gleich wieder gehen. Auf so eine Beleidigung kann ich verzichten!“ Andrea Lau entschuldigt sich bei Herrn Johansson. Dieser wirkt weiterhin verärgert, lässt die Versorgung aber über sich ergehen. Nachdem sie den alten Wundverband entfernt und die Wunde gereinigt hat, fordert Herr Johansson sie auf, die bereits geöffnete Kompressenpackung vom letzten Verbandswechsel zu benutzen. Sie liegt auf dem Küchentisch zwischen den Speiseresten. Andrea Lau geht nicht auf Herrn Johanssons Kommentar ein und verwendet stillschweigend neue sterile Materialien. Herr Johansson sagt daraufhin zu ihr: „Die Kompressen waren doch noch gut! Das ist die pure Verschwendung!“

Nachdem Andrea Lau ihre Morgentour beendet hat, vertraut sie sich im Büro des ambulanten Pflegedienstes „Schnelle Hilfe“ ihrer Kollegin Birte Hagen (40 Jahre) an: „Ich fand das heute Morgen so eklig bei Herrn Johansson. Er hat das sofort gemerkt. Was denkt er denn jetzt bloß von mir? Das ist schließlich seine Wohnung. Besonders professionell habe ich mich ja nicht verhalten!“

Aufgaben *Ihre Vorbereitungszeit beträgt max. 30 Minuten.*

1 Lesen Sie die Fallsituation und machen Sie sich Notizen zu wesentlichen Inhalten. Beginnen Sie das Prüfungsgespräch mit einer kurzen Zusammenfassung des Falls in eigenen Worten.

2 Folgende Schwerpunkte werden im Prüfungsgespräch thematisiert:
- intra- und interprofessionelle Zusammenarbeit (KB III)
- Wundmanagement (KB III, KB IV)
- Entlassungsmanagement (KB IV, V)
- EBN, Umgang mit Ekel und professionelles Pflegehandeln (KB V)

Im Prüfungsgespräch:

Im Prüfungsgespräch dürfen Sie zunächst frei auf die fallbezogenen Themenschwerpunkte eingehen. Die Fachprüfenden werden Ihnen eventuell Fragen stellen, um Sie durch das Gespräch zu leiten.

Wählen Sie zu Übungszwecken jeweils 2–3 mögliche Prüfungsaufgaben aus jedem Kompetenzbereich aus und beantworten Sie diese in einem Zeitrahmen von max. 30 Minuten. Planen Sie je Kompetenzbereich max. 10 Minuten ein. Nach 30 Minuten vergleichen Sie Ihre Antworten mit den Ausführungen im Erwartungshorizont. Mit der Auswertungstabelle können Sie sich selbst einschätzen.

Kompetenzbereich III:

1 Erläutern Sie die Verantwortungsbereiche von Andrea Lau in der intra- und interprofessionellen Versorgung von Herrn Johansson (→ **AB II**) und benennen Sie weitere Professionen, die an der Versorgung beteiligt werden sollten (→ **AB I**).

2 Erläutern Sie die besondere Bedeutung des Wundmanagements für den rechten Fuß von Herrn Johansson (→ **AB II**).

3 Beschreiben Sie die pflegerischen Tätigkeiten von Frau Lau bei der Wundversorgung von Herrn Johansson (→ **AB I**).

4 Erklären Sie die notwendigen Maßnahmen durch die Pflegefachkräfte des ambulanten Pflegedienstes „Schnelle Hilfe", um in der Wohnung von Herr Johansson für Hygiene und Sicherheit zu sorgen (→ **AB II**).

Kompetenzbereich IV:

5 Erläutern Sie die Bedeutung des Entlassungsmanagements für Herrn Johannsson (→ **AB II**).

6 Herr Johannsson wirft der Pflegefachfrau Andrea Lau Verschwendung bei der Wundversorgung vor. Beurteilen Sie das Verhalten von Frau Lau beim Verbandswechsel aus ökonomischer Sicht (→ **AB III**).

7 Beschreiben Sie die finanzielle Sicherung der ambulanten Versorgung von Herrn Johansson durch den Pflegedienst „Schnelle Hilfe" (→ **AB I**).

Kompetenzbereich V:

8 Erläutern Sie den Begriff Evidence-Based Nursing (→ **AB II**).

9 Stellen Sie den Zusammenhang zwischen Evidence-Based Nursing und dem Wundmanagement bei Herrn Johansson dar (→ **AB III**).

10 Nennen Sie weitere Expertenstandards, außer dem im Fall erwähnten Entlassungsmanagement, die bei der pflegerischen Versorgung von Herrn Johansson eine Rolle spielen, und begründen Sie Ihre Auswahl (→ **AB II**).

11 Bewerten Sie den Umgang von Pflegefachfrau Andrea Lau mit der Lebenssituation von Herr Johansson und skizzieren Sie den professionellen Umgang mit dieser Situation (→ **AB III**).

12 Beschreiben Sie die von Pflegefachfrau Andrea Lau umzusetzenden Maßnahmen, um ein Vertrauensverhältnis zu Herrn Johansson aufzubauen (→ **AB I**).

Erwartungshorizont

Zusammenfassung der Fallsituation:

☐ Herr Johansson wird durch die Pflegefachfrau Andrea Lau vom ambulanten Pflegedienst „Schnelle Hilfe" nach einem Krankenhausaufenthalt versorgt (Wundmanagement nach Zeh-Amputation, Blutzuckerkontrolle, Insulininjektion).

☐ Herr Johansson lebt seit dem Tod seiner Frau in unhygienischen Verhältnissen: Die Wohnung ist dreckig, voll von Müll und Speiseresten, es riecht sauer und schimmelig.

☐ Andrea Lau ekelt sich, weshalb Herr Johansson verärgert ist.

☐ Herr Johansson versteht nicht, warum Andrea Lau die angebrochene Packung Kompressen für den Wundverband nicht verwendet.

☐ Andrea Lau sucht das Gespräch mit ihrer Kollegin Birte Hagen, um ihr Verhalten gegenüber Herrn Johansson zu reflektieren (berufliches Selbstverständnis und Reflexion).

Kompetenzbereich III:

1 Verantwortungsbereiche:

☐ Andrea Lau ist eine Pflegefachfrau und damit für die Vorbehaltstätigkeiten im Rahmen der Versorgung von Herrn Johansson zuständig.

☐ Vorbehaltstätigkeiten nach § 4 Pflegeberufegesetz sind:

○ Erhebung und Feststellung des Pflegebedarfs

○ Organisation, Gestaltung und Steuerung des Pflegeprozesses

○ Analyse, Evaluation, Sicherung und Entwicklung der Qualität der Pflege

☐ An ihre Rolle ist die Durchführung der Behandlungspflege von Herrn Johansson laut ärztlicher Verordnung gebunden, d. h. Wundmanagement, Blutzuckermessung und Insulininjektion.

☐ Zu den Aufgaben von Frau Lau gehört es weiterhin, die aktuelle Situation von Herrn Johansson einzuschätzen und notwendige Informationen an den behandelnden Arzt und ihre Kolleginnen weiterzugeben und zu dokumentieren.

weitere Professionen/Berufsgruppen zur Versorgung wären:

☐ Ernährungsberater

☐ Orthopädin und Orthopädietechniker

☐ Podologin / medizinischer Fußpfleger

☐ Psychologe

☐ psychologische Psychotherapeutin

☐ Hausarzt

2 Bedeutung des Wundmanagements bei Herrn Johansson:

- ☐ Dadurch, dass der Diabetes mellitus Typ 2 von Herrn Johansson nicht optimal eingestellt ist, haben sich Komplikationen ergeben.
- ☐ Ein dauerhaft hoher Blutzucker schädigt das Endothel und es kommt zu Mikro- und Makroangiopathien. Daraus entsteht das sogenannte diabetische Fußsyndrom. Deshalb musste Herrn Johansson nun die rechte Großzehe amputiert werden.
- ☐ Ein fachlich korrektes Wundmanagement ist notwendig, um den Prozess der Wundheilung zu unterstützen.
- ☐ Der regelmäßige Verbandswechsel ermöglicht, die Wundnaht/Wunde zu reinigen und eine Wundbeobachtung mit anschließender Wunddokumentation vorzunehmen. Veränderungen/Auffälligkeiten an der Wundnaht bzw. Wundheilungsstörungen können so frühzeitig erkannt und nach Rücksprache mit dem behandelnden Arzt therapiert werden.
- ☐ Wundheilungsstörungen sind bei einem diabetischen Fußsyndrom möglich, da durch die Schädigung des Endothels das Wundgebiet unzureichend mit Nährstoffen und Sauerstoff versorgt wird und auch Schadstoffe nicht ausreichend abtransportiert werden.
- ☐ Eine weitere Komplikation ist, dass durch die hohen Blutzuckerwerte die peripheren Nerven geschädigt werden, wodurch das Schmerzempfinden beeinträchtigt ist. Es ist möglich, dass Herr Johansson eine Entzündung der Wunde daher nicht bemerken würde.

I INFO

Mikro- und Makroangiopathien = Schädigung kleinerer und größerer Blutgefäße, wodurch betreffende Organe/Körperareale nicht ausreichend mit Sauerstoff und Nährstoffen versorgt werden

3 pflegerische Tätigkeiten bei der Wundversorgung:

- ☐ Andrea Lau übernimmt in Zusammenarbeit mit ihren Kollegen, welche die Einsatzplanung machen, die zeitliche Planung des Verbandswechsels, um diesen optimal/sinnvoll in den Ablauf zu integrieren.
- ☐ Sie ist dafür verantwortlich, vor dem Verbandswechsel die Wunddokumentation und die ärztliche Anordnung zu kontrollieren, um sich über eventuelle Änderungen und Auffälligkeiten zu informieren.
- ☐ Sie ist für eine fachlich korrekte Wundreinigung verantwortlich.
- ☐ Nach der Wundreinigung erfolgt eine Wundbeobachtung (Wundlokalisation, Wundgröße, Wundgrund, Wundrand, Wundexsudat, Wundumgebung) mit anschließender Wunddokumentation.
- ☐ Es kann notwendig sein, noch vorhandene Fäden oder Klammern zu entfernen. Dies geschieht jedoch nur nach ärztlicher Verordnung.
- ☐ Frau Lau ist für das fachlich korrekte Anlegen des neuen Wundverbandes verantwortlich.
- ☐ Das Reinigen der Wunde und der neue Wundverband müssen hygienisch korrekt erfolgen, um eine Wundinfektion zu vermeiden.
- ☐ Bei Auffälligkeiten ist durch die Pflegefachkraft der behandelnde Arzt zu informieren, um ein Konsil zur Therapieanpassung zu vereinbaren.

- ☐ Eine zusätzliche Aufgabe ist das rechtzeitige Anfordern einer neuen Verordnung für Verbandsmaterialien vom Hausarzt, damit es nicht zu Versorgungsproblemen kommt.

4 Maßnahmen des ambulanten Pflegedienstes zur Wohnungssituation/Hygiene:

- ☐ Prinzipiell hat Herr Johansson das Recht, in seiner Wohnung so zu leben, wie er es möchte.
- ☐ Das bedeutet, er hat das Recht zur Verwahrlosung, solange er nicht sich selbst oder andere Menschen im Haus gefährdet.
- ☐ Eine Möglichkeit wäre, dass der ambulante Pflegedienst ein Beratungsgespräch über die aktuelle Situation anbietet. In einem solchen Gespräch ist es wichtig, die Wünsche und Bedürfnisse von Herrn Johansson zu berücksichtigen.
- ☐ Es ist möglich, dass Herr Johanssons Ärger darauf zurückzuführen ist, dass er sich für seinen Lebensstil schämt und seit dem Tod seiner Ehefrau überfordert ist und keine Lösung dafür findet.
- ☐ Im Gespräch kann Herrn Johansson aufgezeigt werden, wie wichtig die Hygiene und Sicherheit in seiner Wohnung für eine problemlose Wundheilung sind und welche Unterstützungsangebote es für die häusliche Versorgung gibt.
- ☐ Herr Johansson muss entscheiden, ob er die zusätzliche Versorgung möchte und auch finanzieren kann.
- ☐ In jedem Fall müssen die Pflegefachkräfte darauf achten, dass die hygienischen Richtlinien eingehalten werden. Zum Beispiel, indem geeignete Abstellflächen vor und nach dem Nutzen flächendesinfiziert werden. So entspricht die Lagerung der Verbandsmaterialien den Hygienestandards und gewährleistet Sterilität.

Kompetenzbereich IV:

5 Bedeutung des Entlassungsmanagements für Herrn Johansson:

- ☐ Das Entlassungsmanagement ist geregelt über den Expertenstandard Entlassungsmanagement.
- ☐ In den ersten 24 Stunden nach der Amputation seiner rechten Großzehe im Krankenhaus erfolgt eine kriteriengeleitete Einschätzung. Dabei wird ermittelt, welcher Unterstützungs- und Versorgungsbedarf nach der Entlassung notwendig ist.
- ☐ Anhand dieser Einschätzung werden bereits während der Versorgung im Krankenhaus entsprechende Versorgungsstrukturen nach dem Krankenhaus organisiert, um eine kontinuierliche Versorgung nach der Entlassung sicherzustellen.

- ☐ Sollte Herr Johansson nicht entsprechend versorgt werden, kann es passieren, dass er innerhalb eines kurzen Zeitraums wieder ins Krankenhaus muss, weil sich z. B. die Wundnaht an seiner rechten Großzehe entzündet hat. Dies bezeichnet man auch als „Drehtür-Effekt".
- ☐ Für Herrn Johansson wurde der ambulante Pflegedienst organisiert. Er übernimmt die weitere pflegerische Betreuung (Behandlungspflege, Kommunikation mit dem Hausarzt).

> **! HINWEIS**
> Zum „Drehtür-Effekt" könnten Prüfende Nachfragen stellen bzw. Sie bitten, darauf näher einzugehen.

6 Wundversorgung aus ökonomischer Sicht:

- ☐ Das Verhalten von Angelika Lau war fachlich korrekt.

Begründung:

- ☐ Eine Wundversorgung muss stets aseptisch erfolgen. Das heißt, unter Nutzung von sterilen Materialien, solange die Wundheilung noch nicht abgeschlossen ist.
- ☐ Die bereits längere Zeit offen liegenden Kompressen zwischen Speiseresten gelten als kontaminiert und sind nicht mehr steril. Sie wären damit ein Infektionsrisiko für die Amputationswunde von Herrn Johannsson.
- ☐ Beim nächsten Verbandswechsel oder bei der ärztlichen Verordnung für Verbandsmaterialien kann Andrea Lau auf besser geeignete Packungsgrößen achten, damit weniger Material verbraucht wird.

7 Finanzierung der ambulanten Pflege von Herrn Johansson:

- ☐ Die Finanzierung wird über das deutsche Sozialsystem reguliert und lässt sich in die Krankenversicherung und die Pflegeversicherung unterteilen.

☐ SGB V	☐ § 37 Häusliche Krankenpflege ☐ § 38 Hauswirtschaftliche Leistungen ☐ Leistungen richten sich nach einem Gebührenkatalog.
☐ SGB XI	☐ regelt häusliche Pflegehilfe ☐ Es bestehen Leistungskomplexe durch eine Vergütungsvereinbarung.
☐ SGB XII	☐ tritt in Kraft bei nicht ausreichendem Vermögen oder Versichertenstatus ☐ besagt, dass Kommunen die Träger sind ☐ Leistungen orientieren sich an den Vergütungsvereinbarungen und Gebührenkatalogen.
☐ Bundesländer	☐ leisten die Investitionskosten
☐ privater Haushalt	☐ Alle vereinbarten Leistungen über den eigentlichen Anspruch hinaus sind privat zu zahlen.

- ☐ Ab Pflegegrad 2 kann Pflegegeld beantragt werden, um die erbrachten Leistungen mitzufinanzieren.
- ☐ Das Pflegegeld erhöht sich mit steigendem Pflegegrad (SGB XI § 15).
- ☐ Herr Johansson wird aktuell über das SGB V versorgt.
- ☐ Da aufgrund seiner Gesamtsituation (chronische Erkrankung Diabetes mellitus Typ 2 mit Insulinpflicht, Verwahrlosung der Wohnung) von einer voraussichtlichen Pflegebedürftigkeit von mehr als sechs Monaten auszugehen ist, kann dann im weiteren Verlauf eine Finanzierung über das SGB XI (Pflegegrad) erfolgen.

Kompetenzbereich V:

8 Definition EBN:

- ☐ Der Begriff Evidence-Based Nursing steht für wissensbasierte Pflege.
- ☐ Das bedeutet, dass Pflegehandlungen auf wissenschaftlich fundierten Erkenntnissen beruhen. Die Pflegewissenschaft erforscht die Pflegepraxis, um pflegerische Handlungen weiterzuentwickeln und auch deren Wirksamkeit zu überprüfen und zu validieren.
- ☐ Im Rahmen des pflegerischen Handelns sollten auch die Bedürfnisse und Ressourcen der zu pflegenden Menschen berücksichtigt werden. Die Pflege erfolgt dabei in Kooperation mit den Pflegebedürftigen.

9 EBN und Wundmanagement bei Herrn Johansson:

- ☐ Ziel des Evidence-Based Nursing ist es, eine Versorgung nach dem besten verfügbaren Wissen auszurichten. Die Wundversorgung bei Herrn Johansson muss somit nach dem aktuellen Stand der Wissenschaft erfolgen, um eine bestmögliche Wundheilung sicherzustellen.
- ☐ Pflegefachfrau Andrea Lau und ihre Kollegen müssen sich dafür an die vorgegebenen Richtlinien zum Ablauf der Wundversorgung, zur Hygiene und zur Wunddokumentation halten.
- ☐ Wichtig ist, dass die geeigneten Maßnahmen in Kooperation mit Herrn Johansson gewählt werden.
- ☐ Das Wissen zur Wundversorgung wird durch die Forschung immer wieder überprüft. Deshalb ist es notwendig, dass sich Pflegefachkräfte im Rahmen des lebenslangen Lernens immer wieder mit den neuesten Erkenntnissen vertraut machen, diese in der Praxis umsetzen und aus pflegefachlicher Sicht auf ihre Anwendbarkeit hin überprüfen und bewerten.

> **! HINWEIS**
> Prüfende könnten Sie an dieser Stelle bitten, konkrete Beispiele für Fachweiterbildungen/Spezialisierungen zu nennen.

10 relevante Expertenstandards in der Pflege von Herrn Johansson:

- ☐ Expertenstandard Dekubitusprophylaxe in der Pflege:
  - ○ Durch die mit Diabetes mellitus einhergehende Polyneuropathie besteht das Risiko, dass Herr Johansson nicht bemerkt, wenn ein Schuh zu eng ist oder sich ein Stein im Schuh befindet.
  - ○ Dies kann zu einer Druckstelle führen, die evtl. wieder einer chirurgischen Therapie bedarf.
- ☐ Expertenstandard Schmerzmanagement in der Pflege:
  - ○ Wegen der noch frischen Wunde am rechten Fuß sollten die Pflegefachkräfte auf Wundschmerzen bzw. Phantomschmerzen an der rechten Großzehe achten.
  - ○ Es sollte eine adäquate Wundversorgung im Zusammenhang mit einer ärztlich verordneten Schmerztherapie erfolgen.
  - ○ Eine schmerzentlastende Lagerung und Bewegung sind genauso wichtig wie regelmäßige Kontrollen durch den behandelnden Arzt.
- ☐ Expertenstandard Sturzprophylaxe in der Pflege:
  - ○ Da in der Wohnung viel Müll herumliegt, besteht die Gefahr, dass Herr Johansson darüber fällt.
  - ○ Hinzu kommt, dass sein Gleichgewicht durch die fehlende rechte Großzehe beeinträchtigt ist.

11 Bewertung von Frau Lau zum Umgang mit Herrn Johanssons Lebenssituation:

- ☐ Andrea Lau empfindet Ekel in der Wohnung von Herrn Johansson, da es sauer und schimmlig riecht und die Wohnung in einem schlechten hygienischen Zustand ist.
- ☐ Herr Johansson reagiert darauf ungehalten und konfrontiert Andrea Lau mit der Situation.
- ☐ Ekel ist eine Basisemotion und ein komplexer Prozess, der in unserem Gehirn verankert ist. Ekel schützt uns z. B. vor Vergiftung.
- ☐ Ausgelöst wird Ekel unter anderem durch Geruch, Geschmack, Konsistenz und Aussehen. Er ist eine Form der Krankheitsvermeidungsemotion bzw. hat eine Abwehr- und Schutzfunktion.
- ☐ Da sich Pflegefachfrau Andrea Lau in der Wohnung von Herrn Johansson den Faktoren, die ihren Ekel ausgelöst haben, nicht entziehen konnte, zeigten sich ihre Gefühle unbewusst durch die körperliche Reaktion.
- ☐ Andrea Lau ist sich der problematischen Situation bewusst, bewertet ihr eigenes Verhalten als nicht fachlich und sucht das Gespräch mit ihrer Kollegin Birte Hagen.

professioneller Umgang mit ekelauslösenden Situationen in drei Ebenen:

1. Einzelperson/Andrea Lau:

- ☐ Sie kannn reflektieren, was bei ihr Ekel ausgelöst hat und wie sie persönlich zukünftig mit solchen Situationen umgehen kann.
- ☐ Ihre persönlichen Maßnahmen könnten folgende sein: Duftöl/-creme unter die Nase geben, einen Mundschutz tragen, Zimmer lüften.

2. Team:

- ☐ Andrea Lau hat sich bereits an ihre Kollegin Birte Hagen gewandt, um sich mit ihr auszutauschen und Entlastung zu erfahren. Das war eine gute Idee.
- ☐ im Team gemeinsam nach Lösungsstrategien suchen, da bereits vor Andrea Lau andere Pflegefachkräfte die unhygienischen Zustände in der Wohnung bemerkt und sie vorgewarnt haben

3. institutionelle Ebene:

- ☐ Es müssen ekelreduzierende Rahmenbedingungen für alle Pflegefachkräfte geschaffen werden. Zum Beispiel, indem nach Absprache mit Herrn Johansson das Leistungsspektrum des ambulanten Pflegedienstes um die hauswirtschaftliche Versorgung erweitert wird.
- ☐ Hierzu sollte ein Beratungsgespräch mit Herrn Johansson geführt werden, da er aktuell noch sehr ungehalten reagiert, wenn er mit seiner Lebenssituation konfrontiert wird.

12 Maßnahmen für ein gutes Vertrauensverhältnis:

- ☐ Andrea Lau sollte das Gespräch mit Herrn Johansson suchen, um ihm die Situation zu erklären und klarzustellen, dass sich ihre Reaktion nicht auf Herrn Johansson persönlich bezog, sondern auf die Gerüche, auf welche sie reagiert hat.
- ☐ Im Rahmen des Ekelmanagements sollte sie nach Absprache mit dem ambulanten Pflegedienst ein Beratungsgespräch mit Herrn Johansson zur hauswirtschaftlichen Versorgung führen und ihm Lösungsstrategien aufzeigen.
- ☐ Andrea Lau kann im Rahmen des lebenslangen Lernens eine Fortbildung zum Thema Ekel besuchen, um für sich Strategien zu erlernen, wie sie im Rahmen ihrer beruflichen Tätigkeit mit Ekel besser umgehen kann.
- ☐ Andrea Lau sollte zukünftig auf eine klare/eindeutige Kommunikation nach dem Vier-Seiten-Modell von Friedemann Schulz von Thun achten. Dies kann helfen, Missverständnissen vorzubeugen.

Auswertung

Lesen Sie die einzelnen Notendefinitionen. Überlegen Sie, welche Definition am besten Ihren Ergebnissen und Ausführungen entspricht. Kreuzen Sie für jeden Kompetenzbereich eine Note für sich an. Für eine Gesamtbewertung addieren Sie alle Kompetenznoten, teilen sie durch 3 und tragen das Ergebnis im Kästchen unten in der Tabelle ein.

Note	Definition	KB III	KB IV	KB V
1	▪ Ich konnte die Kompetenzaufgaben schnell erfassen sowie selbstständig, umfassend und richtig beantworten. ▪ Ich konnte mein aktuelles Wissen in den 30 bis 45 Minuten Prüfungszeit sicher auf die Fallsituation und darüber hinaus anwenden. Ich hätte zu den Kompetenzaufgaben/Prüfungsthemen auch noch mehr sagen können. ▪ Ich habe mich immer präzise ausgedrückt sowie fließend, strukturiert und nachvollziehbar gesprochen.	☐	☐	☐
2	▪ Ich konnte die Kompetenzaufgaben gut erfassen sowie fast immer selbstständig und richtig beantworten. ▪ Ich konnte mein aktuelles Wissen in den 30 bis 45 Minuten Prüfungszeit sicher auf die Fallsituation anwenden. ▪ Ich habe mich immer gut ausgedrückt und zusammenhängend, strukturiert sowie nachvollziehbar gesprochen.	☐	☐	☐
3	▪ Ich konnte die meisten Kompetenzaufgaben selbstständig und richtig beantworten. Manchmal benötigte ich Unterstützung oder hätte mir diese gewünscht, um auf die richtige Lösung zu kommen. ▪ Ich konnte zu den wichtigsten Problemen in der Fallsituation mein Wissen anwenden. ▪ Manchmal hätte ich mich verständlicher ausdrücken und strukturierter sprechen können. Aber ich denke, meine Antworten waren nachvollziehbar.	☐	☐	☐
4	▪ Ich konnte nur einige Kompetenzaufgaben selbstständig und richtig beantworten. Bei den anderen hätte ich Hilfe gebraucht, um auf die richtige Lösung zu kommen. ▪ Ich konnte Grundwissen wiedergeben. Das Anwenden meiner theoretischen Kenntnisse auf die Fallsituation gelang mir nicht immer. ▪ Ich musste oft überlegen, was ich wie sagen soll. Mir fiel es schwer, die ganze Zeit strukturiert und gut nachvollziehbar zu sprechen.	☐	☐	☐
5	▪ Ich konnte die Kompetenzaufgaben entweder gar nicht oder fast nur falsch beantworten. ▪ Ich habe gemerkt, dass mein aktueller Wissenstand nicht ausreicht bzw. ich vieles nicht wusste oder anwenden konnte. ▪ Ich konnte die Inhalte nicht zusammenhängend und logisch darstellen.	☐	☐	☐
6	▪ Ich konnte die Kompetenzaufgaben nur falsch bzw. gar nicht beantworten oder habe sie nicht verstanden. ▪ Ich konnte auf kein Wissen zurückgreifen und war mit der Fallsituation und den Aufgaben überfordert. ▪ Ich konnte mich nicht verständlich ausdrücken und auch keine Zusammenhänge erkennen, selbst wenn man mir geholfen hätte.	☐	☐	☐
	Gesamtbewertung (Note KB III ☐ **+ Note KB IV** ☐ **+ Note KB V** ☐ **) : 3 =**	☐		

Zwischenfall in der Frühstückspause

Setting: ambulante Langzeitpflege – Altersgruppe 19–59 Jahre

Fallsituation:
Nicole Rausch (50 Jahre) lebt seit einem Jahr in der Intensiv-WG Wegner. Vor zwei Jahren wurde bei ihr die amyotrophe Lateralsklerose (ALS) diagnostiziert. Aufgrund der fortschreitenden Krankheit verschlechterte sich vor einem Jahr ihr Zustand. Seitdem ist sie auf eine dauerhafte Beatmung über ein Tracheostoma angewiesen. Die intensive Betreuung durch Pflegefachkräfte, Ärzte und auch Therapeuten geben Frau Rausch Sicherheit. Sie fühlt sich in der Intensiv-WG Wegner wohl.

Seit drei Wochen ist die Auszubildende Marie Bader (18 Jahre) in ihrem Pflichteinsatz für ambulante Langzeitpflege in der WG Wegner eingesetzt. Sie befindet sich am Ende des zweiten Ausbildungsdrittels. Ihre Praxisanleiterin ist die Pflegefachfrau Julia Krug (38 Jahre). Da diese auch die Bezugspflegekraft von Frau Rausch ist, bindet sie Marie Bader intensiv in deren pflegerische Versorgung ein. Fachlich interessant für die Auszubildende ist das regelmäßige endotracheale Absaugen über die Trachealkanüle. Das hat Marie Bader bisher nur theoretisch in der Schule vermittelt bekommen. Am Anfang war sie sich noch sehr unsicher. Aber Frau Krug leitete sie so gut an, dass sie das Absaugen bei Frau Rausch unter Anleitung jetzt sogar alleine durchführen kann.

Gestern kam es zu einem Zwischenfall. Frau Krug war in der Frühstückspause und Marie Bader hatte die Aufgabe, nach Frau Rausch zu sehen. Dabei stellte sie fest, dass sie scheinbar sehr viel Sekret in den Atemwegen hatte. Sie beschloss, es abzusaugen. Sie führte den Absaugkatheter besonders tief in die Atemwege ein. Plötzlich rang Frau Rausch nach Luft, lief rot an und fing an, heftig zu husten. Erschrocken entfernte Marie Bader sofort den Absaugkatheter. Zu ihrer Erleichterung erholte sich Nicole Rausch sehr schnell. Ihrer Praxisanleiterin Julia Krug berichtete Marie Bader nichts von dem Zwischenfall, aus Angst vor möglichen Konsequenzen.

Frau Krug bemerkt in den nächsten Tagen, dass Marie Bader sehr bedrückt wirkt und sich bei der Versorgung von Frau Rausch sehr zurückhält. Auch das endotracheale Absaugen möchte sie nicht mehr übernehmen. Als sie Marie Bader darauf anspricht, fängt diese an zu weinen und erzählt, was passiert ist. Julia Krug fragt: „Warum hast du mich denn nicht gleich gerufen?“ Marie Bader antwortet: „Ich habe mich so erschrocken und hatte Angst, was du sagen würdest. Ich weiß ja, dass ich nicht alleine absaugen darf, aber bei Frau Rausch hatte sich so viel Sekret angesammelt und du brauchtest doch auch mal deine Pause.“

Aufgaben *Ihre Vorbereitungszeit beträgt max. 30 Minuten.*

1 Lesen Sie die Fallsituation und machen Sie sich Notizen zu wesentlichen Inhalten. Beginnen Sie das Prüfungsgespräch mit einer kurzen Zusammenfassung der Fallsituation in eigenen Worten.

2 Folgende Schwerpunkte werden im Prüfungsgespräch thematisiert:
- Intensivpflege, Tracheostoma und endotracheales Absaugen (KB III)
- rechtliche Verantwortlichkeiten (KB III, KB IV)
- Ausbildungsrichtlinien, Praxisanleitung, Pflegequalität (KB IV)
- ethisches Dilemma, biomedizinische Prinzipien nach Beauchamp & Childress (KB V)

Im Prüfungsgespräch:

Im Prüfungsgespräch dürfen Sie zunächst frei auf die fallbezogenen Themenschwerpunkte eingehen. Die Fachprüfenden werden Ihnen eventuell Fragen stellen, um Sie durch das Gespräch zu leiten.

Wählen Sie zu Übungszwecken jeweils 2–3 mögliche Prüfungsaufgaben aus jedem Kompetenzbereich aus und beantworten Sie diese in einem Zeitrahmen von max. 30 Minuten. Planen Sie je Kompetenzbereich max. 10 Minuten ein. Nach 30 Minuten vergleichen Sie Ihre Antworten mit den Ausführungen im Erwartungshorizont. Mit der Auswertungstabelle können Sie sich selbst einschätzen.

Kompetenzbereich III:

1 Erläutern Sie die Verantwortungsbereiche der Pflegefachfrau Julia Krug und der Auszubildenden Marie Bader bezüglich der pflegerischen Versorgung von Nicole Rausch (→ **AB II**).

2 Benennen Sie mögliche Komplikationen beim endotrachealen Absaugen (→ **AB I**) und erläutern Sie die pflegerisch notwendigen prophylaktischen Maßnahmen (→ **AB II**).

3 Beschreiben Sie das Aufgabenfeld der Pflegefachfrau Julia Krug im Rahmen der intensivmedizinischen Pflege von Frau Nicole Rausch (→ **AB I**).

Kompetenzbereich IV:

4 Beschreiben Sie anhand der Vorgaben der Ausbildungs- und Prüfungsverordnung die optimale Praxisanleitung bzw. Praxisbegleitung. Berücksichtigen Sie dabei die Voraussetzungen, die jeweiligen Ziele und die gemeinsamen Ziele (→ **AB I**).

5 Benennen (→ **AB I**) und erklären Sie die vier Versorgungsqualitäten in Anlehnung an das Qualitätsstufenmodell von Fiechter und Meier (→ **AB II**).

6 Beurteilen Sie das Handeln der Auszubildenden Marie Bader anhand der vier Versorgungsqualitäten (→ **AB III**).

Kompetenzbereich V:

7 Definieren Sie den Begriff „ethisches Dilemma“ (→ **AB I**).

8 Benennen (→ **AB I**) und erläutern Sie die vier biomedizinischen Prinzipien nach Beauchamp & Childress (→ **AB II**).

9 Reflektieren Sie das pflegerische Handeln der Auszubildenden Marie Bader anhand der vier biomedizinischen Prinzipien nach Beauchamp & Childress und zeigen Sie eine Handlungsalternative auf (→ **AB III**).

Erwartungshorizont

Zusammenfassung der Fallsituation:

- ☐ Nicole Rausch (50 Jahre) leidet unter amyotropher Lateralsklerose (ALS) und ist auf ein Tracheostoma angewiesen. Sie lebt in einer Intensiv-WG.
- ☐ Julia Krug ist ihre Bezugspflegekraft und Praxisanleiterin der Auszubildenden Marie Bader, welche im zweiten Ausbildungsdrittel ist.
- ☐ Marie Bader wird in die pflegerische Versorgung von Frau Rausch eingebunden und erlernt im Besonderen das endotracheale Absaugen.
- ☐ Marie Bader führt das endotracheale Absaugen bei Frau Rausch alleine durch und es kommt zu einem Zwischenfall (Husten, Atemnot, Unwohlsein).
- ☐ Diesen Zwischenfall erzählt Marie Bader ihrer Praxisanleiterin Julia Krug nicht. Diese bemerkt jedoch das veränderte Verhalten von Marie Bader und spricht sie darauf an. Marie erzählt weinend von dem Vorfall.

Kompetenzbereich III:

1 Verantwortungsbereiche der Pflegefachfrau Julia Krug:

- ☐ Als Pflegefachkraft ist Julia Krug für die Vorbehaltstätigkeiten zuständig.
- ☐ Ärzte dürfen primär ärztliche Aufgaben, wie z. B. endotracheales Absaugen, an eingewiesenes Fachpersonal wie Julia Krug delegieren.
- ☐ Sie hat des Recht, an sie delegierte Aufgaben abzulehnen, wenn die Patientensicherheit nicht gewährleistet ist (Remonstrationspflicht).
- ☐ Sie kann Aufgaben delegieren, wenn sie die Kompetenzen der ausführenden Person für ausreichend hält.
- ☐ Sie ist verantwortlich für die Grund- und Behandlungspflege, wobei alle Tätigkeiten nach den wissenschaftlich aktuellsten Standards erfolgen sollen.
- ☐ Sie ist Praxisanleiterin und hat damit die Verantwortung für die praktische Ausbildung (Theorie-Praxis-Transfer) von Marie Bader im Rahmen des Einsatzes in der Intensiv-WG Wegner.

Verantwortungsbereiche der Auszubildenden Marie Bader:

- ☐ Da Pflegefachfrau Julia Krug für sie verantwortlich ist, sollte Marie Bader ihren Weisungen nachkommen bzw. sich bei Fragen an sie wenden.
- ☐ Sie ist im Rahmen ihrer Ausbildung dafür verantwortlich, sich mit den theoretischen und praktischen Inhalten vertraut zu machen und ihre Handlungskompetenzen weiterzuentwickeln.
- ☐ Fühlt sich die Auszubildende Marie Bader überfordert (z. B. bei der Übertragung von Aufgaben, die noch nicht theoretisch vermittelt wurden), muss sie dies anzeigen (Remonstrationspflicht).

2

mögliche Komplikationen beim endotrachealen Absaugen	Präventionsmaßnahmen
☐ Infektion der unteren Atemwege	☐ Vorbereitung, Durchführung und Nachbereitung des Absaugens nach strengen Hygieneregeln, um eine Keimverschleppung zu vermeiden ☐ für jeden Absaugvorgang einen neuen sterilen Absaugkatheter verwenden oder ein geschlossenes Absaugsystem anlegen und nutzen ☐ Der Bakterienfilter muss täglich kontrolliert werden, da er weder verschmutzt noch durchfeuchtet sein darf.
☐ spontanes Entfernen oder Verrutschen der Trachealkanüle	☐ Vor jedem Absaugen die Trachealkanüle auf den korrekten Sitz kontrollieren ☐ auf eine gute/sichere Fixierung der Trachealkanüle achten (u. a. durch Trachealkanülenhaltebänder)
☐ Reizung des Vagusnervs	☐ Kontrolle des Pulses vor und während des Absaugens ☐ tiefes und langes Absaugen über 15 Sekunden vermeiden
☐ Verletzungen der Atemwegsschleimhaut	☐ Das sichere Handling beim Absaugen ist zu beherrschen, um Fehlern vorzubeugen (z. B. nicht mit Gewalt den Absaugkatheter einführen). ☐ richtige Größe des Absaugkatheters, damit er nicht an der Schleimhaut anstößt ☐ nur absaugen, wenn es unbedingt notwendig ist ☐ Absaugkatheter ohne Sog in die Trachealkanüle einführen, Sog so gering wie möglich einstellen, Sog mittels Fingertipp am Katheter kontrollieren, Absaugvorgang auf max. 15 Sekunden begrenzen

mögliche Komplikationen beim endotrachealen Absaugen	Präventionsmaßnahmen
☐ Sekret der Atemwege und evtl. darin enthaltene Keime stellen ein Infektionsrisiko für das Personal dar.	☐ Pflegefachpersonal sollte Schutzkleidung tragen ☐ Umgebung des Absauggeräts sollte täglich per Wischdesinfektion gereinigt werden ☐ bei verschüttetem Sekret sofort die verunreinigte Oberfläche reinigen
☐ Hustenreiz, Erbrechen, Luftnot/Zyanose	☐ Absaugen unter sorgfältiger Beobachtung, um so schnell wie möglich bei einem einsetzenden Hustenreiz zu reagieren ☐ die Person aufrecht positionieren, Unterbrechen des Absaugens ☐ sobald sich die Person beruhigt hat, Absaugvorgang fortsetzen

3 Aufgaben der Pflegefachfrau Julia Krug:

☐ Je nach individueller Notwendigkeit ist Pflegefachfrau Julia Krug dafür verantwortlich, Frau Rausch in den Aktivitäten des täglichen Lebens zu unterstützen bzw. bestimmte Tätigkeiten komplett zu übernehmen, z. B.:

- ○ Unterstützung/Übernahme der Körper- und Mundpflege
- ○ Unterstützung beim Ausscheiden
- ○ Durchführung der notwendigen Prophylaxen, etwa zur Vermeidung von Pneumonie, Soor und Parotitis, Thrombose, Kontrakturen, Dekubitus, Intertrigo
- ○ Unterstützung bei der Mobilisation

☐ Bei der pflegerischen Versorgung ist das Wahrnehmen und Beobachten des aktuellen Zustandes und möglicher Veränderungen bei Frau Rausch eine wichtige Aufgabe (Vitalparameter, Hautzustand usw.).

☐ Sie ist dafür verantwortlich, die Sicherheit von Frau Rausch zu gewährleisten. Dazu gehört, dass sie die medizinischen Geräte beherrscht und diese regelmäßig auf ihre Funktionsfähigkeit hin überprüft.

☐ Beim interprofessionellen Arbeiten gehört es zu ihren Aufgaben, im therapeutischen Team Absprachen zu treffen, Informationen weiterzugeben, zu dokumentieren und zusammen mit den Ärzten, Therapeuten und Pflegefachkräften die optimale Versorgung von Frau Rausch zu gewährleisten.

☐ Ergibt sich bei Frau Rausch eine Notfallsituation, muss Julia Krug geeignete Erste-Hilfe-Maßnahmen anwenden.

- ☐ Für eine gute Pflegebeziehung und für eine optimale Pflege sollte sie sich auf die Wünsche und Bedürfnisse von Frau Rausch einstellen und ihre Ressourcen in den Pflegeprozess einbeziehen.
- ☐ Es ist ihre Aufgabe, Angehörige und Bezugspersonen einzubeziehen.

Kompetenzbereich IV:

4

	Praxisanleitung	Praxisbegleitung
Voraussetzungen	☐ wird von der Praxiseinrichtung gestellt ☐ benötigt eine berufspädagogische Zusatzqualifikation von mindestens 300 Stunden ☐ hat pro Jahr mindestens 24 Stunden Fortbildung nachzuweisen ☐ 10 % der vorgesehenen Ausbildungszeit müssen Praxisanleitung sein ☐ kooperiert mit der Pflegeschule	☐ wird von der Pflegeschule entsendet ☐ hat einen pädagogischen Hochschulabschluss (Diplom, Master) ☐ kooperiert mit dem Träger der praktischen Ausbildung bzw. der jeweiligen Praxiseinrichtung
Ziele	☐ schrittweises Heranführen an das Berufsfeld der Pflegefachkraft ☐ Unterstützung beim Führen des Ausbildungsnachweises ☐ Beurteilung der praktischen Leistungen der Auszubildenden	☐ besucht pro Praxiseinsatz mindestens einmal die Auszubildenden ☐ betreut die Auszubildenden fachlich ☐ unterstützt die Praxisanleitenden
gemeinsame Ziele	☐ praktische Anwendung des theoretisch erlernten Wissens ☐ Erschließen neuer Aufgabenfelder je nach Praxiseinsatz ☐ Weiterentwicklung der Handlungskompetenzen ☐ Unterstützung dabei, das eigene pflegerische Handeln zu reflektieren und anzupassen ☐ Ermöglichen von aktiver Lernzeit	

> **HINWEIS**
> Prüfende könnten Sie hier bitten, für die einzelnen Qualitätsstufen konkrete Beispiele aus dem Pflegealltag zu schildern.

5

Stufen der Pflegequalität	Erklärung
☐ Stufe 0: gefährliche Pflege	☐ Bei der pflegerischen Versorgung werden Fehler gemacht, die zu physischen und/oder psychischen Schäden führen (können).
☐ Stufe 1: sichere Pflege	☐ Bei der pflegerischen Versorgung werden nur die notwendigsten Maßnahmen umgesetzt. ☐ Dadurch befindet sich die zu pflegende Person nicht in Gefahr.
☐ Stufe 2: angemessene Pflege	☐ Bei der pflegerischen Versorgung wird die zu pflegende Person in ihrer Selbstständigkeit durch gezielte Hilfen unterstützt. ☐ Die Pflege ist bedürfnisorientiert.
☐ Stufe 3: optimale Pflege	☐ Die zu pflegende Person ist gleichberechtigter Partner in der Versorgungssituation. ☐ Die zu pflegende Person wird individuell versorgt. ☐ Die Selbstständigkeit wird erhalten bzw. wiederhergestellt und gefördert. ☐ Die Pflege ist bedürfnisorientiert.

6 Beurteilung der Auszubildenden Marie Bader:

- ☐ Die Auszubildende Marie Bader hat erkannt, dass sich viel Sekret bei Frau Rausch angesammelt hat, das die Atmung behindert.
- ☐ Sie erkennt das Bedürfnis von Frau Rausch, besser atmen zu können.
- ☐ Sie möchte Frau Rausch helfen, auch wenn sie das Absaugen bisher nur unter Aufsicht durchgeführt hat.
- ☐ Da sie beim endotrachealen Absaugen Fehler macht, riskiert sie physische Schäden bei Frau Rausch (rot anlaufen, Hustenreiz, Unwohlsein).
- ☐ Damit ist ihr Handeln nach den vier Versorgungsqualitäten in der Stufe 0 einzustufen: „gefährliche Pflege".

Kompetenzbereich V:

> **HINWEIS**
> Prüfende können an dieser Stelle nach konkreten Beispielen für ethische Dilemmata fragen.

7 Definition ethisches Dilemma:

- ☐ Ein ethisches Dilemma ist eine sehr schwierige Situation, bei der es mindestens zwei Handlungsoptionen gibt.
- ☐ Die verschiedenen Optionen können mehr oder weniger sinnvoll sein. Oft widersprechen sie sich.
- ☐ Es gibt kein Richtig oder Falsch, bzw. nicht die eine richtige Entscheidung.
- ☐ Es geht um eine ethisch-moralische Entscheidung.

8

Prinzipien der biomedizinischen Ethik	Erläuterung
☐ 1. Recht auf Autonomie (Selbstbestimmung)	☐ Jede pflegebedürftige Person darf selbst Entscheidungen treffen, dies ist ihr persönlicher Wille. ☐ Der persönliche Wille ist verbindlich, er gilt in allen Pflegesettings. Dokumentiert wird dies z. B. in einer Patientenverfügung. Informiertes Einverständnis bedeutet: Jede Handlung/Maßnahme bedarf der ausdrücklichen Einwilligung.
☐ 2. Prinzip der Fürsorge	☐ Ziel ist das Wohlergehen von pflegebedürftigen Menschen. ☐ Es ist wichtig zu wissen, wovon das Wohlergehen jedes Einzelnen abhängig ist (Biografie, aktueller Zustand).
☐ 3. Prinzip der Schadensvermeidung	☐ Pflegende sollen den zu pflegenden Personen keinen Schaden zufügen und möglichen Schaden von der Person fernhalten, eine Voraussetzung dafür ist aktuelles Fachwissen. ☐ Pflegende setzen sich für die Rechte der zu Pflegenden ein. Sie sollen Schaden auf der physischen, psychischen, sozialen und spirituellen Ebene abwenden.
☐ 4. Prinzip der Gerechtigkeit	☐ Nachvollziehbare, gerechte Verteilung der Ressourcen im Pflegealltag bedeutet: Für alle muss verständlich/nachvollziehbar sein, wie Entscheidungen getroffen werden. ☐ Konflikte können entstehen, wenn der Eindruck aufkommt, dass jemand ungerecht behandelt wird.

9 Reflexion:

- ☐ *Das Recht auf Autonomie wurde verletzt:*
  - ○ *Die Auszubildende hat Frau Rausch nicht gefragt, ob sie sie absaugen darf oder ob sie eine Pflegefachkraft holen soll.*
- ☐ *Das Prinzip der Gerechtigkeit wurde verletzt:*
  - ○ *Alle Patienten haben das gleiche Recht auf eine fachlich korrekte Pflege, was bedeutet, dass das endotracheale Absaugen durch die Auszubildende unter der Aufsicht der Praxisanleitenden geschieht.*
  - ○ *Da das endotracheale Absaugen bei Frau Rausch durch die Auszubildende alleine und nicht fachlich korrekt durchgeführt wird, ist keine Gerechtigkeit gegeben.*
- ☐ *Das Prinzip der Fürsorge wurde verletzt:*
  - ○ *Die Auszubildende hatte zwar die Absicht, Frau Rausch zu helfen, jedoch hat sie sich keine Hilfe durch ihre Praxisanleiterin oder eine andere Pflegefachkraft geholt.*
  - ○ *Sie hat auch nicht das Gespräch mit der Fachkraft gesucht, nachdem es zu dem Zwischenfall beim Absaugen gekommen war.*
- ☐ *Das Prinzip der Schadensvermeidung wurde verletzt:*
  - ○ *Sie hat eine Tätigkeit durchgeführt, bei der die Aufsicht durch die Praxisanleitende nötig war, und sie hat den Zwischenfall verheimlicht.*
  - ○ *Frau Rausch ist Schaden zugefügt worden (Atemnot, rot anlaufen, Hustenreiz, Unruhe, Unwohlsein).*
  - ○ *Es ist nicht bekannt, ob ein weiterer Schaden entstanden ist.*

Handlungsalternativen:

- ☐ *Die Auszubildende hätte ihrer Praxisanleiterin oder einer anderen Fachkraft Bescheid sagen müssen, dass Frau Rausch abgesaugt werden muss.*
- ☐ *Gemeinsam mit der Praxisanleitung oder einer anderen Fachkraft hätte sie dann das Absaugen unter Aufsicht durchführen können.*
- ☐ *Bei evtl. auftretenden Komplikationen wäre dann sofort fachliche Hilfe vor Ort gewesen.*

+ Was die Fallsituation noch bietet ...

Kompetenzbereich IV:

- Beurteilen Sie das Handeln der Auszubildenden Marie Bader aus zivilrechtlicher und haftungsrechtlicher Sicht (→ AB III).

Auswertung

Lesen Sie die einzelnen Notendefinitionen. Überlegen Sie, welche Definition am besten Ihren Ergebnissen und Ausführungen entspricht. Kreuzen Sie für jeden Kompetenzbereich eine Note für sich an. Für eine Gesamtbewertung addieren Sie alle Kompetenznoten, teilen sie durch 3 und tragen das Ergebnis im Kästchen unten in der Tabelle ein.

Note	Definition	KB III	KB IV	KB V
1	• Ich konnte die Kompetenzaufgaben schnell erfassen sowie selbstständig, umfassend und richtig beantworten. • Ich konnte mein aktuelles Wissen in den 30 bis 45 Minuten Prüfungszeit sicher auf die Fallsituation und darüber hinaus anwenden. Ich hätte zu den Kompetenzaufgaben/Prüfungsthemen auch noch mehr sagen können. • Ich habe mich immer präzise ausgedrückt sowie fließend, strukturiert und nachvollziehbar gesprochen.	☐	☐	☐
2	• Ich konnte die Kompetenzaufgaben gut erfassen sowie fast immer selbstständig und richtig beantworten. • Ich konnte mein aktuelles Wissen in den 30 bis 45 Minuten Prüfungszeit sicher auf die Fallsituation anwenden. • Ich habe mich immer gut ausgedrückt und zusammenhängend, strukturiert sowie nachvollziehbar gesprochen.	☐	☐	☐
3	• Ich konnte die meisten Kompetenzaufgaben selbstständig und richtig beantworten. Manchmal benötigte ich Unterstützung oder hätte mir diese gewünscht, um auf die richtige Lösung zu kommen. • Ich konnte zu den wichtigsten Problemen in der Fallsituation mein Wissen anwenden. • Manchmal hätte ich mich verständlicher ausdrücken und strukturierter sprechen können. Aber ich denke, meine Antworten waren nachvollziehbar.	☐	☐	☐
4	• Ich konnte nur einige Kompetenzaufgaben selbstständig und richtig beantworten. Bei den anderen hätte ich Hilfe gebraucht, um auf die richtige Lösung zu kommen. • Ich konnte Grundwissen wiedergeben. Das Anwenden meiner theoretischen Kenntnisse auf die Fallsituation gelang mir nicht immer. • Ich musste oft überlegen, was ich wie sagen soll. Mir fiel es schwer, die ganze Zeit strukturiert und gut nachvollziehbar zu sprechen.	☐	☐	☐
5	• Ich konnte die Kompetenzaufgaben entweder gar nicht oder fast nur falsch beantworten. • Ich habe gemerkt, dass mein aktueller Wissenstand nicht ausreicht bzw. ich vieles nicht wusste oder anwenden konnte. • Ich konnte die Inhalte nicht zusammenhängend und logisch darstellen.	☐	☐	☐
6	• Ich konnte die Kompetenzaufgaben nur falsch bzw. gar nicht beantworten oder habe sie nicht verstanden. • Ich konnte auf kein Wissen zurückgreifen und war mit der Fallsituation und den Aufgaben überfordert. • Ich konnte mich nicht verständlich ausdrücken und auch keine Zusammenhänge erkennen, selbst wenn man mir geholfen hätte.	☐	☐	☐
	Gesamtbewertung (Note KB III ☐ **+ Note KB IV** ☐ **+ Note KB V** ☐ **) : 3 =**	☐		

36 Grad, und es wird noch heißer

Setting: ambulante Langzeitpflege – Altersgruppe ab 60 Jahre

Fallsituation:

Das Team des ambulanten Pflegedienstes „Herz und Hand" ist vom Alter her sehr heterogen zusammengesetzt. Trotzdem harmoniert es gut und die einzelnen Teammitglieder unterstützen sich gegenseitig. Das Konzept der kollegialen Beratung hat die Pflegedienstleitung vor sechs Monaten eingeführt und das Team erprobt sich noch in der Umsetzung. Jeden ersten Donnerstag im Monat finden die Beratungen im Besprechungsraum des Pflegedienstes statt. Jeweils sechs Teammitglieder nehmen abwechselnd daran teil. Heute ist es wieder Zeit für die kollegiale Beratung, die Teilnehmenden haben schon in dem Raum Platz genommen.

Bevor es losgeht, sagt die Pflegefachfrau Jaqueline Müller (23 Jahre) zu den anderen: „Ist das draußen eine krasse Hitze heute! Und hier drin ist es nicht besser. Kennt Ihr das Lied von 2raumwohnung? 36 Grad und es wird noch heißer ... lalalalalalalala ... 36 Grad, kein Ventilator. Das Leben kommt mir gar nicht hart vor ..."

Krankenschwester Christa Grothe (63 Jahre) erwidert: „Nein, aber das mit dem Ventilator passt. Den haben wir hier auch nicht. Bräuchten wir aber! Ich zerfließe. Und das Leben kommt mir gerade ganz schön hart vor. Mal im Ernst, ich fühle mich momentan sehr gestresst und deshalb würde ich heute gerne eure Beratung haben, bitte."

Die Gruppe einigt sich darauf, dass Christa Grothe heute die Fallerzählerin sein soll und von den anderen beraten wird. Die Krankenschwester erzählt: „Ich weiß, die Hitze macht uns allen zu schaffen, aber seit ich älter werde, stecke ich das nicht mehr so locker weg. Ich habe ständig Kopfschmerzen. Ich muss einen Weg finden, damit besser fertig zu werden. Denn die Hitze wird ja jedes Jahr schlimmer. Das ist das eine, was mich stresst. Aber dann ist da noch Herr Meisel. Er ist immer der erste Klient in meiner Tour. Ihr kennt ihn: 86 Jahre, beginnende Demenz, sonst ziemlich fit. Bei ihm mache ich mir wegen der Hitze besonders Sorgen. Ich fürchte, dass er vergisst zu trinken. Ich weiß nicht, wie ich ihn noch besser unterstützen kann. Ich stelle ihm die Getränke immer bereit und mache ihm Notizzettel. Gestern war die Flasche Wasser aber trotzdem noch voll. Das habe ich gemerkt, weil ich kurz vor Feierabend extra noch mal bei ihm rangefahren bin, um ihn ans Trinken zu erinnern. Aber das kann ich nicht jeden Tag machen. Das schaffe ich einfach nicht. Früher haben die Nonnen die Menschen hinter kühlen Klostermauern gepflegt. Was für eine schöne Vorstellung! Ich habe gehofft, dass ihr Jungen mit eurer modernen Pflegeausbildung mir mit diesen digitalen Anwendungen und Hilfsmitteln vielleicht helfen könnt. Hier meine abschließende Frage für euch: Was würdet ihr mir raten, um selbst mit der Hitze bei der Arbeit besser klarzukommen, und welche Maßnahmen oder Hilfsmittel schlagt ihr vor, damit Herr Meisel nicht das Trinken vergisst?"

Aufgaben *Ihre Vorbereitungszeit beträgt max. 30 Minuten.*

1 Lesen Sie die Fallsituation und machen Sie sich Notizen zu wesentlichen Inhalten. Beginnen Sie das Prüfungsgespräch mit einer kurzen Zusammenfassung des Falls in eigenen Worten.

2 Folgende Schwerpunkte werden im Prüfungsgespräch thematisiert:
- Zusammenarbeit in altersgemischten Teams (KB III)
- kollegiale Beratung (KB III)
- Auswirkungen des Klimawandels auf das Gesundheitssystem (Ökologie) (KB IV)
- Arbeits- und Klimaschutz (KB IV)
- Stress (KB V)
- Pflege im geschichtlichen Wandel (KB V)

Im Prüfungsgespräch:

Im Prüfungsgespräch dürfen Sie zunächst frei auf die fallbezogenen Themenschwerpunkte eingehen. Die Fachprüfenden werden Ihnen eventuell Fragen stellen, um Sie durch das Gespräch zu leiten.

Wählen Sie zu Übungszwecken jeweils 2–3 mögliche Prüfungsaufgaben aus jedem Kompetenzbereich aus und beantworten Sie diese in einem Zeitrahmen von max. 30 Minuten. Planen Sie je Kompetenzbereich max. 10 Minuten ein. Nach 30 Minuten vergleichen Sie Ihre Antworten mit den Ausführungen im Erwartungshorizont. Mit der Auswertungstabelle können Sie sich selbst einschätzen.

Kompetenzbereich III:

1 Was versteht man unter einem altersgemischten Team (→ AB I)?

2 Wo liegen aus Ihrer Sicht Chancen und Schwierigkeiten in der altersgemischten Teamzusammensetzung (→ AB II)?

3 Das Team des ambulanten Pflegedienstes „Herz und Hand" harmoniert gut. Entwickeln Sie Ideen, wie die Leitung des Pflegedienstes zu dieser positiven Zusammenarbeit beigetragen haben könnte (→ AB III).

4 Beschreiben Sie das Konzept der kollegialen Beratung (→ AB I).

5 Welchen Nutzen ziehen Christa Grothe und Jaqueline Müller Ihrer Ansicht nach aus der kollegialen Beratung (→ AB II)?

Kompetenzbereich IV:

6 Welche hitzebedingten Probleme werden in der Fallsituation deutlich (→ AB II)?

7 Stellen Sie Folgen und Herausforderungen des Klimawandels für das Gesundheitssystem dar (→ AB I).

8 Erläutern Sie, was der ambulante Pflegedienst aus Gründen des Arbeitsschutzes tun sollte, um die Belastungen durch die Hitze für die Mitarbeitenden zu reduzieren (→ AB II).

9 Entwickeln Sie Ideen, wie der Pflegedienst und die Pflegenden im beruflichen Kontext zum Klimaschutz beitragen können (→ AB III).

Kompetenzbereich V:

10 Leiten Sie aus der Fallsituation ab, wodurch sich die Krankenschwester Christa Grothe gestresst fühlt (→ AB II).

11 Erklären Sie den Umgang mit dem Phänomen Stress anhand eines Stressmodells Ihrer Wahl (→ AB II).

12 Nennen Sie mögliche Stressfolgen für Christa Grothe (→ AB I).

13 Diskutieren Sie konkrete Maßnahmen der Stressbewältigung für Christa Grothe (→ AB III).

14 Christa Grothe spricht in der Falldarstellung von der Pflege durch Nonnen hinter kühlen Klostermauern. Erläutern Sie, wie sich das berufliche Selbstverständnis der Pflegenden im Laufe der Geschichte gewandelt hat (→ AB II).

Erwartungshorizont

Zusammenfassung der Fallsituation:

- ☐ In der Fallsituation wird eine Szene aus einer kollegialen Beratung im ambulanten Pflegedienst „Herz und Hand" an einem heißen Sommertag geschildert.
- ☐ Das Team ist altersgemischt, versteht sich aber gut und unterstützt sich gegenseitig.
- ☐ Zunächst beklagt die Pflegefachfrau Jaqueline Müller die große Hitze und dass es auch im Besprechungsraum des Pflegedienstes sehr heiß ist.
- ☐ Die Krankenschwester Christa Grothe stimmt ihr zu, klagt über die starke Hitze, äußert sich indirekt über den Klimawandel und darüber, dass sie sich sehr gestresst fühlt. Deshalb wünscht sie sich kollegiale Beratung. Das Team stimmt zu.
- ☐ Frau Grothe schildert, dass sie selbst unter der Hitze leidet und sich um einen an Demenz erkrankten Klienten sorgt, weil dieser möglicherweise vergisst zu trinken. Beides stresst sie. Sie erhofft sich, dass die jüngeren Teammitglieder ihr digitale Hilfsmittel empfehlen, damit ihr Klient ans Trinken erinnert wird. Zugleich wünscht sie sich auch Tipps für ihren eigenen Umgang mit der Hitze.

Kompetenzbereich III:

> **! HINWEIS**
> Die Information, dass Christa Grothe und Jaqueline Müller mehrere Generationen trennen, ist ausreichend.

1 Definition altersgemischtes Team:

- ☐ Grundsätzlich versteht man unter einem Team eine Gruppe von Menschen, die ein gemeinsames Ziel verfolgen bzw. eine gemeinsame Aufgabe haben. Im Falle des Pflegeteams liegt die gemeinsame Aufgabe in der professionellen Pflege der Klienten/Pflegebedürftigen.
- ☐ Altersgemischt bedeutet, dass die Teammitglieder unterschiedlichen Alters sind und teils mehreren verschiedenen Generationen angehören. Christa Grothe gehört mit 63 Jahren der Generation der Babyboomer an und Jaqueline Müller der Generation Z.

2 Chancen:

- ☐ voneinander lernen und den eigenen Blickwinkel erweitern
- ☐ Ältere Pflegende können ihre Erfahrung an jüngere Teammitglieder weitergeben, die davon profitieren.
- ☐ Jüngere Pflegende haben in ihrer Ausbildung aktuelles, teils „neues" Wissen (z. B. im Bereich Digitalisierung in der Pflege) erworben, können es mit älteren Teammitgliedern teilen und zur Qualitätsentwicklung beitragen.

- ☐ Ältere Pflegende mit langer Zugehörigkeit zum Team können Stabilität und Zusammenhalt des Teams stärken, während jüngere, neu dazukommende Teammitglieder Impulsgeber für Veränderung/Entwicklung sein können.

Schwierigkeiten:

- ☐ Unterschiedliche Generationen sind unterschiedlich sozialisiert, was zu Kommunikationsproblemen und Missverständnissen führen kann.
- ☐ Vorurteile anderen Generationen gegenüber (z. B. „Die jungen Pflegekräfte wollen nicht so viel leisten, stellen Work-Life-Balance an erste Stelle", „Die alten Pflegekräfte sind nicht mehr up to date, unflexibel")
- ☐ mangelnde Bereitschaft, sich auf die Sichtweise der anderen einzulassen
- ☐ In Summe könnten diese Faktoren zu einem schlechteren Betriebsklima und einem weniger leistungsfähigen Team führen. Die Konsequenz wäre, dass die Pflegequalität und Mitarbeiterzufriedenheit sinken. In der Fallsituation wird der Teamzusammenhalt aber als positiv beschrieben („Trotzdem harmoniert es gut und die einzelnen Teammitglieder unterstützen sich gegenseitig").

3 positive Gestaltung der Zusammenarbeit im Team:

- ☐ Eine gute Teamatmosphäre entsteht selten zufällig. Wahrscheinlicher ist es, dass die Leitung des ambulanten Pflegedienstes „Herz und Hand" daran einen Anteil hat. Einen ersten Hinweis darauf gibt es in der Fallsituation. Denn die Pflegedienstleitung hat kollegiale Beratungen eingeführt. Sie tut also aktiv etwas für ein positives, wertschätzendes Betriebsklima.

weitere Aspekte, die die Pflegedienstleitung womöglich umgesetzt hat:

- ☐ offene, wertschätzende Kommunikationskultur, offener Umgang mit Konflikten
- ☐ Stärken aller Mitarbeitenden kennen und fördern
- ☐ regelmäßiger (verpflichtender) Austausch im Team
- ☐ Teamevents für gemeinsame positive Erlebnisse
- ☐ Zusammenarbeit von Mitarbeitenden unterschiedlicher Generationen gezielt fördern (z. B. in Projekten, im Rahmen der Einarbeitung)
- ☐ Transparenz in der Führung und den Arbeitsprozessen
- ☐ im Bedarfsfall Supervision

4 Konzept der kollegialen Beratung:

- ☐ Bei der kollegialen Beratung beraten sich Kolleginnen und Kollegen über berufliche Fälle bzw. Herausforderungen gegenseitig. Es ist ein strukturiertes Verfahren des Austauschs über Probleme der Pflegepraxis.
- ☐ Kollegiale Beratung ist eine systematische Methode mit festem Ablaufschema (1. Casting, 2. Spontanerzählung, 3. Schlüsselfrage, 4. Methodenwahl, 5. Beratung, 6. Abschluss).

INFO

Quelle: Sektion BIS Beraten Informieren Schulen der Deutschen Gesellschaft für Pflegewissenschaft (Hrsg.) (2012): Kollegiale Beratung in der Pflege. Online unter: https://dg-pflegewissenschaft.de/wp-content/uploads/2017/05/LeitfadenBIS1.pdf (Zugriff: 08.11.2023).

- ☐ Die kollegiale Beratung als Verfahren ist niedrigschwellig, da sie keinen professionellen Begleiter braucht (anders als z. B. die Supervision), sondern alle Gruppenmitglieder gleichberechtigt in der Gruppe agieren (mit unterschiedlichen Rollen).

5 positive Effekte für alle, die an der kollegialen Beratung teilnehmen:

- ☐ Förderung der Professionalität
- ☐ Steigerung der Kollegialität
- ☐ Stärkung des Teamzusammenhalts
- ☐ Stärkung personaler Kompetenzen
- ☐ Erfahrung von Wertschätzung

Vorteile für Christa Grothe:

- ☐ Christa Grothe bekommt Hilfe bei ihrer Fragestellung.
- ☐ Sie fühlt sich ernst genommen, erhält neue Impulse und kann so ihren Blickwinkel und ihr Repertoire an Bewältigungsstrategien im Umgang mit Hitzestress erweitern.
- ☐ Sie kann von den Erfahrungen der jüngeren Teammitglieder profitieren.

Vorteile für Jaqueline Müller:

- ☐ Jaqueline Müller erlebt sich als jüngere Kollegin in der Situation als Expertin und Beraterin, was zur Stärkung ihrer Rolle im Team beitragen kann.
- ☐ Auch ihr Selbstbewusstsein und damit ihre Zufriedenheit im Team können steigen.
- ☐ Zugleich wird sie sensibilisiert für die Probleme ihrer Kollegin und des pflegebedürftigen Herrn Meisel, der hier exemplarisch für viele ältere zu pflegende Menschen steht.

Kompetenzbereich IV:

6 hitzebedingte Probleme in der Fallsituation:

- ☐ 1. Christa Grothe ist durch die Hitze in ihrem körperlichen Wohlbefinden beeinträchtigt und fühlt sich gestresst („..., stecke ich das nicht mehr so locker weg. Ich hab ständig Kopfschmerzen.").
- ☐ 2. Für den Klienten Herrn Meisel beschreibt die Krankenschwester eine Dehydratationsgefahr, da sie fürchtet, dass er nicht genug trinkt bei der Hitze. Für den Klienten bedeutet die Hitze ein Gesundheitsrisiko und sein Betreuungsbedarf steigt (Christa Grothe ist ein zweites Mal zu ihm gefahren, um ihn ans Trinken zu erinnern).
- ☐ 3. In den Räumen des Pflegedienstes ist die Temperatur stark erhöht („... das mit dem Ventilator passt. Den haben wir hier auch nicht. Bräuchten wir aber!"). Das bedeutet, die Räume sind für die Arbeit nur bedingt geeignet. Der Arbeitgeber sollte Maßnahmen gegen die Hitze im Innenraum ergreifen.

7 Folgen/Herausforderungen des Klimawandels für das Gesundheitssystem:

- ☐ Hitze erhöht die gesundheitlichen Risiken vor allem für ältere, kranke und pflegebedürftige Menschen:
  - ○ höhere Sterblichkeit
  - ○ Gefahr der Dehydratation
  - ○ Zunahme und Verschlechterung von Herz-Kreislauf-Erkrankungen, Lungenerkrankungen und Allergien
  - ○ negativer Einfluss auf die Wundheilung
  - ○ direkte Schäden durch Hitze und Sonnenlicht, z. B. Hitzschlag, Hitzeerschöpfung, Sonnenstich
- ☐ Der Bedarf an pflegerischer Betreuung, Beratung und medizinischer Behandlung von vulnerablen Personengruppen wird steigen.
- ☐ Die Anzahl der Rettungseinsätze wird steigen.
- ☐ Hitze ist eine Belastung für die Pflegenden:
  - ○ Die Arbeit strengt mehr an.
  - ○ Sie brauchen längere Erholungsphasen.
  - ○ Die Konzentrationsfähigkeit sinkt.
  - ○ Es besteht Gefahr von direkten Schäden durch Hitze oder Sonnenlicht.
- ☐ Hitze wird das Gesundheitssystem auch finanziell belasten (z. B. höherer Personalbedarf, Investitionen in Klimaanlagen oder Sonnenschutz).
- ☐ Infektionskrankheiten, die üblicherweise eher in südlichen Regionen auftreten (z. B. Dengue-Fieber, Malaria), könnten nach Deutschland kommen.
- ☐ Waldbrände, Hochwasser nach Starkregen und andere Extremwetterphänomene werden zunehmen und regional das Gesundheitssystem betreffen.

I INFO

vulnerabel (lat. verwundbar, verletzlich): damit sind Menschen gemeint, die in einer bestimmten Lebensphase Herausforderungen nicht allein und selbstständig bewältigen können bzw. einem hohen Risiko ausgesetzt und dadurch besonders schützenswert sind

8 Maßnahmen gegen Hitzebelastungen am Arbeitsplatz:

- ☐ Aus Gründen des Arbeitsschutzes sollte die Leitung des Pflegedienstes Maßnahmen ergreifen, um die Mitarbeitenden bestmöglich zu schützen.

Beispiele für Maßnahmen:

- ☐ Senkung der Raumtemperatur in den Räumlichkeiten des Pflegedienstes (z. B. durch Abschirmung von Fenstern/Glaswänden gegen Sonneneinstrahlung, angepasstes Lüften, Klimaanlagen, die im Fall geforderten Ventilatoren)
- ☐ Dienstwagen mit Klimaanlage
- ☐ kostenfreie Getränke
- ☐ Duschräume
- ☐ leichte Dienstkleidung
- ☐ ausreichend Dienstkleidung zum Wechseln
- ☐ Schulung des Personals

9 Ideen für Klimaschutz:

- ☐ Klimaschutz ist wichtig in allen Bereichen des Lebens, im privaten, aber auch im beruflichen Kontext.
- ☐ Die Mitarbeitenden des Pflegedienstes können zum Klimaschutz beitragen, indem sie achtsam mit Ressourcen umgehen, z. B.:
  - ○ Wasser bei der Grundpflege nicht laufen lassen
  - ○ benzinsparende Fahrweise bei Dienstfahrzeugen
  - ○ achtsam mit Arbeitsmaterial umgehen (Grenzen durch hygienische Erfordernisse beachten)
- ☐ Auch können die Pflegenden ihre Pflegebedürftigen für die Bedeutung des Klimaschutzes sensibilisieren, also als Multiplikatoren agieren.
- ☐ Der ambulante Pflegedienst kann Maßnahmen ergreifen, um das Klima zu schützen. Hierzu zählen:
  - ○ Dienstfahrzeuge auf Elektroautos umstellen
  - ○ Dienstfahrräder anbieten
  - ○ angepasstes Abfallmanagement (Mülltrennung)
  - ○ Räumlichkeiten im Winter nicht zu stark heizen
  - ○ Glühbirnen durch Energiesparlampen ersetzen
  - ○ Licht und elektronische Geräte ausschalten, wenn sie nicht gebraucht werden
  - ○ Schulung des Personals
  - ○ Verfahrensstandards auf Nachhaltigkeit hin überprüfen und ggf. anpassen

Kompetenzbereich V:

10 Stressoren von Christa Grothe:

- ☐ Christa Grothe leidet in der Fallsituation unter der Hitze, wodurch sie sich laut eigener Aussage gestresst fühlt (ständige Kopfschmerzen).
- ☐ Ein zweiter Stressor ergibt sich daraus, dass sie sich um ihren Klienten Herrn Meisel aufgrund seiner Dehydratationsgefahr sorgt.
- ☐ Durch die Hitze steigt das Arbeitspensum von Christa Grothe, da viele Klienten vermutlich einen höheren Pflegebedarf haben als üblich (Beratungsbedarf, häufigerer Wäschewechsel und Bedarf an Körperpflege durch Schwitzen usw.).
- ☐ Zusammenfassend kann man sagen, dass sie steigenden Anforderungen bei gleichzeitig nachlassenden eigenen Ressourcen begegnen muss.

11 Stressmodelle zum Umgang mit dem Phänomen Stress

> **!** HINWEIS
>
> Es können hier auch andere Stressmodelle aufgeführt werden.

Antwortmöglichkeit 1:

☐ Stressmodell nach Lazarus:
- ○ Stress entsteht dann, wenn die Person die Anforderungen als belastend und nicht bewältigbar erlebt.

Es gibt verschiedene Bewertungskategorien:
- ○ primäre Bewertung: der Reiz wird wahrgenommen und beurteilt („irrelevant“, „angenehm positiv“, „stressbezogen“)
- ○ sekundäre Bewertung: persönliche Bewältigungsmöglichkeiten und Copingstrategien werden eingeschätzt und angewendet
- ○ Neubewertung der Ausgangssituation

Quelle: Prodöhl, J.; Philipp, A.; Bremer-Roth, F.; Groger, U.; Schlömer, G.; Wittke, H. (2020): Weiterwissen Gesundheit. Berufliche Oberstufe. Berlin: Cornelsen, S. 49f.

Antwortmöglichkeit 2:

☐ Stressmodell nach Selye:
- ○ Das Stressmodell besteht aus drei Phasen, die aufeinander folgen, wenn Stressoren auf den Menschen einwirken.
- ○ 1. Alarmphase:
  Diese wird eingeteilt in Schock- und Gegenschockphase. Hier bereitet sich der Körper auf die Auseinandersetzung mit dem Stressor vor.
- ○ 2. Widerstandsphase:
  Es findet die Stressabwehr mit Gewöhnung und Anpassung an die Belastungen statt.
- ○ 3. Erschöpfungsphase:
  Bei langer Belastung kommt es zur Überlastung und Ermüdung, körperliche Symptome können auftreten.

12 Stressfolgen für Christa Grothe:

☐ Der Stress kann für Christa Grothe negative Folgen haben. Mögliche Konsequenzen sind:

körperliche Symptome, z. B.:
- ☐ Kopfschmerzen (mögliche Auslöser: Hitze, aber auch Stress)
- ☐ Blutdrucksteigerung
- ☐ Abnahme der körperlichen Leistungsfähigkeit

psychische Folgen, z. B.:
- ☐ emotionale Erschöpfung
- ☐ Gedankenkreisen
- ☐ Vermeidung der Situation (meldet sich krank)
- ☐ Burn-out

13 Maßnahmen zur Stressbewältigung:

- ☐ *Eine erste hilfreiche Bewältigungsstrategie hat Christa Grothe bereits ergriffen: Sie spricht mit ihren Kolleginnen und Kollegen und erbittet sich kollegiale Beratung. Hier bekommt sie sicher hilfreiche Tipps.*

eigener Umgang mit der Hitze:

- ☐ *viel trinken*
- ☐ *Pausen gezielt einplanen*
- ☐ *den Arbeitgeber nach Entlastungsmöglichkeiten fragen*
- ☐ *leichte Dienstkleidung, ggf. Kühlelemente wie Kühlwesten nutzen*
- ☐ *Aktivitäten in der Freizeit auf die frühen Morgen- oder späteren Abendstunden verlegen, wenn die Außentemperaturen weniger hoch sind*
- ☐ *Wechselkleidung mitnehmen*
- ☐ *Klimaanlage in Dienstfahrzeugen nutzen bzw. auf Hitze-/Sonnenschutz an Autofenstern achten oder möglichst im Schatten parken*

bei Belastung durch die Sorge um den Klienten können hilfreich sein:

- ☐ *konkrete Absprachen im Team, wie die Versorgung der Klienten in der Hitzeperiode optimiert werden kann, also angepasste Arbeitsorganisation*
- ☐ *Einsatz der in der kollegialen Beratung angefragten digitalen Hilfemöglichkeiten (z. B. Trinkflasche, die ans Trinken erinnert)*
- ☐ *Entspannungstechniken anwenden, um nach Feierabend abschalten zu können.*

14 geschichtlicher Wandel der Pflege zum beruflichen Selbstverständnis:

- ☐ *Christa Grothe spielt in der Fallsituation auf die seit etwa dem 5. Jahrhundert nach Christus verbreitete Pflege und Behandlung von Kranken in Klöstern an. Die Pflege erfolgte damals rein aus dem Selbstverständnis der christlichen Nächstenliebe heraus.*
- ☐ *Über die Jahrhunderte hat sich die Pflege professionalisiert und ist zu einer eigenständigen Berufsgruppe geworden.*
- ☐ *Der aus der Zeit der Pflege in den Klöstern stammende Begriff der „Schwester" hat sich bis in die 2000er-Jahre in der Berufsbezeichnung Krankenschwester erhalten und wurde dann von Gesundheits- und Krankenpfleger/-in und schließlich Pflegefachfrau/-mann abgelöst. Das lässt erkennen, dass Pflege heute nicht mehr allein aus christlicher Nächstenliebe erfolgt.*
- ☐ *Der dienende Charakter ist zugunsten einer selbstbewusst(er) auftretenden Pflegeprofession in den Hintergrund getreten.*

> **! HINWEIS**
> Ein genaueres Eingehen auf die Geschichte der Pflege ist möglich, wenn die Prüfungszeit reicht.

Auswertung

Lesen Sie die einzelnen Notendefinitionen. Überlegen Sie, welche Definition am besten Ihren Ergebnissen und Ausführungen entspricht. Kreuzen Sie für jeden Kompetenzbereich eine Note für sich an. Für eine Gesamtbewertung addieren Sie alle Kompetenznoten, teilen sie durch 3 und tragen das Ergebnis im Kästchen unten in der Tabelle ein.

Note	Definition	KB III	KB IV	KB V
1	• Ich konnte die Kompetenzaufgaben schnell erfassen sowie selbstständig, umfassend und richtig beantworten. • Ich konnte mein aktuelles Wissen in den 30 bis 45 Minuten Prüfungszeit sicher auf die Fallsituation und darüber hinaus anwenden. Ich hätte zu den Kompetenzaufgaben/Prüfungsthemen auch noch mehr sagen können. • Ich habe mich immer präzise ausgedrückt sowie fließend, strukturiert und nachvollziehbar gesprochen.	☐	☐	☐
2	• Ich konnte die Kompetenzaufgaben gut erfassen sowie fast immer selbstständig und richtig beantworten. • Ich konnte mein aktuelles Wissen in den 30 bis 45 Minuten Prüfungszeit sicher auf die Fallsituation anwenden. • Ich habe mich immer gut ausgedrückt und zusammenhängend, strukturiert sowie nachvollziehbar gesprochen.	☐	☐	☐
3	• Ich konnte die meisten Kompetenzaufgaben selbstständig und richtig beantworten. Manchmal benötigte ich Unterstützung oder hätte mir diese gewünscht, um auf die richtige Lösung zu kommen. • Ich konnte zu den wichtigsten Problemen in der Fallsituation mein Wissen anwenden. • Manchmal hätte ich mich verständlicher ausdrücken und strukturierter sprechen können. Aber ich denke, meine Antworten waren nachvollziehbar.	☐	☐	☐
4	• Ich konnte nur einige Kompetenzaufgaben selbstständig und richtig beantworten. Bei den anderen hätte ich Hilfe gebraucht, um auf die richtige Lösung zu kommen. • Ich konnte Grundwissen wiedergeben. Das Anwenden meiner theoretischen Kenntnisse auf die Fallsituation gelang mir nicht immer. • Ich musste oft überlegen, was ich wie sagen soll. Mir fiel es schwer, die ganze Zeit strukturiert und gut nachvollziehbar zu sprechen.	☐	☐	☐
5	• Ich konnte die Kompetenzaufgaben entweder gar nicht oder fast nur falsch beantworten. • Ich habe gemerkt, dass mein aktueller Wissenstand nicht ausreicht bzw. ich vieles nicht wusste oder anwenden konnte. • Ich konnte die Inhalte nicht zusammenhängend und logisch darstellen.	☐	☐	☐
6	• Ich konnte die Kompetenzaufgaben nur falsch bzw. gar nicht beantworten oder habe sie nicht verstanden. • Ich konnte auf kein Wissen zurückgreifen und war mit der Fallsituation und den Aufgaben überfordert. • Ich konnte mich nicht verständlich ausdrücken und auch keine Zusammenhänge erkennen, selbst wenn man mir geholfen hätte.	☐	☐	☐
	Gesamtbewertung (Note KB III ☐ **+ Note KB IV** ☐ **+ Note KB V** ☐ **) : 3 =**		☐	

Über meinen Körper bestimme ich

Setting: stationäre Langzeitpflege – Altersgruppe 0–17 Jahre

Fallsituation:
Kai Hilsebier (18 Jahre) ist im dritten Ausbildungsdrittel. Seinen Vertiefungseinsatz in der stationären Langzeitpflege verbringt er in der Wohngemeinschaft Pfefferkörner. Hier leben Kinder und Jugendliche, die medizinische und pflegerische Unterstützung benötigen. Auch Felix Ernst (14 Jahre) lebt seit zwei Jahren hier. Er hat Diabetes Typ 1. Seine Mutter ist alleinerziehend, hat zwei jüngere Kinder und kam mit der Situation zu Hause nicht mehr zurecht. Deshalb hatte sie sich für die Wohngemeinschaft entschieden.

Kai Hilsebier berichtet: „Mit Felix verstehe ich mich gut. Seine Blutzuckerwerte werden mithilfe eines Sensors am Oberarm kontinuierlich gemessen und via App vom Pflegepersonal überwacht. Oft ist das auch meine Aufgabe. Je nach den Ergebnissen der App injiziert sich Felix die richtige Menge Insulin. Wie das geht, hat er unter Anleitung gelernt. Das hat immer sehr gut funktioniert. Im Pflegeteam ist uns aufgefallen, dass sich Felix seit einigen Wochen immer unregelmäßiger spritzt und seine Blutzuckerwerte sehr schwanken. Gestern war sein HbA1c-Wert im Vergleich zum letzten Mal erhöht. Deshalb habe ich Felix nach dem Frühstück auf seine Blutzuckerwerte angesprochen. Aber er hat mich nur herausfordernd angeschaut und gesagt, dass er die App nicht mehr braucht: ‚Es ist mein Körper und ich bestimme über ihn!‘ Ich konnte Felix sehr gut verstehen, aber ich habe ihm erklärt, dass es lebensgefährlich werden kann, wenn seine Werte langfristig zu hoch sind. Felix ließ mich gar nicht zu Ende reden. Er rief: ‚Du verstehst mich auch nicht!‘ Dann rannte er weg. Ich saß da und war völlig irritiert. Habe ich etwas Falsches gesagt? Was war mit Felix los?“

Kai Hilsebier sucht das Gespräch mit seiner Kollegin Tessa Wehner (36 Jahre). Sie ist schon viele Jahre Pflegefachkraft in der Wohngemeinschaft. Sie sagt: „Felix ist in der Pubertät. Er kann seine Situation nicht einschätzen. Für uns ist wichtig, darauf zu achten, die Stoffwechsellage zu stabilisieren. Wenn der HbA1c-Wert über längere Zeit zu hoch ist, können wir eine Anzeige wegen Kindeswohlgefährdung bekommen!“ Das sieht Kai ein. Sie einigen sich darauf, die Blutzuckerwerte auf der App zu kontrollieren und Felix das Insulin eigenhändig zu injizieren.

Kai Hilsebier erzählt: „Ich fand unsere Lösung ja vernünftig, aber so richtig wohlgefühlt habe ich mich dabei nicht. Tessa hat mir gleich die Aufgabe übertragen, Felix das Insulin zu injizieren. Ich bin mit allen nötigen Materialien zu Felix gegangen und habe ihm gesagt, was ich vorhabe. Aber er lehnte ab. Tessa war ganz in der Nähe und bekam das mit. Sie hat mir den Insulinpen aus der Hand genommen und Felix das Insulin gespritzt, ohne ihn zu fragen. Ich habe meinen Augen nicht getraut! Felix verschwand in seinem Zimmer und Tessa meinte zu mir: ‚Siehst du? So macht man das!‘.“

Aufgaben *Ihre Vorbereitungszeit beträgt max. 30 Minuten.*

1 Lesen Sie die Fallsituation. Machen Sie sich Notizen zu den folgenden Situationsmerkmalen.
- Akteure: Wer sind die handelnden Personen in der Fallsituation?
- Erleben, Deuten, Verarbeiten: Wie nehmen diese Personen die Pflegesituation wahr?
- Handlungsmuster/-anlässe: Wie handeln die Personen? Was sind ihre Gründe?
- Kontextbedingungen: Welche Umgebungsfaktoren spielen eine Rolle?

2 Folgende Schwerpunkte werden im Prüfungsgespräch thematisiert:
- inter- und intraprofessionelles Handeln (KB III)
- Aufgaben des Pflegepersonals und Delegation (KB IV)
- Kindeswohlgefährdung (KB IV)
- ethische Reflexion (KB V)

Im Prüfungsgespräch:

Im Prüfungsgespräch dürfen Sie zunächst frei auf die fallbezogenen Themenschwerpunkte eingehen. Die Fachprüfenden werden Ihnen eventuell Fragen stellen, um Sie durch das Gespräch zu leiten.

Wählen Sie zu Übungszwecken jeweils 2–3 mögliche Prüfungsaufgaben aus jedem Kompetenzbereich aus und beantworten Sie diese in einem Zeitrahmen von max. 30 Minuten. Planen Sie je Kompetenzbereich max. 10 Minuten ein. Nach 30 Minuten vergleichen Sie Ihre Antworten mit den Ausführungen im Erwartungshorizont. Mit der Auswertungstabelle können Sie sich selbst einschätzen.

Kompetenzbereich III:

1 Erklären Sie, was intra- und interprofessionelles Handeln ist (→ AB II), und nennen Sie die Berufsgruppen, die bisher in die Fallsituation involviert sind (→ AB I).

2 Erläutern Sie die Aufgaben des Pflegepersonals hinsichtlich einer gelungenen intraprofessionellen Zusammenarbeit (→ AB II).

3 Begründen Sie, welche Berufsgruppen Sie in die beschriebene Fallsituation noch involvieren würden, um die Versorgung von Felix Ernst zu verbessern (→ AB III).

4 Erläutern Sie Vor- und Nachteile für die Versorgung von Felix, die eine interprofessionelle Zusammenarbeit hat (→ AB II).

Kompetenzbereich IV:

5 Definieren Sie den Begriff Kindeswohlgefährdung (→ AB I).

6 Erläutern Sie, inwieweit bei Felix Ernst eine Gefahr der Kindeswohlgefährdung besteht (→ AB II).

7 Tessa Wehner hat Angst, dass es als Kindeswohlgefährdung verstanden werden kann, wenn das Pflegefachpersonal nicht dafür Sorge trägt, dass Felix das Insulin erhält. Bitte nehmen Sie Stellung dazu (→ AB III).

8 Der Auszubildende Kai Hilsebier soll die Insulininjektion allein durchführen. Reflektieren Sie diese Anweisung in Bezug auf das Übertragen von Aufgaben (Delegation) von Pflegefachpersonal auf Auszubildende. Unter welchen Umständen kann Kai die Delegation der Injektion ablehnen (Remonstrationspflicht) (→ AB III)?

9 Erläutern Sie auf der Grundlage des Grundgesetzes, auf welche Rechte sich Felix bezieht (→ AB II).

Kompetenzbereich V:

10 Nennen und erklären Sie die Schritte einer ethischen Reflexion nach dem Modell von Marianne Rabe (2005) (→ AB I und → AB II).

11 Reflektieren Sie den Fall umfassend nach ethischen Aspekten. Gehen Sie dabei auf die Schritte des ethischen Reflexionsmodells nach Marianne Rabe (2005) ein (→ AB III).

! HINWEIS

Prüfende können bei Aufgabe 11 auch kleinschrittig durch die ethische Reflexion führen.

Erwartungshorizont

Zusammenfassung der Fallsituation

Akteure:

- ☐ Kai Hilsebier (18 Jahre, Auszubildender drittes Ausbildungsdrittel), Tessa Wehner (36 Jahre, Pflegefachperson), Felix Ernst (14 Jahre, Bewohner), Mutter von Felix

Erleben, Deuten, Verarbeiten:

- ☐ Felix Ernst hat offenbar ein Bedürfnis nach Selbstbestimmung. Er fühlt sich nicht verstanden vom Pflegepersonal. Wie gefährlich sein Handeln für ihn ist (keine Insulinjektionen bei Diabetes Typ 1), scheint ihm nicht klar zu sein.
- ☐ Kai Hilsebier bekommt von Frau Wehner die Aufgabe, die Insulingabe des Bewohners selbst zu übernehmen (Delegation). Er fühlt sich aber unwohl dabei. Die Aufgabe ist schwierig für ihn. Als die Pflegekraft Tessa Wehner dies plötzlich selbst übernimmt, ohne Felix' Einverständnis zu erfragen, und ihn zurechtweist, ist er schockiert (Grundrechte, Ethik).
- ☐ Tessa Wehner befürchtet, dass sie wegen Kindeswohlgefährdung angezeigt wird, wenn sie die Insulininjektionen für Felix nicht sicherstellt. Sie findet, dass Kai nicht verstanden hat, wie wichtig und schnell Felix sein Insulin bekommen muss, und greift deshalb in die Situation ein.

Handlungsmuster/-anlässe:

- ☐ Kai Hilsebier ist Pflegeauszubildender im dritten Ausbildungsdrittel. Er stellt bei Felix Ernst erhöhte Blutzuckerwerte fest. Er klärt ihn über potenzielle Gefahren auf, doch der Junge möchte davon nichts wissen.
- ☐ Nach einem Gespräch mit der erfahrenen Pflegefachperson Tessa Wehner sollen die Blutzuckerwerte von Felix jetzt vom Pflegepersonal überwacht werden, um das Kindeswohl nicht zu gefährden.
- ☐ Tessa Wehner ist Pflegefachfrau und weiß, dass der Bewohner Felix Ernst in der Pubertät ist und seine medizinische Situation womöglich nicht richtig einschätzt. Sie sorgt sich um ihn und hat Angst vor Konsequenzen. Sie delegiert, die Gabe der Insulininjektion an den Auszubildenden Kai.

Kontextbedingungen:

- ☐ Die Fallsituation spielt sich in einer Pflegeeinrichtung für Kinder und Jugendliche. Hier lebt seit zwei Jahren der 14 Jahre alte Felix Ernst. Seine Mutter war mit seiner Betreuung überfordert (alleinerziehend, zwei weitere Geschwister). Er hat Diabetes Typ 1.
- ☐ Bisher war der Blutzucker von Felix Ernst gut eingestellt. Der Junge hat gelernt, sich selbst Insulin zu spritzen. Doch in der letzten Zeit ist er nicht mehr so sorgfältig wie früher.
- ☐ Als er sich weigert, übernimmt Tessa Wehner die Injektion mit dem Insulinpen eigenhändig. Das ist sowohl ethisch als auch juristisch problematisch.

Kompetenzbereich III:

1 intraprofessionelles Handeln:

- ☐ *Agieren von Menschen einer Berufsgruppe, wobei diese unterschiedlich qualifiziert sein können, z. B.: Pflegefachfrauen und Pflegefachmänner, Auszubildende der generalistischen Pflege, Pflegehelfer oder auch Praxisanleitende oder andere Pflegende mit einer Zusatzqualifikation*

interprofessionelles Handeln:

- ☐ *Agieren von Menschen unterschiedlicher Berufsgruppen, z. B. Ärztinnen, Sozialarbeiterinnen, Servicedienste, Pflegefachpersonal*

Bezug zur Fallsituation:

- ☐ *Bezogen auf die Fallsituation gibt es das intraprofessionelle Handeln von Pflegefachkraft Tessa Wehner und dem Pflegeauszubildenden Kai Hilsebier. Das Pflegepersonal und der Auszubildende des Pflegewohnstiftes Pfefferkörner übernehmen die Behandlungspflege, das Sicherstellen der Insulingaben und unterstützen bei der Grundversorgung.*
- ☐ *In der Fallsituation wird lediglich auf das Pflegepersonal und den Auszubildenden eingegangen. Man kann davon ausgehen, dass es auch interprofessionelles Handeln in der Versorgung und Betreuung von Felix Ernst gibt. Pflegefachpersonen arbeiten mit der behandelnden Ärztin/Diabetologin zusammen, die Anordnungen zur Medikation geben und den HbA1c-Wert kontrollieren.*

2 Aufgaben des Pflegepersonals zur Verbesserung der intraprofessionellen Zusammenarbeit:

- ☐ *die unterschiedlichen Qualifikationen gleichrangig betrachten bzw. anerkennen und schätzen*
- ☐ *eine gute Arbeitsatmosphäre herstellen und eine respektvolle Abstimmung gewährleisten*
- ☐ *regelmäßig austauschen und Pflegevisiten ermöglichen*
- ☐ *Dokumentation gemeinsam nutzen*
- ☐ *bei Auffälligkeiten mit der behandelnden Ärztin in Kontakt treten und Bezugspflegekräfte involvieren*
- ☐ *sich für die Zusammenarbeit mit Pflegehelferinnen und Pflegehelfern einsetzen*
- ☐ *mit Augenmaß delegieren und angemessene Aufgaben erteilen*
- ☐ *Einarbeitung neuer Teammitglieder, einschließlich Auszubildender, durch geplante und reflektierte Zusammenarbeit*
- ☐ *Anleitung von Auszubildenden als Gesamtaufgabe des Teams ansehen*
- ☐ *die pflegerische Arbeit nach Standards, Leitbildern und Konzepten ausrichten*

3 Berufsgruppen in der Fallsituation:

- ☐ In der Fallsituation wird lediglich auf das Pflegepersonal und den Auszubildenden eingegangen. Außer der behandelnden Ärztin/Diabetologin sollten weitere Berufsgruppen involviert werden, da es sich um einen minderjährigen Bewohner handelt.

Professionen, die in den Fall involviert sein können:

- ☐ Pflegehelferinnen, die täglich die Grundversorgung in der Wohngemeinschaft übernehmen
- ☐ Hauswirtschaftskräfte, welche die hauswirtschaftliche Versorgung von Felix in der Wohngemeinschaft sicherstellen
- ☐ Erzieherin oder Heilerziehungspflegerin für die erzieherische Unterstützung. Denn Felix Mutter ist dazu vermutlich nicht in der Lage und hat diese Aufgabe abgegeben.
- ☐ evtl. noch Einzelfallhelfer für die tägliche Betreuung und Beratung von Felix in der Schule, die seine Insulingabe im Blick haben
- ☐ Psychologin, die mit Felix Ernst über seine derzeitigen Belastungen, Erlebnisse und seinen Wunsch nach Autonomie spricht
- ☐ Lehrende aus der Schule für den gegenseitigen Austausch und um den Pflegefachkräften einen Hinweis auf die aktuelle Situation geben zu können

4 Vorteile:

- ☐ Ein Perspektivwechsel kann zur Lösungsfindung im Fall von Felix Ernst beitragen.
- ☐ Felix kann sich selbst jemanden wählen, dem er sich anvertrauen will.
- ☐ Der gemeinsame Austausch zum weiteren Vorgehen kann Felix dabei unterstützen, seine Gesundheit nicht zu gefährden.

Nachteile:

- ☐ Die Abstimmung bedeutet mehr Arbeitsaufwand für die Beteiligten.
- ☐ Die Entwicklung eines Lösungsvorschlags unter Einbeziehung aller Berufsgruppen kann zeitintensiv sein.

Kompetenzbereich IV:

5 Definition Kindeswohlgefährdung:

- ☐ Der Begriff Kindeswohlgefährdung ist im Bürgerlichen Gesetzbuch (BGB) an verschiedenen Stellen geregelt. Laut § 1666 Abs. 1. bezeichnet Kindeswohlgefährdung eine andauernde oder wiederholte Unterlassung fürsorglichen Handelns durch sorgeberechtigte oder verantwortliche Personen und kann zu langfristigen körperlichen, seelischen und geistigen Beeinträchtigungen bei der Entwicklung des Kindes bis hin zum Tod führen.

6 Erläuterung zur Gefahr der Kindeswohlgefährdung im Fall:

- ☐ *Im Fall von Felix hat das Pflegepersonal Fürsorgepflicht. Es muss dafür Sorge tragen, dass die erforderliche Therapie für den Diabetes mellitus Typ 1 korrekt umgesetzt wird. Ohne diese Therapie ist Felix' körperlicher Zustand beeinträchtigt – evtl. mit lebensgefährlichen Konsequenzen. Das Pflegepersonal nimmt die Fürsorgepflicht ernst und überlegt sich Lösungen, um die medizinische Situation zu stabilisieren. Daher kann eine Kindeswohlgefährdung in diesem Fall wohl ausgeschlossen werden.*

7 Stellungsnahme zu Tessas Sorge:

- ☐ *Es handelt sich um eine besondere Situation: Felix Ernst möchte selbst über sich bestimmen, ist aber minderjährig und kann die Tragweite seiner Entscheidungen noch nicht in vollem Umfang verstehen.*
- ☐ *Ein Weglassen des Insulins kann für Felix den Tod bedeuten. Auf lange Sicht können nicht nur die Überzuckerung (Hyperglykämie) eine vitale Bedrohung darstellen, sondern auch die Langzeitauswirkungen.*
- ☐ *Außenstehende, z. B. Sachbearbeiterinnen des Jugendamts, können aufgrund von abweichenden Blutwerten (HbA1c) darauf schließen, dass die medizinische Versorgung nicht gewährleistet ist. Sie können einen Verdacht auf Vernachlässigung melden. Dieser würde dann näher untersucht werden.*
- ☐ *Insoweit ist Tessa Wehners Befürchtung begründet. Dies rechtfertigt aber nicht ihr Vorgehen, Felix das Insulin ohne seine Zustimmung zu verabreichen (vgl. UN-Kinderrechtskonvention Art. 12 Berücksichtigung des Kinderwillens; Art. 2 Grundgesetz).*

8 Reflexion:

- ☐ *Die Pflegefachfrau Tessa Wehner delegiert (von lat. „delegare" = übertragen, anweisen) an den Pflegeauszubildenden Kai Hilsebier die Aufgabe, die Insulininjektion eigenhändig durchzuführen.*
- ☐ *Bei der Delegation von Aufgaben sind Rechtspflichten im Haftungsrecht, Arbeitsrecht, Sozialrecht und Berufsrecht zu beachten.*
- ☐ *Frau Wehner ist in dem Fall die Anordnende mit der sogenannten Anordnungsverantwortung. Sie muss sich bei der Übergabe folgende Fragen stellen:*
  - ○ *Ist der Auszubildende fachlich geeignet?*
  - ○ *Ist das Risiko der Aufgabe auf Kai Hilsebier delegierbar?*
  - ○ *Ist die Aufgabe psychisch und physisch zumutbar?*
  - ○ *Wurde eine genaue Anordnung erteilt bzw. liegt die ärztliche Anordnung vor?*

I INFO

Mehr Informationen unter: Vogler, C. (Hrsg.), (2020): Pflegias – Grundlagen der beruflichen Pflege (Bd. 1), Kap. A I 5.1.2 Delegieren und Anweisungen ausführen, S. 116–121).

☐ Es ist aus dem Fall nicht ersichtlich, ob sich die Pflegefachperson all diese Fragen gestellt und beantwortet hat. Auch, wenn Tessa die Durchführungsverantwortung an Kai delegiert, entbindet sie das nicht davon, sich von Kais Fähigkeiten zu überzeugen und die korrekte Gabe zu kontrollieren. Sie ist als Fachkraft für Kai und sein Handeln mitverantwortlich.

Reflexion zur Remonstrationspflicht:

☐ Kai hat als Ausführender die Übernahmeverantwortung. Er muss sich hierbei folgende Fragen stellen:
- ○ Bin ich fachlich geeignet?
- ○ Ist die Aufgabe fachlich richtig zu lösen?
- ○ Ist die Aufgabe straffrei?
- ○ Kann ich die Insulininjektion bei Felix mit meinem Gewissen vereinbaren?
- ○ Traue ich mir die Aufgabe zu?

☐ Kann Kai Hilsebier eine der Fragen nicht beantworten bzw. kann er die Ausführung der Aufgabe nicht mit dem Gewissen vereinbaren, muss er die Übernahme zurückweisen und Tessa sofort informieren. Hier gilt die Remonstrationspflicht. Das ist die rechtliche Widerspruchspflicht gegen Delegationen nicht übertragbarer, strafbarer und unsachgerechter Ausführungen.

☐ In der Fallsituation hat Kai Hilsebier ein ungutes Gefühl. Er hätte die Aufgabe daher nicht annehmen sollen.

☐ Zusätzlich hat Kai Hilsebier die Ausführungsverantwortung. Er sollte sich bewusst machen, ob er die Injektion nach bestem Wissen und Können auch in Überlastungssituationen ausführen kann. Auch in Bezug auf diesen Punkt kann er die Delegation zurückweisen.

9 Rechte im Grundgesetz:

☐ In Artikel 2 Grundgesetz werden vier Grundrechte garantiert:

1.	☐ Recht auf die Entfaltung der Persönlichkeit (Art. 2 Abs. 1)
2.	☐ Recht auf Leben (Art. 2 Abs. 2 Satz 1)
3.	☐ Recht auf körperliche Unversehrtheit (Art. 2 Abs. 2 Satz 1)
4.	☐ Recht auf die Freiheit, sich frei im Raum bewegen zu können (Art. 2 Abs. 2 Satz 2)

☐ Felix Ernst gibt sein Einverständnis nicht. Er möchte selbst über sich und seinen Körper bestimmen. Das heißt, das Recht auf körperliche Unversehrtheit kommt zur Anwendung. Eine Injektion ist ohne Einverständnis eine Körperverletzung.

! HINWEIS

Mehr Informationen unter: Vogler, C. (Hrsg.), (2020): Pflegias – Grundlagen der beruflichen Pflege (Bd. 1): Kap. B I 2.3.5 Rechte von Kindern und Jugendlichen, S. 351–364.

☐ Felix ist minderjährig. Das Grundgesetz gilt für ihn ohne Einschränkungen. Allerdings haben bis zum vollendeten 17. Lebensjahr die Erziehungsberechtigten das Sorgerecht. Die Mutter hätte daher über die Problematik und das Vorhaben des Pflegepersonals informiert werden müssen.

Kompetenzbereich V:

10 ethische Reflexion:

☐ Dies sind die Schritte einer ethischen Reflexion nach dem Modell von Marianne Rabe (2005):

- ○ Situationsanalyse
  Persönliche Reaktionen und die Perspektive der anderen am Fall beteiligten Personen werden dargestellt (Welche Personen sind beteiligt?, Welche Interessen/Ziele können sie verfolgen?, Welche Gedanken und Gefühle können sie jeweils bewegen?). Anschließend wird die Gesamtsituation angeschaut und alternative Handlungsmöglichkeiten in dieser Situation werden besprochen.
- ○ ethische Reflexion
  Benennung des ethischen Problems (Wo werden Probleme sichtbar?, Welche Interessensgegensätze werden deutlich?, Wie lässt sich das ethische Problem bezeichnen?), Formulieren der normativen Orientierung und übergeordneter Prinzipien, die von Bedeutung sind (welche Werthaltungen sind erkennbar?, Liegt ein ethisches Dilemma vor?). Zuletzt wird geschaut, wer zur Lösung der Problemstellungen beitragen kann (Verantwortungsebenen) und welche Handlungsoptionen bestehen (persönlich, institutionell, gesellschaftspolitisch).
- ○ Ergebnisse
  Hier findet eine ethisch begründete Beurteilung statt. Entweder entsteht ein Konsens oder ein Dissens. Es werden die nötigen Konsequenzen und ihre Durchsetzung zusammengefasst.

INFO

Mehr Informationen zum ethischen Reflexionsmodell unter: Rabe, M. (2005): Strukturierte Falldiskussion anhand eines Reflexionsmodells. In: Arbeitsgruppe „Pflege und Ethik“ der Akademie für Ethik und Medizin e. V.: „Für alle Fälle …“. Arbeit mit Fallgeschichten in der Pflegeethik. Hannover: Schlütersche, S. 131–144.

11 Situationsanalyse:

☐ Felix spritzt sich bisher selbstständig Insulin. Er möchte das auch selbst einschätzen und nicht von anderen Menschen/Pflegepersonal abhängig sein. Er fühlt sich nicht verstanden vom Pflegepersonal und will unabhängig sein. Die Tragweite seiner weggelassenen Insulininjektion ist ihm nicht bewusst.

☐ Kai Hilsebier würdigt Felix' Rechte, möchte aber auch nicht, dass sein Wohl und Leben gefährdet werden. Er fühlt sich unwohl dabei, Felix ohne sein Einverständnis die Injektion zu verabreichen, und ist über Tessa Wehners Vorgehen entsetzt.

HINWEIS

Die Situationsanalyse kann auch mit Verweis auf die Falldarstellung reduziert werden.

☐ Tessa Wehner ist eine erfahrene Fachpflegekraft. Sie möchte Felix Ernst schützen und die Arztanordnung verantwortungsvoll umsetzen. Sie schätzt die Situation so ein, dass Felix Ernst eine Übernahme der Gesundheitssorge braucht, und übergeht sein Einverständnis zur Injektion.

Handlungsalternative:

☐ Tessa redet mit Felix Ernst über die Folgen einer Verweigerung der Insulingabe. Sie bindet die Mutter ein, bezieht interne und externe Fachkräfte ein, nimmt Kontakt mit der behandelnden Ärztin auf und kümmert sich um eine psychologische Intervention.

ethische Reflexion:

Bei der Benennung des ethischen Problems können die ethischen Prinzipien helfen:

ethisches Prinzip	Fallbezug
☐ Prinzip des Rechts auf Autonomie (Selbstbestimmung)	Felix möchte über seinen Körper, grundlegend über sich selbst, entscheiden können. Er möchte nicht abhängig von anderen Menschen sein. Er kann so vieles in seinem Leben nicht selbst entscheiden.
☐ Prinzip der Schadensvermeidung	Tessa und Kai möchten vermeiden, dass Felix Blutzuckerwerte erhöht sind und es somit auf längere Sicht zu Schäden/Komplikationen kommt. Auch möchte Tessa nicht, dass ihnen Kindeswohlgefährdung durch Vernachlässigung vorgeworfen werden kann.
☐ Prinzip der Fürsorge	Kai möchte das Wohlergehen von Felix fördern. Dabei hat er noch nicht erfasst, was Felix braucht, um sich wohl und sicher zu fühlen.
☐ Prinzip der Gerechtigkeit	Kai und Tessa müssen Felix verständlich erklären, warum sie ihm die Injektion gegeben haben, obwohl er selbst dazu in der Lage gewesen wäre. Die Ressourcen für ein längeres Gespräch bzw. eine Aufklärung von Felix waren zu dem Zeitpunkt der Injektion nicht gegeben, sodass Tessa schnell gehandelt hat.

Fazit:

- ☐ Ein übergeordnetes Prinzip aus der Pflege ist das Prinzip des Guten und Richtigen: Kai möchte als Azubi und Pflegefachperson korrekt Anweisungen durchführen, möchte aber Felix auch ernst nehmen und seinem Wunsch, keine Injektion zu erhalten, nachkommen.
- ☐ Es handelt sich um eine ethische Dilemmasituation: Kai möchte die delegierte Aufgabe bewältigen, aber gleichzeitig Felix in seiner Selbstbestimmung bestärken und diese wahrnehmen. Wenn er das Insulin nicht gibt, nimmt er gleichzeitig die Komplikationen eines hohen Blutzuckerspiegels in Kauf.
- ☐ Aus der Sichtweise von Frau Wehner liegt das ethische Dilemma wie folgt: Frau Wehner übernimmt die Fürsorgeverantwortung für Felix und möchte Felix Gesundheit schützen, sieht aber, dass Felix die Insulininjektion nicht möchte. Wenn sie das Insulin nicht gibt, nimmt sie gleichzeitig die Komplikationen eines hohen Blutzuckerspiegels in Kauf, letztendlich die Gesundheitsgefährdung. Sie könnte sich hier aber auch für ein aufklärendes Gespräch entscheiden, in dem Sie Felix versucht zu erläutern, dass eine Nichtgabe des Insulins Folgen für seine Gesundheit haben kann. Sie kann ihre Perspektive darstellen und ggf. eine informierte Zustimmung von Felix zur Insulingabe erhalten. Dies beansprucht allerdings viel Zeit und Ruhe. In dem Moment musste das Insulin aber gegeben werden.

Verantwortungsübernahme:

persönliche Verantwortungsübernahme
☐ Felix Ernst sollte ansprechen, in welchen Punkten er sich nicht wahrgenommen fühlt.
☐ Kai Hilsebier sollte sich Unterstützung vom Pflegeteam einholen oder diese Situation in einer Fallsupervision besprechen. Er hat noch wenig Erfahrung im Umgang mit Jugendlichen und braucht Anleitung.
☐ Tessa Wehner braucht rechtliches Hintergrundwissen. Sie muss ihre Handlung reflektieren. Auch eine Supervision kann helfen, die Situation aufzuarbeiten bzw. sie dabei unterstützen, mögliche Anzeichen bei sich für Burn-out oder Cool-out zu erkennen und anzugehen. Tessa Wehner sollte ihre persönliche Kommunikationskompetenz reflektieren, sich ggf. Unterstützung holen oder Fortbildungen in Anspruch nehmen. Dies könnte ihr helfen, in solchen Situationen deeskalierend zu handeln.

institutionelle Verantwortungsübernahme
☐ Fallbesprechung im interprofessionellen Team mit Diabetologin, Pädiater, Mutter, Felix, Pflegepersonal, Jugendamt ermöglichen, Einrichtung sollte Mitarbeiter im Umgang mit Jugendlichen schulen
☐ Förderung der Selbstbestimmung der Bewohner durch Zuspruch von Verantwortung innerhalb der Einrichtung

gesellschaftlich
☐ Unterstützungsangebote für Familien flächendeckend sichern
☐ externe Beratung/Jugendhilfe von Einrichtungen der Langzeitversorgung

praktische Konsequenzen:

☐ Felix Ernst muss in seinen Gefühlen und Bedürfnissen wahrgenommen werden. Er muss über die Folgen von Hypo-/Hyperglykämie aufgeklärt werden. Es sollten mit ihm Vereinbarungen getroffen werden, welche Handlungen (BZ-Messung, Insulininjektion) sein müssen und in welchen Punkten er selbst entscheiden kann, ob er etwas tut oder nicht. Er sollte mehr Mitbestimmung im Alltag erfahren.

☐ Kai Hilsebier braucht mehr Unterstützung in der Reflexion solcher Dilemmasituationen. Ein kollegialer Austausch oder sogar Fallsupervision könnten gute Methoden sein.

☐ Tessa Wehner sollte ihr Vorgehen reflektieren. In der Einrichtung sollte es Angebote für Mitarbeiter und Jugendliche von externen Einrichtungen geben, die sich mit dem Jugendalter befassen (Bedarfe, Umgang mit herausfordernden Situationen, Sorgentelefon usw.).

+ Was die Fallsituation noch bietet ...

Kompetenzbereich III:

- Erläutern Sie die Aufgaben des Pflegepersonals hinsichtlich einer gelungenen interprofessionellen Zusammenarbeit (→ AB II).

Kompetenzbereich IV:

- Bewerten Sie anhand der Situation die Dokumentationspflicht von Kai und Tessa (→ AB III). Erläutern Sie die Inhalte der Dienstübergabe von Tessa an den nächsten Dienst (→ AB II).

Kompetenzbereich V:

- Beschreiben Sie den inneren Konflikt von Kai Hilsebier und erläutern Sie Maßnahmen, diesen zu lösen (→ AB I und → AB II).

Auswertung

Lesen Sie die einzelnen Notendefinitionen. Überlegen Sie, welche Definition am besten Ihren Ergebnissen und Ausführungen entspricht. Kreuzen Sie für jeden Kompetenzbereich eine Note für sich an. Für eine Gesamtbewertung addieren Sie alle Kompetenznoten, teilen sie durch 3 und tragen das Ergebnis im Kästchen unten in der Tabelle ein.

Note	Definition	KB III	KB IV	KB V
1	▪ Ich konnte die Kompetenzaufgaben schnell erfassen sowie selbstständig, umfassend und richtig beantworten. ▪ Ich konnte mein aktuelles Wissen in den 30 bis 45 Minuten Prüfungszeit sicher auf die Fallsituation und darüber hinaus anwenden. Ich hätte zu den Kompetenzaufgaben/Prüfungsthemen auch noch mehr sagen können. ▪ Ich habe mich immer präzise ausgedrückt sowie fließend, strukturiert und nachvollziehbar gesprochen.	☐	☐	☐
2	▪ Ich konnte die Kompetenzaufgaben gut erfassen sowie fast immer selbstständig und richtig beantworten. ▪ Ich konnte mein aktuelles Wissen in den 30 bis 45 Minuten Prüfungszeit sicher auf die Fallsituation anwenden. ▪ Ich habe mich immer gut ausgedrückt und zusammenhängend, strukturiert sowie nachvollziehbar gesprochen.	☐	☐	☐
3	▪ Ich konnte die meisten Kompetenzaufgaben selbstständig und richtig beantworten. Manchmal benötigte ich Unterstützung oder hätte mir diese gewünscht, um auf die richtige Lösung zu kommen. ▪ Ich konnte zu den wichtigsten Problemen in der Fallsituation mein Wissen anwenden. ▪ Manchmal hätte ich mich verständlicher ausdrücken und strukturierter sprechen können. Aber ich denke, meine Antworten waren nachvollziehbar.	☐	☐	☐
4	▪ Ich konnte nur einige Kompetenzaufgaben selbstständig und richtig beantworten. Bei den anderen hätte ich Hilfe gebraucht, um auf die richtige Lösung zu kommen. ▪ Ich konnte Grundwissen wiedergeben. Das Anwenden meiner theoretischen Kenntnisse auf die Fallsituation gelang mir nicht immer. ▪ Ich musste oft überlegen, was ich wie sagen soll. Mir fiel es schwer, die ganze Zeit strukturiert und gut nachvollziehbar zu sprechen.	☐	☐	☐
5	▪ Ich konnte die Kompetenzaufgaben entweder gar nicht oder fast nur falsch beantworten. ▪ Ich habe gemerkt, dass mein aktueller Wissenstand nicht ausreicht bzw. ich vieles nicht wusste oder anwenden konnte. ▪ Ich konnte die Inhalte nicht zusammenhängend und logisch darstellen.	☐	☐	☐
6	▪ Ich konnte die Kompetenzaufgaben nur falsch bzw. gar nicht beantworten oder habe sie nicht verstanden. ▪ Ich konnte auf kein Wissen zurückgreifen und war mit der Fallsituation und den Aufgaben überfordert. ▪ Ich konnte mich nicht verständlich ausdrücken und auch keine Zusammenhänge erkennen, selbst wenn man mir geholfen hätte.	☐	☐	☐
	Gesamtbewertung (Note KB III ☐ + Note KB IV ☐ + Note KB V ☐) : 3 =	☐		

Herr Konrad hätte gern ein Bier

Setting: stationäre Langzeitpflege – Altersgruppe 19–59 Jahre

Fallsituation:
Stefan Arndt (19 Jahre), ein Auszubildender zum Pflegefachmann aus dem zweiten Ausbildungsjahr, befindet sich im Pflichteinsatz in einem Pflegeheim und unterhält sich während einer kurzen Pause im Spätdienst mit Karola Soest (45 Jahre). Sie ist Altenpflegerin und arbeitet schon seit dreißig Jahren in der Einrichtung.

Herr Arndt berichtet: „Ich war gerade bei Herrn Konrad, um sein Abendessen abzuräumen, und da fragte er mich doch ernsthaft, ob ich ihm nachher vor Anpfiff des Fußballspiels noch ein Bier bringe. Ich habe gedacht, ich hör nicht richtig, und hab das natürlich sofort abgelehnt. Er ist schon so gelb und sein Bauch ist wieder dicker geworden trotz der Aszitespunktion letzte Woche. Und da will er doch tatsächlich trotzdem noch Alkohol trinken. Was muss denn bitte noch passieren? Für sowas habe ich kein Verständnis!"

Karola Soest hört ihm leicht amüsiert zu und sagt dann: „Weißt du, Herr Konrad ist zwar erst 58 Jahre alt, aber er wohnt schon lange bei uns. Er hatte es nie leicht in seinem Leben und ist ein lieber Kerl. Er trinkt gern mal ein Bier, und das bekommt er dann auch. Von mir zumindest und die meisten vom Team sehen das auch so. Ist schließlich seine Entscheidung und einen Betreuer gibt es ja bislang noch nicht, obwohl wir immer mal überlegt haben, ob er nicht einen bräuchte."

Stefan Arndt ist empört: „Aber das kann man doch nicht machen! Wenn er weiter trinkt, dann wird seine Leberzirrhose immer schlimmer und bringt ihn am Ende noch um! Wie könnt ihr nur so gleichgültig sein?"

Daraufhin Frau Soest: „Jetzt mach aber mal einen Punkt! Niemand ist hier gleichgültig! Das ist mein zehnter Dienst in Folge und das würde ich nicht machen, wenn mir unsere Bewohner egal wären. Wir sind ein kleines Haus und zu vielen Bewohnern habe ich fast ein familiäres Verhältnis. Das gilt auch für Herrn Konrad und jetzt habe ich zu arbeiten!"

Die Altenpflegerin verlässt wütend den Pausenraum und Herr Arndt bleibt nachdenklich zurück. Nach einer Weile geht er noch einmal zu Herrn Konrad und kommt mit ihm ins Gespräch. Er traut sich aber nicht, das Thema Alkohol anzusprechen. Er hofft nur, dass ihn Herr Konrad nicht noch einmal um ein Bier bittet. Doch das ist gar nicht nötig, denn auf seinem Tisch steht bereits eine Flasche, die ihm jemand gebracht haben muss. Ob es Karola Soest war, weiß der Auszubildende nicht.

Nach dem Spätdienst hat Herr Arndt ein komisches Gefühl. Irgendwie lässt ihm der Gedanke an Herrn Konrad keine Ruhe und auch der Streit mit seiner Kollegin geht ihm nicht aus dem Kopf. Er hatte Karola Soest vor Feierabend nur noch bei der Übergabe gesehen und da konnte er nicht noch einmal mit ihr sprechen.

Aufgaben *Ihre Vorbereitungszeit beträgt max. 30 Minuten.*

1 Lesen Sie die Fallsituation und machen Sie sich Notizen zu wesentlichen Inhalten. Beginnen Sie das Prüfungsgespräch mit einer kurzen Zusammenfassung des Falls in eigenen Worten.

2 Folgende Schwerpunkte werden im Prüfungsgespräch thematisiert:
- Verhalten im Pflegeteam bei divergierenden Vorstellungen/Konfliktbewältigung (KB III)
- rechtliche und ethische Betrachtung des Alkoholkonsums (KB IV)
- gesetzliche Betreuung (KB IV)
- Umgang mit beruflichen Belastungssituationen/persönliche Gesunderhaltung (KB V)

Im Prüfungsgespräch:

Im Prüfungsgespräch dürfen Sie zunächst frei auf die fallbezogenen Themenschwerpunkte eingehen. Die Fachprüfenden werden Ihnen eventuell Fragen stellen, um Sie durch das Gespräch zu leiten.

Wählen Sie zu Übungszwecken jeweils 2–3 mögliche Prüfungsaufgaben aus jedem Kompetenzbereich aus und beantworten Sie diese in einem Zeitrahmen von max. 30 Minuten. Planen Sie je Kompetenzbereich max. 10 Minuten ein. Nach 30 Minuten vergleichen Sie Ihre Antworten mit den Ausführungen im Erwartungshorizont. Mit der Auswertungstabelle können Sie sich selbst einschätzen.

Kompetenzbereich III:

1 Welche Konflikte erkennen Sie in der Fallsituation (→ **AB II**)?

2 Definieren Sie, was man unter einem Konflikt versteht, und geben Sie an, welche Arten von Konflikten es gibt (→ **AB I**).

3 Analysieren Sie den Konflikt zwischen Stefan Arndt und Karola Soest (→ **AB II**).

4 Welche Handlungsempfehlungen hätten Sie Stefan Arndt in der Gesprächssituation mit Karola Soest gegeben (→ **AB II**)?

5 Entwickeln Sie Vorschläge zur Konfliktlösung (→ **AB III**).

Kompetenzbereich IV:

6 Bewerten Sie das Ausschenken von Bier an Herrn Konrad aus rechtlicher Sicht (→ **AB III**).

7 Unter welchen Voraussetzungen könnte Herrn Konrad das Trinken von Alkohol untersagt werden (→ **AB I**)?

8 Definieren Sie, was man unter einem ethischen Dilemma versteht (→ **AB I**).

9 Stellen Sie dar, worin das ethische Dilemma in der Fallsituation besteht und wie die handelnden Akteure damit umgehen (→ **AB II**).

10 Bewerten Sie den Umgang von Herrn Arndt mit dem Wunsch des Bewohners nach einem Bier (→ **AB III**).

11 Erläutern Sie, welche strukturellen Voraussetzungen die Pflegeeinrichtung für einen professionellen Umgang mit ethischen Dilemmata schaffen kann (→ **AB II**).

12 Beschreiben Sie die Voraussetzungen einer rechtlichen Betreuung von Herrn Konrad (→ **AB I**).

Kompetenzbereich V:

13 Nennen Sie berufstypische Belastungen von Pflegefachpersonen (→ **AB I**).

14 Welche Anzeichen beruflicher Belastungssituationen erkennen Sie in der Fallsituation (→ **AB II**)?

15 Welche Folgen können berufliche Belastungen für Pflegende haben (→ **AB I**)?

16 Entwickeln Sie fallbezogen konkrete Vorschläge für Herrn Arndt für seine persönliche Gesunderhaltung (→ **AB III**).

Erwartungshorizont

Zusammenfassung der Fallsituation:

☐ *Die geschilderte Fallsituation findet in einem Pflegeheim im Spätdienst statt. Stefan Arndt ist dort gerade als Auszubildender eingesetzt. Er spricht mit der Altenpflegerin Karola Soest. Frau Soest arbeitet bereits seit vielen Jahren in der Einrichtung.*

☐ *Stefan Arndt erzählt ihr, dass ihn der Bewohner Herr Konrad um ein Bier gebeten hat. Herr Konrad leidet an einer fortgeschrittenen Leberzirrhose (Aszites, Ikterus). Diesem Wunsch ist er nicht nachgekommen, da Alkohol das Fortschreiten der Leberzirrhose beschleunigen kann.*

☐ *Karola Soest erzählt, dass der Bewohner häufiger Alkohol trinkt und das von den meisten Mitgliedern des Teams akzeptiert wird.*

☐ *Stefan Arndt findet das falsch und unterstellt dem Pflegeteam Gleichgültigkeit. Es kommt zu einem Konflikt. Karola Soest weist ihn zurecht.*

☐ *Später unterhält sich der Auszubildende mit Herrn Konrad, meidet jedoch das Thema Alkohol und stellt dann fest, dass er bereits ein Bier bekommen hat.*

☐ *Nach Dienstende denkt der Auszubildende weiter an dieses Geschehen. Ihn belastet der ungeklärte Konflikt mit der Kollegin.*

Kompetenzbereich III:

1 Konflikte in der Fallsituation:

☐ *zwischen Stefan Arndt und Herrn Konrad: Dieser Konflikt entstand, als der Auszubildende es ablehnte, dem Bewohner das Bier zu bringen. (Für eine abschließende Beurteilung fehlen weitere Informationen.)*

☐ *innerhalb des Teams: Hier könnte es Konfliktpotenzial geben, da Karola Soest sagt, dass die meisten Teammitglieder auf die Bitte von Herrn Konrad eingehen. Es scheint also auch Teammitglieder zu geben, die eine andere Haltung haben, diese aber möglicherweise nicht offen vertreten.*

2 Konfliktdefinition:

☐ *Ein Konflikt ist eine Interaktion, die mindestens von einer Seite als emotional belastend und/oder sachlich inakzeptabel empfunden wird. Ein Konflikt entsteht durch eine Unvereinbarkeit der Verhaltensweisen, der Interessen, der Ziele oder der Annahmen und Haltungen der Beteiligten.*

Möglichkeiten, um Konflikte zu unterscheiden:

☐ *inter- und intrapersonelle Konflikte*

☐ *Konflikte zwischen einzelnen Individuen und solche zwischen Gruppen*

☐ *offene und verdeckte Konflikte*

- ☐ heiße und kalte Konflikte
- ☐ Bei Teams kann man zwischen Ziel-, Verteilungs-, Beziehungs- und identitätsbasierten Konflikten unterscheiden.

Quelle: Bundeszentrale für politische Bildung. Online unter:, www.bpb.de/themen/kriege-konflikte/dossier-kriege-konflikte/54499/was-ist-ein-konflikt/ (Zugriff: 08.11.2023).

I INFO

heiße Konflikte: lautes, hitziges Streiten
kalte Konflikte: stille, verbitterte Auseinandersetzungen

3 Analyse des Konflikts zwischen Herrn Arndt und Frau Soest:

- ☐ Bei dem Konflikt zwischen Herrn Arndt und Frau Soest handelt es sich um einen interpersonellen Konflikt, da zwei Personen beteiligt sind. Der Konflikt findet offen statt: Es kommt zu einem Streit. Zwei unterschiedliche Haltungen stehen sich gegenüber. Herr Arndt findet das Trinken von Alkohol durch Herrn Konrad falsch. Frau Soest toleriert dies und geht auf den Wunsch von Herrn Konrad ein. Ohne beide Haltungen zu werten, ist davon auszugehen, dass beide das gleiche Ziel verfolgen: Herrn Konrad gut zu pflegen. Sie haben aber unterschiedliche Auffassungen, was in dieser Situation gute Pflege bedeutet.
- ☐ Der Konflikt eskaliert, als Stefan Arndt mit dem Satz „Wie könnt ihr nur so gleichgültig sein!" die Sachebene verlässt und auf eine emotionale Ebene wechselt. Er greift Karola Soest damit direkt an und setzt ihr Handlungsmotiv herab, indem er ihr Gleichgültigkeit unterstellt.
- ☐ Frau Soest fühlt sich vermutlich beleidigt, gerät in Wut und reagiert ebenfalls emotional, indem sie den Auszubildenden zurechtweist („Jetzt mach aber mal einen Punkt"). Anschließend verwahrt sie sich gegen die Unterstellung („Niemand ist hier gleichgültig") und stellt ihr familiäres Verhältnis zu Herrn Konrad heraus. Schließlich verlässt sie die Situation.
- ☐ Eine Konfliktlösung gibt es bis zum Ende der Fallsituation nicht.

4 Handlungsempfehlungen für Herrn Arndt:

- ☐ Konflikte sind nicht grundsätzlich negativ, in ihnen stecken häufig Potenziale. Das Ausarten eines Konflikts in einen Streit, wie im beschriebenen Fall, ist aber zunächst negativ zu werten und belastet Stefan Arndt auch noch nach Dienstschluss.
- ☐ Um einen Konflikt zu vermeiden, hätte Stefan Arndt wertschätzend kommunizieren sollen. Er hätte die Haltung von Karola Soest zunächst akzeptieren sollen. Später hätte er sie hinterfragen können.

! HINWEIS

An dieser Stelle können Sie auch auf unterschiedliche Gesprächsmodelle eingehen, z. B. die gewaltfreie Kommunikation nach Marshall B. Rosenberg.

Gesprächsförderer wären z. B. gewesen:

- ☐ Ich-Botschaften senden (z. B. „Ich bin besorgt, dass die Leberzirrhose von Herrn Konrad schneller fortschreitet, wenn er weiter Alkohol trinkt.")
- ☐ Zuhören, Respekt zeigen
- ☐ Rückfragen stellen (z. B. „Kannst du mir erklären, was du über den Alkoholkonsum von Herrn Konrad denkst?")

5 ☐ Eine Konfliktlösung ist in dieser Fallsituation wichtig, damit beide Beteiligte wieder zu einem positiven, kollegialen Verhältnis zurückkehren können. Zu empfehlen ist ein klärendes Gespräch. Sobald sie wieder gemeinsam im Dienst sind, kann Herr Arndt Frau Soest um ein Gespräch bitten. Das Gespräch sollte in ruhiger Atmosphäre und zunächst nur unter vier Augen stattfinden. Später ist eine Vermittlung durch eine Kollegin, die Wohnbereichsleitung oder andere Personen denkbar. Doch vielleicht ist das gar nicht nötig.

☐ Stefan Arndt sollte sich bei Frau Soest entschuldigen. Es ist wichtig, die persönliche Beleidigung aus dem Weg zu räumen, z. B. so: „Karola, es tut mir leid, dass ich in unserem letzten Gespräch so übers Ziel hinausgeschossen bin und dich beleidigt habe. Ich weiß, dass du dich für die Bewohner einsetzt, und wollte dir nicht unterstellen, dass du gleichgültig bist. Das war falsch von mir." Erst wenn die emotionale Ebene stimmt, kann das Thema auf einer Sachebene erneut angesprochen werden.

Kompetenzbereich IV:

6 ☐ Aus rechtlicher Sicht ist das Biertrinken von Herrn Konrad in einem Pflegeheim zunächst unproblematisch. Er steht nicht unter gesetzlicher Betreuung und hat einen freien Willen.

☐ Herr Konrad hat das Recht auf freie Entfaltung der Persönlichkeit (Grundgesetz Art. 2 Abs. 1). Dies schließt eine allgemeine Handlungsfreiheit ein und hierunter fällt auch das Trinken von Alkohol. Unbestritten ist, dass er durch den Alkohol seiner Gesundheit schadet. Jedoch steht ihm auch das Recht auf selbstschädigendes Verhalten zu.

7 ☐ Wenn Herr Konrad sich so betrinken würde, dass er fremdgefährdendes Verhalten zeigt oder Mitbewohner oder das Personal in betrunkenem Zustand belästigt, läge der Fall anders. In der beschriebenen Situation ist das aber nicht der Fall.

☐ Die Pflegeeinrichtung hat grundsätzlich die Möglichkeit, im Heimvertrag den Alkoholkonsum in der Einrichtung komplett zu untersagen, dies ist jedoch nicht üblich. Herr Konrad hätte vor seinem Einzug darüber informiert werden müssen.

8 ☐ Ein ethisches Dilemma ist eine schwierige Situation, in der es nicht die eine richtige Entscheidung/Handlungsweise gibt. Mindestens zwei Handlungsmöglichkeiten sind möglich, sie stehen aber in Widerspruch zueinander, sodass nicht beide umgesetzt werden können. Es muss zu einer Entscheidungsfindung kommen, bei der einer der beiden Alternativen der Vorzug (zulasten der anderen) gegeben wird.

9 Herr Konrad:

☐ *In der Fallsituation ist der Bewohner Herr Konrad an einer Leberzirrhose in fortgeschrittenem Stadium (vgl. Aszites, Ikterus) erkrankt. Die Prognose ist schlecht. Aus medizinischer Sicht müsste eine strikte Alkoholkarenz gelten, um das Fortschreiten der Erkrankung nicht zu beschleunigen. Herr Konrad trinkt dennoch gerne Bier und scheint dies auch weiterhin tun zu wollen. Eine Alkoholabhängigkeit ist nicht beschrieben. Die Motive des Biertrinkens bleiben unklar, denkbar wären z. B. Genuss, Trost, Hilfe beim Vergessen oder Einschlafen. Er lebt schon lange im Pflegeheim, sodass an dieser Stelle unterstellt werden kann, dass Herr Konrad sowohl von den Pflegenden als auch seinem behandelnden Arzt über die Konsequenzen des Alkoholtrinken aufgeklärt wurde und er zu Alternativen (z. B. alkoholfreies Bier) beraten wurde. Diese Aufklärung ist sehr wichtig, damit Herr Konrad zu einer begründeten Entscheidungsfindung gelangen kann.*

> **! HINWEIS**
>
> An dieser Stelle könnten Sie kurz auf folgende Begriffe eingehen:
> Aszites: Bauchwassersucht, krankhafte Flüssigkeitsansammlung in der Bauchhöhle
> Ikterus: Gelbsucht, Gelbfärbung von Haut/Schleimhaut, Skleren (Augen) aufgrund eines erhöhten Bilirubinspiegels

Herr Arndt:

☐ *Stefan Arndt als Auszubildender lehnt es ab, Herrn Konrad Alkohol zu bringen. Hingegen bringen Karola Soest und andere Kollegen aus dem Pflegeteam Herrn Konrad ein Bier, wenn er darum bittet.*

> **! HINWEIS**
>
> An dieser Stelle könnten Sie den prinzipienethischen Ansatz nach Beauchamp & Childress kurz vorstellen.

Fazit:

☐ *Das ethische Dilemma lässt sich gut erklären, wenn man ethische Prinzipien heranzieht: Recht auf Autonomie, Schadensvermeidung, Fürsorge, Gerechtigkeit. In diesem Fall konkurrieren das Recht auf Autonomie (= Bier trinken) mit dem Prinzip der Schadensvermeidung (= Alkoholkarenz ist erforderlich, um das Fortschreiten der Leberzirrhose nicht zu beschleunigen). Stefan Arndt setzt das Prinzip der Schadensvermeidung an erste Stelle, während Karola Soest die Autonomie an erste Stelle setzt. Beides zugleich ist miteinander unvereinbar, sodass eine Entscheidung für oder gegen das Bringen des Bieres erfolgen muss.*

10 ☐ *Ich finde das Ablehnen der Bitte des Herrn Konrad im ersten Moment verständlich, weil er genau weiß, dass der Alkohol ihm schadet. Zudem hat er vielleicht seine ersten Praxiseinsätze in einem Krankenhaus absolviert und dort einen anderen Umgang mit Alkohol erlebt.*

☐ *Schwierig fände ich es dem Bewohner gegenüber, wenn er ohne Begründung ablehnt. Aber das geht aus dem Fall nicht klar hervor. Auch seine Haltung „Für sowas hab ich kein Verständnis" finde ich wenig empathisch. Und es ist in meinen Augen auch nicht professionell.*

☐ *Meiner Meinung nach hätte sich Stefan Arndt bei der Kollegin und in der Dokumentation darüber informieren sollen, wie der Umgang mit Alkohol in der Einrichtung und bei Herrn Konrad geregelt ist. Mögliche Bedenken hätte er später auf wertschätzende Art ansprechen können.*

> **! HINWEIS**
>
> Da in der Aufgabenstellung die persönliche Wertung gefordert ist, sind mehrere Antwortalternativen denkbar. Diese müssen nachvollziehbar begründet sein.

> **! HINWEIS**
>
> Weitere Möglichkeiten wie Ethik-Cafés, Ethik-Liaisondienst, Ethik-Konsiliardienst können genannt werden.

> **! HINWEIS**
>
> Andere Modelle können alternativ benannt werden, die einzelnen Phasen sollten im Prüfungsgespräch mit Bezug zu Herrn Konrad erläutert werden. Ein Beispiel ist die ethische Falldiskussion nach M. Rabe.

> **I INFO**
>
> hepatische Enzephalopathie = Funktionsstörung des Gehirns durch mangelnde Entgiftungsfunktion der Leber

11 Beispiele für einen professionellen Umgang mit ethischen Dilemmata:

- ☐ Es gibt mehrere Möglichkeiten, wie die Pflegeeinrichtung zu einem professionellen Umgang mit ethischen Dilemmata, wie dem Biertrinken von Herrn Konrad, beitragen kann. Beispiele sind:
  - ○ Einrichtung eines Ethik-Arbeitskreises, in dem sich Mitarbeitende zu ethischen Fragestellungen austauschen können
  - ○ Teamsitzungen, um einen regelmäßigen Austausch untereinander zu gewährleisten
  - ○ Supervision, um gemeinsam an Problemsituationen unter externer Begleitung zu arbeiten
  - ○ Pflegevisiten, in denen über das bisherige Vorgehen informiert und dieses reflektiert werden kann
  - ○ Fortbildungen zu ethischen Themen anbieten
  - ○ Leitbildentwicklung unter Einbezug der Pflegenden, um sich über von allen getragene, gemeinsame Werte zu verständigen und diese auch nach außen transparent zu machen
- ☐ ethische Fallbesprechungen nach der Nimwegener-Methode, um die Möglichkeit zu haben, sich in einem interdisziplinären Rahmen über Herrn Konrad austauschen zu können; sie verläuft in mehreren Phasen:
  - ○ Phase 1: Benennung des Problems
  - ○ Phase 2: Fakten zusammentragen
  - ○ Phase 3: Bewertung
  - ○ Phase 4: Beschluss und Entscheidung

12 rechtliche Voraussetzungen für eine Betreuung von Herrn Konrad:

- ☐ Voraussetzungen einer rechtlichen Betreuung regelt § 1896 BGB.
- ☐ Herr Konrad muss laut Gesetz volljährig sein (ist im Fall gegeben).
- ☐ Er muss aufgrund einer psychischen Krankheit oder einer körperlichen, geistigen oder seelischen Behinderung seine Angelegenheiten ganz oder teilweise nicht besorgen können. Bei Herrn Konrad ist davon auszugehen, dass dieser Fall bei Fortschreiten der Leberzirrhose eintreten wird (mögliche Komplikation: hepatische Enzephalopathie).
- ☐ Frau Soest sagt: „Einen Betreuer gibt es ja bislang noch nicht, obwohl wir immer mal überlegt haben, ob er nicht einen bräuchte." Dies spricht dafür, dass es bereits Anzeichen für einen Betreuungswunsch gibt.
- ☐ Herr Konrad kann den Antrag auf eine Betreuung selbst stellen, selbst wenn er keinen freien Willen mehr hätte. Es kann sich aber auch jeder Angehörige oder Mitarbeiter des Pflegeheims formlos an das zuständige Betreuungsgericht wenden und somit den Anstoß dafür geben.
- ☐ Das Betreuungsgericht würde den Antrag prüfen und ggf. einen Betreuer für die Aufgabenkreise (hier z. B. die Gesundheitssorge) bestellen, für die Herr Konrad nicht mehr selbst Sorge tragen kann.
- ☐ Hätte Herr Konrad eine Vorsorgevollmacht und damit einen Bevollmächtigten, würde (im Regelfall) keine Betreuung eingerichtet werden.

Kompetenzbereich V:

13 physische Belastungen:

- ☐ *schweres Heben, Arbeiten im Schichtdienst, kein geregelter Tag-Nacht-Rhythmus*
- ☐ *unregelmäßige Pausen- und damit Essenszeiten*
- ☐ *Infektionsgefahr bei Kontakt mit Kranken/zu Pflegenden und kontaminierten Materialien*

psychische Belastungen:

- ☐ *Konfrontation mit belastenden Situationen wie schwerstkranken Menschen, Sterben, Tod*
- ☐ *hohes Verantwortungslevel, was zu Drucksituationen führen kann (häufig gepaart mit Zeit- und Personalmangel)*
- ☐ *Umgang mit herausforderndem Verhalten*

14 Herr Arndt:

- ☐ *Herr Arndt wirkt nach Dienstschluss psychisch belastet. Er kann nicht abschalten, da ihm der Bewohner Herr Konrad und die Konfrontation mit der Kollegin nicht aus dem Kopf gehen. Bezogen auf den Bewohner könnte er sich belastet fühlen, weil er sein Pflegeverständnis nicht umsetzen konnte und mit der schweren Erkrankung und schlechten Prognose des mit 58 Jahren noch nicht alten Bewohners konfrontiert ist.*
- ☐ *Über körperliche Belastungen erfährt man in der Fallsituation nichts. Eine weitere Belastung für ihn könnte sein, dass er als Auszubildender häufig das Pflegesetting wechseln, sich immer wieder neu einarbeiten und in ein neues Team integrieren muss. Dies könnte dazu führen, dass er sich unter Druck fühlt und Angst vor Fehlern hat, besonders da er noch in der Ausbildung ist und von den Vorgesetzten bewertet wird.*

Frau Soest:

- ☐ *Frau Soest belastet der Konflikt mit dem Auszubildenden wahrscheinlich auch. In der Fallsituation ist dazu nichts zu finden.*
- ☐ *In der Fallsituation gibt es keine Information über ihre körperliche Belastungssituation. Dabei ist es ihr zehnter Dienst in Folge. Von einer Belastung ist auszugehen, da erforderliche Erholungsphasen fehlen. Eventuell ist es für sie belastend, wenn es Bewohnern schlechter geht oder diese sterben, da sie sagt: „zu vielen Bewohnern habe ich fast ein familiäres Verhältnis". Hier wäre es besonders wichtig, ein professionelles Nähe- und Distanzverhältnis zu wahren.*

15 mögliche Folgen beruflicher Belastung Pflegender:

- ☐ fehlende Fähigkeit, abzuschalten (wie bei Stefan Arndt)
- ☐ Traurigkeit bis hin zur Depression
- ☐ Burn-out, Cool-out, Erschöpfung
- ☐ degenerative Erkrankungen des Bewegungsapparates
- ☐ persönliche Unzufriedenheit bis hin zum Verlassen des Pflegeberufs
- ☐ längere Krankheitsphasen
- ☐ verminderte Leistungsfähigkeit (auch nach Feierabend mit möglicherweise negativen Auswirkungen auf soziale Kontakte)

16 Vorschläge zur persönlichen Gesunderhaltung von Herrn Arndt:

- ☐ Stefan Arndt steht als Auszubildender noch am Anfang seines Berufsweges und muss versuchen, seine Gesundheit zu fördern, damit er über viele Jahre in seinem gewählten Beruf bei möglichst hoher Zufriedenheit arbeiten kann.
- ☐ Für seine körperliche Fitness sollte er regelmäßig Ausdauersport treiben und auf eine ausgewogene Ernährung achten.
- ☐ Als Belastung für ihn beschrieben ist aber konkret die psychische Belastung, dass er nicht abschalten kann. Hier wäre es besonders wichtig, dass er für einen Ausgleich sorgt, bei dem er abschalten kann, z. B. Spaziergänge, Unternehmungen mit Freunden.
- ☐ Wichtig ist auch, dass er sich sozial nicht zurückzieht, sondern seine Kontakte pflegt, auch wenn er vielleicht gedrückter Stimmung ist und es durch den Schichtdienst schwerfällt.
- ☐ Er sollte Menschen in seinem Umfeld haben, mit denen er über Belastungssituationen sprechen kann und die ihm zuhören. Häufig sind dies Teamkollegen, weil sie die Situationen aus eigener Erfahrung kennen. Dies kann für Stefan Arndt schwieriger sein, weil er als Auszubildender kein festes Mitglied eines Pflegeteams ist und vielleicht nicht in jedem Team auf jemanden trifft, dem er vertraut.
- ☐ Erste Ansprechpartner bei Belastungen können (neben Freunden und Familie) die Praxisanleitenden sein, auch die Mitauszubildenden aus seiner Pflegeschule oder die Lehrenden. Wichtig ist, sich selbst zu reflektieren und hierfür z. B. die Reflexionsangebote der Schule zu nutzen.
- ☐ Auch Entspannungstechniken können helfen, zur Ruhe zu kommen.
- ☐ Bei sehr schweren Belastungen sollte er den Mut haben, sich Hilfe zu holen und Beratung einzufordern. Er könnte Vorgesetzte ansprechen, an Supervisionen teilnehmen oder sich z. B. an den Seelsorger wenden.
- ☐ Grundsätzlich sollte er nach seiner Ausbildung darauf achten, dass er einen Arbeitsplatz wählt, an dem er sich wertgeschätzt fühlt und an dem er seine Kompetenzen gut einbringen kann.
- ☐ Er sollte seinen Arbeitsalltag als herausfordernd, aber nicht überfordernd erleben und sich an seinem Arbeitsplatz wohlfühlen.

Auswertung

Lesen Sie die einzelnen Notendefinitionen. Überlegen Sie, welche Definition am besten Ihren Ergebnissen und Ausführungen entspricht. Kreuzen Sie für jeden Kompetenzbereich eine Note für sich an. Für eine Gesamtbewertung addieren Sie alle Kompetenznoten, teilen sie durch 3 und tragen das Ergebnis im Kästchen unten in der Tabelle ein.

Note	Definition	KB III	KB IV	KB V
1	• Ich konnte die Kompetenzaufgaben schnell erfassen sowie selbstständig, umfassend und richtig beantworten. • Ich konnte mein aktuelles Wissen in den 30 bis 45 Minuten Prüfungszeit sicher auf die Fallsituation und darüber hinaus anwenden. Ich hätte zu den Kompetenzaufgaben/Prüfungsthemen auch noch mehr sagen können. • Ich habe mich immer präzise ausgedrückt sowie fließend, strukturiert und nachvollziehbar gesprochen.	☐	☐	☐
2	• Ich konnte die Kompetenzaufgaben gut erfassen sowie fast immer selbstständig und richtig beantworten. • Ich konnte mein aktuelles Wissen in den 30 bis 45 Minuten Prüfungszeit sicher auf die Fallsituation anwenden. • Ich habe mich immer gut ausgedrückt und zusammenhängend, strukturiert sowie nachvollziehbar gesprochen.	☐	☐	☐
3	• Ich konnte die meisten Kompetenzaufgaben selbstständig und richtig beantworten. Manchmal benötigte ich Unterstützung oder hätte mir diese gewünscht, um auf die richtige Lösung zu kommen. • Ich konnte zu den wichtigsten Problemen in der Fallsituation mein Wissen anwenden. • Manchmal hätte ich mich verständlicher ausdrücken und strukturierter sprechen können. Aber ich denke, meine Antworten waren nachvollziehbar.	☐	☐	☐
4	• Ich konnte nur einige Kompetenzaufgaben selbstständig und richtig beantworten. Bei den anderen hätte ich Hilfe gebraucht, um auf die richtige Lösung zu kommen. • Ich konnte Grundwissen wiedergeben. Das Anwenden meiner theoretischen Kenntnisse auf die Fallsituation gelang mir nicht immer. • Ich musste oft überlegen, was ich wie sagen soll. Mir fiel es schwer, die ganze Zeit strukturiert und gut nachvollziehbar zu sprechen.	☐	☐	☐
5	• Ich konnte die Kompetenzaufgaben entweder gar nicht oder fast nur falsch beantworten. • Ich habe gemerkt, dass mein aktueller Wissenstand nicht ausreicht bzw. ich vieles nicht wusste oder anwenden konnte. • Ich konnte die Inhalte nicht zusammenhängend und logisch darstellen.	☐	☐	☐
6	• Ich konnte die Kompetenzaufgaben nur falsch bzw. gar nicht beantworten oder habe sie nicht verstanden. • Ich konnte auf kein Wissen zurückgreifen und war mit der Fallsituation und den Aufgaben überfordert. • Ich konnte mich nicht verständlich ausdrücken und auch keine Zusammenhänge erkennen, selbst wenn man mir geholfen hätte.	☐	☐	☐

Gesamtbewertung (Note KB III ☐ **+ Note KB IV** ☐ **+ Note KB V** ☐ **) : 3 =** ☐

Willkommen im Team

Setting: stationäre Langzeitpflege – Altersgruppe ab 60 Jahre

Fallsituation:
Pflegefachmann und Praxisanleiter Matthias Hendricks (27 Jahre) kommt zum Zwischendienst in die Seniorenresidenz „Am Hain". Er freut sich auf den Dienst und die geplante Einarbeitung seines neuen Auszubildenden Tobias Schuster (26 Jahre). Von der Pflegedienstleitung hat er erfahren, dass er ein „bunter Vogel" ist und seine letzte Ausbildung als Erzieher abgebrochen hat. Matthias Hendricks lässt sich davon nicht beeinflussen, sondern hofft, dass er in seinem Team positive Erfahrungen machen und viel lernen kann.

Zur Dienstübergabe fehlt Tobias. Die Kollegin vom Frühdienst beginnt und erzählt Matthias Hendricks, dass während der heutigen MDK-Prüfung für die Pflegegradanpassungen der Bewohner Christian Kürger (76 Jahre) plötzlich im Speisesaal gestürzt ist und ins Krankenhaus eingeliefert wurde. Er hat sich den Oberarm gebrochen und wurde operiert. Mehr wisse man leider nicht. Sein Ehemann Alexander Kürger (70 Jahre), der mit ihm in der Seniorenresidenz lebt, ist sehr besorgt und macht alle verrückt. Er will wissen, wie die OP verlaufen ist.

Nach der Dienstübergabe begegnet Matthias Hendricks auf dem Flur Tobias Schuster. Er begrüßt ihn freundlich: „Willkommen im Team! Schön, dass du bei uns bist." Tobias fällt sofort durch seine äußere Erscheinung auf. Er trägt lange, offene Dreadlocks, bunte Fingernägel und eine auffällige Halskette. Matthias Hendricks reagiert prompt: „Bevor wir starten, binde bitte deine Haare zusammen, entferne den Nagellack und leg den Schmuck ab. Wir haben hier bestimmte Hygiene- und Sicherheitsstandards zu beachten. Bitte komme das nächste Mal auch pünktlich, damit du die Dienstübergabe nicht verpasst." Tobias blickt skeptisch und antwortet mit einem Unterton: „Na, das geht schon gut los!"

Matthias und Tobias gehen gemeinsam zu den Bewohnern, um nach dem Rechten zu sehen, so auch zu Herrn Alexander Kürger. Er sitzt am Tisch und tippt auf seinem Handy. Matthias Hendricks stellt ihm Tobias vor, doch Herr Kürger blickt nur kurz auf und nickt beiden zu. Dass sein T-Shirt an einer Stelle vom verrutschten Stomabeutel durchnässt ist, scheint er nicht zu bemerken. Matthias Hendricks holt rasch die notwendigen Materialien und bittet Tobias, Herrn Kürger zum Bett zu begleiten, um den Stomabeutel zu wechseln. Herr Kürger wendet sich Tobias zu: „Wissen Sie, ich bin mit meinem Mann seit acht Jahren verheiratet, aber schon immer zusammen. Wir haben so viel gemeinsam erlebt und immer das Beste aus allem gemacht. Auch als mein Darmkrebs kam und Christian nach seinem Schlaganfall vor drei Monaten wieder laufen lernen musste." Er atmet schwer und fügt hinzu: „Es wurde immer schwieriger und gemeinsam haben wir entschieden, in dieses Pflegeheim zu ziehen. Ich hoffe, Christian geht es gut und ich habe ihn schnell wieder bei mir."

Aufgaben *Ihre Vorbereitungszeit beträgt max. 30 Minuten.*

1 Lesen Sie die Fallsituation und machen Sie sich Notizen zu wesentlichen Inhalten. Beginnen Sie das Prüfungsgespräch mit einer kurzen Zusammenfassung des Falls in eigenen Worten.

2 Folgende Schwerpunkte werden im Prüfungsgespräch thematisiert:
- Einarbeitung, Teamentwicklung, intra-/interprofessionelle Zusammenarbeit (KB III)
- interne und externe Qualitätsprüfung, Pflegebedürftigkeit nach SGB XI, Leistungen nach Pflegegrad (KB IV)
- Lernen und berufliche Entwicklung (KB V)

Im Prüfungsgespräch:

Im Prüfungsgespräch dürfen Sie zunächst frei auf die fallbezogenen Themenschwerpunkte eingehen. Die Fachprüfenden werden Ihnen eventuell Fragen stellen, um Sie durch das Gespräch zu leiten.

Wählen Sie zu Übungszwecken jeweils 2–3 mögliche Prüfungsaufgaben aus jedem Kompetenzbereich aus und beantworten Sie diese in einem Zeitrahmen von max. 30 Minuten. Planen Sie je Kompetenzbereich max. 10 Minuten ein. Nach 30 Minuten vergleichen Sie Ihre Antworten mit den Ausführungen im Erwartungshorizont. Mit der Auswertungstabelle können Sie sich selbst einschätzen.

Kompetenzbereich III:

1 Beschreiben Sie Maßnahmen für eine erfolgreiche Einarbeitung und Ausbildung von Tobias Schuster in der Seniorenresidenz „Am Hain"(→ **AB I**).

2 Pflegefachmann Matthias Hendricks und der Auszubildende Tobias Schuster arbeiten neu im Team zusammen. Verdeutlichen Sie mit Fallbezug, wie ihre Teamentwicklung gemäß dem Phasenmodell nach Bruce Tuckman (Teamuhr) abläuft und das soziale Miteinander beeinflusst (→ **AB II**).

3 Begründen Sie, mit welchen möglichen Fachpersonen/Berufsgruppen Matthias Hendricks und Tobias Schuster in der Versorgung des Ehepaars Kürger zusammenarbeiten (→ **AB III**).

Kompetenzbereich IV:

4 In der Dienstübergabe wurde von einer MDK-Prüfung berichtet. Beschreiben Sie die Unterschiede zwischen interner und externer Qualitätssicherung in Pflegeeinrichtungen (→ **AB I**) und erklären Sie, wie diese beiden Ansätze zur Pflegequalität beitragen (→ **AB II**).

5 Das Ehepaar Kürger beschloss, gemeinsam in die Seniorenresidenz zu ziehen, „weil es immer schwieriger wurde". Erläutern Sie den Begriff der Pflegebedürftigkeit gemäß SGB XI (→ **AB II**) und beschreiben Sie, welche Kriterien erfüllt sein müssen, damit eine Person als pflegebedürftig eingestuft werden kann (→ **AB I**).

6 Zählen Sie die Leistungen auf, die Pflegebedürftige je nach Pflegegrad aus der Pflegeversicherung erhalten (→ **AB I**).

7 Im Fall wird beschrieben, dass die Pflegegrade der Bewohner in der Seniorenresidenz überprüft wurden. Erläutern Sie, wie sich die Höhe der Leistungen in Abhängigkeit vom Pflegegrad gestaltet (→ **AB II**).

Kompetenzbereich V:

8 Nennen Sie Lernmethoden und -techniken in der praktischen Pflegeausbildung (→ **AB I**) und erklären Sie, wie Auszubildende ihre Selbstständigkeit und Eigenverantwortung im Lernprozess stärken können (→ **AB II**).

9 Diskutieren Sie die Bedeutung von Fehlern und Misserfolgen im Lernprozess und wie man diese als Lernchance nutzt (→ **AB III**).

10 Begründen Sie, warum lebenslanges Lernen die berufliche Entwicklung und Karrierechancen verbessern kann (→ **AB III**).

Erwartungshorizont

Zusammenfassung der Fallsituation:

- ☐ Der Pflegefachmann Matthias Hendricks beginnt seinen Zwischendienst in der Seniorenresidenz „Am Hain" und erfährt in der Dienstübergabe von einer stattgefundenen MDK-Prüfung für die Pflegegradanpassung.
- ☐ Gleichzeitig erfährt er vom Sturz des Bewohners Christian Kürger im Speisesaal. Dieser hat sich den Oberarm gebrochen und wurde im Krankenhaus operiert. Sein Ehemann Alexander Kürger, auch Bewohner der Seniorenresidenz, sorgt sich um ihn.
- ☐ Mathias Hendricks ist als Praxisanleiter für Tobias Schuster zuständig, der heute seinen ersten Tag in der Seniorenresidenz hat. Doch Tobias Schuster lässt auf sich warten.
- ☐ Als Tobias Schuster endlich erscheint, weist Matthias Hendricks ihn darauf hin, dass in der Einrichtung bestimmte Hygiene- und Sicherheitsstandards zu beachten sind. Er fordert Tobias auf, seinen bunten Nagellack sowie die Halskette zu entfernen und seine Dreadlocks zusammenzubinden. Tobias reagiert skeptisch.
- ☐ Gemeinsam versorgen Matthias Hendricks und Tobias Schuster im Dienst den Bewohner Alexander Kürger, dessen Stomabeutel undicht ist.
- ☐ Alexander Kürger erzählt Tobias, dass er seit acht Jahren mit seinem Ehemann Christian verheiratet ist. Aufgrund seiner Darmkrebserkrankung mit Stomaversorgung und den Folgen eines Schlaganfalls bei seinem Ehemann Christian beschlossen beide, in die Pflegeeinrichtung zu ziehen.

Kompetenzbereich III:

1 Maßnahmen für eine effektive Einarbeitung und Ausbildung von Tobias Schuster:

- ☐ Vorstellung von Tobias Schuster im Team und bei den Bewohnern
- ☐ Klare Kommunikation der aktuellen Ausbildungsinhalte, Lernziele des Praxiseinsatzes zwischen Tobias und seinem Praxisanleiter Matthias Hendricks
- ☐ Ausbildung/Einarbeitungsplan mit transparenten Aufgaben/Verantwortlichkeiten, evtl. Nutzen eines Praxiscurriculums
- ☐ Mentoring durch erfahrene Mitarbeiter, feste Ansprechpersonen bei Fragen/Unsicherheiten
- ☐ Einweisungen in Arbeitsmittel und -räume, Arbeitssicherheit, Hygienekonzept, Verhalten im Brandschutzfall u. a.
- ☐ Kennenlernen von Unternehmenskultur und -struktur, Pflegeleitbild
- ☐ Vorstellung von Arbeitsprozessen, Richtlinien, Pflegestandards
- ☐ Integration in Teambesprechungen, Fallbesprechungen, kollegiale Beratungen

- ☐ Schaffen einer positiven Arbeitsatmosphäre, in der Teamzugehörigkeit und eine ehrliche und offene Fehlerkultur möglich ist
- ☐ Sensibilisierung des gesamten Teams für Ausbildung/Einarbeitung
- ☐ Besprechung, Planung, Umsetzung, Evaluation der Praxisanleitungen, Arbeits- und Lernaufgaben/Lern- und Arbeitsaufgaben
- ☐ Kompetenzentwicklungsgespräche mit Selbst- und Fremdeinschätzung
- ☐ regelmäßige und zeitnahe Feedback- und Reflexionsgespräche
- ☐ Förderung selbstgesteuerten Lernens durch Zugang zu Fachliteratur (analog, digital) und Aufbau eines unterstützenden Netzwerks mit anderen Auszubildenden

2 Bruce Tuckman beschreibt die Teamentwicklung in den folgenden Phasen:

- ☐ 1. Forming: Erste Begegnungen und Höflichkeit, das soziale Miteinander ist noch zurückhaltend.

  Fallbezug:

  - ○ Herr Hendricks und Tobias Schuster haben den ersten Dienst zusammen, sie begegnen und begrüßen sich auf dem Flur. Herr Hendricks hat zwar schon von der Pflegedienstleitung Informationen über Tobias Schuster erhalten, möchte ihm aber unvoreingenommen und positiv begegnen.

- ☐ 2. Storming: Konflikte und Spannungen, das soziale Miteinander ist durch Unsicherheiten und Meinungsverschiedenheiten belastet.

  Fallbezug:

  - ○ Tobias Schuster ist unpünktlich und sein Äußeres nicht angemessen für die Arbeit in der Seniorenresidenz. Herr Hendricks weist ihn sofort im Sinne der Hygiene und Arbeitssicherheit darauf hin (Haare/Dreadlocks zusammenbinden, bunten Nagellack entfernen, Halskette ablegen). Der Auszubildende reagiert skeptisch und mit Unterton: „Na, das geht schon gut los" (erste Meinungsverschiedenheit).

- ☐ 3. Norming: Etablierung von Normen und Regeln, das soziale Miteinander wird harmonischer und das Zusammengehörigkeitsgefühl wächst.

  Fallbezug:

  - ○ In dieser Phase sind Matthias Hendricks und Tobias Schuster noch nicht. Die Zusammenarbeit bei der Versorgung von Herrn Alexander Kürger lässt aber vermuten, dass sie nach längerer gemeinsamer Arbeitszeit in diese Phase kommen.

- ☐ 4. Performing: Effektive Zusammenarbeit, Vertrauen und positive Arbeitsatmosphäre prägen das soziale Miteinander.

  Fallbezug:

  - ○ Diese Phase sollte für ein optimales Lernen und Arbeiten möglichst schnell erreicht werden.

☐ 5. Adjourning (optional): Abschluss einer Aufgabe oder eines gemeinsamen Projekts, Abschiedsstimmung und emotionale Aspekte können das soziale Miteinander beeinflussen.

Fallbezug:

◯ Diese Phase könnte eintreten, wenn Tobias den Praxiseinsatzort im Rahmen seiner Ausbildung wechselt. Matthias und Tobias könnten je nach Erfolg der Zusammenarbeit und der Ergebnisse unterschiedlich auseinandergehen (z. B. zufrieden, stolz, wehmütig, enttäuscht, erleichtert).

☐ Fazit: Soziale Integration ist entscheidend für den Teamerfolg, das Erreichen von Zielen und die Effektivität.

3 mögliche Fachpersonen/Berufsgruppen in der Versorgung des Ehepaars Kürger:

Bewohner: Christian Kürger	Bewohner: Alexander Kürger
☐ Stationsarzt, Chirurgin aufgrund der operativen Versorgung und Weiterbehandlung der Humerusfraktur (Oberarmbruch) ☐ Pflegekräfte der Station für Unfallchirurgie des behandelnden Krankenhauses im Rahmen des Entlassungsmanagements (telefonische Nachfragen/Austausch über Überleitungsbogen) ☐ Physiotherapie aufgrund der Behandlung der Folgen seines Schlaganfalls, zur Prävention von Stürzen, Umgang und spezielle Übungen/Ruhigstellung bzgl. operierter Humerusfraktur	☐ Internistin, Gastroenterologe, Onkologin, Hausarzt aufgrund seiner Darmkrebserkrankung und Stomaversorgung ☐ Ernährungsberatung bzgl. geeigneter Kost/Lebensmittel bei einem Stoma ☐ Stomatherapeutin zur Versorgung/Beratung von Betroffenen und Pflegenden beim künstlichen Darmausgang ☐ evtl. auch Physiotherapie, um Mobilität zu erhalten/fördern (Hinweis im Fall: Tobias sollte ihn ins Bett begleiten) ☐ Psychologen oder Psychotherapeuten: Angesichts der emotionalen Belastungsituation könnten Psychologen oder Psychotherapeuten in die Versorgung einbezogen werden, um ihn bei der Verarbeitung von Ängsten, Sorgen und anderen psychischen Belastungen zu unterstützen, vor allem bei längerem Krankenhausaufenthalt seines Ehemanns.

Kompetenzbereich IV:

4 interne Qualitätssicherung:

- ☐ Maßnahmen, die von der Pflegeeinrichtung selbst beschlossen werden, um die Versorgungsqualität kontinuierlich zu verbessern; Beispiele: interne Audits, Schulungen und Qualitätskontrollen
- ☐ Dazu werden eigene Strukturen überprüft und bewertet sowie Qualitätsstandards und -richtlinien festgelegt und überwacht.

externe Qualitätssicherung:

- ☐ Qualitätssichernde Standards werden durch unabhängige Stellen wie Heimaufsicht und MDK festgelegt, um die angemessene Versorgung und den Schutz der Bewohnerrechte sicherzustellen.
- ☐ Qualitätsstandards, gesetzliche Vorschriften und die Zufriedenheit der Bewohner werden regelmäßig durch Kontrollen und Qualitätsprüfungen überwacht.

Zusammenarbeit und Synergie:

- ☐ Interne und externe Qualitätssicherung ergänzen sich: Die interne Überwachung durch die Pflegeeinrichtung ermöglicht Individualität, die externe Prüfung bringt Objektivität. Eine Zusammenarbeit zwischen Einrichtung, Heimaufsicht und MDK ist daher wichtig.
- ☐ Regelmäßige interne und externe Prüfungen bieten Bewohnern und Angehörigen Transparenz und Sicherheit.

HINWEIS

Hier könnte die Frage gestellt werden, was eine MDK-Prüfung ist.

5 Pflegebedürftigkeit gemäß SGB XI:

- ☐ Es handelt sich um eine dauerhafte und erhebliche Abhängigkeit von Hilfe aufgrund körperlicher, geistiger oder seelischer Beeinträchtigungen (§ 14).
- ☐ Die betroffene Person kann alltägliche Verrichtungen nicht eigenständig bewältigen.

Kriterien für die Einstufung als pflegebedürftig:

- ☐ Beeinträchtigung: körperliche, geistige oder seelische Gesundheitsprobleme
- ☐ Beeinträchtigung der Selbstständigkeit: erhebliche oder höhere Abhängigkeit von Hilfe bei den „Activities of Daily Living" (ADL), z. B. Körperpflege, Ernährung, Mobilität, Ausscheidung, An- und Auskleiden
- ☐ Dauerhaftigkeit: voraussichtliche Pflegebedürftigkeit von mindestens sechs Monaten oder irreversible Beeinträchtigung
- ☐ Prognose: erwartetes Fortbestehen oder Verschlimmerung der Pflegebedürftigkeit

6 Leistungen der Pflegeversicherung:

- ☐ Pflegegeld: Pflegebedürftige mit den Pflegegraden 2 bis 5 können anstelle von Sachleistungen auch Pflegegeld wählen. Das Pflegegeld dient dazu, die Pflege durch Angehörige oder ehrenamtlich Pflegende zu unterstützen. Die Höhe des Pflegegeldes steigt mit höherem Pflegegrad.
- ☐ Pflegesachleistungen: Pflegebedürftige können ambulante Pflegedienste in Anspruch nehmen, die ihre Pflegebedürftigkeit unterstützen.
  Die Pflegesachleistungen variieren je nach Pflegegrad und umfassen unterschiedliche Leistungsangebote wie Grundpflege und hauswirtschaftliche Versorgung.
- ☐ Kombinationsleistung: Pflegebedürftige können sowohl Pflegegeld als auch Pflegesachleistungen kombiniert in Anspruch nehmen.
- ☐ Tages- und Nachtpflege: In Pflegegrad 2 bis Pflegegrad 5 haben Pflegebedürftige Anspruch auf Tages- und Nachtpflege. Die Tagespflege bietet eine Betreuung und Versorgung während des Tages in einer Pflegeeinrichtung.
  Die Nachtpflege bietet Unterstützung in der Nacht, beispielsweise wenn Angehörige tagsüber pflegen.
- ☐ Kurzzeitpflege: Die Kurzzeitpflege ermöglicht eine vorübergehende stationäre Versorgung in einer Pflegeeinrichtung, z. B. wenn die häusliche Pflege vorübergehend nicht möglich ist oder um pflegende Angehörige zu entlasten.
- ☐ Verhinderungspflege: Sie dient zur Entlastung von pflegenden Angehörigen, wenn diese vorübergehend die Pflege nicht leisten können. Sie umfasst eine zeitlich begrenzte stationäre oder ambulante Pflege.

7

- ☐ Die Höhe der Leistungen aus der Pflegeversicherung richtet sich nach dem zugewiesenen Pflegegrad und den individuellen Bedürfnissen der pflegebedürftigen Person.
- ☐ Es gibt fünf Pflegegrade: Pflegegrad 1 (geringe Beeinträchtigung) bis Pflegegrad 5 (schwerste Beeinträchtigung).
- ☐ Die Pflegebedürftigkeit ermittelt das Begutachtungsassessment (NBA).

Möglichkeiten der Leistungen:

- ☐ Pflegegeld (finanzielle Unterstützung für Angehörige oder ehrenamtliche Pflegepersonen)
- ☐ Pflegesachleistungen (ambulante Pflege durch Pflegedienste)
- ☐ Kombinationsleistung (Pflegegeld und Pflegesachleistungen)
- ☐ Entlastungsleistungen (zur Unterstützung pflegender Angehöriger)
- ☐ zusätzliche Betreuungsleistungen (zur Unterstützung im Alltag)
- ☐ individuelle Beratung zur Auswahl der passenden Leistungen, die den persönlichen Bedarf abdecken
- ☐ Pflegeleistungen können je nach Bedarf individuell kombiniert werden, um den Bedürfnissen gerecht zu werden.

Kompetenzbereich V:

8 Lernmethoden und -techniken in der praktischen Pflegeausbildung:

- ☐ Praxisanleitungen und -begleitungen (u. a. mit Arbeits- und Lernaufgaben sowie Lern- und Arbeitsaufgaben)
- ☐ praktische Übungen und Demonstrationen (u. a. mit Vier-Stufen-Modell)
- ☐ Lern- und Fallbesprechungen, Peer Learning (Lernen in der Gruppe)
- ☐ Rollenspiele, Skills-Lab-/Simulationstraining
- ☐ E-Learning und Online-Schulungen
- ☐ Praktikumsberichte und Reflexionstagebücher
- ☐ Projekt-/Portfolioarbeit
- ☐ Arbeitsplatzrotation und Hospitation in verschiedenen Fachbereichen
- ☐ Checklisten und Leitfäden zur Strukturierung des Lernprozesses

Auszubildende können ihre Selbstständigkeit und Eigenverantwortung im Lernprozess stärken durch:

- ☐ selbstgesteuertes Lernen:
  Auszubildende können ihre eigenen Lernziele setzen und den Lernprozess eigenverantwortlich organisieren.
- ☐ Selbstreflexion:
  Auszubildende können ihre Stärken und Schwächen erkennen, Lernbedarfe identifizieren und ihre Lernfortschritte evaluieren.
- ☐ Eigeninitiative:
  Auszubildende sollten aktiv nach Lernmöglichkeiten suchen und sich proaktiv in den Ausbildungsprozess einbringen.
- ☐ kritisches Denken:
  Auszubildende können Fragen stellen, Zusammenhänge verstehen und kritisch reflektieren, um ein tiefes Verständnis zu entwickeln.
- ☐ Fehler als Lernchance:
  Auszubildende sollten Fehler als normalen Teil des Lernprozesses akzeptieren und aus ihnen lernen, um sich kontinuierlich zu verbessern.
- ☐ Zeitmanagement:
  Auszubildende können ihren Lernplan effizient gestalten, um sowohl praktische Erfahrungen zu sammeln als auch theoretisches Wissen zu vertiefen.

9 Bedeutung von Fehlern und Misserfolgen im Lernprozess:

- ☐ Fehlerkultur: Eine positive Fehlerkultur, die das Lernen aus Fehlern fördert, schafft ein unterstützendes Lernumfeld.
- ☐ Lernmotivation: Fehler können als Ansporn dienen, sich intensiver mit einem Thema zu beschäftigen und das Wissen zu vertiefen.
- ☐ Selbstreflexion: Durch Fehler können Auszubildende ihre eigenen Lernprozesse hinterfragen und ihr Verhalten korrigieren.
- ☐ Kompetenzentwicklung: Aus Fehlern können wertvolle Erfahrungen gewonnen werden, die zur Entwicklung von Kompetenzen beitragen.
- ☐ Lernchancen: Fehler bieten die Möglichkeit, aus ihnen zu lernen und sich weiterzuentwickeln, um zukünftig bessere Entscheidungen zu treffen.
- ☐ Resilienz: Der Umgang mit Fehlern fördert die Resilienz der Auszubildenden und ihre Fähigkeit, mit Herausforderungen umzugehen.
- ☐ Für eine positive Fehlerkultur braucht es konstruktives Feedback und eine offene Kommunikation, bei der niemand Angst vor Sanktionen hat.

> **! HINWEIS**
>
> Auch richtig: berufliches Netzwerken und Bewahren von Kreativität und Innovation

10 lebenslanges Lernen verbessert die berufliche Entwicklung und Karrierechancen durch:

- ☐ Aktualisierung von Fachwissen: Durch lebenslanges Lernen bleiben Berufstätige auf dem neuesten pflegewissenschaftlichen Stand und können von den aktuellen Entwicklungen und Trends profitieren.
- ☐ Anpassungsfähigkeit: Fortlaufendes Lernen fördert die Anpassungsfähigkeit an sich verändernde Anforderungen im Arbeitsumfeld, was in einer dynamischen Arbeitswelt wichtig ist.
- ☐ Erweiterung von Fertigkeiten und Kompetenzen: Durch gezieltes Lernen werden neue Fähigkeiten erworben, die das Aufgabenspektrum erweitern und die Leistungsfähigkeit steigern.
- ☐ Karriereentwicklung: Lebenslanges Lernen verbessert die Qualifikationen und erhöht die Chancen auf Beförderungen oder die Übernahme anspruchsvollerer Positionen.
- ☐ Wettbewerbsvorteil: Pflegefachleute, die kontinuierlich lernen, haben einen Wettbewerbsvorteil auf dem Arbeitsmarkt und können sich gegenüber Mitbewerbern hervorheben.
- ☐ Selbstvertrauen und Selbstbewusstsein: Durch Lernen und berufliche Weiterbildung gewinnen Beschäftigte mehr Selbstvertrauen und fühlen sich sicherer in ihrer Arbeit.

Fazit:

- ☐ Lebenslanges Lernen trägt dazu bei, die berufliche Entwicklung zu fördern und die Karrierechancen zu verbessern, indem es die individuellen Fähigkeiten und Kenntnisse erweitert und die Anpassungsfähigkeit in einer sich ständig verändernden Arbeitswelt stärkt. Es ist ein kontinuierlicher Prozess, der den Erfolg und die Zufriedenheit im beruflichen Leben unterstützt.

Auswertung

Lesen Sie die einzelnen Notendefinitionen. Überlegen Sie, welche Definition am besten Ihren Ergebnissen und Ausführungen entspricht. Kreuzen Sie für jeden Kompetenzbereich eine Note für sich an. Für eine Gesamtbewertung addieren Sie alle Kompetenznoten, teilen sie durch 3 und tragen das Ergebnis im Kästchen unten in der Tabelle ein.

Note	Definition	KB III	KB IV	KB V
1	• Ich konnte die Kompetenzaufgaben schnell erfassen sowie selbstständig, umfassend und richtig beantworten. • Ich konnte mein aktuelles Wissen in den 30 bis 45 Minuten Prüfungszeit sicher auf die Fallsituation und darüber hinaus anwenden. Ich hätte zu den Kompetenzaufgaben/Prüfungsthemen auch noch mehr sagen können. • Ich habe mich immer präzise ausgedrückt sowie fließend, strukturiert und nachvollziehbar gesprochen.	☐	☐	☐
2	• Ich konnte die Kompetenzaufgaben gut erfassen sowie fast immer selbstständig und richtig beantworten. • Ich konnte mein aktuelles Wissen in den 30 bis 45 Minuten Prüfungszeit sicher auf die Fallsituation anwenden. • Ich habe mich immer gut ausgedrückt und zusammenhängend, strukturiert sowie nachvollziehbar gesprochen.	☐	☐	☐
3	• Ich konnte die meisten Kompetenzaufgaben selbstständig und richtig beantworten. Manchmal benötigte ich Unterstützung oder hätte mir diese gewünscht, um auf die richtige Lösung zu kommen. • Ich konnte zu den wichtigsten Problemen in der Fallsituation mein Wissen anwenden. • Manchmal hätte ich mich verständlicher ausdrücken und strukturierter sprechen können. Aber ich denke, meine Antworten waren nachvollziehbar.	☐	☐	☐
4	• Ich konnte nur einige Kompetenzaufgaben selbstständig und richtig beantworten. Bei den anderen hätte ich Hilfe gebraucht, um auf die richtige Lösung zu kommen. • Ich konnte Grundwissen wiedergeben. Das Anwenden meiner theoretischen Kenntnisse auf die Fallsituation gelang mir nicht immer. • Ich musste oft überlegen, was ich wie sagen soll. Mir fiel es schwer, die ganze Zeit strukturiert und gut nachvollziehbar zu sprechen.	☐	☐	☐
5	• Ich konnte die Kompetenzaufgaben entweder gar nicht oder fast nur falsch beantworten. • Ich habe gemerkt, dass mein aktueller Wissenstand nicht ausreicht bzw. ich vieles nicht wusste oder anwenden konnte. • Ich konnte die Inhalte nicht zusammenhängend und logisch darstellen.	☐	☐	☐
6	• Ich konnte die Kompetenzaufgaben nur falsch bzw. gar nicht beantworten oder habe sie nicht verstanden. • Ich konnte auf kein Wissen zurückgreifen und war mit der Fallsituation und den Aufgaben überfordert. • Ich konnte mich nicht verständlich ausdrücken und auch keine Zusammenhänge erkennen, selbst wenn man mir geholfen hätte.	☐	☐	☐
	Gesamtbewertung (Note KB III ☐ **+ Note KB IV** ☐ **+ Note KB V** ☐ **) : 3 =**	☐		

Auf dem Dorf ist es nicht so einfach

Setting: stationäre Langzeitpflege – Altersgruppe ab 60 Jahre

Fallsituation:
Hanna Seidel (78 Jahre) ist vor einer Woche in das Pflegeheim Herbstgold gezogen. Sie ist vor vielen Jahren an einer chronischen Polyarthritis erkrankt und hat in den Händen ausgeprägte Deformitäten und starke Schmerzen. Das Laufen fällt ihr zunehmend schwer. Sie fühlte sich trotz Haushaltshilfe mit ihrem Haushalt überfordert und fand vor Ort keinen ambulanten Pflegedienst. Deshalb fasste sie schweren Herzens den Entschluss, in das Pflegeheim zu ziehen.

Mesut Aydin (25 Jahre) arbeitet als Pflegefachmann im Pflegeheim Herbstgold. Vor einem Monat beendete er seine Ausbildung. Sein erster Arbeitstag war vor einer Woche: genau am Tag des Einzugs von Frau Seidel! Deshalb hat Herr Aydin schnell ein gutes Verhältnis zu der alten Dame entwickelt. Heute unterstützt Herr Aydin Frau Seidel bei der abendlichen Körperpflege. Sie kommen ins Gespräch. Frau Seidel erzählt: „Ich habe in den letzten 60 Jahren immer alleine gelebt und nun wohne ich auf einmal mit so vielen anderen Leuten zusammen. Das fühlt sich komisch an. Wie ist es denn mit Ihnen? Sie sind ja auch so neu hier wie ich."

Herr Aydin erzählt, dass er schon das Team und einige der Ärzte kennengelernt hat. Außerdem hat er eine Kollegin als Mentorin, bei der er „mitlaufen" kann. Doch mit dem Dokumentationssystem kenne er sich noch nicht so gut aus. Er denkt kurz nach und sagt dann: „Als mir Frau Heinemann gezeigt hat, wie das hier mit den Akten geht, habe ich mir Ihre mal genauer angeschaut. Dabei ist mir aufgefallen, dass für Sie nur ein Hausarzt notiert ist und sonst keine weiteren Ärzte oder Therapeuten. Hat sich denn sonst niemand um Ihr Rheuma gekümmert?"

„Ich komme vom Dorf, junger Mann! Da ist das nicht so einfach. Der nächste Facharzt ist eine Stunde mit dem Auto entfernt und seit es mit meinen Händen so schlimm ist, kann ich nicht mehr fahren", entgegnet Frau Seidel und setzt hinzu: „Können Sie mir später bitte noch was gegen die Schmerzen bringen? Sonst kriege ich heute Nacht kein Auge zu!" Als Herr Aydin ihr die Bedarfsmedizin bringt, bittet Frau Seidel um Hilfe beim Toilettengang. Da er schnell zur nächsten Bewohnerin muss, delegiert er die Aufgabe an die Pflegehelferin Kirsten Ochs (20 Jahre).

Bei der Dienstübergabe erzählt Herr Aydin der Wohnbereichsleiterin Monika Heinemann (38 Jahre) von seinem Gespräch mit Frau Seidel. Ihm sei aufgefallen, dass sie aufgrund ihrer Handdeformitäten und Bewegungseinschränkungen sehr große Probleme bei der Körperpflege habe. Außerdem habe sie ihre Bedarfsmedikation an Schmerzmitteln voll ausgeschöpft. Frau Heinemann verspricht ihm, sich schlauzumachen, was das Rheuma angeht. Mit einem so schweren Rheuma hatte sie schon lange nicht mehr zu tun gehabt.

Aufgaben *Ihre Vorbereitungszeit beträgt max. 30 Minuten.*

1 Lesen Sie die Fallsituation und machen Sie sich Notizen zu wesentlichen Inhalten. Beginnen Sie das Prüfungsgespräch mit einer kurzen Zusammenfassung des Falls in eigenen Worten.

2 Folgende Schwerpunkte werden im Prüfungsgespräch thematisiert:
- Einarbeitung (KB III)
- interprofessionelle Zusammenarbeit (KB III)
- gesellschaftliche Entwicklung (KB IV)
- Delegation (KB IV)
- Expertenstandard Schmerzmanagement in der Pflege (KB V)
- Lernen/Aneignung aktuellen Fachwissens (KB V)

Im Prüfungsgespräch:

Im Prüfungsgespräch dürfen Sie zunächst frei auf die fallbezogenen Themenschwerpunkte eingehen. Die Fachprüfenden werden Ihnen eventuell Fragen stellen, um Sie durch das Gespräch zu leiten.

Wählen Sie zu Übungszwecken jeweils 2–3 mögliche Prüfungsaufgaben aus jedem Kompetenzbereich aus und beantworten Sie diese in einem Zeitrahmen von max. 30 Minuten. Planen Sie je Kompetenzbereich max. 10 Minuten ein. Nach 30 Minuten vergleichen Sie Ihre Antworten mit den Ausführungen im Erwartungshorizont. Mit der Auswertungstabelle können Sie sich selbst einschätzen.

Kompetenzbereich III:

1 Erläutern Sie, wie eine professionelle Einarbeitung von Mesut Aydin erfolgen sollte (→ AB I).

2 Geben Sie an, weshalb eine professionelle Einarbeitung wichtig ist (→ AB I).

3 Definieren Sie, was man unter interprofessioneller Zusammenarbeit versteht, und nennen Sie die Voraussetzungen für ihr Gelingen (→ AB I).

4 Analysieren Sie anhand der Fallsituation, weshalb in die Versorgung von Frau Seidel weitere Professionen integriert werden sollten (→ AB II).

5 Entwickeln Sie begründet Vorschläge, welche weiteren Professionen an der Versorgung von Frau Seidel beteiligt werden sollten (→ AB III).

Kompetenzbereich IV:

6 Im Fall heißt es: „Ich komme vom Land, junger Mann! Da ist das nicht so einfach." Welchen Einfluss haben das Leben auf dem Land und die demografische Entwicklung auf das Leben von Frau Seidel (→ AB II)?

7 Was könnte man auf gesellschaftlicher/politischer Ebene tun, um die Gesundheitsversorgung auf dem Land so zu verbessern, dass Menschen wie Frau Seidel dort wohnen bleiben können (→ AB III)?

8 Erklären Sie, was man unter Delegieren versteht (→ AB I).

9 Welche Tätigkeiten darf Mesut Aydin an die Pflegehelferin delegieren und welche Aufgaben sind nach dem PflBG nicht an sie delegierbar (→ AB I)?

10 Was müssen Mesut Aydin und die Pflegehelferin bei der Delegation bzw. der Übernahme der Tätigkeit beachten (→ AB II)?

Kompetenzbereich V:

11 Erläutern Sie den professionellen Umgang mit dem Phänomen Schmerz bei Frau Seidel mit Bezug zum Expertenstandard Schmerzmanagement in der Pflege (→ AB II).

12 Wovon sollte Mesut Aydin die Auswahl pflegerischer Maßnahmen der Schmerzlinderung für Frau Seidel Ihrer Meinung nach abhängig machen (→ AB III)?

13 Frau Heinemann sagt, sie will sich über Rheuma schlaumachen. Erklären Sie, was sie damit meint und weshalb dies erforderlich ist (→ AB II).

14 Welche Möglichkeiten kann Frau Heinemann nutzen, um ihr Wissen zum Thema Rheuma zu aktualisieren (→ AB I)?

Erwartungshorizont

Zusammenfassung der Fallsituation:

- ☐ *Die geschilderte Fallsituation findet in einem Pflegeheim im Spätdienst statt. Dort ist die 78-jährige Frau Seidel vor einer Woche eingezogen. Sie war aufgrund einer schweren Rheumaerkrankung mit ihrem Haushalt überfordert und fand auf dem Land keinen Pflegedienst.*
- ☐ *Auch Mesut Aydin, ein frisch examinierter Pflegefachmann, ist neu im Pflegeheim und befindet sich gerade in der Einarbeitung.*
- ☐ *Im Gespräch bestätigt Frau Seidel, dass sie aktuell nur von ihrem Hausarzt betreut wird. Sie scheint aber einen großen Versorgungsbedarf zu haben. Herr Aydin macht dies an den Deformitäten der Hände, der eingeschränkten Beweglichkeit und dem Schmerz fest. Dies spricht er in der Übergabe an. Die Wohnbereichsleitung pflichtet ihm bei und will sich über Rheuma informieren.*
- ☐ *Ein wichtiges Phänomen ist der Schmerz von Frau Seidel: Sie bittet den Pflegefachmann um ein Schmerzmittel, um nachts schlafen zu können, und hat am Ende des Tages ihre Bedarfsmedikation voll ausgeschöpft.*
- ☐ *Zudem wird eine Delegationssituation geschildert: Mesut Aydin delegiert die Unterstützung beim Toilettengang an eine Pflegehelferin.*

Kompetenzbereich III:

1 professionelle Einarbeitung von Mesut Aydin:

- ☐ *Laut Falldarstellung hat das Pflegeheim ein Einarbeitungskonzept. Das legt nahe, dass die Einarbeitung geplant und strukturiert erfolgt.*
- ☐ *Mesut Aydin stand in den ersten Tagen eine Kollegin als Mentorin zur Seite. Eine Mentorin kann hilfreich sein, um immer eine Ansprechperson bei konkreten Fragen zu haben und um die Einarbeitung als Verantwortliche zu begleiten und den Verlauf zu steuern.*
- ☐ *Wichtig ist, dass das Einarbeitungskonzept einrichtungsspezifisch ist und dem künftigen Aufgabenfeld von Mesut Aydin entspricht. Er sollte Informationen erhalten über:*
  - ○ *spezifische (Pflege-)Bedarfe der Bewohnerinnen*
  - ○ *Organisationsstruktur des Pflegeheims*
  - ○ *hausinterne Standards*
  - ○ *Arbeitsprozesse*
  - ○ *sicherheitsrelevante Konzepte (z. B. Notfall- und Katastrophenpläne)*
- ☐ *Außerdem sollte Mesut Aydin die soziale Integration ins Team ermöglicht werden. Im Fall wird beschrieben, dass er das Team und auch einige Ärzte kennenlernen konnte.*

- ☐ Für die Planung im Pflegeheim ist es hilfreich, wenn es Checklisten für die Einarbeitung gibt. Das ist auch wichtig für die Dokumentation der Einarbeitung. Festgelegte Gespräche sollten stattfinden, um evaluieren zu können, ob z. B. weiterer Lernbedarf besteht.

2 Gründe für die Einarbeitung neuer Mitarbeitender:

- ☐ Steigerung der Zufriedenheit
- ☐ Mitarbeiterbindung
- ☐ Förderung der Teambildung/Teamzusammenhalt
- ☐ Steigerung der Pflegequalität
- ☐ Steigerung der Sicherheit der Bewohner
- ☐ Kontrollmöglichkeit für die Einrichtung, ob die neuen Mitarbeitenden ihren Aufgaben gewachsen sind und ins Team passen

3 interprofessionelle Zusammenarbeit:

- ☐ Unter interprofessioneller Zusammenarbeit im Pflegeheim versteht man das Eingebundensein mehrerer Berufsgruppen in die Versorgung der Bewohnerinnen. Die Versorgung erfolgt also multiprofessionell. Damit die Zusammenarbeit gelingt, sollten folgende Aspekte gegeben sein:
  - ○ respektvoller Umgang
  - ○ gute Arbeitsatmosphäre
  - ○ Wertschätzung der Beiträge anderer Berufsgruppen
  - ○ Offenheit für andere Sichtweisen (Perspektiven)/Bereitschaft für den Perspektivwechsel
  - ○ strukturelle Voraussetzungen: gemeinsame Besprechungen, Visiten, Dokumentation

4 Integration weiterer Professionen:

- ☐ Frau Seidel lebte bis zu ihrem Einzug ins Pflegeheim alleine im eigenen Haushalt. Die medizinische Versorgung übernahm der Hausarzt.
- ☐ Sie leidet an einer chronischen Polyarthritis, einer Autoimmunerkrankung. An den Händen hat sie Deformitäten und sie hat chronische Schmerzen.
- ☐ Daraus ergibt sich ein komplexer Pflege- und Versorgungsbedarf, den die Pflege allein nicht abdecken kann, z. B.:
  - ○ angepasstes Schmerzmanagement (der Expertenstandard Schmerzmanagement in der Pflege in Standardebene 2 geht besonders auf die Interprofessionalität ein)
  - ○ Mobilitätsförderung
  - ○ umfassende medizinische Betreuung
  - ○ evtl. Hilfe bei der Auflösung ihres Haushalts
  - ○ evtl. psychosozialer Betreuungsbedarf (Verlust des gewohnten sozialen Umfelds)

5 Professionen, die neben der Pflege im Fall von Frau Seidel zusammenarbeiten sollten:

Berufsgruppe	Begründung
☐ Hausarzt	☐ kennt Krankengeschichte von Frau Seidel, Vertrauensverhältnis, erstellte bisherigen Behandlungsplan
☐ Rheumatologin	☐ Expertise bezogen auf die chronische Polyarthritis
☐ Schmerztherapeut	☐ die Schmerzsituation von Frau Seidel scheint nicht stabil zu sein („Bedarfsmedikation an Schmerzmitteln voll ausgeschöpft")
☐ Orthopäde	☐ Behandlung der Gelenkveränderungen
☐ Physiotherapeutin	☐ professionelle Förderung der Mobilität, Krankengymnastik, ggf. manuelle Therapie im Rahmen des Schmerzmanagements
☐ Ergotherapeut	☐ Förderung der Beweglichkeit/von Alltagskompetenzen
☐ Sozialarbeiterin	☐ Hilfestellung bei Behördenangelegenheiten, Auflösung des Haushalts
☐ Seelsorger	☐ psychosoziale Betreuung, Hilfe bei der Verarbeitung des Verlusts des sozialen Umfelds und der von ihr beschriebenen neuen Situation
☐ Betreuungsassistenten	☐ soziale Begleitung im Alltag und Schaffen bedürfnisorientierter Angebote

☐ Die Interprofessionalität würde die Versorgungsqualität für Frau Seidel erhöhen, da alle Professionen ihre Expertise einbringen könnten und eine aufeinander abgestimmte Versorgung möglich wäre.

Kompetenzbereich IV:

6 ☐ *Frau Seidel erzählt, dass sie in einem Dorf lebte und eine Stunde brauchte, um zum Arzt zu fahren. Auch einen ambulanten Pflegedienst konnte sie nicht finden. Auf dem Land ist die Dichte an Fachärzten und auch Pflegediensten deutlich geringer als in Städten.*

gesellschaftliche Entwicklung / demografischer Wandel:

- ☐ *Die Bevölkerung wird immer älter und die Zahl pflegebedürftiger Menschen steigt.*
- ☐ *Gleichzeitig ziehen junge Menschen häufig vom Land in Städte. Die Bevölkerungszahl auf dem Land nimmt daher ab.*
- ☐ *Die pflegerische Versorgungssituation auf dem Land ist noch schwieriger als in den Städten (auch dort gibt es zu wenige professionell Pflegende).*
- ☐ *Bei Frau Seidel kommt hinzu, dass sie wahrscheinlich ledig ist („Ich habe in den letzten 60 Jahren immer alleine gelebt"). Sie hat vermutlich keine Familie, die bei der Pflege und Alltagsbewältigung unterstützen könnte. Deshalb ist Frau Seidel ins Pflegeheim gezogen. Dies ist ein Beispiel für die steigende Zahl alleinstehender älterer Menschen in unserer Gesellschaft.*

7 Verbesserung der Gesundheitsversorgung auf dem Land:

- ☐ *Eine Stärkung des ländlichen Raumes ist wünschenswert. Dafür müsste die Attraktivität für junge Menschen gesteigert werden (Freizeitangebote, günstiger Wohnraum, wohnortnahe Schulen/Kitas, Ausbau des öffentlichen Personennahverkehrs usw.).*
- ☐ *Für Pflegekräfte müssten Anreize geschaffen werden: angemessener Verdienst, attraktive Arbeitsbedingungen (Vier-Tage-Woche, Vergütung aller Fahrtwege). Das ist aber nicht so leicht umzusetzen.*
- ☐ *Für die medizinische Versorgung sind ärztliche Versorgungszentren denkbar. So können Facharzttermine gebündelt werden. Es könnte einen Shuttleservice („Seniorenbus") geben. Eine weitere Möglichkeit wäre die Stärkung der Telemedizin bzw. der Ausbau der digitalen Angebote.*

8 Definition Delegieren/Delegation:

- ☐ *Delegation ist die Übertragung einer Aufgabe auf eine andere Person. Hier überträgt der Pflegefachmann die Aufgabe der Assistenz beim Toilettengang von Frau Seidel an die Pflegehelferin Kirsten Ochs.*

> **! HINWEIS**
>
> In den Bundesländern gibt es verschiedene Berufsbezeichnungen dafür, z. B. Gesundheits- und Krankenpflegehelfer/-in, Pflegeassistenten, Altenpflegehelfer/-in.

9 ☐ Mesut Aydin muss darüber Bescheid wissen, welche Tätigkeiten in dem Pflegeheim an Pflegehelferinnen delegiert werden dürfen.

delegierbar an Pflegehelfer sind z. B.:

- ☐ Durchführung der Pflege (hierunter fällt die delegierte Tätigkeit)
- ☐ Dokumentation der Pflege
- ☐ Bedarfserhebung und Durchführung präventiver und gesundheitsfördernder Maßnahmen

nicht delegierbar sind im PflBG § 4 definierte Vorbehaltstätigkeiten:

- ☐ Erhebung und Feststellung des individuellen Pflegebedarfs
- ☐ Organisation, Gestaltung und Steuerung des Pflegeprozesses
- ☐ Analyse, Evaluation, Sicherung, Entwicklung der Qualität der Pflege

10 Besonderheiten bei der Delegation/Übernahme von Tätigkeiten:

- ☐ Pflegefachmann Mesut Aydin muss sich vergewissern, dass ...
  - ○ die Pflegehelferin über die erforderlichen Kenntnisse/Fähigkeiten verfügt, die Aufgabe zu übernehmen.
  - ○ der Zustand von Frau Seidel stabil und die Durchführung daher risikoarm ist.
  - ○ er die Aufgabe konkret und verständlich formuliert hat.
- ☐ Er muss sich darüber bewusst sein, dass er im Bedarfsfall Hilfestellung leisten muss und eine Kontrollfunktion hat.
- ☐ Kirsten Ochs muss sich selbst fragen, ob sie fachlich, körperlich und psychisch die Assistenzaufgabe übernehmen kann und ob sie sich die Aufgabe zutraut.
- ☐ Bei anderen, weniger vertrauten oder unüblichen Tätigkeiten muss sie sich evtl. fragen, ob die Aufgabe straffrei und ob sie mit ihrem Gewissen zu vereinbaren ist. Im Zweifel muss sie ablehnen und ihre Vorgesetzten sofort darüber informieren (Remonstrationspflicht).

Kompetenzbereich V:

> **! HINWEIS**
>
> Wenn Sie nicht selbstständig auf den Ablauf eingehen, können die Prüfenden Sie mit konkreten Aufgabenstellungen durch das Thema leiten, z. B.: „Erläutern Sie das Schmerzassessment."

11 Expertenstandard Schmerzmanagement:

- ☐ Frau Seidel leidet unter chronischen Schmerzen. Der Expertenstandard Schmerzmanagement in der Pflege kann Mesut Aydin dabei helfen, ein professionelles, den wissenschaftlichen Erkenntnissen entsprechendes Schmerzmanagement sicherzustellen.

Beispiel für den Ablauf des Schmerzmanagements von Frau Seidel mit Bezug zum Expertenstandard:

- ☐ Bei Heimeinzug wird bei Frau Seidel ein Schmerzscreening durchgeführt (evtl. wird dieser Schritt ausgelassen, wenn die Schmerzproblematik bereits bekannt ist).
- ☐ Es folgt ein umfassendes Schmerzassessment. Hierbei gibt Frau Seidel z. B. Auskunft über Schmerzlokalisation, Schmerzintensität, Schmerzqualität, Schmerzdauer/zeitlicher Verlauf, lindernde und verstärkende Faktoren.
- ☐ In der Einrichtung sollte ein mehrdimensionales Instrument zur Schmerzeinschätzung genutzt werden. Ziel ist es, Informationen über die Schmerzart (hier vermutlich ein chronischer Schmerz) zu gewinnen und herauszufinden, ob die Schmerzsituation stabil oder instabil ist. Bei Frau Seidel gibt es Hinweise auf eine instabile Schmerzsituation, denn die Bedarfsmedikation wird voll ausgeschöpft.
- ☐ Für Frau Seidel werden dann individuelle Ziele (z. B. „Erreichen einer stabilen Schmerzsituation") festgelegt und ggf. ein Behandlungsplan erstellt. Dieser umfasst neben der vom Arzt verordneten medikamentösen Therapie auch nicht-medikamentöse Maßnahmen der Schmerzlinderung. Für Frau Seidel könnten dies z. B. die Anwendung von Kälte oder Wärme (in Abhängigkeit davon, ob sie einen Rheumaschub hat oder nicht) oder schmerzerleichternde Positionierungen sein. An diesem Behandlungsplan kann sich Herr Aydin orientieren und geeignete Maßnahmen durchführen.
- ☐ Der Expertenstandard berücksichtigt zudem die Interprofessionalität. Für Frau Seidel wäre auf jeden Fall eine Rücksprache mit dem behandelnden Arzt ratsam, um die angesetzte Schmerzmedikation überprüfen und ggf. anpassen zu lassen.
- ☐ Neben der Durchführung der Maßnahmen berät Herr Aydin Frau Seidel zum Thema Schmerz.
- ☐ Eine Verlaufskontrolle findet statt, in der beurteilt wird, wie sich die Schmerzen verändert haben. Herr Aydin fragt nach der Gabe der Bedarfsmedikation, ob eine Schmerzlinderung eingetreten ist. Hierzu bietet sich z. B. die numerische Ratingskala an: vor und mit zeitlichem Abstand nach der Medikamenteneinnahme.
- ☐ Als letzter Schritt folgt die Evaluation. Sie liegt in der Fallsituation noch in der Zukunft. Hier wird zu einem festgelegten Zeitpunkt evaluiert, ob die pflegerischen Maßnahmen wirksam sind und ob die Therapieziele erreicht werden konnten.

I INFO

Mehr unter: Deutsches Netzwerk für Qualitätsentwicklung in der Pflege (2020): Expertenstandard Schmerzmanagement in der Pflege. Osnabrück.

> **! HINWEIS**
>
> In der Frage werden Sie direkt um Ihre Meinung gebeten, sodass Sie aus der Ich-Perspektive antworten können.

12 Kriterien für die Auswahl schmerzlindernder Maßnahmen bei Frau Seidel:

- ☐ *Ich denke, dass Frau Seidel schon viele Jahre lang mit Schmerzen lebt und dass Mesut Aydin sie als Expertin ihrer Krankheit sehen sollte. Er sollte sich von ihr erzählen/erklären lassen, welche Maßnahmen sie bislang angewendet hat und ob ihr diese gutgetan/geholfen haben. Die Auswahl der Maßnahmen sollte dann in enger Abstimmung mit ihr stattfinden.*
- ☐ *Neben den wissenschaftlichen Erkenntnissen (zu denen er Hinweise im Expertenstandard findet) greift er auch auf seine eigene Erfahrung zurück. Da er die Ausbildung gerade erst abgeschlossen hat, würde ich ihm raten, sich hier auch Rat von erfahreneren Kolleginnen einzuholen.*
  Die Möglichkeiten, die das Pflegeheim bietet, sind durch materielle und zeitliche Ressourcen begrenzt. Somit stehen ihm vielleicht nicht alle gewünschten Optionen zur Schmerzlinderung zur Verfügung.
- ☐ *Auch wenn Mesut Aydin viele Maßnahmen kennt, wird er nicht die Kompetenz haben, alle Maßnahmen selbst durchführen zu können. Hier ist es wichtig, dass er sich erkundigt, welche Teammitglieder über bestimmte Kompetenzen in Bezug zum Schmerzmanagement verfügen und bei Frau Seidel geeignete Maßnahmen durchführen können.*

13 Frau Heinemann möchte sich über Rheuma schlaumachen:

- ☐ *Das Pflegewissen und die medizinischen Erkenntnisse entwickeln sich stetig weiter, sodass es für professionell Pflegende selbstverständlich sein muss, ihr Wissen immer wieder zu aktualisieren. Dies meint Monika Heinemann vermutlich mit ihrer Aussage, sich schlaumachen zu wollen. So kann sie ihr pflegerisches Handeln an den aktuellen wissenschaftlichen Erkenntnissen orientieren. Dies gewährleistet eine gute Pflegequalität in der Versorgung von Frau Seidel.*
- ☐ *Frau Heinemann hat als Wohnbereichsleiterin eine Vorbildfunktion für ihr Team und kann als Multiplikatorin dienen, indem sie ihr Wissen mit ihren Kollegen teilt.*

14 Frau Heinemann hat viele Möglichkeiten, ihr Wissen zu aktualisieren:

- ☐ *Literaturrecherche (in Datenbanken für Pflege und ggf. Medizin) zu aktuellen Fachbeiträgen zum Thema Rheuma und insbesondere zur Pflege von Menschen mit Rheuma*
- ☐ *Veröffentlichungen in Fachzeitschriften*
- ☐ *Informationen der Rheumaliga*
- ☐ *Besuch von Fortbildungen*
- ☐ *Fachbücher*
- ☐ *Information und Beratung durch spezialisierte Kollegen oder Ärztinnen*

Auswertung

Lesen Sie die einzelnen Notendefinitionen. Überlegen Sie, welche Definition am besten Ihren Ergebnissen und Ausführungen entspricht. Kreuzen Sie für jeden Kompetenzbereich eine Note für sich an. Für eine Gesamtbewertung addieren Sie alle Kompetenznoten, teilen sie durch 3 und tragen das Ergebnis im Kästchen unten in der Tabelle ein.

Note	Definition	KB III	KB IV	KB V
1	• Ich konnte die Kompetenzaufgaben schnell erfassen sowie selbstständig, umfassend und richtig beantworten. • Ich konnte mein aktuelles Wissen in den 30 bis 45 Minuten Prüfungszeit sicher auf die Fallsituation und darüber hinaus anwenden. Ich hätte zu den Kompetenzaufgaben/Prüfungsthemen auch noch mehr sagen können. • Ich habe mich immer präzise ausgedrückt sowie fließend, strukturiert und nachvollziehbar gesprochen.	☐	☐	☐
2	• Ich konnte die Kompetenzaufgaben gut erfassen sowie fast immer selbstständig und richtig beantworten. • Ich konnte mein aktuelles Wissen in den 30 bis 45 Minuten Prüfungszeit sicher auf die Fallsituation anwenden. • Ich habe mich immer gut ausgedrückt und zusammenhängend, strukturiert sowie nachvollziehbar gesprochen.	☐	☐	☐
3	• Ich konnte die meisten Kompetenzaufgaben selbstständig und richtig beantworten. Manchmal benötigte ich Unterstützung oder hätte mir diese gewünscht, um auf die richtige Lösung zu kommen. • Ich konnte zu den wichtigsten Problemen in der Fallsituation mein Wissen anwenden. • Manchmal hätte ich mich verständlicher ausdrücken und strukturierter sprechen können. Aber ich denke, meine Antworten waren nachvollziehbar.	☐	☐	☐
4	• Ich konnte nur einige Kompetenzaufgaben selbstständig und richtig beantworten. Bei den anderen hätte ich Hilfe gebraucht, um auf die richtige Lösung zu kommen. • Ich konnte Grundwissen wiedergeben. Das Anwenden meiner theoretischen Kenntnisse auf die Fallsituation gelang mir nicht immer. • Ich musste oft überlegen, was ich wie sagen soll. Mir fiel es schwer, die ganze Zeit strukturiert und gut nachvollziehbar zu sprechen.	☐	☐	☐
5	• Ich konnte die Kompetenzaufgaben entweder gar nicht oder fast nur falsch beantworten. • Ich habe gemerkt, dass mein aktueller Wissenstand nicht ausreicht bzw. ich vieles nicht wusste oder anwenden konnte. • Ich konnte die Inhalte nicht zusammenhängend und logisch darstellen.	☐	☐	☐
6	• Ich konnte die Kompetenzaufgaben nur falsch bzw. gar nicht beantworten oder habe sie nicht verstanden. • Ich konnte auf kein Wissen zurückgreifen und war mit der Fallsituation und den Aufgaben überfordert. • Ich konnte mich nicht verständlich ausdrücken und auch keine Zusammenhänge erkennen, selbst wenn man mir geholfen hätte.	☐	☐	☐
	Gesamtbewertung (Note KB III ☐ **+ Note KB IV** ☐ **+ Note KB V** ☐ **) : 3 =**	☐		

Mein Prüfungstraining im Überblick

Mündlicher Prüfungsfall	Kompetenzbereiche mit Themenschwerpunkten und Selbsteinschätzung					
	KB III	✓	KB IV	✓	KB V	✓
Klara versteht die Welt nicht mehr	soziale Konflikte im Team, Konfliktanalyse	☐	ethische Dilemmata, ethische Prinzipien	☐	Sorgerecht, elterliche Sorge/Verantwortung, Pflege-Charta	☐
Herr Sander braucht einen Plan	Medikamente, intra-/interprofessionelle Zusammenarbeit	☐	Entlassungsmanagement, Konfliktmanagement, Umgang mit Belastungssituationen	☐	lebenslanges Lernen, Resilienz	☐
Alles für die Patienten?	Hygienemanagement, Isolation bei MRSA	☐	Arbeitsrecht, Pflegequalität	☐	Berufspolitik	☐
Nika hat ein normales Leben verdient!	Hygienestandard endotracheales Absaugen, intra-/interprofessionelle Zusammenarbeit	☐	IfSG, Impfpflicht, Expertenstandard Dekubitusprophylaxe	☐	Umgang mit psychischer Belastung bei schwer kranken Kindern	☐
Nichts ist mehr so, wie es einmal war	intra-/interprofessionelle Zusammenarbeit und Verantwortungsbereiche	☐	Tagespflege / stationäre Langzeitpflege, Qualitätsmanagement, Finanzierung der Pflege	☐	berufliche Belastung, persönliche Entwicklung und Selbstverständnis	☐
Eine Wohnung voller Müll	intra-/interprofessionelle Zusammenarbeit, Wundmanagement	☐	Entlassungsmanagement, ökonomische Wundversorgung	☐	EBN, Umgang mit Ekel und professionelles Pflegehandeln	☐
Zwischenfall in der Frühstückspause	Intensivpflege: Tracheostoma, endotracheales Absaugen	☐	rechtliche Verantwortlichkeiten, Ausbildungsrichtlinien, Praxisanleitung, Pflegequalität	☐	ethisches Dilemma, biomedizinische Prinzipien nach Beauchamp & Childress	☐
36 Grad, und es wird noch heißer	Zusammenarbeit in altersgemischten Teams, kollegiale Beratung	☐	Auswirkungen des Klimawandels auf das Gesundheitssystem (Ökologie), Arbeits- und Klimaschutz	☐	Stress, Pflege im geschichtlichen Wandel	☐
Über meinen Körper bestimme ich	inter-/intraprofessionelles Handeln	☐	Aufgaben der Pflege, Delegieren, Kindeswohlgefährdung	☐	ethische Reflexion	☐
Herr Konrad hätte gern ein Bier	Verhalten im Pflegeteam bei divergierenden Vorstellungen, Konfliktbewältigung	☐	rechtliche und ethische Betrachtung von Alkoholkonsum, gesetzliche Betreuung	☐	Umgang mit beruflichen Belastungssituationen, persönliche Gesunderhaltung	☐
Willkommen im Team	Einarbeitung, Teamentwicklung, intra-/interprofessionelle Zusammenarbeit	☐	interne und externe Qualitätsprüfung, Pflegebedürftigkeit (SGB XI), Leistungen nach Pflegegrad	☐	Lernen und berufliche Entwicklung	☐
Auf dem Dorf ist es nicht so einfach	Einarbeitung, interprofessionelle Zusammenarbeit	☐	gesellschaftliche Entwicklung, Delegation, Expertenstandard Schmerzmanagement	☐	Lernen und Aneignung von Fachwissen	☐

Das kann ich ...	Das übe ich nochmal ...

Fantastisch, bald haben Sie es geschafft!

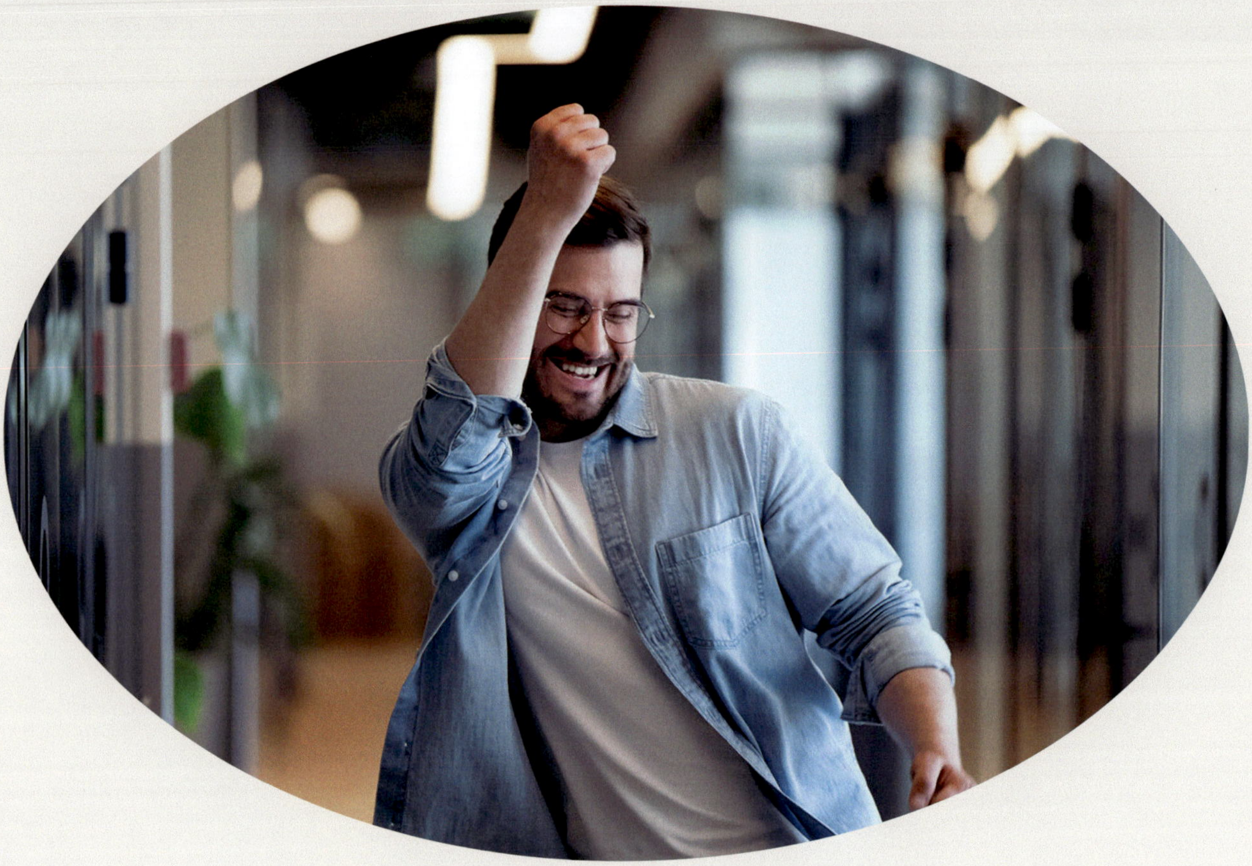

Das mache ich direkt nach meiner mündlichen Prüfung …

4 Zu guter Letzt: Was ist, wenn ...?

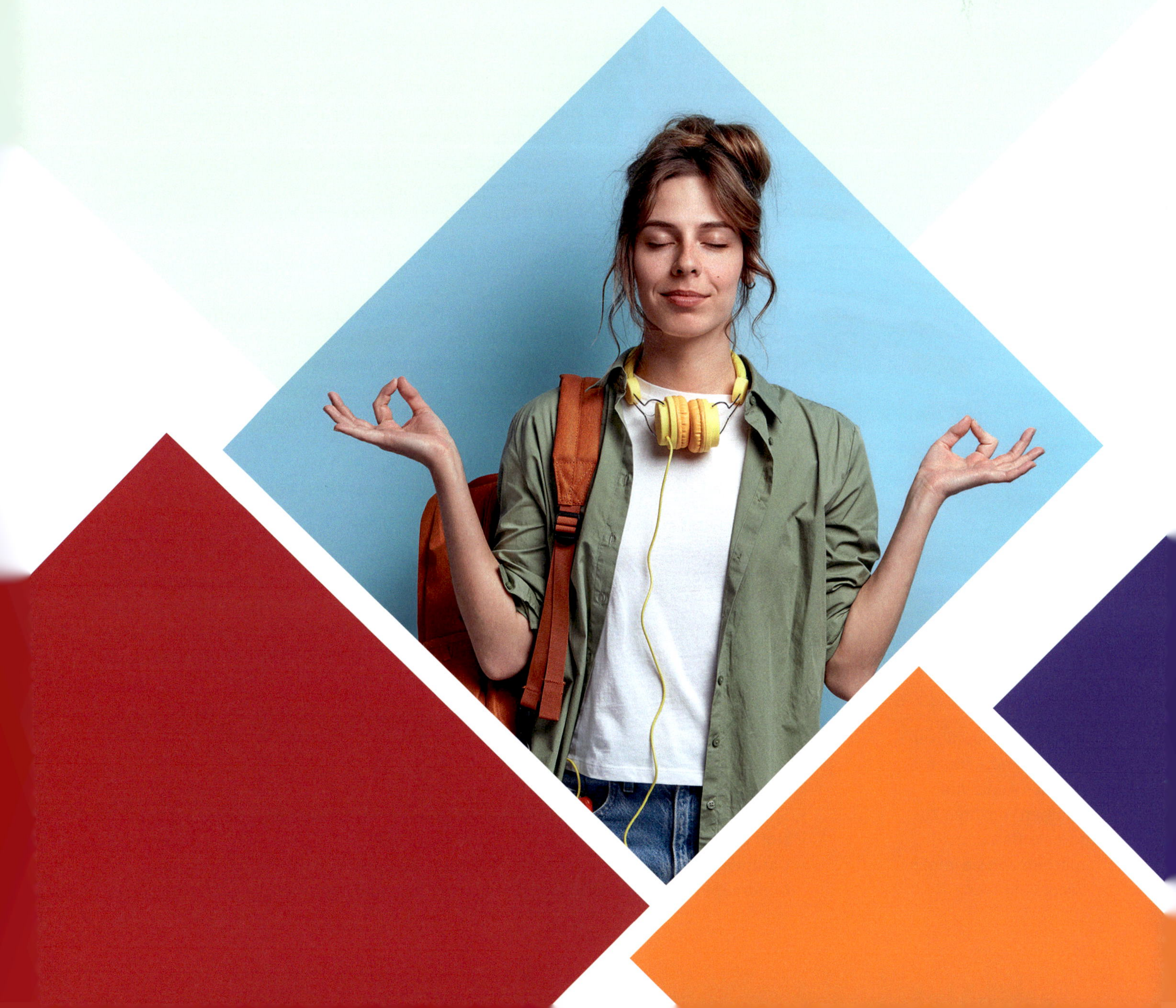

4.1 Lösungen für typische Probleme in der Lern- und Prüfungsphase

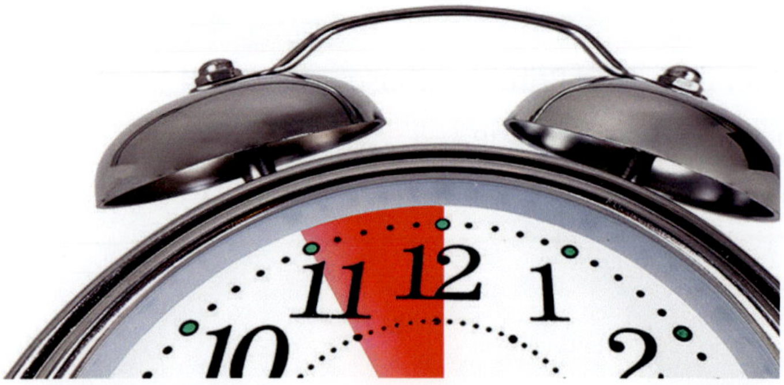

Abb. 1 Jetzt bloß nicht den Kopf verlieren! Es gibt für fast alles eine Lösung.

Nicht mehr lange, und Sie haben es geschafft! Sie haben einen Lernplan erstellt und sich vielleicht schon an die eine oder andere Prüfungsaufgabe gemacht. Doch was ist, wenn Sie Probleme beim Lernen haben oder das Gefühl aufkommt, zu spät dran zu sein? Was, wenn Sie sich den Lernstoff einfach nicht merken können oder in der Prüfung auf einmal nichts mehr zu wissen scheinen? Als Erstes steht fest: Sie sind nicht allein damit. Es geht nicht immer alles reibungslos, doch es gibt immer etwas, das Sie tun können. In diesem Kapitel finden Sie bewährte Tipps für typische Probleme in den Wochen vor und während der Prüfung.

4.1.1 Was ist, wenn ich spät dran bin?

Es gibt viele Gründe dafür, spät mit der Prüfungsvorbereitung anzufangen. Möglicherweise haben Sie den Zeitaufwand unterschätzt oder Sie waren in anderen wichtigen Bereichen in Ihrem Leben gefordert. Die folgenden Tipps helfen, wenn die Zeit knapp ist.

T TIPPS

FÜR DIE LAST-MINUTE-VORBEREITUNG

- **Positives Mindset:** Ein schlechtes Gewissen oder Ärger darüber, zu spät begonnen zu haben, hilft Ihnen jetzt nicht weiter. Seien Sie gnädig mit sich. Schließlich fangen Sie jetzt an zu lernen und Lernen lohnt sich immer.
- **Schwerpunkte setzen:** Reduzieren Sie den Lernstoff auf das Wesentliche. Vertrauen Sie sich Ihren Lehrenden an und bestimmen Sie die wichtigsten Themen. Pflegefachpersonen, die die Abschlussprüfung bereits hinter sich haben, können Ihnen ebenfalls wertvolle Hinweise geben.
- **Stellen Sie einen neuen Plan auf:** Verteilen Sie die reduzierte Stoffmenge auf die verbleibende Zeit und gehen Sie nach Plan vor.
- **Das Gelernte wiederholen:** Auch in der kurzen Zeit ist es sinnvoll, so oft wie möglich die wichtigsten Themen gedanklich immer wieder durchzugehen.
- **Holen Sie sich Feedback ein:** Erklären Sie anderen, was Sie gelernt haben. So merken Sie selbst, ob Sie alles verstanden haben. Und durch das Feedback erfahren Sie, was Sie sich noch einmal genauer ansehen sollten.

4.1.2 Was ist, wenn ich mir den Lernstoff nicht merken kann?

Das Gehirn schützt sich vor Informationsüberflutung, indem es wichtige von unwichtigen Informationen trennt. Das heißt, wir vergessen das Unwichtige. Also müssen Sie Ihr Gehirn überlisten. Das geht am besten, wenn Sie den Lernstoff möglichst oft **wiederholen**. Etwas, das Sie oft wiederholen, speichert Ihr Gehirn als wichtige Information ab. Am besten funktionieren Wiederholungen, wenn sie an das bisher Gelernte anknüpfen. Wenn Sie sich zum Beispiel gestern mit den Instrumenten zur Erfassung des Sturzrisikos beschäftigt haben, können Sie heute die Interventionen der Sturzprophylaxe lernen.

! HINWEIS

Wenn Sie ein auditiver Lerntyp sind, können Sie auch Audio-Aufnahmen von Ihren Zusammenfassungen machen und sie immer wieder anhören.

T TIPPS

EIGENE ZUSAMMENFASSUNGEN ERSTELLEN

- Schreiben Sie die wichtigsten Informationen selbst auf. So prägen Sie sich den Lernstoff besser ein.
- Dafür eignen sich Mindmaps, Lernlandkarten oder andere grafische Darstellungen. Mindmaps helfen bei der Visualisierung von Lernstoff.

4.1.3 Was ist, wenn ich mich nicht motivieren kann?

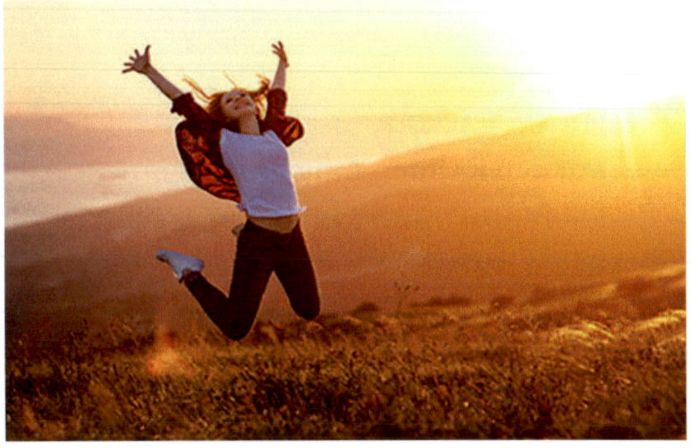

Abb. 2 Visualisieren Sie Ihr Ziel!

Wenn Sie sich nicht aufraffen können, mit dem Lernen anzufangen oder dranzubleiben, hilft es, wenn Sie Ihre Gedanken in konstruktive Bahnen lenken:

1. Malen Sie sich Ihr Ziel so deutlich wie möglich aus, z. B. wie es sich anfühlt, das Abschlusszeugnis in den Händen zu halten oder beruflich richtig durchzustarten.
2. Überlegen Sie sich, was diesem Ziel im Weg steht. Ist es Ihre Prüfungsangst? Seien Sie ehrlich zu sich.
3. Jetzt überlegen Sie, wie Sie dieses Hindernis überwinden können und was Sie dazu an Unterstützung brauchen.

T TIPPS

SO HOLEN SIE SICH UNTERSTÜTZUNG

- Sprechen Sie Ihre Lehrkräfte an.
- Sprechen Sie mit Ihrer Schulsozialarbeiterin oder Ihrem Schulsozialarbeiter.
- Treten Sie einer Lerngruppe bei.
- Reden Sie mit Freunden, Verwandten, Arbeitskolleginnen oder Mitschülerinnen und nehmen Sie ihre aufbauenden Worte und Hilfsangebote an.

4.1.4 Was ist, wenn ich einen Blackout in der Prüfung habe?

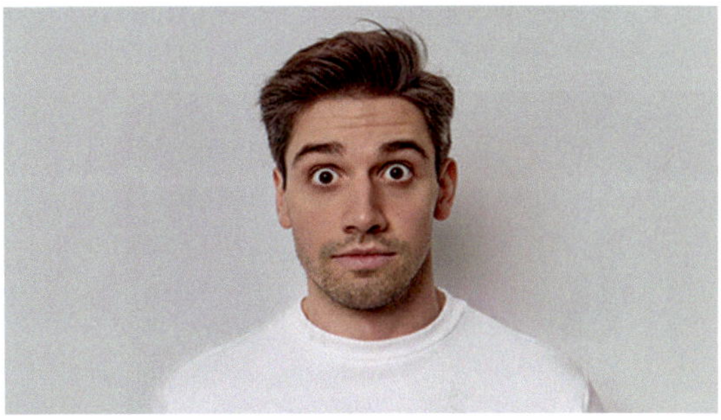

Abb. 3 Prüfungsangst kann zu einem Blackout führen.

Prüfungsangst ist ein verbreitetes Phänomen. Angesichts der bevorstehenden „Bedrohung" ist sie eine verständliche Reaktion. Prüfungsangst versetzt Sie physiologisch in „Kampfbereitschaft". Die körperlichen Symptome äußern sich als Herzklopfen, in Form von Übelkeit oder schwitzigen Händen. Die Gedanken sind blockiert, der Kopf ist leer. Aber keine Sorge, das ist nur vorübergehend. Stress und Angst führen zu schneller und flacher Atmung. Die folgende Übung hilft bei akutem Stress.

T TIPPS

EINE EINFACHE ATEMÜBUNG

Atmen Sie ganz bewusst tief und langsam in den Bauch. Sie können dabei auch die Augen kurz schließen, die Hände auf den Bauch legen und in Ihre Hände atmen. Atmen Sie durch die Nase ein und durch den Mund wieder aus. Und los geht´s:

- einatmen und dabei langsam bis 5 zählen
- Luft anhalten und langsam bis 5 zählen
- ausatmen und wieder langsam bis 5 zählen
- fünfmal wiederholen

Wer geübt ist, kann die Ausatmungsphase verlängern. Diese Atmung wirkt beruhigend. Gleichzeitig führt sie zu einer optimalen Sauerstoffversorgung im Gehirn.

Das Gefühl, dass in einer Prüfung plötzlich alles Gelernte weg ist, kennen viele Menschen. Diesen emotionalen Zustand nennt man auch „Blackout". Viele glauben in diesem Moment, „dass nun alles vorbei ist". Doch dem ist nicht so.

Machen Sie sich schon im Vorfeld bewusst, dass ein Blackout jedem passieren kann, egal wie gut die Vorbereitung war.

Die folgenden Tipps können helfen, dass Sie den roten Faden wiederfinden.

T TIPPS

BEI EINEM BLACKOUT

- **Mit den leichten Aufgaben beginnen:** Beginnen Sie mit den Aufgaben, die Sie leicht bewältigen können, z. B. mit einer Aufgabe aus dem Anforderungsbereich I. Das ist besser, als die Prüfungsklausur von Anfang bis Ende abzuarbeiten. Durch kleine Erfolgserlebnisse steigt Ihr Selbstvertrauen und Sie sind besser gerüstet für den schwierigeren Teil.
- **Aufschreiben, was noch da ist:** Notieren Sie in Stichpunkten alles, was Ihnen noch einfällt. Ergänzen Sie Ihre Aufzeichnungen nach und nach. Vertrauen Sie darauf, dass sich die Blockade mit der Zeit löst.
- **Die Aufmerksamkeit steuern:** Vermeiden Sie, sich in Gedanken zu verstricken, die Ihre Angst verstärken. Lenken Sie Ihre Aufmerksamkeit bewusst von sich selbst weg. Stellen Sie sich vor, was Sie am Nachmittag Schönes machen werden, oder denken Sie an einen schönen Ort oder einen tollen Song, den Sie mit Ruhe, Wohlfühlen und Sicherheit verbinden.
- **Blackout zugeben:** Wenn Sie der Blackout in einer mündlichen Prüfung trifft, informieren Sie die Prüfenden darüber. Die meisten helfen, indem sie eine andere Frage stellen oder die Frage wiederholen. Bitten Sie um etwas Zeit, den Faden wiederzufinden.

I INFO

Wird einer der drei Teile der schriftlichen Aufsichtsarbeit nicht bestanden, muss nur dieser wiederholt werden.

4.1.5 Was ist, wenn ich die Prüfung nicht bestehe?

Jede Aufsichtsarbeit der schriftlichen Prüfung, die mündliche Prüfung und die praktische Prüfung können einmal wiederholt werden, wenn das Ergebnis „mangelhaft" oder „ungenügend" war. Je nachdem, wie viele Anteile nicht bestanden wurden, wird von der oder dem Vorsitzenden des Prüfungsausschusses eine zusätzliche Ausbildungszeit entschieden. Maximal darf die festgelegte Dauer ein Jahr nicht überschreiten.

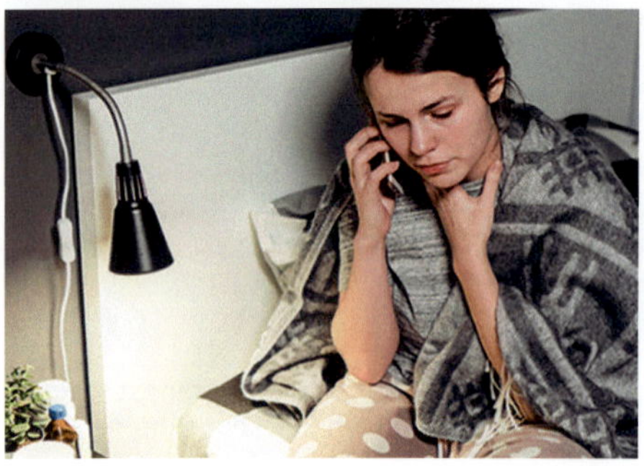

Abb. 1 Wenn Sie krank sind, bitte rechtzeitig Bescheid geben und zum Arzt gehen!

4.1.6 Was ist, wenn ich zur Prüfung plötzlich krank bin?

Wenn Sie sich krank fühlen, müssen Sie sich umgehend bei der Pflegeschule und Ihrem Träger melden und beide darüber informieren. Außerdem ist ein ärztliches Attest vorzulegen. Ihre Prüfung zählt damit als **nicht angetreten** und es gibt einen späteren Prüfungstermin für Sie.
Wichtig: Wenn Sie sich nicht rechtzeitig melden oder kein Attest vorlegen, zählt die Prüfung als **nicht bestanden** und man darf sie nur einmal wiederholen. Vor jeder Prüfung werden Sie gefragt, ob sie sich gesundheitlich in der Lage fühlen. Nehmen Sie die Frage ernst und antworten Sie wahrheitsgemäß.

4.2 Fit bleiben: Selbstpflege in den Wochen vor der Prüfung

Die Zeit der Prüfungsvorbereitung verlangt Ihnen einiges ab, vor allem wenn Sie außerdem auch arbeiten gehen, sich um Kinder kümmern, den Haushalt versorgen oder anderen Verpflichtungen nachgehen müssen. Das Lernen nimmt viel Raum in Ihrem Leben ein. Deshalb ist es wichtig, dass es Ihnen gut geht.

Wer körperlich und seelisch nicht fit ist, lernt schlechter, gerät leichter in Stress und hat dann eher das Gefühl, diesen und auch zukünftigen Prüfungssituationen schlechter gewachsen zu sein. Es lohnt sich also, neben der Zeit fürs Lernen auch Zeit in die Selbstpflege zu investieren und diese fest im Zeitplan zu verankern.

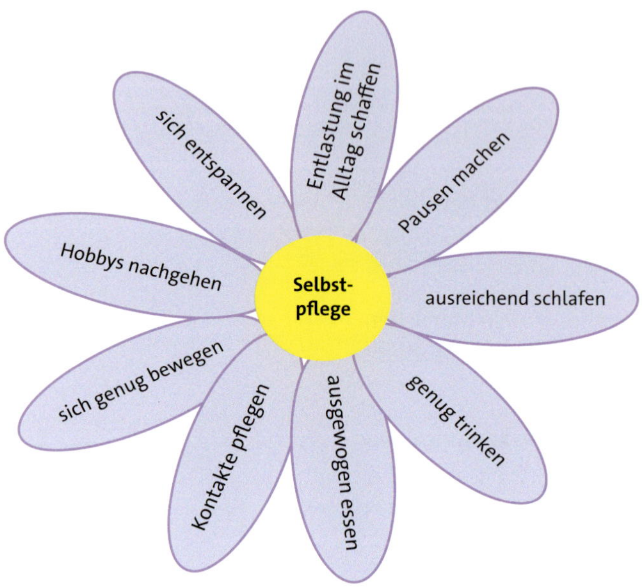

Abb. 2 Selbstpflege während der Prüfungsvorbereitung ist wichtig, um körperlich und geistig fit zu bleiben. Tipp: Erstellen Sie sich Ihre eigene, ganz persönliche Selbstpflege-Blume. Was würde bei Ihnen auf den Blütenblättern stehen?

4.2.1 Entlastung im Alltag schaffen

Wenn Sie sich auf Ihre Prüfung vorbereiten, können Sie nicht gleichzeitig die Wohnung putzen oder den Kleiderschrank aufräumen. Für diese Dinge ist später wieder Zeit. Setzen Sie Prioritäten und bitten Sie Freunde und Familie um Unterstützung. Die meisten Menschen haben selbst schon herausfordernde Prüfungsphasen erlebt und können sich deshalb gut in Ihre Lage versetzen und helfen sicher gern. Vielleicht kauft eine Freundin etwas für Sie ein, die Großeltern gehen mit Ihren Kindern ein paar Stunden auf den Spielplatz oder der Nachbar bringt etwas Selbstgekochtes vorbei. Alles, was Entlastung schafft, ist willkommen.

4.2.2 Pausen machen

Kleine Auszeiten zwischendurch führen zu einem besseren Lernerfolg. Durch das Lernen werden im Gehirn neue neuronale Verknüpfungen hergestellt, die sich durch regelmäßige Pausen festigen.

T TIPPS

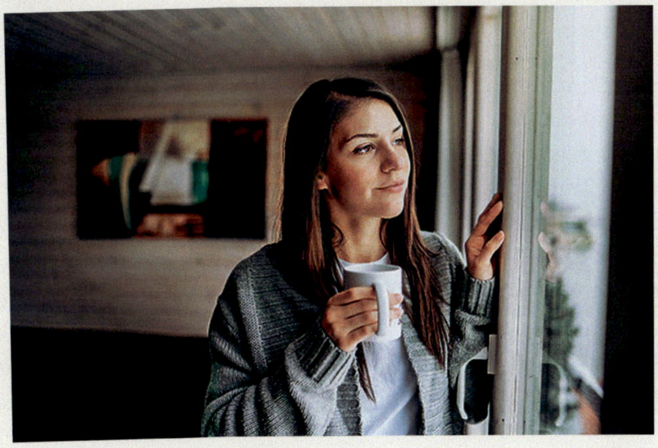

FÜR KLEINE PAUSEN

- Legen Sie beim Lernen ganz kurze Mini-Pausen von ein bis fünf Minuten ein, in denen Sie neu Erlerntes abspeichern und einmal tief durchatmen können.
- Kurze Pausen von etwa einer Viertelstunde eignen sich zwischendurch zum Kaffeetrinken, zum Luftschnappen oder für einen Powernap. Achten Sie auf die Signale Ihres Körpers, die Ihnen anzeigen, wenn Sie nicht mehr aufnahmefähig sind.
- Erholungspausen von mindestens 30 Minuten können Sie für eine leichte Mahlzeit und einen Spaziergang nutzen.

4.2.3 Ausreichend schlafen

Im Schlaf verarbeitet das Gehirn die neuen Informationen und das Gelernte bleibt länger im Gedächtnis. Versuchen Sie, sechs bis acht Stunden täglich zu schlafen. Besser ist die Schlafqualität, wenn Sie Lernen und Schlafen voneinander trennen. Um abschalten zu können, hilft ein Spaziergang oder eine Entspannungsübung.

T TIPPS

FÜR GUTEN SCHLAF

- **Ein Schlafritual einführen:** Beginnen Sie noch heute damit, eine täglich wiederkehrende Routine vor dem Schlafengehen einzuführen, zum Beispiel Tee trinken, Zähneputzen, und einige Seiten lesen. Gewohnheiten schaffen Sicherheit und beruhigen.
- **Blaues Licht meiden:** Die blauen Wellenlängen, die vom Computerbildschirm, vom Tablet oder Smartphone ausgehen, halten wach. Schalten Sie 30–60 Minuten vor dem Schlafengehen alle Geräte aus. Lesen Sie stattdessen ein Buch oder hören Sie Musik.
- **Nicht wach herumliegen:** Wenn Sie nicht einschlafen können, stehen Sie auf und gehen Sie einer ruhigen Tätigkeit nach, bis Sie müde werden. Wenn Sie liegenbleiben, weil Sie unbedingt schlafen müssen, baut das Druck auf, was Sie am Einschlafen hindert.
- **Tagsüber nicht lange schlafen:** Wenn die Möglichkeit besteht, ist gegen einen Powernap von maximal 15–20 Minuten tagsüber nichts einzuwenden. Stellen Sie sich einen Wecker! Denn wer tagsüber lange schläft, ist danach oft träge und kann nachts nicht gut schlafen.

4.2.4 Genug trinken

Flüssigkeitsmangel macht müde, schlapp und kann Kopfschmerzen verursachen. All das können Sie beim Lernen überhaupt nicht gebrauchen. 1,5 bis 2 Liter Wasser am Tag werden empfohlen. Stellen Sie sich am besten die Wasserflaschen direkt auf den Schreibtisch. Wenn Ihnen pures Wasser zu langweilig ist, peppen Sie es mit einem Schuss Fruchtsaft auf oder aromatisieren es mit Zitronenscheiben, frischer Minze oder gefrorenen Beeren.

T TIPPS

- Trinken Sie keine Softdrinks oder Energy Drinks beim Lernen und vor der Prüfung! Softdrinks mindern durch ein starkes Auf und Ab des Blutzuckerspiegels die Leistungsfähigkeit. Das in Energy Drinks enthaltene Koffein bewirkt häufig Unruhe, Nervosität und Kopfschmerzen.
- Eine gesündere Alternative ist grüner oder schwarzer Tee. Das in ihm enthaltene Teein ist verträglicher als Koffein.

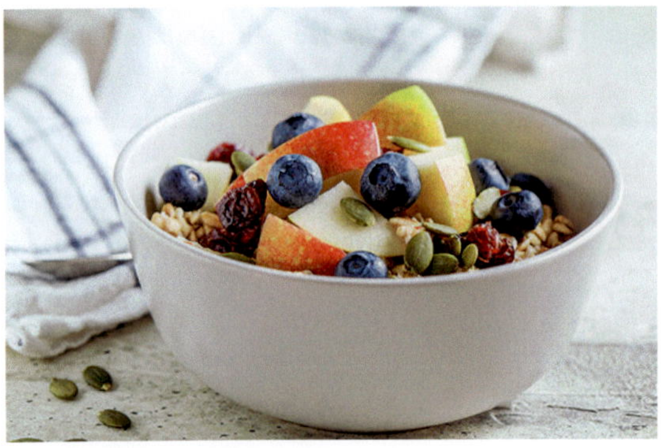

Abb. 1 Probieren Sie aus, was Ihnen schmeckt, z. B.ein Bircher-Müsli mit frischem Obst.

4.2.5 Ausgewogen essen

Gerade während der anstrengenden Prüfungsvorbereitung sollten Sie sicherstellen, dass Ihr Körper und insbesondere Ihr Gehirn mit den richtigen Nährstoffen versorgt werden. Gesunde Ernährung hat einen positiven Einfluss auf Ihre Konzentration und Nervenstärke.

- **Kohlenhydrate:** Das menschliche Gehirn ist das Organ mit dem höchsten Energieverbrauch im ganzen Körper. Kohlenhydrate liefern diese Energie. Vollkornprodukte, Kartoffeln und Obst sind gute Kohlenhydratquellen.
- **Fette:** Ein Mangel an essenziellen Fettsäuren kann zu Konzentrations- und Gedächtnisstörungen führen. Diese Fettsäuren spielen eine wichtige Rolle bei der Signalübertragung von Nervenzelle zu Nervenzelle. „Gute Fette" sind z. B. in Seefisch, Leinöl, Rapsöl und in Walnüssen enthalten.
- **Snacks:** Snacks heben die Stimmung und steigern die Konzentration. Eiweißreiche Zwischenmahlzeiten wie Quark, Joghurt oder Kefir eignen sich besonders gut, ebenso Nüsse und Bananen.

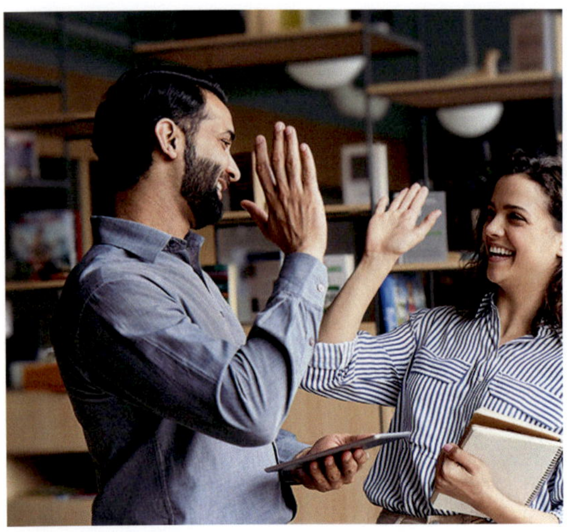

Abb. 2 Soziale Kontakte helfen, Stress abzubauen und sich wieder zu motivieren.

4.2.6 Kontakte pflegen

Sich gegenseitig unterstützen, miteinander lachen und einfach eine gute Zeit verbringen – soziale Kontakte sind gerade in Zeiten stressiger Prüfungsvorbereitung wichtig. Wenn wir zwischenmenschliche Beziehungen pflegen, wird in unserem Körper das „Kuschelhormon" Oxytocin ausgeschüttet. Dieses sorgt zum einen für ein Wohlgefühl und zum anderen wirkt es angstlösend und beruhigend, da Oxytocin die Wirkung des Stresshormons Cortisol reduziert. Das ist in Phasen hoher Anspannung durchaus erwünscht – also treffen Sie sich ruhig hin und wieder mit der Kollegin auf einen Kaffee, mit der Familie zum Frühstücken oder mit den Freunden zum Filmabend!

4.2.7 Sich genug bewegen

Die WHO empfiehlt erwachsenen Menschen, mindestens 150 Minuten pro Woche aktiv zu sein und sich mit moderater Intensität zu bewegen. Neben zahlreichen gesundheitlichen Vorteilen bewirken Sport und Bewegung gerade in Prüfungsphasen, dass Stresshormone abgebaut und gleichzeitig „Glückshormone" ausgeschüttet werden. Das kann Ihnen helfen, konzentrierter zu sein und besser zu schlafen. Geeignet sind Ausdauersportarten wie Laufen, Radfahren oder Schwimmen.

T TIPPS

SORGEN SIE FÜR BEWEGUNG, DIE SICH GUT ANFÜHLT

- Zusätzlicher Leistungsdruck im Sport ist kontraproduktiv. Wenn Sie gerade keine Zeit finden, ins Fitnessstudio oder in den Sportverein zu gehen, können Sie die Bewegung in Ihren Alltag einbauen: mit dem Rad zur Arbeit fahren, mal einige Stationen zu Fuß gehen statt mit dem Bus zu fahren oder bei einem kleinen Workout zu Hause die eigenen Audioaufnahmen zum Lernen anhören.

4.2.8 Hobbys nachgehen

Auch in der Lernphase dürfen Sie Ihren persönlichen Interessen weiter nachgehen, wenn auch nicht so intensiv wie sonst. Nehmen Sie sich etwas Zeit, zu lesen, Musik zu hören, zu kochen oder kreativ zu sein. Was auch immer Ihnen Freude und Erfüllung bringt, eignet sich zur Ablenkung. Das Gehirn braucht zwischendurch immer wieder Pausen!

4.2.9 Sich entspannen

Entspannungstechniken wie progressive Muskelrelaxation nach Jacobsohn oder autogenes Training funktionieren am besten, wenn sie bereits im Vorfeld erlernt und geübt wurden und nun in einer Phase hoher Anspannung angewendet werden können. Dafür werden zahlreiche Kurse angeboten, deren Kosten von den meisten Krankenkassen zum Großteil übernommen werden. Niedrigschwelliger sind Youtube-Tutorials, spezielle Entspannungs-Apps oder Meditations-Podcasts.

4.3 So kommen Sie gut durch den Prüfungstag

Am Tag und am Vorabend der Prüfung noch viel zu lernen, ist keine gute Idee. Vertrauen Sie lieber darauf, dass Sie sich in den letzten Wochen gründlich vorbereitet haben, und schaffen Sie gute Voraussetzungen für Ihren wichtigen Tag.

T TIPPS

FÜR DEN PRÜFUNGSTAG

- **Den Prüfungstag vorbereiten:** Bereiten Sie bereits am Vorabend der Prüfung alles so vor, dass Sie es am Morgen nur noch einpacken müssen. Schreibmaterialien sind genauso wichtig wie gesunde Snacks und ausreichend Wasser. Auch ein Glücksbringer darf mit in die Tasche.
- **Überlassen Sie nichts dem Zufall:** Dass Sie am Morgen der Prüfung aufgeregt sind, ist vollkommen normal. Zusätzlicher Stress lässt sich vermeiden, wenn Sie im Vorfeld eine Bus- oder Bahnverbindung heraussuchen oder eine Fahrgemeinschaft bilden. Informieren Sie sich, in welchem Gebäude und in welchem Raum die Prüfung stattfinden wird. Planen Sie ausreichend Puffer ein, sodass morgens noch genug Zeit fürs Duschen und ein Frühstück ist.
- **Bewahren Sie Ruhe:** Lassen Sie sich auf keinen Fall von der Panikmache in der Gruppe anstecken. Sprechen Sie lieber über positive Dinge und konzentrieren Sie sich auf sich selbst. Besonders hilfreich kann das Anwenden einer Atemtechnik oder eine kurze Meditationsübung sein, die Sie vorher gelernt haben.

Abt-Zegelin, A. (2005): „Festgenagelt sein". Der Prozess des Bettlägerigwerdens durch allmähliche Ortsfixierung. Bern: Huber Verlag.

Andres, B.; Laewen, H.-J. (2005): Handlungskonzept und Instrumente. In: Pesch. L. (Hrsg.) Elementare Bildung. Weimar, Berlin: verlag das netz.

Behrens, J.; Langer, G. (2016): Evidence-based nursing and caring. Methoden und Ethik der Pflegepraxis und Versorgungsforschung – Vertrauensbildende Entzauberung der „Wissenschaft". Bern: Hogrefe Verlag.

Benner, P.; Staudacher, D. (Hrsg.), (2017): Stufen zur Pflegekompetenz. From novice to expert. 3. Aufl., Bern: Hogrefe Verlag.

Bernhard-Kessler, C. (2023): Übergangspflege – Transitional Care. Pflegetheoretische Begründungen und pflegepraktische Umsetzungen. Deutschland: Hogrefe AG.

Bohrer, A.; Walter, A.; Altmeppen, S.; Burba, S.; Junghahn, M.-L.; Westphal, A. (2021): Kompetenzorientierte schriftliche Prüfungen gestalten – eine Handreichung für Lehrerinnen und Lehrer an Pflegeschulen. Herausgegeben im Rahmen der Projekte NEKSA & CURAP, gefördert durch die Senatsverwaltung für Gesundheit, Pflege und Gleichstellung in Berlin und das Ministerium für Soziales, Gesundheit, Integration und Verbraucherschutz in Brandenburg. Cottbus: Hrsg. Online unter: https://doi.org/10.26127/BTUOpen-5655 (Zugriff: 09.11.2023).

Bundesministerium für Familie, Senioren, Frauen und Jugend; Bundesministerium für Gesundheit (2018): Ausbildungs- und Prüfungsverordnung für die Pflegeberufe (Pflegeberufe-Ausbildungs- und -Prüfungsverordnung – PflAPrV). In: Bundesgesetzblatt Teil I Nr. 34, ausgegeben zu Bonn am 10.10.2018, S. 1572–1621. Köln: Bundesanzeiger Verlag.

Bundesministerium für Familie, Senioren, Frauen und Jugend: Gesetzliche Regelungen in den Bundesländern. Online unter: www.pflegeausbildung.net/beratung-und-information/gesetzliche-grundlagen-und-uebergangsregelungen/landesgesetzliche-regelungen.html (Zugriff: 09.11.2023).

Bundesministerium für Familie, Senioren, Frauen und Jugend (2019): Charta der Rechte hilfe- und pflegebedürftiger Menschen. Online unter: www.wege-zur-pflege.de/fileadmin/daten/Pflege_Charta/Schulungsmaterial/Modul_1/Pflegecharta_neu/190114_Bro.pdf (Zugriff: 09.11.2023).

Bundesgesundheitsministerium für Gesundheit: Patientenrechte. Online unter: www.bundesgesundheitsministerium.de/themen/praevention/patientenrechte/patientenrechte (Zugriff: 09.11.2023).

Burba, S.; Herzberg, H.; Walter A.; Westphal, A. (2021): Pflegias Kompetenzkarten. Berlin: Cornelsen.

Caetano, R. (2007): "The Phases of Alcohol Addiction According to E.M. Jellinek: From Adaptation to Discovery and Recovery". Veröffentlicht in: Alcohol and Alcoholism, Volume 42, Issue 4, Juli 2007, S. 317–324. Online unter: DOI: 10.1093/alcalc/agm036 (Zugriff: 09.11.2023).

Carpenito, L.J. (2014): Das Pflegediagnosen-Lehrbuch. Pflegeassessment – Pflegediagnosen und Pflegeinterventionen. J. Georg, C. Heering und D. Kraut (Hrsg. der dt. Ausgabe). Bern: Hogrefe.

Cullberg, J. (1978): Krisen und Krisentherapie. Psychiatrische Praxis 5. Gießen: Psychosozial.

Deutsches Netzwerk für Qualitätsentwicklung in der Pflege (DNQP). Online unter: www.dnqp.de (Zugriff: 09.11.2023).

Elzer, M.; Sciborski, C. (2007): Kommunikative Kompetenzen in der Pflege. Theorie und Praxis der verbalen und nonverbalen Interaktion. Bern: Hans Huber Verlag.

EACH Charta. Online unter: https://each-for-sick-children.org/wp-content/uploads/2022/03/EACH-Charter-German.pdf (Zugriff: 09.11.2023).

Fachkommission nach § 53 Pflegeberufegesetz, Bundesinstitut für Berufsbildung (Hrsg.), (2020): Rahmenpläne der Fachkommission nach § 53 PflBG. Bonn.

Fachkommission nach § 53 Pflegeberufegesetz, Bundesinstitut für Berufsbildung (Hrsg.), (2020): Begleitmaterialien zu den Rahmenplänen der Fachkommission nach § 53 PflBG. Bonn.

Götz, T.; Bieg, M. (2015): Zur Bedeutung von Lernstrategien im Studium. In: Miller, D. (Hrsg.). Gerüstet fürs Studium? Lernstrategien und digitale Medien. Bern: Hep Verlag.

Hausmann, C. (2019): Psychologie und Kommunikation für Pflegeberufe. Ein Handbuch für Ausbildung und Praxis. 4. überarbeitete und erw. Aufl. Wien: Facultas.

Heather Herdmann, T.; Kamitsuru, S.; Lopes, C. (Hrsg.). (2022): NANDA-I-Pflegediagnosen. Definitionen und Klassifikation 2021-2023. Kassel: Recom.

Koletzko, Bauer C.-P., Cierpka M. et al. (2017): Ernährung und Bewegung von Säuglingen und stillenden Frauen. Monatsschrift Kinderheilkunde, S. 1-25. Berlin: Springer.

Korthagen, F. (1999): Der Reflexionskreislauf. Online unter: https://wirtrainieren.de/werkzeugkoffer/media/Reflexionskreislauf.pdf (Zugriff: 09.11.2023).

Krohwinkel, M. (2013): Fördernde Prozesspflege mit integrierten ABEDLs. Forschung, Theorie und Praxis. Bern: Hans Huber Verlag.

Kübler-Ross, E. (2014): Interviews mit Sterbenden. Freiburg im Breisgau: Herder Verlag.

Laewen, H-J. : Grenzsteine der Entwicklung. Ein Frühwarnsystem für Risikolagen. Online unter: https://sb50fb0a5d158a9f0.jimcontent.com/download/version/1540633843/module/13725145022/name/Grenzsteine_der_Entwicklung.pdf (Zugriff: 09.11.2023).

Lehner, M. (2015): Viel Stoff – schnell gelernt. Prüfungen optimal vorbereiten. Bern: utb.

Mackway-Jones, K.; Marsden, J.; Windle, J. (Hrsg.), (2011): Ersteinschätzung in der Notaufnahme. Das Manchester-Triage-System. 3. überarbeitete und ergänzte Auflage. Bern: Huber Verlag.

Mantz, S. (2019): Kommunizieren in der Pflege: Kompetenz und Sensibilität im Gespräch. Stuttgart: Kohl-Hammer Verlag.

Meleis, A. I. (1999): Pflegetheorie. Gegenstand, Entwicklung und Perspektiven des theoretischen Denkens in der Pflege. Bern: Huber Verlag.

Meleis, A. I. (2010): Transitions theory: Middle range and situation specific theories in nursing research and practice. Heidelberg: Springer.

Ministerium für Soziales, Gesundheit, Integration und Verbraucherschutz des Landes Brandenburg (MSGIV); Pakt für Pflege Brandenburg; NEKSA Brandenburgische Technische Universität (btu) Cottbus/Senftenberg: Operatoren. Arbeitsaufträge verstehen (Poster). Online unter: https://msgiv.brandenburg.de/sixcms/media.php/9/Operatoren-Plakat-A4_22-03-08_DRUCK_ohne-Anschnitt.pdf (Zugriff: 09.11.2023).

Möller, S. (2016): Einfach ein gutes Team – Teambildung und -führung in Gesundheitsberufen. Berlin, Heidelberg: Springer Verlag.

NANDA International (2016): Pflegediagnosen. Definitionen und Klassifikationen 2015–2017. Kassel: Recom Verlag.

Peplau, H. E. (2009): Zwischenmenschliche Beziehungen in der Pflege. Ausgewählte Werke. Bern: Hans Huber Verlag.

Pflegeberufe-Ausbildungs- und -Prüfungsverordnung (PflAPrV) vom 2. Oktober 2018 (BGBl. I S. 1572). Online unter: www.gesetze-im-internet.de/pflaprv/BJNR157200018.html (Zugriff: 09.11.2023).

Pflegeberufegesetz (PflBG) vom 17. Juli 2017 (BGBl. I S. 2581). Online unter: www.gesetze-im-internet.de/pflbg/PflBG.pdf (Zugriff: 09.11.2023).

Pflegestärkungsgesetze (PSG) I, II und III. Online unter: www.pflege.de/pflegegesetz-pflegerecht/pflegestaerkungsgesetze/ (Zugriff: 09.11.2023).

Popp, W.; Hilgenhöner, M.; Dogru-Wiegand, S.; Hansen, D. F.; Daniels-Haardt, I. (2006): Hygiene in der ambulanten Pflege. Bundesgesundheitsblatt-Gesundheitsforschung-Gesundheitsschutz. Online unter: https://doi.org/10.1007/s00103-006-0089-2 (Zugriff: 09.11.2023).

Rabe, M. (2009): Ethik in der Pflegeausbildung. Bern: Hans Huber Verlag.

Rabe, M. (2005): Strukturierte Falldiskussion anhand eines Reflexionsmodells. In: Arbeitsgruppe „Pflege und Ethik" der Akademie für Ethik in der Medizin e.V. (Hrsg.): „Für alle Fälle..." Arbeit mit Fallgeschichten in der Pflegeethik. S.131-144. Hannover: Schlütersche Verlagsgesellschaft.

Rahmenpläne der Fachkommission nach § 53 PflBG vom 01.08.2019. Online unter: www.bibb.de/dienst/veroeffentlichungen/de/publication/show/16560 (Zugriff: 09.11.2023).

Reinhaus, D. (2016): Lerntechniken. 3. Aufl. Freiburg: Haufe.

Riedel, A.; Lehmeyer, S. (Hrsg.), (2016): Einführung von ethischen Fallbesprechungen: Ein Konzept für die Pflegepraxis. Lage: Jacobs-Verlag.

Robert Koch-Institut. Online unter: www.rki.de (Zugriff: 09.11.2023).

Roper, N.; Logan, W. W.; Tierney, A. J. (2016): Das Roper-Logan-Tierney Modell. Basierend auf den Lebensaktivitäten (LA). Maria Mischo-Kelling (Hrsg.). Bern: Hogrefe Verlag.

Schott, F. (2015): Lernen, verstehen, Prüfungen meistern. Münster, New York: Waxmann Verlag.

Schaeffer, D.; Schmidt-Kähler, S. (Hrsg.), (2011): Lehrbuch Patientenberatung. Bern: Huber Verlag.

Sektion BIS Beraten Informieren Schulen der Deutschen Gesellschaft für Pflegewissenschaft (Hrsg.). (2012): Kollegiale Beratung in der Pflege. Online unter: https://dg-pflegewis- senschaft.de/wp-content/uploads/2017/05/ LeitfadenBIS1.pdf (Zugriff: 09.11.2023).

Schieron M.; Büker, C.; Zegelin, A. (Hrsg.) (2021): Patientenedukation und Familienedukation in der Pflege. Bern: Hogrefe Verlag.

Vogler, C. (Hrsg.), (2020): Pflegias - Grundlagen der beruflichen Pflege (Bd. 1), 1. Aufl., Berlin: Cornelsen.

Vogler, C. (Hrsg.), (2020): Pflegias - Pflegerisches Handeln (Bd. 2), 1. Aufl., Berlin: Cornelsen.

Zentrum für Qualität in der Pflege (Stiftung ZQP). Online unter: www.zqp.de (Zugriff: 09.11.2023).

Bildquellen

Titelbild: Cornelsen/Werner Krüper; **S. 2** unten: PEFC Deutschland e.V.; **S. 9:** Shutterstock.com/New Africa; **S. 10** Abb. 1: Shutterstock.com/Halfpoint; **S. 11** Abb. 2: Shutterstock.com/Lukassek; **S. 13** Abb. 1: Shutterstock.com/vectorfusionart; Abb. 2: Shutterstock.com/stockfour; Abb. 3: Cornelsen/L42 AG; Abb. 4: Cornelsen/Werner Krüper; **S. 16** Abb. 1: Shutterstock.com/Sangoiri; **S. 17** Abb. 2: Shutterstock.com/ViDI Studio; **S. 18** Abb. 1: Shutterstock.com/Peshkova; **S. 20** Abb. 1: Cornelsen/L42 AG; Abb. 2: Cornelsen/L42 AG; **S. 21:** Shutterstock.com/wavebreakmedia; **S. 22** Abb. 1: Shutterstock.com/ESB Professional; **S. 23** Tab 2 oben: Shutterstock.com/larisa Stefanjuk, mitte: Shutterstock.com/fizkes; unten: Shutterstock.com/Kzenon; **S. 24** oben links: Shutterstock.com/LStockStudio; mitte: Shutterstock.com/Evgeny Karandaev; unten: Shutterstock.com/ESB Professional; **S. 25** oben: Shutterstock.com/Ploipiroon; mitte: Shutterstock.com/Deborah Kolb; unten: Shutterstock.com/Early Spring; **S. 26–29:** Cornelsen/L42 AG; **S. 30:** Shutterstock.com/KobchaiMa; **S. 44:** Cornelsen/L42 AG, **S. 49:** Cornelsen/L42 AG; **S. 69:** Shutterstock.com; **S. 88:** Cornelsen/L42 AG; **S. 90** Abb. 1–3: Coloplast GmbH; **S. 93:** Cornelsen/L42 AG; **S. 100:** Shutterstock.com/Marina Kryuchina; **S. 126:** Cornelsen/L42 AG; **S. 127:** Cornelsen/L42 AG; **S. 138:** Shutterstock.com; **S. 143:** Shutterstock.com; **S. 168:** Shutterstock.com/paikong; **S. 195:** Cornelsen/L42 AG; **S. 227:** Cornelsen/vitaledesign; **S. 238:** Shutterstock.com/Olga Danylenko; **S. 239:** Shutterstock.com/fizkes; **S. 240** Abb. 1: Shutterstock.com/fizkes; **S. 241** oben: Shutterstock.com/Kate Aedon; mitte links: Shutterstock.com/Damir Khabirov; unten links: Shutterstock.com/fizkes; unten rechts: Shutterstock.com/BLACKDAY; **S. 242–245:** Cornelsen/L42 AG; **S. 246:** Shutterstock.com/Sanga Park; **S. 264:** Cornelsen/L42 AG; **S. 372:** Shutterstock.com/fizkes; **S. 373:** Shutterstock.com/Cast Of Thousands; **S. 374** Abb. 1: Shutterstock.com/Edler von Rabenstein; **S. 375** Abb. 2: Shutterstock.com/Evgeny Atamanenko; Abb. 3: Shutterstock.com/Cast Of Thousands; **S. 376** Abb. 1: Shutterstock.com/Frau aus UA; **S. 376** Abb. 2: Cornelsen/L42 AG; **S. 377:** Shutterstock.com/eldar nurkovic; **S. 378** Abb. 1: Shutterstock.com/Nina Firsova; Abb. 2: Shutterstock.com/insta_photos

Meine Prüfungstermine

SCHRIFTLICH

Tag 1 Datum: ______ Uhrzeit: ______ Ort: ______

Tag 2 Datum: ______ Uhrzeit: ______ Ort: ______

Tag 3 Datum: ______ Uhrzeit: ______ Ort: ______

Meine Vornote: ☐

MÜNDLICH

Datum: ______ Uhrzeit: ______ Ort: ______

Meine möglichen Fallsituationen in der Prüfung haben die Schwerpunkte:

- ☐ ambulante Pflege
- ☐ stationäre Akutpflege
- ☐ stationäre Langzeitpflege
- ☐ Kinder/Jugendliche
- ☐ Erwachsene
- ☐ ältere Menschen

Meine Prüfer/-innen: ______

Ich habe eine:

- ☐ Einzelprüfung mit Fachgespräch
- ☐ Tandemprüfung
- ☐ Präsentationsprüfung
- ☐ ______

Meine Vornote: ☐

PRAKTISCH

Tag 1 Datum: ______ Uhrzeit: ______

Tag 2 Datum: ______ Uhrzeit: ______

Ort im Vertiefungseinsatz: ______

- ☐ ambulante Pflege
- ☐ stationäre Akutpflege
- ☐ stationäre Langzeitpflege

Meine zu Pflegenden:

- ☐ Kinder/Jugendliche
- ☐ Erwachsene
- ☐ ältere Menschen

Prüfende Praxisanleitung/-en: ______

Prüfer/-in von der Pflegeschule: ______

Meine Vornote: ☐

Das möchte ich nicht vergessen ...